重订古今名医临证金鉴

痰饮卷（上）

白长川　石志超　单书健◎编著

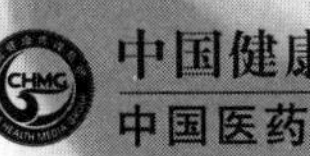
中国健康传媒集团
中国医药科技出版社

内容提要

古今名医之临床实践经验，乃中医学术精华之最重要部分。本书选取了古今名医对痰饮证的临床经验、医案、医论之精华，旨在为临床中医诊治痰饮证提供借鉴。全书内容丰富，资料翔实，具有极高的临床应用价值和文献参考价值，以帮助读者开阔视野，增进学识。

图书在版编目（CIP）数据

重订古今名医临证金鉴．痰饮卷：全2册/白长川，石志超，单书健编著．—北京：中国医药科技出版社，2017.9

ISBN 978-7-5067-9467-1

Ⅰ．①重… Ⅱ．①白… ②石… ③单… Ⅲ．①饮证—中医临床—经验—中国 Ⅳ．①R249.1

中国版本图书馆CIP数据核字（2017）第187818号

美术编辑 陈君杞

版式设计 也 在

出版 **中国健康传媒集团** | 中国医药科技出版社

地址 北京市海淀区文慧园北路甲22号

邮编 100082

电话 发行：010－62227427 邮购：010－62236938

网址 www.cmstp.com

规格 710×1000mm 1/16

印张 34

字数 378千字

版次 2017年9月第1版

印次 2023年3月第2次印刷

印刷 三河市航远印刷有限公司

经销 全国各地新华书店

书号 ISBN 978-7-5067-9467-1

定价 **69.00元**（全2册）

获取新书信息、投稿、为图书纠错，请扫码联系我们。

困惑与抉择

——代前言

单书健

从 1979 年当编辑起，我就开始并一直在思考中医学术该如何发展？总是处于被证明、被廓清、被拷问的中医学，在现代科学如此昌明的境遇下，还能不能独立发展？该以什么形态发展？

一、科学主义——中医西化百年之困

（一）浑沌之死

百年中医的历史，就是一部中医西化的历史……

百年来西医快速崛起，中医快速萎缩，临床范围窄化，临床阵地缩小，信仰人群迁移，有真才实学、经验丰富的中医寥若晨星……

科研指导思想的偏差。全部采用西医的思路、方法、评价标准。科研成果大部分脱离了中医药学的最基本特点，以药为主，医药背离，皮之不存，毛将焉附？

中医教育亦不尽人意。学生无法建立起中医的思维方式，不能掌握中医学的精髓，不能用中医的思维方式去认识疾病，这是中医教育亟待解决的问题。中医学术后继乏人，绝非危言耸听，而是严酷的现实。

傅景华先生认为，科学主义首先将科学等同于绝对真理，把近代以来形成的科学体系奉为不可动摇的真理，那么一切理论与实践都要

符合“科学”，并必须接受“科学”的验证。一个明显错误的观念，却变成不可抗衡的共识。事实上，这种认识一旦确立，中医已是死路一条。再用笼罩在现代科学光环之下的西医来检验中医则是顺理成章。“用现代科学方法研究中医，实现中医现代化”的方针应运而生，并通过行政手段，使之成为中医事业发展的惟一途径。中医走上了科学化、现代化、实证化、实验化、分析化、还原化、客观化、标准化、规范化、定量化的艰巨而漫长的征程，中医被验证、被曲解、被改造、被消化的命运已经注定。在“现代化”的迷途上，历尽艰辛而长途跋涉，费尽心机地寻找中医概念范畴和理论的“物质基础”与“科学内涵”，最高奢望不过是为了求人承认自己也有符合西医的“科学”成分。努力去其与西医学不相容的“糟粕”，取其西医学能够接受的“精华”，直至完全化入西医，以彻底消亡而告终。

中国科学院自然科学史研究所研究员宋正海先生认为科学是人类社会结构中的一个基本要素。从古至今，任何民族和国家，均存在科学这个要素，所不同的只是体系有类型不同、水平有高低之分。并非如科学主义者所认为的，只有西方体系的近代科学才算是“科学”。[1]

近代科学为西方科学体系所独霸，它的科学观、方法论所形成的科学主义，无限度发展，逐渐在全球形成强势文化，取得了话语权，致使各国民族的科学和文化越来越被扼杀乃至被完全取代。近百年来以科学主义评价中医科学性、以西医规范中医，正促使中医走上一条消亡之路。要真正振兴中医，首先要彻底批判科学主义，让中医先从束缚中走出来。

《庄子·应帝王》中浑沌之死十分深刻，发人深省……

南海之帝为倏，北海之帝为忽，中央之帝为浑沌。倏与忽时相与遇于浑沌之地，浑沌待之甚善。倏与忽谋报浑沌之德，曰：“人皆有七

[1] 宋正海. 要振兴中医首先要彻底批判科学主义. 中国中医药报社. 哲眼看中医. 北京科学技术出版社，2005，71-78.

窍以视听食息，此独无有，尝试凿之。”日凿一窍，七日浑沌死。

《经典释文》：“倏忽取神速之名，浑沌以合和为貌。”成玄英疏：“夫运四肢以滞境，凿七窍以染尘，乖浑沌之至淳，顺有无之取舍，是以不终天年，中途夭折。”“浑沌”象征本真的生命世界，他的一切原本如此，自然而然，无假安排，无须人为地给定它以任何秩序条理。道的根源性在于浑沌。在浩渺的时空中按人的模式去凿破天然，以分析去破毁混融，在自然主义的宇宙观看来，乃是对道的整体性和生命的整体性的斫丧。把自己的价值观强加给中医学，加给多样性的生命世界，中医西化无疑是重演“浑沌”的悲剧！

（二）中医是不为狭义科学见容的复杂性科学

2015年10月5日，中国科学家屠呦呦凭发现青蒿素的治疟作用而获得2015年诺贝尔生理学与医学奖，这是中国科学家获得的第一个科学类诺贝尔奖。2011年，屠呦呦获得拉斯克奖（Lasker Award）时曾表示，青蒿素的发现，是团队共同努力的成果，这也是中医走向世界的荣誉。

围绕屠呦呦的获奖，关于中医科学性的争论再次喧嚣一时。然而不管如何争议，中医跨越几千年历史为中华民族乃至全世界的生存做出了不可磨灭的贡献。

朱清时院士认为中医药是科学，是复杂性科学。只是当前流行的狭义的“科学”还不接受。

发源于西方的现代主流科学总是把复杂事物分解为基本组成单元来研究（即以还原论为基础）；以中医为代表的中国传统科学总是把复杂事物看作整体来研究，他们认为，若把事件简化成最基本的单元，就要把许多重要信息都去除掉，如单元之间的连接和组合方式等等，这样做就把复杂事物变样了。

朱清时院士指出，解剖学发现不了经络和气，气实际上是大量细胞和器官相互配合和集体组装形成的一种态势。这种态势正如战争中兵家的部署，士兵组织好了，战斗力就会大增，这种增量就是气。或者像放在山顶上蓄势待下的石头。总之，是一个复杂系统各个部分之间的关系、组装方式决定了它能产生巨大的作用。

英国《自然》杂志主编坎贝尔博士就世界科技发展趋势发表看法说：目前对生命科学的研究仍然局限在局部细节上，尚没有从整个生命系统角度去研究，未来对生命科学的研究应当上升到一个整体的、系统的高度，因为生命是一个整体。

著有《东方科学文化的复兴》的姜岩博士曾著文指出：混沌理论推动了复杂科学的诞生。而复杂科学的问世彻底动摇了还原论——能用还原论近似描述的仅仅是我们世界的很小的一部分。哥德尔不完备性定理断言，不仅仅是数学的全部，甚至任何一个系统，都不可能用类似哥德尔使用的能算术化的数学和逻辑公理系统加以概括。哥德尔的结果是对内涵公理化一个致命的打击。

著名生物学家、生命科学哲学家迈尔强调科学的多元性。他认为，由于近代物理学的进步，“仿佛世界上并没有活生生的有机世界。因此，必须建立一种新的哲学，这种哲学主要的任务是摆脱物理主义的影响”。他指出生物学中还原是徒劳的、没有意义的……生物学领域重要的不是本质而是个体。

诺贝尔奖获得者、杰出现代科学家普利高津说过：“物理学正处于结束现实世界简单性信念的阶段，人们应当在各个单元的相互作用中了解整体，要了解在相当长的时间内，在宏观的尺度上组成整体的小单元怎样表现出一致的运动。”而这些观念与中医的学术思想更为接近。美国物理学家卡普拉把现代物理学与中国传统思想作了对比，认为两者在许多地方极其一致。哈肯提出“协同学和中国古代思想在整体性观念上有深刻的联系”，他创立协同学是受到中医等东方思维的启发。以中国古代整体论思想为基础的中医将大大促进医学和科学的发展。

（三）哲学家的洞见

曾深入研究过中医的哲学家刘长林先生指出，当前困扰中医学的不是中医药学术本身，而是哲学。一些流行的认识论观念必须突破、更新，这样才能树立正确的科学观，破除对西方和现代科学的迷信，正确理解中医学的科学价值，划清中医与西医的界限，此乃发展中医学的关键。

刘先生认为：科学多元的客观依据是宇宙的无限性，宇宙和任一具体事物都具有无限多的方面和层面……任何认识方法都是对世界的一种选择，都是主客体的一种特殊的耦合关系。你的方法选择认识这一方面，就不能同时认识那一方面；你建立的耦合关系进入这一层面，就不能同时进入那一层面，因为世界是由各种对立互补的方面、层面所组成的。这就形成了不同的认识方法，而认识方法的不同，导致了认识的结果也就不同，所获规律的形态也不一样，从而形成不同的科学模型，但却都是对这一事物的正确认识。于是形成形态各异的科学体系，这就是科学的多元性。[1]

恩格斯说：一切存在的基本形式是空间和时间。孟庆云先生认为，《内经》的思想主旨是从时间结构的不同内容阐发有机论人体观，提出了关于阴阳始终、藏象经络、四时气化、诊法治则等学说中时间要素的生命特征，具有独特的科学价值。

刘先生指出：西方科学体系以空间为主。空间性实，其特性在于广延和并列。空间可以分割，可以占有。空间关系的特点是相互排斥，突显差别。对空间的深入认识以分解为条件。在空间中，人与物

[1] 刘长林. 关于中国象科学的思考——兼谈中医学的认识论实质. 杭州师范大学学报（社会科学版），2009，31（2）：4-11.

是不平等的，人居主位，对物持征服和主宰的态度。因此，主体与客体采取对立的形式……以空间为本位，就会着重研究事物的有形实体和物质构成，这与主客对立的认识方式是统一的。认识空间性质主要靠分析、抽象和有控制条件的实验。抽象的前提是在思维中将对象定格、与周围环境分割开，然后找出具有本质意义的共性。在控制的条件下做实验研究，是在有限的空间范围内（如实验室），在实际中将对象与周围环境分割开，然后寻找被分离出来的不同要素之间的规律性联系。

刘先生还认为：东方科学体系以时间为主。时间性虚，其特性在于持续和变异。时间不能分割，不能占有，只能共享。在时间里，人与人、人与万物是平等、共进的关系。主体与客体采取相融的方式……从时间的角度认识事物，着眼在自然的原本的整体，表现为现象和自然的流行。向宇宙彻底开放的状态，在“因”“顺”对象的自然存在和流行中，寻找其本质和规律。用老子的话说，就是“道法自然”，这是总的原则。

“现象联系的本质是‘气’，气是万物自然生化的根源。现象层面的规律体现为气的运动，通过气来实现。中医学研究的是现象层面的规律，在认识过程中，严格保持人和万物的自然整体状态，坚持整体决定和产生部分，部分受整体统摄，因而要从整体看部分，而不是从部分看整体。西医学研究的是现象背后的实体层面，把对象看作是合成的整体，因而认为部分决定整体，整体可以用部分来说明，故主要采取还原论的方法。”

“现象表达的是事物的波动性，是各种功能、信息的联系。现象论强调的是事物的运动变易，即时间方面。庄子说：‘与物委蛇，而同其波。’（《庄子·庚桑楚》）‘同其波’，就是因顺现象的自然流变，去发现并遵循其时间规律。所以中医学研究的是整体。而西医学以实体为支撑事物存在的本质，将生命活动归结为静态的物质形体元素，故西医学研究的是‘粒子’的整体。”

“中医学认为：‘器者，生化之宇。’（《素问·六微旨大论篇》）而生化之道，以气为本。‘气始而生化，气散而有形，气布而蕃育，气终而象变，其致一也。’（《素问·五常政大论篇》）可见，中医学以无形的人体为主要对象，着意关注的是气化，把人看作是气的整体。而西医学则以有形的人体为对象，研究器官、细胞和分子对生命的意义，把人看作是实体的整体。”

刘先生进而指出：时间与空间是共存关系，不是因果关系。人无论依靠何种手段都不可能将时空两个方面同时准确测定，也不可能从其中的一个方面过渡到另一方面。量子力学的不确定性原理告诉我们，微观粒子的波动特性的关系也是这样。它们既相互补充，又相互排斥。

部分决定整体和整体决定部分，这两个反向的关系和过程同时存在。但是，观测前者时就看不清后者，观测后者时又看不清前者，所以我们只能肯定二者必定相互衔接，畅然联通，但却永远不能弄清其如何衔接，如何联通。这是认识的盲区，是认识不可逾越的局限。要承认这类盲区的存在，因为世界上有些不可分割的事物只是共存关系，而没有因果联系。

刘先生从哲学的高度对中西医把握客观事物认识论原理，燃犀烛微，深刻剖析，充满了哲学家的洞见，觉闻清钟，发人深省。

李约瑟曾经指出：中西医结合在技术层面是可以探讨的，理论层面是不可能的。刘长林先生也认为：人的自然整体（中医）与合成的整体（西医），这两个层面之间尽管没有因果联系，但却有某种程度的概率性的对应关系。寻求这种对应关系，有利于临床。我们永远做不到将两者真正沟通，就是说，无论用中医研究西医，还是用西医研究中医，永远不可能从一方走到另一方。

早在20世纪80年代，傅景华先生就形成了中医过程论思想。傅先生认为：中医不仅包括对有形世界的认识，而且具有对自然和生命本源以及发生演化过程的认识。中医的认识领域主要在生命过程与枢机，而不仅是人体结构与功能，中医是“天地人和通、神气形和通”的大道。傅先生认为中医五脏属于五行序列，分别代表五类最基本的生命活动方式。《素问·灵兰秘典论篇》喻以君主、相傅、将军、仓廪、作强之官，形象地反映出五类生命运动方式的特征。在生命信息的运行机制中，心、肺、肝、脾、肾恰似驱动、传递、反馈、演化、发生机制一样，立足于生命的动态过程，而非实体器官。针对实体层面探求中医脏腑经络实质已走入死胡同，傅景华先生以“中医过程论”诠释中医实质，空谷足音，振聋发聩，惜了无唱和。笔者曾多次和傅景华讨论，好像那时他并不知道怀特海的过程哲学，只是基于对《周易》等典籍中过程思想的理解，能提出如此深刻的见解，笔者十分敬佩他深邃的洞见。十几年后，怀特海的过程哲学已在中国传播，渐至大行其道了。

怀特海明确地说过，他的过程哲学与东方思想更加接近！而不是更接近于西方哲学。杨富斌教授指出，怀特海过程哲学的“生成”和“过程”思想，与中国哲学关于生成和变易的思想相接近。

怀特海的有机体概念，通常是指无限“绵延”（持续）的宇宙运动过程的某一点上包含了与其他点上的事物的相互关系，因而获得自身的具体现实规定性的事物。意在取代以牛顿物理学绝对时空观为基础的机械唯物论宇宙观中的“物质”或“实在”观，即宇宙观问题。在他看来，传统的机械论宇宙观中所说的“物质”或“实在”实际上都是处于过程之中的存在物或实有（entity），都是与其他存在物相互作用、相互影响、相互依赖的，并在此过程中获得自身的规定性，不是单纯的、永恒的、具有绝对意义的东西，而是具有过程性、可变性和相对性的复杂有机体；认识过程中的主体和客体也是同一运动（认识）过程中彼此相关、相互渗透和相互依赖的两个有机体，因而并没有完全自主、自足的“主体”，也没有绝对不受主体影响的、具有绝对意义的客体，因此对于主体与客体的关系，也应当从二者的相互作用、相互影响和相互渗透及其与周围的关系等方面来考察。而中国古代哲学追求超现象的本质、超感觉的概念、超个体性的普遍性（同一性）为哲学的最高任务。在中国哲学家看来，天地人相通，自然与社会相通，阴阳相通相合。《黄帝内经》通过揭示自然变化对人体生理的影响，自然变化与疾病、自然环境与治疗的关系，认为“人与天地相参也，与日月相应也。”（《灵枢·岁露论》）怀特海的有机体思想与中国哲学的天人合一确有相通之处。

（四）医学不是纯粹的科学

除了极少数的哲学家、科学家认为中医是科学，而中医不是科学几乎成为世人之共识。但医学哲学家同样拷问：西医学是科学吗？

西医学之父威廉姆·奥斯勒说，“医疗行为是植根于科学的一种艺术”，进而他解释道，“如果人和人都一样，那医学或许能成为一门科学，而不是艺术。”

1981 年 6 月密苏里大学哲学系的罗纳尔德·穆森在《医学与哲学》（The Journal of Medicine and Philosophy）发表了 25 页的长文“为什么医学不可能是一门科学”，医学圈里为之哗然，因为文章发表在暑月，因此常常被称为“暑月暴动”。依照穆森的观点，“医学是科学”缺乏有说服力的论证；从历史和哲学上可以论证医学“不是”“不应该是”也“不可能是”（单一的、纯粹的）科学。在愿景、职业价值、终极关怀、职业目的与职业精神上，医学与科学之间是有冲突的；医学一旦成为科学，就会必然遮蔽偏离医学的职业愿景、价值、终极关怀、目的与精神。科学的基本目的是获得新知，以便理解这个世界和这个世界中的事物，医学的目的是通过预防或治疗疾病来增进人们的健康；科学的标准是获得真理，医学的标准是获得健康和疗效；科学的价值旨向为有知、有理（客观、实验、实证、还原）、有用、有利（效益最大化）；医学的价值旨向为有用、有理、有德、有情、有根、有灵，寻求科学性、人文性、社会性的统一。针对人的医学诉求和服务，科学存在严重的“缺损配置”。

穆森的结论是：尽管医学（知识）大部分是科学的，但它并不是、也不可能成为一门科学。

范瑞平先生指出，不能完全按照当代科学性与科学化的指标、方法与价值来衡量医学，裁判中西医之争，在当代科学万能和科学至上的意识形态中，技术乌托邦的期盼遮蔽了医学的独立价值，穆森的文章力矫时弊。

医学的原本是人学，这是众所周知的事实，其性质必须遵循人的属性而定。穆森和拥护者所做的，其实是站在我们所处的时代——医学有离科技更近、离人性更远，离具体更近、离整体更远的趋势——发出的“重拾医学人性”的呼吁。

我们还用为中医是不是科学而捶胸顿足地大声疾呼吗？

二、理论－实践脱节与“文字之医”

理论－实践脱节，即书本上的知识（包括教科书知识），并不能完全指导临床实践，这是中医学术发展未能解决的首要问题。形成理论－实践脱节的因素比较复杂，笔者认为欲分析解决这一问题，必须研究中医学术发展的历史，尤其是正确剖析文人治医对中医学术的影响。

迨医巫分野后，随着文人治医的不断增多，中医人员的素质不断提高，因为大量儒医的出现，极大地提高了医生的基础文化水平。文人治医，繁荣了中医学，增进了学术争鸣，促进了学术发展。通医文人增加，对医学发展的直接作用是形成了以整理编次医学文献为主的学派。由于儒家济世利天下的人生观，促使各阶层高度重视医籍的校勘整理、编撰刊行，使之广为流传。

文人治医对中医学术的消极影响约有以下诸端：

（一）尊经崇古阻碍了中医学的创新发展

两汉后，在儒生墨客中逐渐形成以研究经学、弘扬经书和从经探讨古代圣贤思想规范的风气，后人称之为“经学风气”。

儒家“信而好古”“述而不作”一直成为医学写作的指导思想，这种牢固的趋同心理，削磨、遏制了医家的进取和创新。尊经泥古带给医坛的是万马齐喑，见解深邃的医家亦不敢自标新见，极大地禁锢了人们的思想，导致了医学新思想的难以产生及产生后易受抑压，也导致了人们沿用陈旧的形式来容纳与之并不相称的新内容，从而限制了新内容的进一步发展，极大地延缓了中医学的发展。

（二）侈谈玄理，无谓争辩

一些医学家受理学方法影响，以思辨为主要方法，过分强调理性作用，心外无物，盲目夸大了尽心明性在医学研究中的地位，对医学事实进行随意的演绎推理，以至于在各家学说中掺杂了大量的主观臆测、似是而非的内容（宋代以前文献尚重实效，宋代以后则多矜夸偏颇、侈谈玄理、思辨攻讦之作）。

无谓争辩中的医家，所运用的思辨玄学的方法，使某些医学概念外延无限拓宽，无限循环，反而使内涵减少和贫乏，事实上思辨只是把人引入凝固的空洞理论之中。这种理论似乎能解释一切，实际上却一切都解释不清。它以自然哲学的普遍性和涵容性左右逢源，一切临床经验都可以成为它的诠注和衍化，阻碍和束缚了人们对问题继续深入的研究。理论僵化，学术惰于创新，通过思辨玄学方法构建的某些理论，不但没有激起后来医家的创新心理，反而把人们拉离临床实践的土壤。命门之争，玄而又玄，六味、八味何以包治百病？

（三）无病呻吟，附庸风雅的因袭之作

“立言”的观念在文人中根深蒂固，一些稍涉医籍的文人，也常附庸风雅，编撰方书，有的仅是零星经验，有的只是道听途说，因袭之作，俯拾皆是。

（四）重文献，轻实践

受经学的影响，中医学的研究方法大抵停留在医书的重新修订、编次、整理、汇纂，呈现出“滚雪球”的势态。文献虽多，而少科学含量。从传统意义上看，尚有可取之处，但在时间上付出的代价是沉重的，因为这样的思想延缓了中医学的发展。

伤寒系统，有人统计注释《伤寒》不下千余家，主要是编次、注释，但大都停留在理论上的发挥和争鸣，甚或在如何恢复仲景全书原貌等问题上大做文章，进而争论诋毁不休，站在临床角度上深入研究者太少了。马继兴先生对《伤寒论》版本的研究，证明“重订错简”几百年形成的流派竟属子虚乌有。

整个中医研究体系中重经典文献，轻临床实践是十分明显的。

一些医家先儒而后医，或弃仕途而业医，他们系统研究中医时多已年逾不惑，还要从事著述，真正从事临床的时间并不多，其著作之实践价值仍需推敲。

苏东坡曾荐圣散子方。某年大疫，苏轼用圣散子方而获效，逾时永嘉又逢大疫，又告知民众用圣散子方，而贻误病情者甚伙。陈无择《三因方》云：此药实治寒疫，因东坡作序，天下通行。辛未年，永嘉瘟疫，被害者不可胜数。盖当东坡时寒疫流行，其药偶中而便谓与三建散同类。一切不问，似太不近人情。夫寒疫亦自能发狂，盖阴能发燥，阳能发厥，物极则反，理之常然，不可不知。今录以备寒疫治疗用者，宜审究寒温二疫，无使偏奏也。

《冷庐医话》记载了苏东坡孟浪服药自误：士大夫不知医，遇疾每为庸工所误。又有喜谈医事，孟浪服药以自误。如苏文忠公事可惋叹焉……

文人治医，其写作素养，在其学问成就上起到举足轻重的作用。而不是其在临床上有多少真知灼见。在中医学发展史上占有重要地位的医学著作并非都是经验丰富的临床大家所为。

《温病条辨》全面总结了叶天士的卫气营血理论，成为温病学术发展的里程碑，至今仍有人奉为必读之经典著作。其实吴鞠通著《温病条辨》时，从事临床只有六年，还不能说是经验宏富的临床家。《温病条辨》确系演绎《临证指南》之作，对其纰谬，前哲今贤之驳辨批评，多为灼见。研究吴鞠通学术思想，必须研究其晚年之作《医医病书》及其晚年医案。因《温病条辨》成书于1798年，吴氏40岁，而《医医病书》成于道光辛卯（1831）年，吴氏时已73岁。仔细研究即可发现风格为之大变，如倡三元气候不同医要随时变化，斥用药轻描淡写，倡治温重用石膏，从主张扶正祛邪，到主张祛除邪气，从重养阴到重扶阳……

《证治准绳》全书总结了明代以前中医临床成就，临床医生多奉为圭臬，至今仍有十分重要的学术价值。但是王肯堂并不是职业医生、临床家。肯堂少因母病而读岐黄家言，曾起其妹于垂死，并为邻里治病。后为其父严戒，乃不复究。万历十七年进士，选翰林院庶吉士，三年后受翰林院检讨，后引疾归。家居十四年，僻居读书。丙午补南行人司副，迁南膳部郎，壬子转福建参政……独好著书，于经传多所发明，凡阴阳五行、历象……术数，无不造其精微。著《尚书要旨》《论语义府》《律例笺释》《郁冈斋笔尘》，雅工书法，又为藏书大家。曾辑《郁冈斋帖》数十卷，手自钩拓，为一时刻石冠。

林珮琴之《类证治裁》于叶天士内科心法多有总结，实为内科之集大成者，为不可不读之书，但林氏在自序中讲得清清楚楚：本不业医。

目尽数千年，学识渊博，两次应诏入京的徐灵胎，亦非以医为业，如《洄溪医案》多次提及：非行道之人。

王三尊曾提出“文字之医”的概念（《医权初编》上卷论石室秘录第二十八）：

夫《石室秘录》一书，乃从《医贯》中化出。观其专于补肾、补脾、疏肝，即《医贯》之好用地黄汤、补中益气汤、枳术丸、逍遥散之意也。彼则补脾肾而不杂，此又好脾肾兼补者也……此乃读书多而临证少，所谓文字之医是也。惟恐世人不信，枉以神道设教。吾惧其十中必杀人之二三也。何则？病之虚者，虽十中七八，而实者岂无二三，彼只有补无泻，虚者自可取效，实者即可立毙……医贵切中病情，最忌迂远牵扯。凡病毕竟直取者多，隔治者少，彼皆用隔治而弃直取，是以伐卫致楚为奇策，而仗义执言为无谋也……何舍近而求远，尚奇而弃正哉。予业医之初，亦执补正则邪去之理，与隔治玄妙之法，每多不应。后改为直治病本，但使无虚虚实实之误，标本缓急之差，则效如桴鼓矣……是书论理甚微，辨症辨脉则甚疏，是又不及《医贯》矣……终为纸上谈兵。

“文字之医”实际的临床实践比较少，偶而幸中，不足为凭。某些疾病属于自限性疾病，即使不治疗也会向愈康复。偶然取效，即以偏概全，实不足为法。

“文字之医”为数不少，他们的著作影响并左右着中医学术。

笔者认为理论与实践脱节，正是文人治医对中医学术负性影响的集中体现。

必须指出，古代医学文献临床实用价值的研究是十分艰巨的工作。笔者虽引用王三尊之论，却认为《石室秘录》《辨证录》诸书，独到之处颇多，同样对非以医为业的医家，如王肯堂、徐灵胎、林珮琴等之著作，亦推崇备至，以为不可不读。

三、辨病下的辨证论治

笔者师从洪哲明先生临诊时，先生已近八旬。尝见其恒用某方治某一病，而非分型辨治。小儿腹泻概以“治中散”（理中丸方以苍术易白术）治之，其效甚捷；产后缺乳概用双解散送服马钱子；疝气每用《金匮》蜘蛛散。辨病还是辨证？

中医是先辨病再辨证，即辨证居于第二层次。《伤寒论》“辨太阳病脉证并治”“辨阳明病脉症论治”……已甚明了。后世注家妄以己意，曲加发挥，才演绎出林林总总的“六经辨证”，已背离仲师原旨。

1985年，有一次拜谒张琪先生，以中医是辨病下的辨证论治为题就教，张老十分高兴地给我讲了一个多小时：同为中焦湿热，淋病、黄疸、湿温有何不同，先生毫分缕析，剀切详明。张老十分肯定中医是辨病下的辨证论治。

徐灵胎《兰台轨范》序：欲治病者，必先识病之名，能识病名，而后求其病之由生，知其所由生，又当辨其生之因各不同，而病状所由异，然后考其治之之法。一病必有主方，一方必有主药。或病名同而病因异，或病因同而病症异，则又各有主方，各有主药，千变万化之中，实有一定不移之法。

中医临床流派以经典杂病派为主流，张石顽、徐灵胎、尤在泾为其代表人物，《张氏医通》为其代表作。张石顽倡“一病有一病之祖方”，显系以辨病为纲领。细读《金匮要略》，自可发现仲景是努力建立辨病体系的，一如《伤寒论》。

外感热病中温病学派，临证每抓住疫疠之气外犯，热毒鸱盛这一基本病因病机，以祛邪为不易大法，一治到底，同样是以辨病为主导的。

《伤寒论》是由“三阴三阳”辨“病”与“八纲”辨“证”的两级构成诊断的。如“太阳病，桂枝证”（34条）、“太阳病……表证仍在”（128条）。首先是通过辨病，从整体上获得对该病的病性、病势、病位、发展变化规律以及转归预后等方面的全面了解，从而把握贯穿该病过程的始终，并明确其发生、发展的基本矛盾，然后才有可能对各个发展阶段和不同条件（如治疗、宿疾等）影响下所表现出来的症候现象做出正确的分析和估价，得出符合该阶段病理变化性质（即该阶段的主要矛盾）的“证”诊断，从而防止和克服单纯辨证的盲目性。只有首先明确“少阴病”的诊断，了解贯穿于少阴病整个发展过程中的主要矛盾是“心肾功能低下，水火阴阳俱不足”，才有可能在其“得之两三日”仅仅出现口燥咽干的情况下判断为“邪热亢盛，真阴被灼”，果断地用大承气汤急下存阴。正确的辨证分析，必须以明确的“病”诊断为前提，没有这个前提就难以对证候的表现意义做出应有的估价，势必影响辨证的准确性。

辨“病”诊断的意义在于揭示不同疾病的本质，掌握各病总体矛盾的特殊性；辨“证”诊断的意义在于认识每一疾病在不同阶段、不同条件下矛盾的个性和各病在一定时期内的共性矛盾，做到因时、因地、因人制宜。首先，辨病是准确诊断的基础和前提；结合辨证，则是对疾病认识的深入和补充。二者相辅相成，缺一不可。

“六经辨证”的说法之所以是错误的，就在于把仲景当时已经区分出的六个不同外感病种，看成了一种病的六个阶段，即所谓的太阳病是表证阶段，阳明病是里证阶段，少阳病是半表半里阶段等。这种认识混淆和抹杀了“病”与“证”概念区别，既与原文事实相违背，又与临床实际不相符合。按照这种说法去解释原文，就难免捉襟见肘，矛盾百出。“六经辨证”说认为太阳病即是表证，全不顾太阳病还有蓄血、蓄水的里证；认为阳明病是里证，却无视阳明病还有麻黄汤证和桂枝汤证。既为阳明病下了“里证”定义，却又有“阳明病兼表证”之说。试问阳明病既为里证，何以又能兼表证，则阳明病为里证之说又何以成立？

张正昭先生指出：“六经辨证”说无端地给三阴三阳的名称加上一个“经”字，无形中把“三阴三阳”这六个抽象概念所包括的诸多含义变成了单一的经络含义，使人误认为“三阴三阳”病就是六条经络之病，违背了《伤寒论》以“三阴三阳”病名的原义。可见，把“三阴三阳”病说成“六经病”固属不妥，而称其为“六经证”就更是错误的了。

李心机先生鉴于《伤寒论》研究史上“注不破经，疏不破注”的顽固“误读传统”，就鲜明地指出“让伤寒论自己诠释自己”。

四、亚健康不是“未病”是“已病”

近年来，较多的中医学者把亚健康与中医治未病、欲病等同起来，亚健康不是中医的未病，机械的对应、简单的比附，不仅仅犯了逻辑上的错误，于全面继承中医学术精华并发扬光大十分不利。

（一）中医“未病”不能等同于亚健康

《素问·四气调神大论篇》：“圣人不治已病，治未病，不治已乱，治未乱，此之谓也。夫病已成而后药之，乱已成而后治之，譬犹渴而穿井，斗而铸锥，不亦晚乎。”体现了治未病是中医对摄生保健的指导思想，强壮身体，防于未病之先。

“未病”是个体尚未患病，应注意未病先防。中医的“未病”和“已病”，是相对概念，健康属于未病，疾病属于已病。

《难经·七十七难》：“上工治未病，中工治已病者，何谓也？然所谓治未病者，见肝之病，则知肝当传之与脾，故先实其脾气，无令得受肝之邪，故曰治未病焉。”此时，未病是以已病之脏腑为前提，以已病脏腑之转变趋向为依据，务先安未受邪之地。

《灵枢·官能》中有“正邪之中人也微，先见于色，不知于其身。”指出病邪初袭机体，首先见体表某部位颜色的变化，而身体并未感到任何不适，然机体的气血阴阳已出现失衡，仅表现一些细微病前征象的状态便为未病状态。由健康到出现机体症状，发生疾病，并非是卒然出现的，而是逐渐形成，由量变到质变的过程。

《灵枢·顺逆》也指出，“上工刺其未生者也；其次，刺其未盛者也……上工治未病，不治已病，此之谓也”。

《素问·八正神明论篇》：“上工救其萌芽，必先见三部九候之气，尽调不败而救之，故曰上工。下工救其已成，救其已败。”显示早期诊断，把握时机，早期治疗，既病防变之意。

唐孙思邈的《千金方》中有“古之医者，上医治未病之病，中医治欲病之病，下医治已病之病”的论述，明确地将疾病分为“未病”“欲病”“已病”三个层次。未病指机体已有或无病理信息，未有任何临床表现的状态或不能明确诊断的一种状态，是病象未充分显露的隐潜阶段。

中医的治未病是一种原则和指导思想，既包涵未病先防的养生防病、预防保健思想，也包涵既病防变、早期治疗、控制病情的临床治疗原则。

亚健康无论如何都是有明显身体不适而又不能符合（西医的）某种疾病诊断标准的状态，把未病和亚健康等同起来，是毫无道理的。

（二）亚健康是中医的已病

作为“中间状态”的亚健康，应包括三条：首先，没有生物学意义上的疾病（尚未发现躯体构造方面的异常）及明确的精神心理障碍（属“疾病”）；其次，它涉及躯体上的不适（如虚弱、疲劳等非特异性的，尚无可明确躯体异常、却偏离健康的症状或体验，但还够不上西医的“疾病”）；再次，还可涉及精神心理上的不适（够不上精神医学诊断上的“障碍”），以及社会生存上的适应不良。以亚健康状态常见的头痛、头晕、失眠等为例，均已构成中医“病”的诊断。多数亚健康个体，其体内的病机已启动，已经出现了阴阳偏盛偏衰，或气血亏损，或气血瘀滞，或有某些病理性产物积聚等病机变化。

“亚健康状态”指机体正气不足或邪气侵犯时机体已具备疾病的一些病理条件或过程，已有一些或部分病症（证）存在，但是未具备西医学疾病的诊断标准。我们不能采取把中医的“病”的概念与西医“疾病”的概念等同起来的思考和研究方式。

笔者认为全部中医的“病”只要还不具备西医学疾病诊断的证据，均属亚健康范畴。

中医生存和发展有一最关键的因素，就是临床范围日益窄化，中医文化基础日渐式微，信仰人群的迁移，观念的转变，后继乏人。很多研究都表明，人群中健康状态占10%，疾病状态占15%，75%属于亚健康状态。西医还没有明确的方法和药物治疗亚健康。中医学在亚健康状态方面的潜在优势，不仅可拓展中医学术新的生存空间，而且必将促进整个世界医学的进化与发展，从而为全人类的健康做出新的贡献。

闫希军先生所著《大健康观》中提出了大健康医学模式。在大健康医学模式中，中医被赋予十分重要的地位，而拥有了更加广阔的空间。中医理论与系统生物学及大数据方法契合，并将与系统生物学和生态医学等领域取得的成果相互交通，水乳交融，这是未来西方医学和中医学发展必然的走向。

五、正本清源，重建中医范式

范式是某一科学共同体在某一专业或学科中所具有的共同信念，这种信念规定了它们的共同的基本观点、基本理论和基本方法，为它们提供了共同的理论模式和解决问题的框架，从而成为该学科的一种共同的传统，并为该学科的发展规定了共同的方向。

库恩认为“范式”是成熟科学的标志，由于“范式”的存在，科学家们一方面可以在特定领域里进行更有效率的研究，从而使他们的研究更加深入；而另一方面，“范式”也意味着该领域里“更严格的规定”，“如果有谁不肯或不能同它协调起来，就会陷于孤立，或者依附到别的集团那里去”。因此，同一范式内部，研究者拥有相同的世界观、研究方法、理论、仪器和交流方法，但在不同“范式”之间却是不可通约的。不同“范式”下的研究者对同一领域的看法就像是两个世界那样完全不同。这也是造成“一条定律对一组科学家甚至不能说明，而对另一组科学家有时好像直观那样显而易见”的原因。

李致重等学者从具体研究对象、研究方法及基础理论等方面论述了中西医范式的不可通约性。而且，中、西医关系的特殊之处还在于，它们不只是同一领域的两个不同“学派”，更是基于两种完全不同的文化而发展起来的，这也使得二者之间的不可通约性表现得尤其明显和强烈。正是由于这种不可通约性导致了中西医之争。屈于特定历史条件下“科学主义”的强势地位，中医最终被迫部分接受了西医“范式”。“范式丢失”是近现代中医举步维艰、发展停滞、甚至后退的根本原因。

任何一门科学的重大发展，都表现在基本概念的更新和范式的变革上……变革范式，是现时代中医理论发展的必经之路。

如何正本清源，重建范式？

正本清源是中医范式或重建的基础，这是一项十分艰巨浩大的工程。正本首先是建立传统范式。必须从经典著作入手，梳理还原，删汰芜杂，尽呈精华。

（一）解释学·语言能力与重建

东汉许慎在《说文解字·叙》中说：“盖文字者，经艺之本，王政之始，前人所以垂后，后人所以识古。故曰：本立而道生。”给予中国古典解释学以崇高的地位。

解释学把生命哲学、现象学、存在主义分析哲学、语言哲学、心理学、符号学等理论融合在一起，强调语言的本体论地位，认为我们所能认识的世界只能是语言的世界，人与世界的关系的本质是语言的关系，不仅把解释当作人文科学的方法论基础，而且是哲学的普遍方法。

狭义解释学特指现代西方哲学领域中的解释学理论，它经过狄尔泰、海德格尔、伽达默尔、利科、哈贝马斯等思想巨匠在理论上的构建和推动，形成了哲学释义学；广义解释学则不限于西方哲学领域，一切关于文本的说明、注解、解读、校勘、训诂、修订、引申及阐释的工作都属于解释活动，都要依靠相应的解释方法和解释理论来完成，因而都可以称作解释学。中医书籍中只有少部分是经典原著，而其余大部分都属于关于经典原著的解释性著作。

从当代解释学观点看，任何现代理论或现代文化都发轫于传统，传统文化的生命力则在于不断的解释和再解释之中。传统文化和现代文化并不是对立的，而是统一的，确切地说，是对立统一。人类文化是一条河流，它从传统走来，向未来走去，亦如黑格尔所说，离开其源头愈远，它就膨胀得愈大。

拉法格相信：《老子》在其产生之初，在它的著者与当时的读者之间存在着一种共识，这种共识便是《老子》的初始意义，《老子》著者传达的是它，当时的读者从中读懂的也是它。那么，这种共识又是从何而来的呢？拉法格认为：处于同一时代同一环境中的人可能会在词义的联想、语言结构的使用、社会问题的关注上具有共同之处，所以他们之间能够彼此理解。拉法格采用语言学家乔姆斯基的“语言能力”一词来指代这种基于共有的语言与社会背景的理解能力。在他看来，这种“语言能力”是历史解释学的关键，是发现历史文本原始意义的途径。他建议读者利用多种传统方法增强自己理解《老子》的语言能力，如古汉语字词含义的研究、历史事件与古代社会结构的分析，其他古代思想家思想的讨论等。也就是说，旨在发现《老子》原始意义的现代读者应尽可能地将自己置于《老子》所处的时代，将当时的社会背景、语言现象等历史的事物内化为自己的“语言能力”。

历史的解释者的任务是利用历史的证据重新将《道德经》与它产生的背景联结起来，在该背景下对其进行分析研究。解释者首先必须去掉成见，不可以将我们现代的思想强加于古人，或用现代思想批判古人。

历史解释学方法是中医经典著作、传统理论研究的基本方法。其要旨在于忠实细密地根据经典话语资料和现代方法对原典重新解读。旧有的词语和概念通过词语组合方式和语境组件方式的特殊安排，突显出原典文本固有的基本意义结构。通过意义结构分析，探询其原始涵义、历史作用和现代意义。

（二）解构与重建

理解分析就是“解构”，而“解构”旨在重建，使新的理论概念或理论结构因此建立。自然科学家就是依循这一程序不断地改弦更张，发展其理论系统的……解构和重建与科恩所说的“范式变革”有所类同。何裕民先生认为：对原有理论概念或规则的重新理解和分析，对传统中医理论体系进行解构和重建，是现阶段中医理论发展的切实可行的最佳选择。

事实的确认和概念的重建是重建的途径与环节。

严肃的科学研究应以经验事实为基础，而不仅仅是古书古人的描述，古人的认识充其量只是帮助人们寻找经验事实，并在研究中给予一定的启示。

概念的重建与事实的确认可以说是互为因果的两大环节。梳理每个名词术语的历史演变和沿革情况、分析它们眼下使用情况及混乱原因，这两者有助于旧术语的解构；组织专家集体研讨以期相对清晰、合理地约定每一概念（名词术语）的特征和实质。

阴阳五行学说对传统中医理论之建构，具有决定性的作用。它们作为主导性观念和认识方法渗入中医学，有的又与具体的学术内容融合成一体，衍生出众多层次低得多的理论概念。藏象、经络、气血津液等可视作中医理论体系的第二层次，第三层次的是众多较为具体的概念或术语，其大多与病因病机、治法及“证”相关联。最低层次的是一些带有经验陈述性质的论述。形成这些概念，司外揣内、援物比类等起着主要作用，不少是从表象信息直接跳跃到理论概念的，许多概念与实体并不存在明确的对应关系，其内涵和外延有时也颇难作出清晰的界定。

一些学者主张：与学术内容融合在一起的阴阳五行术语，应通过概念的清晰化、实体化和可经验化而清理出去。亦即使哲学的阴阳五行与具体（中医）的科学理论分离……愚意以为不可，以其广泛渗透而不可剥离，阴阳五行已成为不可或缺的纲领框架，当以中医学理视之，而不仅仅视为居于指导地位的古典哲学思想。

（三）方法

正本清源，重建范式，必须有良好的方法。我们反对科学主义，但我们崇尚科学精神，我们必须学习运用科学方法，尤其是科学思维方法，科学观察方法，科学实证方法（不仅仅是实验室方法）。

“医林改错，越改越错”,《医林改错》中提出的“心无血，脉藏气”之说，显然是错误的。为什么导致错误的结论？主要是他不知道，观察是有其一定条件，一定范围的。离开原来的条件、时间、地点，观察结果会有很大差异。运用观察结论做超出原条件、原范围的外推时，必须十分审慎。他所观察的都是尸体，由于动脉弹力大，把血驱入静脉系统。这是尸体的条件，不可外推到活着的人体。对观察结果进行理解和处理时，必须注意其条件性、相对性和可变性。

在广泛占有资料的基础上，还必须要有正确的思维方法。对于马王堆汉墓出土的缣帛及竹木简医书成书年代的推定和对该批资料的运用，我国的有关专家认为："如果从《黄帝内经》成书于战国时期来推定，那么两部灸经的成书年代至少可以上溯到春秋战国之际甚至更早。"而日本山田庆儿先生认为，这种"推论的方法是错误的。不管我们最后会达到什么样的结论，我都不应该根据所谓《黄帝内经》是战国时期的著作这个还没有确证的假定，去推断帛书医书的成书年代，而必须相反地从关于后者已经确证了的事实出发，来推断前者成书的过程和年代"。山田庆儿先生基于"借助马王堆医书之光，可以逐渐看清中国医学的起源及其形成过程"。

吴坤安认为：喻嘉言、吴又可、张景岳辈，治疫可谓论切治详，发前人所未发。但景岳宜于汗，又可宜于下，嘉言又宜于芳香逐秽，三子皆名家，其治法之所以悬绝若此，以其所治之疫各有不同。景岳所论之疫，即六淫之邪，非时之气，其感同于伤寒，故每以伤寒并提，而以汗为主，欲尽汗法之妙，景岳书精切无遗。又可所论之疫，是热淫之气，从口鼻吸入，伏于募原，募原为半表半里之界，其邪非汗所能达，故有不可强汗、峻汗之戒；附胃最近，入里尤速，故有急下、屡下之法。欲究疫邪传变之情，惟又可之论最为详尽，然又可所论之疫，即四时之常疫，即俗名时气症也。若嘉言所论之疫，乃由于兵荒之后，因病致病，病气、尸气混合天地不正之气，更兼春夏温热暑湿之邪交结互蒸，人在气交中，无隙可避，由是沿门阖境，传染无休，而为两间之大疫，其秽恶之气，都从口鼻吸入，直行中道，流布三焦，非表非里，汗之不解，下之仍留，故以芳香逐秽为主，而以解毒兼之。是三子之治，各合其宜，不得执此而议彼。

学术研究中，所设置的讨论的问题必须同一，必须是一个总体，这是比较研究的基本原则。执此而议彼，古代医家多有此弊，六经辨证与卫气营血辨证、三焦辨证之争论，概源于方法之偏颇。

六、提高疗效是中医学术发展的关键

中医药学历数千年而不衰，并不断发展，主要依靠历代医学家临床经验的积累、整理提高。历代名医辈出，多得自家传师授。《周礼》有“医不三世，不服其药”，可见在很早人们即已重视了老中医经验。

以文献形式保留在中医典籍之中的中医学术精华仅仅是中医学术精华的一部分。为什么这样说？这是因为中医学术精华更为宝贵的部分是以经验的形式保留在老中医手中的。这是必须予以充分肯定、高度重视的问题。临床家，尤其是临床经验丰富、疗效卓著者，每每忙于诊务，无暇著述，其临床宝贵经验，留下来甚少。叶天士是临床大家,《外感温热篇》乃于舟中口述，弟子记录整理而成。《临证指南医案》，亦弟子侍诊笔录而成，真正是叶天士自己写的东西又有什么？

老中医经验，或禀家学，或承师传，通过几代人，或十几代或数百年的长期临床实践，反复验证，不断发展补充，这种经验比一般书本中所记述的知识要宝贵得多。老中医经验是中医学术精华的重要组成部分，舍全面继承，无法提高疗效。

书中的知识要通过自己的实践，不断摸索不断体会，有了一些感受，才能真正为自己所利用。真正达到积累一些经验，不消说对某些疾病能形成一些真知灼见，就是能准确地把握一些疾病的转归，亦属相当困难，没有十年二十年的长期摸索，是不可能的。很显然，通过看书把老中医经验学到手，等于间接地积累了经验，很快增加了几十年的临床功力，这是中青年医生提高临床能力的必由之路。全面提高中医队伍的临床水平，必将对中医学术发展产生极大的推动作用。

老中医经验中不乏个人的真知灼见，尤其是独具特色的理论见解、自成体系的治疗规律都将为中医理论体系的发展提供重要的素材。尤其是传统的临床理论并不能完全满足临床需要时，理论与临床脱节时，老中医的自成规律的独特经验理论价值更大。

在强大的西医学冲击下，中医仍然能在某些领域卓然自立，是因为其临床实效，西医学尚不能取而代之。这是中医学赖以存在的基础，中医学的发展亦系之于此。无论如何，提高临床疗效都是中医学术发展的战略起点和关键所在。

中医以其疗效，被全世界越来越多的人认可，仅在英国就有3000多家中医诊所（这已是多年前的数字）。在美国有超过30%的人群，崇尚包括中医在内的替代医学自然疗法。在医学界也认为有一些疾病，西医学是束手无策的，应从中医学中寻求解决的办法。美国医学会在1997年出版的通用医疗程序编码中特别增加两个针灸专用编码，对没有解剖结构，没有物质基础的中医针灸学予以承认；在2015年实施的“国际疾病分类”ICD-11，辟专章将中医纳入其中。我们应客观地对待百年中医西化历史，襟怀大度地包容对中医的批评，矜平躁释，心态平和，目标清晰，化压力为动力，寓继承于创新，与时俱进。展望未来，我们对中医事业发展充满了信心。

单书健

2016年12月

序

十年前出版之《当代名医临证精华》丛书，由于素材搜罗之宏富，编辑剪裁之精当，一经问世，即纸贵洛阳，一版再版，被医林同仁赞为当代中医临床学最切实用、最为新颖之百科全书。一卷在手，得益匪浅，如名师之亲炙，若醍醐之灌顶，沁人心脾，开慧迪智，予人以钥，深入堂奥，提高辨治之水平，顿获解难之捷径，乃近世不可多得之巨著，振兴中医之辉煌乐章也，厥功伟矣，令人颂赞！

名老中医之实践经验，乃中医学术精华之最重要部分，系砺炼卓识，心传秘诀，可谓珍贵至极。今杏林耆宿贤达，破除“传子不传女，传内不传外”之旧规，以仁者之心，和盘托出；又经书健同志广为征集，精心编选，画龙点睛，引人入胜。熟谙某一专辑，即可成为某病专家，此绝非虚夸。愚在各地讲学，曾多次向同道推荐，读者咸谓得益极大。

由于本丛书问世迨已十载，近年来各地之新经验、新创获，如雨后春笋，需加补充；而各省市名老中医珍贵之实践经验，未能整理入编者，亦复不少，更应广搜博采，而有重订《当代名医临证精华》之议，以期进一步充实提高，为振兴中医学术，继承当代临床大家之实践经验，提高中青年中医辨治之水平，促进新一代名医更多涌现，发展中医学术，作出卓越贡献。

与书健同志神交多年，常有鱼雁往还，愚对其长期埋首发掘整理老中医学术经验，采撷精华，指点迷津，详析底蕴，精心编辑，一心为振兴中医事业而勤奋笔耕，其淡泊之心志，崇高之精神，实令人钦佩。所写《继承老中医经验是中医学术发展的关键》一文，可谓切中时弊，力挽狂澜，为抢救老中医经验而呼吁，为振兴中医事业而献策，愚完全赞同，愿有识之士，共襄盛举。

顷接书健来函，出版社嘱加古代医家经验，颜曰：古今名医临证金鉴。愚以为熔冶古今，荟为一帙，览一编于某病即无遗蕴，学术发展之脉络了然于胸，如此巨构，实令人兴奋不已。

书健为人谦诚，善读书，且有悟性，编辑工作之余，能选择系之于中医学术如何发展之研究方向，足证其识见与功力，治学已臻成熟，远非浅尝浮躁者可比。欣慰之余，聊弁数语以为序。

八二叟朱良春谨识

时在一九九八年夏月

凡　例

1. 明清之季中医临床体系方臻于成熟，故古代文献之选辑，以明清文献为主。

2. 文献来源及整理者，均列入文后。未列整理者，多为老先生自撰。或所寄资料未列，或转抄遗漏，间亦有之，于兹恳请见谅。

3. 古代文献，间有体例欠明晰者，则略作条理，少数文献乃原著之删节摘录，皆着眼实用，意在避免重复，简而有要。

4. 古代文献中计量单位，悉遵古制，当代医家文献则改为法定计量单位。一书两制，实有所因。药名多遵原貌，不予划一。

5. 曾请一些老先生对文章进行修改或重新整理素材，使主旨鲜明，识邃意新；或理纷治乱，重新组构，俾叶剪花明，云净月出。

6. 各文章之题目多为编纂者所拟，或对仗不工，或平仄欠谐，或失雅训，或难概全貌，实为避免文题重复，勉强而为之，敬请读者鉴谅。

7. 凡入药成分涉及国家禁猎和保护动物的（如犀角、虎骨等），为保持方剂原貌，原则上不改。但在临床运用时，应使用相关的替代品。

8. 因涉及中医辨证论治，故对于普通读者而言，请务必在医生的指导下使用，切不可盲目选方，自行使用。

目　录

述要

《内经》成书之前，痰字尚未形成之时，医家已积累了治疗痰饮的经验，诸如《山海经》《诗经》以及《神农本草经》记载不少药物具有祛痰作用。

《内经》中无“痰饮”一词，但有“水饮”“积饮”的记载。

“痰饮”之名在两汉以前谓之“淡饮”。痰饮首见于张仲景所著之《金匮要略·痰饮咳嗽病脉证治》。原文共41条，分痰饮、溢饮、悬饮、支饮四大类。《金匮要略》称：“夫病人饮水多，必暴喘满。凡食少饮多，水停心下，甚者则悸，微者短气。”对痰饮的病因病机予以扼要阐述。仲景所论痰饮当以饮邪为重。饮邪总由阴盛阳虚，脾阳不足，运化无力，水道不通，肾与膀胱气化不行，“水精”不布，津液凝滞，停积而成。在治疗上，仲景有言“病痰饮者，当以温药和之”，此为治饮大法。饮为阴邪，有形而易伤阳气，阻碍气机升降，遇寒则凝，遇阳则行，得温则化。《金匮要略》记述四大治法十九方，其中以苓桂术甘汤作为治疗痰饮的代表方剂，遂开痰饮学说之先河。

隋唐以前，痰与饮无明显的区别，直至宋代《仁斋直指方论》才将痰饮一分为二。从此以后，一般医家多随其说，认为稠浊者为痰、清稀者为饮，一为火燥，一为寒湿。故有“阳盛阴虚者则水液煎熬而成痰，阴盛阳虚者则水津聚而为饮”之说。

宋元时代，痰饮学说进一步发展。史堪认为，“故世人之疾病，其所以残伤性命之急者，无甚于痰涎”，主张“善为医者，临事制宜，临机应变，涎多者吐之，涎少者下之”。其治痰方法较前人全面得多。陈无择在《三因极一病证方论》中认为：“内有七情泹乱，脏气不行，郁而生痰，外有六淫侵骨，玄府不通，当汗不汗，蓄而为饮或饮食过伤，嗜饮无度，运动失宜，津液不行，聚为痰饮。”这些认识为后世辨证用药开辟了新的路径。《圣济总录》认为，脉道闭塞、津液不通是形成痰饮的主要原因，治疗痰饮，以宣通气脉为先。元人王隐君对“顽痰怪症”更有研究，提出了“内外为病百般，皆痰所致”。

在同一时期刘、张、朱、李四大家，对痰饮的认识也各有见解。如张子和治痰常用吐下二法，取“在上者，因而越之；在下者，引而竭之”之义。

朱丹溪认为：“百病多有兼痰者”，其“诸病皆因痰而生”的致病理论受到了后世医家的广泛阐发，使痰病理论不断得到完善。在对痰饮病机的认识上，朱丹溪汲取了前人的经验，认为脾虚、气郁是痰饮化生的关键。宋·严用和有言：“人之气道贵乎顺，顺则津液流通，决无痰饮之患。”《丹溪心法》谓：“善治痰者，不治痰而治气，气顺则一身之津液，亦随气而顺矣”，同时朱丹溪认为：“脾气虚，则痰易生而多。”故朱丹溪以“顺气为先，治脾为本”为治疗痰饮的大法。朱丹溪以二陈汤为治疗痰饮的基础方，此方宽中理气，调气机升降，健脾燥湿，杜生痰之源，诚为实脾燥湿的治本方，而且也体现了“治痰先治气”的思想。

明清时代，痰饮学说渐趋完善。王节斋沿仲景治气虚有痰用肾气丸补而逐之的理论，提出“痰之本，水也，原于肾”，故有肾为生痰之原、胃为贮痰之器的说法。

张景岳认为：“痰有虚实之分，不可不辨。善治痰者，惟能使之不生，方是补天之手。”痰饮的生成主要是由于元气虚衰，治痰的方法则以扶正为主。张景岳有言：“痰涎之作，必由元气之病”，“血气日削，而痰涎日多矣”，指出痰饮的生成与元气虚衰有关。人体血气俱盛，脏腑功能正常，则津液不得凝聚为痰。反之，人体元气亏虚，若为外邪所侵，或内伤七情、饮食劳倦，则易导致人体脏腑损伤，水谷不化精微，凝聚为痰。而五脏之中，张景岳认为脾肾两脏最为关键，“脾主湿，湿动则为痰；肾主水，水泛亦为痰。夫痰即水也，其本在肾，其标在脾，在肾者，以水不归源，水泛为痰也；在脾者，以食饮不化，土不制水也”。痰饮的生成必与脾肾两脏相关，故治痰之法宜“温脾强肾以治痰之本，使根本渐充则痰将不治而自去矣”。张氏辨证侧重顾本，以杜绝生痰之源，因而从症状治疗进入了病医的预防治疗，这是前人所不及的。

喻嘉言对痰饮的认识、诊断、治疗更为全面，他说：“若五经不并行……一有瘀毒，即为江河回薄之处，秽莝丛积，水道日隘，横流旁溢，自所不免。”他还批评了那些见痰治痰，不分寒热虚实，一律以辛燥之剂的愚医；提出“实脾、燥湿、降火、行气”为治痰常法，同时制定了治痰的吐禁十二则、药禁十则，以开后学之聋聩。

叶天士认为，痰饮是为病标，消痰之法治之不效，当“治其所以生痰之源，则不消痰而痰自无矣”。其治痰之论述上承仲景，言“外饮宜治脾，内饮治肾，是规矩准绳矣”。叶天士对于痰饮的成因见解独到：“阳盛阴虚，则水气凝而为痰。阴盛阳虚，则水气溢而为饮。”其治痰用药不拘泥于温药，痰火之症不忌寒药，是为对仲景治疗痰饮的补充与发展。外饮、内饮治法不同：外饮治脾，即健运中阳、通阳逐饮之意，常用苓桂术甘汤、茯苓甘草汤、小半夏加茯苓汤、外台茯苓饮等温药和之；内饮治肾，“摄肾固真，乃治痰之本”。摄肾纳气、调补阴阳、滋肾凉肝等。

温病学家吴、王、薛等，他们对湿痰、热痰、燥痰更有新的认识，特别是对湿热逗留气分、郁而生痰，以及对痰热浊邪蒙闭清窍，出现谵语、烦热、神昏等症有了新的阐发，习用分消上下、清热涤痰、开窍辟秽之法，从而取得了较好的疗效。

张锡纯认为："痰之标在胃，痰之本在肾。"肾主闭藏，摄纳气机，协助胃气下行，使胃中水谷之浊气从便溺而消。若肾气不固，胃中水饮不能速降，停滞而为痰。又冲脉上连于胃，下连于肾，肾气不固，冲气易于上逆，胃气亦上逆，胃中水饮不能下行亦停滞为痰。治当收敛肾气，增强肾的闭藏之力，"肾之气化治"，"痰之本原清矣"，方用理痰汤等。

李可以阳和汤治疗肺结核夹寒饮者有殊效。先生认为治虚损痨瘵，当遵"劳者温之，虚则补之"之旨，师仲景血痹虚劳之意，在调补肺脾肾之中，佐以活血化瘀之法，把定保护脾胃元气一关，凡一切有碍脾胃元气之品，皆摒弃不用，三黄、栀子、生地、鳖甲列为禁药。阴分有亏者，重用山药，或以鲜山药佐餐。选乌梅、山萸肉酸甘化阴，敛阴固脱。并以五谷食饵为助，源泉不竭，何愁阴之不复。《理虚元鉴》曰："治虚三本肺脾肾。"先生增一本，治肝。虚劳极期，亢热熏蒸，肝之疏泄太过，元气欲脱，以山萸肉救之。

奚凤霖认为痰饮咳喘与肺心病危重症可有心悸气虚、肺胀喘咳、心痹脉闭、心咳瘀阻、支饮虚喘、心水喘肿和肺绝心脱等七个分型。当引起心衰的原发病变不易去除时，在治疗上去除诱因，有利于心衰的治疗。痰饮咳喘（肺心病危重症）可因病机不同，而采取怯寒化瘀、清热化瘀、温阳泻肺、化瘀利水、益气升陷、化瘀通络等不同手段。痰饮咳喘水肿（肺心病、呼吸衰竭、心脏衰竭）属"肺胀""支饮"范畴，乃水气射肺凌心所致。久病肺肾本虚，肃降摄纳无权，本虚标实。急则治其标，还须"拳拳以元气为念"。

洪哲明对久泻临证主张攻逐，以使邪气速溃。经过多年体验，认为疾病可攻者多，可补者少，故主张攻邪以愈疾厄，治疗久泻亦如此，虽见有虚象，但多由痰饮瘀血内结，脏腑气化失常而致。即使是脾肾虚衰气化不及，痰饮不除，旋即内停，如果由虚致实，虚实夹杂，补剂留寇助邪，攻补兼施亦有掣肘之弊。尝谓：九补不如一消，实为经验历练之谈，凡久泻痼疾，疏其气滞，逐其痰饮，利其水湿，决其血瘀，俾阳气畅达，阴精敷布，中焦气化自趋于常。

张梦侬以祛痰涤饮、宣通经络、消滞行气治疗痰饮内盛型。痰饮内盛型之血压增高，则用半夏、陈皮、枳实、白术、茯苓、旋覆、生姜、竹茹等以健脾、利水化湿热蕴结之痰；神曲、山楂、莱菔子等以消油腻米面饮食凝聚之痰；仅用赭石、龙骨、牡蛎以平肝降逆而治痰饮内盛型之高血压。

王永炎、鲁兆麟教授主编的《中医药高级丛书·中医内科学》未将痰饮作为一独立之病证收入。近年来，痰饮作为独立疾病之地位已受到质疑和动摇。虽然痰饮为重要的病理因素，应予以高度重视，但痰饮作为独立病证，我们认为仍然有其现实意义。

史 堪

痰 涎 论

史堪，字载之，北宋医家

论曰：舟非水不行，然波涛沸溢，则覆舟之患生；人非气不活，然痰涎并积，则倾人之患至。波涛非自生也，其所以生者，不平之势作之也；痰涎非自积也，其所以积者，不顺之气留之也。故善行舟者，不惧波涛，而惧舟之不完；善摄生者，不惧痰涎，而惧气之不顺。故世人之疾病，其所以残伤性命之急者，无甚于痰涎，而世之者，乃有见之而不能识，或有识之而不能治，此不幸之人，其残伤夭横者不可胜数。何则？举天下之人，独知风气之有涎，不知脏腑冷亦生涎，热亦生涎，痰涎一生，千变万化，而病之所起，非特一端，愚今略举数端明之。后之学者，于诊疗之际，类而推之，亦庶几其疾病之徒无夭横者矣。夫涎之为名一也，而具数种：一曰风涎，二曰热涎，三曰冷涎，四曰病涎，五曰虚涎，六曰毒涎。

其一曰风涎，盖因人之风气之盛，上运于涎，不能下入于胃，风气一蒸，痰涎并起而上，填塞胸中，即使人闷倒无知。其风气久而不顺，性命之倾危速如反掌。若其风气未盛，逡巡之间，仍复自顺，其涎亦随气而下，即平复如故。此盖人之肌肉厚，腠理深，风不得泄于外，风热内攻，六腑秘热，毒气上攻，遂生斯疾，此名之曰风涎。然风涎之为名一也，而人脏腑虚实之不同，则涎之为病也变化不一，愚得以命其变而言之。若今人之病，六腑实热，痰涎满口，吐如清胶，胸中喘息如常，但汤水饮食俱不可进，凡所饮食，只到喉中，即不能下，用力咽下，即喉中隔绝，喘急闷倒，良久方愈，惟进得些小稠粥，此亦风涎之候也。然风涎之候变不同，则当如何而治之？曰：善除荆棘者，先断其根；善治风痰者，先顺其气。人身无倒上之涎，天下无逆流之水，今风痰一上，而填塞胸中，倾人性命者，风气运而上也。今之治风涎者，多使天南星、半夏之类，是不知病之源流，去荆棘而不除其根也。苟能以药先顺其风气，兼发其腠理，使其风气得以发泄于外，顺行于内，则其胸中之痰涎，自随气而下，未吃涎药而痰涎自顺矣。然病势之有轻重，则取之有缓急，若风气炎盛，胶涎并起，其气卒难以顺之者，当制之以急，非吐之不可。风气未极，痰涎未并，为害未深者，当制之以缓，先顺其气而后治其涎也。此亦治涎之大约也。然风涎之候，又有冷热之不同，或有寒风所中，冷涎所聚，其人必先于半年或数月前，吃食减少，身体沉重，筋脉痿弱，才见肉味，便觉恶心，非时口中一二点冷涎出，身不自觉，冷涎所并，忽闷倒不知人事，良久复苏，即生麻痹，或生亸曳，或失音不语。冷涎所积，少有上并，多聚中焦，盈溢胸中，包裹心络，能使人狂言妄语，神识不定，非特不觉，手臂忽自举动，如此为冷涎之所中也。治之法，先以温暖之药，散其冷毒之气，急以热药发其腠理，然后以治涎之药取下其涎，虽且暂安，而寒风所中于人，亦甚不久。何则？热风中人，如天地春夏之风，长含生气，以养万物，其人虽病难死，此古人所谓风所以能养人也。寒风所中于人，如天地秋冬之风，长含杀气，以肃杀万物，其人所中，非久必死，此古人所谓风所以能害人也。

其二曰热涎，若今有恣性之丈夫，多餐荤腻，好食咸酸，以色为心，恣贪补药，忽因醉酒房室，劳伤其精，丹元髓海，虽以空虚，而脏腑骨槽，虚热转盛，其涎所积，隔在中焦，因其肾脏之虚寒，邪气与热涎相交，发为疼痛，重则不移时而倾人性命。医者治之，不过曰此肝肾之气，是不知热涎乃病之根本。然京三棱、蓬莪术非不能治气，而世人用之不验者，不识其病之源流也。善为医者，临事制宜，随机应变，审当轻重，涎多者吐之，涎少者下之，所用之药，偏取肝家之风毒，又何患乎人之不安哉？

三曰冷涎者，若今人之肝脏有余，脾气不足，忽因使性，长怀郁怒，伤损肝心正气，此冷涎之所以积也。脾气不足，复因肝气所乘，伏而不动，停水滞谷，久而不化，肝心长怀郁怒，则其气滞涩而不行，此冷涎之所以积也。然肝生风，性之不定，忽时而作，肝主怒，怒则气逆，此冷涎所以随气而上，而生人之大病也。证其候而言之，则其病必先闻心前溃乱不快，相次闻有一物，随气而上触，至咽喉即闷倒不知人事，手足肌肉渐次寒冷，逡巡复平愈。治之之法，当以吐药取之，得其所取之涎，其清如水，其冷如雪。取涎之后，复审其脏气，随其所病而调和之，亦无患乎药之不验也。

四曰病涎，其人必好食坚硬之物，伤损脾气，忽因郁怒伤损心肝正气，忽因寒邪热毒之伤，忽因大病之后，余毒客在脏腑，其气结涩昏滞，不能宣畅，是以痰涎因而聚积，涎与滞气相交，往往发为疼痛，此名之为病涎者也。明其病证，在心前痛，轻则连年累月，痛无暂停，重则倾人性命，速如反掌，重轻之殊，涎之多少也。治之之法，当在量其病势轻重，以利药取之，轻则其涎如油，重则其涎凝如白胶。取涎之后，然后使药，清其脏气，益其正气，使之平复如故也。

五曰虚涎，其人必因受气之虚，忽因大病之后，生冷所伤，忽因疾病之间，淫欲不节，致令脏腑之气，空虚羸乏，而骨槽之间，虚热上蒸，上气镇长有余，下气但常不足，阴阳之气不相交际，不顺之气隔在中焦，是以虚涎因而积聚，风热一攻，即其涎并上，初发作时，先觉清涎满口，渐闻心前有一物，上触咽喉，即喉中急促，闷倒不觉，两手相乱把拽，风气极上，即头上痒，忽皮脐间痛，逡巡风气顺下，乃遂平复。治之之法，当以临发时使五分利药取之，以其胃气不足，不可十分利吐也；若利吐不出，非时以坏风涎药搅之，候分数稍减，即于气海上安之一灸，引其涎下入于胃，然后使药调其脏气，酌量其脏腑之虚实，有余者泻，不足者补，令上下之气相等，可庶几其安全也。若脉气微细，六腑虚冷，减其肝气，益其胃气，斯可矣。若小儿得病者，全是胃气之虚，气海上安灸，补暖脾胃，以愈斯痰，仍不辄吃取风涎药也。

六曰毒涎，若今人之患阳毒伤寒，肝心脾肺受其疫毒之气，因其毒涎相积聚在中，候其证，即使入大腑秘热，小便黄涩，面色黯赤，浑身发热，昏昏如醉，狂言妄语，不知人事。如此之候，悉皆是涎，诊其脉气，又却沉伏，手取之，骨间乃得，此乃疫毒之涎，盈溢心胸，伏其脉气，非脉气之与病相反者也，此所谓毒涎者矣。治之之法，急以疏转之药，取其毒气，荡下其涎，所下之药，须心肝脾肺四脏俱治，然当以肝脏为主，偏下肝脏之药为要也。虽然，涎之为病千变万化，其状不一，是今之所举数端，止其大略而已。后之学者，类而推之，加以识见之明，而诊疗无瘥，亦无患乎涎为人之大患者矣。

（《史载之方》）

许叔微

停饮成癖囊记

许叔微（1079~1154），字知可，南宋医家

予生平有二疾，一则脏腑下血，二则膈中停饮，下血有时而止，停饮则无时。始因年少时夜坐为文，左向伏几案，是以饮食多坠向左边，中夜以后稍困乏，必饮两三杯，既卧就枕，又向左边侧睡，气壮盛时殊不觉三五年后，觉酒止从左边下，辘辘有声，胁痛，饮食殊减，十数日必呕数升酸苦水，暑月止是右边身有汗，常润，左边绝燥。遍访名医及海上方，服之少有验，间或中病，止得月余复作。其补则如天雄、附子、矾石，其利则如牵牛、甘遂、大戟，备尝之矣。予后揣度之，已成癖囊，如潦水之有科臼，不盈科不行，水盈科而行也。清者可行，浊者依然停蓄，盖下无路以决之也，是以积之五七日必呕而去，稍宽数日复作。脾土也，恶湿，而水则流湿，莫若燥脾以胜湿，崇土以填科臼，则疾当去矣。于是悉屏诸药，一味服苍术，三月而疾除。自此一向服数年，不吐不呕，胸膈宽，饮啖如故。暑月汗周身而身凉，饮亦当中下，前此饮渍其肝，目亦多昏眩，其后灯下能书细字，皆苍术之力也。其法苍术一斤，去皮切末之，用生油麻半两，水二盏，研滤取汁，大枣十五枚，烂煮去皮核研，以麻汁匀研成稀膏，搜和入臼熟杵，圆梧子大，干之，每日空腹用盐汤吞下五十丸，增至一百丸、二百丸。忌桃李雀鸽。初服时必膈微燥，且以茅术

制之，觉燥甚，进山栀散一服，久之不燥矣。予服半年以后，止用燥烈味极辛者，削去皮不浸，极有力，亦自然不燥也。山栀散用山栀子一味，干之为末，沸汤点服。故知久坐不可伏向一边，时或运动，亦消息之法。

（《普济本事方》）

严用和

痰饮证说要

严用和（约 1199~1267），字子礼，南宋医家

饮凡有六，即悬饮、溢饮、支饮、痰饮、留饮、伏饮，巢氏载之详矣。庞安常云：人身无倒上之痰，天下无逆流之水。诚哉斯言！以此思之，人之气道贵乎顺，顺利津液流通，决无痰饮之患。调摄失宜，气道闭塞，水饮停于胸膈，结而成痰。其为病也，症状非一，为喘，为咳，为呕，为泄，为眩晕心嘈怔忡，为寒热疼痛，为肿满挛癖，为癃闭痞膈，未有不由痰饮之所致也。诊其脉偏弦为饮，浮而滑亦为饮也。观夫治饮之法，或下、或汗、或温、或利，此固定法，愚者之见，温利之差，可以无害，汗下之错，为病不浅矣。不若顺气为先，分导次之，气顺则精液流通，痰饮运下，自小便中出。有病喜吐痰唾，服八味丸而作效者，亦有意焉。王叔和云：肾寒多唾。盖肾为水之官，肾能摄水，肾气温和则水液运下，肾气虚寒则邪水溢上。其间用山茱萸、山药辈取其补，附子、肉桂取其温，茯苓、泽泻取其利，理亦当矣。临病之际，又加详审焉。

（《济生方》）

朱丹溪

痰病心法

朱丹溪（1281~1358），名震亨，字彦修，元代医家

脉浮当吐。久得脉涩卒难开也，必费调理。大凡治痰，用利药过多，致脾气虚，则痰易生而多。

湿痰用苍术、白术；热痰用青黛、黄连、黄芩；食积痰用神曲、麦芽、山楂；风痰用南星；老痰用海石、半夏、瓜蒌、香附、五倍子，作丸服。痰在膈上，必用吐法，泻亦不能去。风痰多见奇证，湿痰多倦怠软弱。气实痰热结在上者，吐难得出。痰清者属寒，二陈汤之类；胶固稠浊者，必用吐。热痰挟风，外证为多。热者，清之；食积者，必用攻之；兼气虚者，用补气药送下。痰因火盛逆上者，以治火为先，白术、黄芩、软石膏之类。

内伤挟痰，必用参、芪、白术之属，多用姜汁传送。或加半夏；虚甚加竹沥；中气不足加参、术。

痰之为物，随气升降，无处不到。脾虚者，宜补脾气、清中气，以运痰降下，二陈汤加白术之类，兼用升麻提起。

中焦有痰与食积而生病者，胃气亦赖所养，卒不可便攻，若攻之尽，则虚矣。

痰成块，或吐咯不出，兼气郁者，难治。气湿痰热者，难治。痰在肠胃间者，可下而愈。在经络中，非吐不可，吐法中就有发散之义焉。

假如痫病，因惊而得，惊则神出舍，舍空则痰生也。血气入在舍，而拒其神，不能归焉。

血伤必用姜汁传送。黄芩治热痰，假其下火也。竹沥滑痰，非姜汁不能行经络。五倍子能治老痰，佐他药大治顽痰。二陈汤一身之痰都治管。如要下行，加引下药；在上加引上药。

凡用吐药，宜升提其气，便吐也。如防风、山栀、川芎、桔梗、芽茶、生姜、齑汁之类，或用瓜蒂散。

凡风痰病，必用风痰药，如白附子、天麻、雄黄、牛黄、片芩、僵蚕、猪牙皂角之类。

凡人身上中下有块者，多是痰，问其平日好食何物？吐下后，方用药。

许学士用苍术治痰成窠囊一边行，极妙。痰挟瘀血，遂成窠囊。

眩运、嘈杂，乃火动其痰，用二陈汤加山栀子、黄连、黄芩之类。噫气吞酸，此食郁有热，火气上动，以黄芩为君，南星、半夏为臣，橘红为使。热多加青黛。

痰在胁下，非白芥子不能达。痰在皮里膜外，非姜汁、竹沥可导。痰在四肢，非竹沥不开。痰结核在咽喉中，燥不能出用化痰药加咸药软坚之味，瓜蒌仁、杏仁、海石、桔梗、连翘，少佐朴硝，以姜汁蜜和丸，噙服之。

海粉即海石，热痰能降，湿痰能燥，结痰能软，顽痰能消。可入丸子、末子，不可入煎药。枳实泻痰，能冲墙倒壁。小胃丹治膈上痰热、风痰、湿痰肩膊诸痛，能损胃气，食积痰实者用之，不宜多。参萸丸能消痰。

喉中有物，咯不出，咽不下，此是老痰。重者，吐之；轻者，用瓜蒌辈。气实必用荆沥。

天花粉大能降膈上热痰。痰在膈间，使人癫狂或健忘，或风痰，皆用竹沥，亦能养血，与荆沥同功。治稍重能食者，用此二味，效速稳当。二沥治痰结在皮里膜外及经络中痰，必佐以姜汁。韭汁治血滞不行、中焦有饮，自然汁冷吃两三银盏，必胸中烦躁不宁，后愈。

凡痰之为患，为喘，为咳，为呕，为利，为眩，为晕、心嘈杂、怔忡、惊悸，为寒热、痛肿，为痞膈，为壅塞，或胸胁间辘辘有声，或背心一片常为冰冷，或四肢麻痹不仁，皆痰饮所致。善治痰者，不治痰而治气，气顺则一身之津液，亦随气而顺矣。又严氏曰：人之气道贵乎顺，顺则津液流通，决无痰饮之患。古方治痰饮用汗、吐、下、温之法，愚见不苦以顺气为先，分导次之。又隐君论云：痰清白者为寒，黄而浊者为热。殊不知始则清白，久则黄浊；清白稀滑渍于上，黄浊稠黏凝于下；嗽而易出者，清而白也，咳而不能出，则黄浊结滞也。若咯唾日久，湿热所郁，上下凝结，皆无清白者也，甚至带血，血败则黑痰，为关格异病，人所不识。又清白者气味淡，日久者渐成恶味，酸辣腥臊焦苦不一。百病中多有兼痰者，世所不知也。凡人身中有结核，不痛不红，不作脓者，皆痰注也。治痰法，实脾土、燥脾湿，是治其本也。

（《丹溪心法》）

刘　纯

痰之因证微义

刘纯（1363~1489），字景厚，明代著名医学家

痰之为病，仲景论四领六证，无择叙内外三因，俱为切当。盖四领则叙因痰而显诸证者，三因则论因有所伤而成痰者也。惟王隐君论人之诸疾，悉出于痰。此发前人所未论，可谓深识痰之情状，而得其奥者矣。制滚痰丸一方，总治斯痰，固为简便，较之仲景、无择，有表里内外而分汗下温利之法，则疏阔矣，况又有虚、实、寒、热之不同哉！

夫痰之为病，有因热而生痰者，热则熏蒸津液而成痰。亦有因痰而生热者，痰则阻碍气道而生热。有因风、寒、火、热而得者，有因惊而得者，有因气而得者，有因酒饮而得者，有因食积而得者，有脾虚不能运化而生者，有肾虚水泛为痰者。

风痰多成中风、瘫痪奇证；寒痰多成冷痹、骨痛；火痰多成烦热、喘嗽；湿痰多成倦怠、嗜卧；惊痰多成心痛、癫痫；气痰多成胸腹膨胀；酒痰多成呕吐、泄泻；痰饮多成胁满、胸臂痛；食积痰多成癖块、痞满；脾虚之痰，因劳倦伤脾，痰清食少；肾虚之痰，因房劳伤肾，痿冷昏晕。然亦有痰冷而属热者，其为病状，种种难名。王隐君论中颇为详尽。学者当察其病形脉证，则知所挟之邪，随其表里、上下、虚实治之可也。

大凡病久淹留，卒不致死者，多因食积痰饮所致。此何以故？盖胃气亦赖痰积所养，饮食虽少，胃虚，猝不便虚故也。亦有治痰用峻利药过多，则脾气愈虚，津液不运，痰反生而愈甚，法当补胃清中气，则痰自然运下，此法之本也。

（《玉机微义》）

虞　抟

湿痰浊血通为要，痛风丹溪是正传

虞抟（1438~1517），字天民，明代医家

《内经》曰：诸风掉眩，强直支痛，里急筋缩，皆足厥阴风木之位，肝胆之气也。又曰：风寒湿三气杂至，合而为痹。其风气胜者为行痹，寒气胜者为痛痹，湿气胜者为着痹。以冬遇此为骨痹，以春遇此为筋痹，以夏遇此为脉痹，以至阴（六月也）遇此为肌痹，以秋遇此为皮痹。夫古之所谓痛痹者，即今之痛风也。诸方书又谓之白虎历节风，以其走痛于四肢骨节，如虎咬之状，而以其名名之耳。丹溪曰：大率因血虚受热，其血已自沸腾，或加之以涉水受湿，热而得寒，污浊凝滞，不得运行，所以作痛。夜则痛甚，行于阴也。治以辛温，监以辛凉，流散寒湿，开通郁结，使血行气和，更能慎口节欲，无有不安者也。

《脉经》曰：脉涩而紧者痹。少阴脉浮而弱，弱则血不足，浮则为风，风血相搏，则疼痛如掣。盛人脉涩小，短气自汗出，历节痛不可屈伸，此皆饮酒汗出当风所致也。

寸口脉沉而弦，沉则主骨，弦则主筋，沉则为肾，弦则为肝，汗出入水中，因水伤心，历节痛而黄汗出，故曰历节风也。

味酸则伤筋，筋伤则缓，名曰泄，味咸则伤骨，骨伤则痿，名曰枯，枯泄相搏，名断泄，荣气不通，卫不独行，荣卫俱微，三焦无

御，四属断绝，身体羸瘦，独足肿大，黄汗出，胫冷，假令发热，变为历节风，疼痛不可屈伸。

丹溪曰：因湿痰浊血流注为病，以其在下焦道路远，非乌附气壮不能行，故用为引经。若以为主治之，非惟无益而有杀人之毒。此病必行气流湿舒风，导滞血，补新血，降阳升阴，治有先后，须明分肿与不肿可也。不可食肉，肉属阳，大能助火。素有火盛者，小水不能制，若食肉厚味，下有遗溺，上有痞闷，须将鱼腥、面酱、酒醋皆断去之，先以二陈汤加酒浸白芍药，少佐以黄连降心火，看作何应又为区处也。

大法用苍术、南星、川芎、白芷、当归、酒芩，在上者加羌活、桂枝、桔梗、威灵仙，在下者加牛膝、防己、木通、黄柏。

加味四物汤　治白虎历节风证。

本方加：桃仁煮数次，去皮尖　牛膝酒浸　陈皮　茯苓　甘草　白芷　草龙胆各等份

上细切，作一服，水二盅，煎至一盅，去渣温服。如痛在上者属风，加羌活、桂枝、威灵仙。在下者属湿，加牛膝、防己、木通、黄柏。气虚者，加人参、白术、龟甲。有痰者，加南星、半夏、生姜。血虚者，倍川归、川芎，佐以桃仁、红花，水煎服之。

因痰者，二陈汤加酒洗黄芩、羌活、苍术。

因湿者，用苍术、白术，佐以竹沥、姜汁及行气之药。

或曰：有湿郁而周身走痛，或关节间痛，遇阴寒即发，当作湿郁治（或用白术一味，酒煎服之，其痛立愈）。

肥人多是湿与痰饮，流注经络（脉必滑），瘦人多是血虚与热（脉必涩）。

下部有湿肿痛，用防己、龙胆草、黄柏、知母，固是捷药。若肥人病此，宜苍术、白术、南星、滑石、茯苓之类；瘦人，宜用当归、

红花、桃仁、牛膝、槟榔等药。

薄桂味淡者，能横行手臂，领南星、苍术等药至痛处。

威灵仙治上体痛风，人虚弱勿用。

一方 治上中下痛风。

黄柏酒炒 苍术米泔浸一二宿 南星各二两 神曲炒 台芎各一两 防风 白芷 桃仁各五钱 威灵仙酒炒 桂枝横行手臂 羌活各二钱 草龙胆一钱五分 酒红花五分

上为细末，神曲糊丸，如梧桐子大，每服一百丸，空腹服。

大羌活汤 治风湿相搏，肢节疼痛。

羌活 升麻各一钱 独活七分 苍术 防己 威灵仙 川归 白术 茯苓 泽泻各五分

上细切，作一服，水二盏，煎至一盏，去渣空心温服。

四妙散 治走注疼痛。

威灵仙酒浸焙干，五钱 羯羊角灰三钱 苍耳子一钱五分 白芥子炒，一钱半

上为细末，每服一钱匕，姜汤调下。

一方 治饮酒湿痰痛风。

黄柏酒炒 威灵仙酒炒，各五钱 苍术米泔浸一宿 羌活各三钱 甘草炙，三钱 陈皮去白 芍药各一钱

上为细末，每服一钱匕，生姜汤调下。

凡因久痢后，两脚酸软疼痛，或膝肿如鼓槌者，此亡阴也，宜以芎、归、熟地黄等补血药治之自愈。挟气虚者，加参、芪。挟风湿者，加羌活、防风、白术之类。切不可纯作风治，反燥其血，终不能愈。

气血两虚，有痰浊阴火痛风。

人参 山药 海石 南星各一两 白术 熟地 黄柏酒炒褐色 龟

甲酥炙，各二两　干姜烧存性　琐阳各五钱

上为末，酒糊为丸服。

肢节肿痛，痛属火，肿属湿，兼受风寒而发动于经络之中，湿热流注于肢节之间而无已也。

麻黄去根节　赤芍药各一钱　防风　荆芥　羌活　独活　白芷　苍术　威灵仙　片芩酒浸　枳实　桔梗　葛根　川芎各五分　甘草　当归梢　升麻各三分

上细切，作一服，水二盏，煎至一盏，去渣服。下焦加酒黄柏，妇人加酒红花，肿多加槟榔、大腹皮、泽泻，更加没药一钱定痛尤妙。一云：脉涩数者有瘀血，宜用桃仁、红花、芎、归，加大黄微利之。

二妙散　治脚膝下焦湿热成痛。

黄柏酒浸焙干，二两　苍术米泔浸，春秋二宿，冬三宿，夏一宿，四两

上为细末，沸汤入姜汁调服。或用蒸饼为丸，姜盐汤送下。二味皆有雄壮之气，表实气实者加酒少许佐之，有气加气药，血虚加补血药，痛甚者加生姜汁热服。

潜行散　用黄柏一味酒浸，曝干为细末，每服方寸匕，煎四物汤调下，治血虚阴火痛风药也，多服帖数取效。

手臂痛，是上焦湿痰，横行经络中作痛也。

半夏　酒芩　白术　南星　香附各一钱　陈皮　茯苓各五分　苍术一钱半　威灵仙三钱　甘草三分

上细切，作一服，加生姜五片，水二盏，煎至一盏，食后服。

加味二陈汤　治臂痛。

本方加酒芩、羌活、威灵仙，入姜水煎，食后温服。

一方　治痛风神效。

赤芍药　青皮各一钱半　紫葳　台芎各七分半　威灵仙　木鳖子各一

钱半　防风七分半　甘草五分

上细切，作一服，酒煎服之。

治妇人胸背胁走痛。

赤芍药一钱　桂枝　苍术各五分　香附炒　黄柏各一钱　甘草五分　威灵仙酒拌湿炒，七钱半

上细切，作一服，水二盏，煎至一盏服。

治走注疼痛方。

威灵仙　苍术米泔浸　桂枝　川归酒洗　桃仁去皮尖，炒，各一钱　生桃仁七个　甘草二钱　川芎一钱半

上细切，作一服，加生姜五片，水二盏，煎至一盏，入童便、竹沥各半盏，再煎至一盏，热服。忌猪、羊、鸡肉，鱼腥、湿面。

定痛丸　治风湿一切痛。

乳香　没药　金星草　地龙去土炒　五灵脂　木鳖子去壳

上各等份，为细末，炼蜜为丸，如弹子大，每服一丸，温酒磨化下。或只作小丸，温酒送下亦可。

世欲有用草药而获速效者，如用石丝以为之君，过山龙等以为之佐，皆性热而燥者，不能养筋滋阴，但能燥湿病之浅者，湿痰得燥而开，瘀血得热而行，故有速效。若病之深而血少者，愈劫愈虚而病愈深矣，戒之戒之！

（以上丹溪方法凡二十六条）

黄芪酒（《局方》）治风寒湿痹，身体顽麻，皮肤燥痒，筋脉挛急，语言謇涩，手足不遂等证。

黄芪　防风　桂枝　天麻　萆薢　虎胫骨酥炙　白芍药　当归　云母粉　白术　茵芋叶　木香　仙灵脾　甘草　川续断各一两

上细切，以生绢袋盛，用无灰好酒一斗，以瓷罐浸之，包封罐口，勿令泄气，春五、夏三、秋七、冬十日，每服一盏，温饮之，不

拘时候。

独活寄生汤（《局方》） 治肝肾虚弱，感冒风湿，致痿痹，两足缓纵，软弱不仁。方见腰痛门。

防风天麻散 治风湿麻痹，肢节走注疼痛，中风偏枯，或暴喑不语，内外风热壅滞昏眩。

防风 天麻 川芎 羌活 白芷 草乌头 白附子 荆芥穗 当归 甘草炙，各五钱 白滑石二两

上为细末，每服五分，加至一钱，热酒化蜜少许调下，觉药力运行微麻为度。或炼蜜为丸，如弹子大，每服半丸至一丸，热酒化下，白汤亦可。此药散郁开结、宣风通气之妙剂也。

舒筋汤（《局方》） 治臂痛不能举，盖是气血凝滞经络不行所致。一名通气饮子，一名五痹汤，其效如神。

片子姜黄二钱 甘草炙 羌活各五分 海桐皮去外皮 当归去头 赤芍药 白术各一钱

上细切，作一服，加生姜三片，水一盏半，煎至一盏，去渣，磨沉香水少许入内温服，凡腰以上痛食后、腰以下痛食前服。

祖传方

九藤酒 治远年痛风，及中风左瘫右痪，筋脉拘急，日夜作痛，叫呼不已等证，其功甚速。

青藤 钩藤 红藤（即理省藤也） 丁公藤（又名风藤） 桑络藤 菟丝藤（即无根藤） 天仙藤（即青木香也） 阴地蕨（名地茶，取根）各四两 忍冬藤 五味子藤（俗名红内消）各二两

上细切，以无灰老酒一大斗，用瓷罐一个盛酒，其药用真绵包裹，放酒中浸之，密封罐口，不可泄气，春秋七日，冬十日，夏五日，每服一盏，日三服，病在上食后及卧后服，病在下空心食前服。

加味三妙丸 治两足湿痹疼痛，或如火燎，从足跗热起，渐至腰

胯，或麻痹痿软，皆是湿为病，此药主之。

苍术米泔浸，四两　黄柏酒浸日干，二两　川牛膝去芦，一两　当归尾酒洗，一两　川萆薢一两　防己一两　龟甲酥炙，一两

上为细末，酒煮面糊为丸，如梧桐子大，每服一百丸，空心姜盐汤下。

川木通汤

一男上四十岁，因感风湿，得白虎历节风证，遍身抽掣疼痛，足不能履地者三年，百方不效，身体羸瘦骨立，自分于死。一日梦与木通汤服愈，遂以四物汤加木通服，不效，后以木通二两锉细，长流水煎汁顿服。服后一时许，遍身痒甚，上体发红丹如小豆大粒，举家惊惶，随手没去，出汗至腰而止，上体不痛矣。次日又如前煎服，下体又发红丹，方出汗至足底，汗干后通身舒畅而无痛矣。一月后，人壮气复，步履如初。后以此法治数人皆验。故录于此，以示后学。

熏洗痛风法　治手足冷痛如虎咬者。

用樟木屑一斗，以急流水一担熬沸，以樟木屑置于大桶内，桶边放一兀凳，用前沸汤泡之，桶内安一矮凳子，令人坐桶边，放一脚在内，外以草荐一领围之，勿令汤气入眼，恐坏眼，其功甚捷。

（《医学正传》）

李 梴

痫有阴阳只是痰

李梴，明代医家

痫与癫狂相似，但痫病时发时止，邪流五脏；癫狂经久不愈，邪全归心。

痫有阴阳，只是痰，内伤最多，外感极少。盖伤饮食积为痰火，上迷心窍，惊恐忧怒，则火盛神不守舍，舍空痰塞。丹溪云：痫因痰塞心窍，发则头眩卒倒，手足搐搦，口眼相引，胸背强直，叫吼吐涎，食顷乃醒。病先身热脉浮，在表者阳病，属六腑易治；病先身冷脉沉，在里者阴痫，属五脏难治；若神脱目瞪，如愚痴者，不治……痫本痰热挟惊，宜寒药清心降火化痰为主。故古法用二陈汤加瓜蒌、南星、黄连探吐。吐后，必服朱砂安神丸以降南方之火，当归龙荟丸以平东方之木。但化痰必先顺气，顺气必先调中。顽痰胶固非辛温药为佐，何以开导？是以古方治惊痫，皆有温剂。如钱仲阳治小儿痫，经吐泻及服凉药过多，身冷闭目不食，后用益黄散，补中能食，次服肾气丸，补北方肾水能语，此须从权以救痫之坏证，亦可以为成法。

（《医学入门》）

张三锡

痰瘀为病，须远香燥

张三锡，字叔承，号嗣泉，明代医家

三锡曰：宿食挟痰，阻滞胃脘，气不流通，则奔迫大痛，俗谓心气痛是也。疏气为急，消化次之，必兼辛散。虽有虫积死血之分，未必不由于气逆。《内经》曰：木郁之发，民病胃脘当心而痛，上支两胁，膈噎不通，饮食不下。盖木气被郁，发则太过，故民病土败木贼之候也。夫胃为脾之腑，阳先于阴，故脏未病而腑先病，甚而至于胁下如刀刮之状者，已连及于脏矣，古人名为脾疼是也。胃之上口为贲门，贲门与心相连，故云胃脘当心而痛。今俗呼为心痛者，未达此义尔。虽曰运气之胜负，未有不由清痰食积郁于中，七情九气触于内之所致焉。是以清阳升而不升，浊阴降而不降，肝木之邪，得以乘机侵侮而为病。更原厥初致病之由，多因纵恣口腹，喜好辛酸，恣饮热酒煎煿，复飧寒凉生冷，朝伤暮损，日积月深，自郁成积，自积成痰，痰火煎熬，血亦妄行，痰血相杂，妨碍升降，故胃脘疼痛，吞酸嗳气，嘈杂恶心，皆膈噎翻胃之渐也。医犹不究其原，例以辛香燥热之剂治之，以火济火，遂成危剧，良可叹哉！古方九种心痛：曰饮、曰食、曰风、曰悸、曰冷、曰热、曰虫、曰疰、曰来去痛。夫所谓冷者，惟一尔，岂可例以辛香燥热治之乎！详其所由，皆在胃脘而实不在心。

（《医学六要》）

江 瓘

湿热搏结，痰瘀痹阻

江瓘（1503~1565），字明莹，安徽人，明代医家

风湿热痹案

毗陵有马姓鬻酒为业者　患肾脏风，忽一足发肿如瓠，自腰以下钜细通为一律，痛不可忍，欲转侧，两人扶方可动。或者欲以铍刀决之。张曰：未可。此肾脏风攻注脚膝也。乃以连珠甘遂一两，木鳖子二个，一雄一雌，为末，猳猪腰子二个，批开，药末一钱掺匀，湿纸裹数重，慢火煨熟放温，煨肾散加木鳖。五更初细嚼，米饮下。积水多则利多，少则少也。宜软饭将息。若病患一脚，切看左右，如左脚用左边腰子，右脚用右边腰子，药末只一钱。辰巳间下脓如水晶者数升，即时痛止，一月后尚挂拐而行，再以赤乌散令涂贴其膝方愈。十年相见，行步自若。

湿痰作痛附肝火作痛、血虚作痛。

大宗伯沈立斋　孟冬闪腰作痛，胸间痰气不利，以枳壳、青皮、柴胡、升麻、木香、茴香、当归、川芎、赤芍、神曲、红花，四剂而瘥。但饮食不甘，微有潮热，以参、芪、白术、陈皮、白芍各一钱，归身二钱，川芎八钱，软柴胡、地骨皮、炙草各五分，十余剂而康。

刘尚宾 体臂闪作痛，服透骨丹，反致肢节俱痛，下体益甚，以二陈、南星、羌活、防风、牛膝、木瓜、苍术、黄芩、黄柏治之，身痛遂安，以前药再加归尾、赤芍、桔梗，治之而痊。

郑吏部 素有湿痰，孟冬坠马，服辛热破血之药，遍身作痛，发热口干，脉大而滑，此热剂激动痰火为患耳，治以清燥汤，去人参、当归、黄芪，加黄芩、山栀、半夏、黄柏，热痛顿去，患少愈。更用二陈、羌活、桔梗、苍术、觉茸柏、姜制生地、当归，遂痊。

气虚壅肿附瘀血肿痛、筋伤壅肿。

一妇人 患臂腕肿大，已三月，手臂日细，肌瘦恶寒，食少短气，脉息细微，属形病俱虚也。遂投补中益气，加肉桂，引诸药行至臂，再加贝母、香附，以解久病之郁，间服和血定痛丸，以葱熨之，肿消二三，因怒患处仍胀，胸膈两胁微痛，以前汤更加木香。山栀、半夏、桔梗，服之少可。复因惊不寐，少食盗汗，以归脾汤，加五味、麦冬，二十余剂而安，肿消三四，手臂渐肥，但经水过期而少，此心脾之血，尚未充足而然也。乃用八珍加五味、麦冬、丹皮、远志、香附、贝母、桔梗，四十余剂，诸症悉愈。后因怒发热谵语，经水如涌，此怒动肝火，以小柴胡汤，加生地二钱，一剂遂止，以四物加柴胡，调理而康。

商州有人重病 足不履地者数十年。良医殚技，莫能治，所亲置之道傍，以求救者。遇一新罗僧见之，谓曰：疾一药可救，但不知此土有否？因为之入山采取，乃威灵仙也（灵仙能通行十二经）。使服之，数日能步履。其后山人传其事。《海上方》著其法云：采之，阴干余月，捣末，酒和服二钱匕，利，空心服行之。如人性本杀药，可加及六七钱匕，利过两行则减之，病除乃停服。其性甚善，不触诸药，但恶茶及面汤。以甘草、栀子代饮可也。

予友人余近峰贾秣陵 年五十余，患脚痛，卧不能起年余，胫与腿肉俱消。邑医徐古塘昔患痹疾治愈，求其成方。初用当归拈痛汤，二服效，次用十全大补汤加枸杞子、防己、牛膝、萆薢。朝用六味地黄丸加虎胫骨、牛膝、川萆薢、鹿角胶，服三年，矍铄如初。徐书云：久久服之，自获大益，幸勿责效于旦夕。信然。

州守张天泽　左膝肿痛，胸膈痞满，饮食少思，时作呕，头眩痰壅，日晡殊倦。用葱熨法及六君加炮姜，诸症顿退，饮食稍进。用补中益气加蔓荆子，头目清爽，肢体康健。间与大防风汤十余剂，补中益气三十余剂而消。

（《名医类案》）

方　谷

痰证绳墨

方谷（1508~1600），明代医家

痰者，人身之痰饮也。人之气道，贵乎清顺，其痰不生。设若窒塞其间，痰必壅盛，或因风寒暑湿热之外感，或因七情饮食之内伤，以致气逆液浊，而变为诸症之所生焉。聚于肺者，则喘嗽上出；留于胃者，则积利下行；滞于经络，为肿为毒；存于四肢，麻痹不仁；迷于心窍，谵语恍惚，惊悸健忘；留于脾者，为痞为满，为关格喉闭；逆于肝者，为胁痛乳痈。因于风者，则中风、头风、眩晕动摇；因于火者，则吐呕酸苦，嘈杂怔忡；因于寒者，则恶心吞酸，呕吐涎沫；因于湿者，则肢节重痛，不能转移；因于七情感动而致者，则劳瘵生虫，肌肤羸瘦；因于饮食内伤而得之者，则中气满闷，腹中不利，见食恶食，不食不饥。此皆痰之所致也，宜以豁痰为要，清气主之。大抵气顺则痰清，痰行则病去，不可专治其痰，而不理其气，使气聚而痰愈生也。吾尝考之，或为寒热，或为肿痛，或为狂越，或为胸中辘辘有声，或为背膊绑紧，有如一片冰冷，或为咽嗌不利，咯之不出，咽之不下，如粉絮梅核之状，亦皆痰之所致也。治疗之法，必揣其得病之由，而可施其调治之理。且如痰有新久轻重之分，形色气味之辨。新而轻者，形色青白，其痰稀薄，气味亦淡；久而重者，黄浊稠黏，凝结膏糊，咳之难出，渐成恶味，酸辣腥臊，咸苦臭秽，甚至带血而出。又曰：痰因火动，宜以治火为先；痰因气滞，宜以行气为要；痰生于脾胃，宜以实脾行湿；痰随气结，宜以理气清痰；痰郁于肺肝，宜开郁以行气。噫，治痰必以顺气为先，分导次之。又气升属火，顺气在于降火，亦不可拘泥于痰也。大凡痰之为症，热痰则清之，湿痰则燥之，风痰则散之，郁痰则开之，顽痰则软之，食痰则消之，在上者吐之，在中者下之，在下者提之。如气虚者宜固元气，而兼运其痰，若攻之太重，则胃气反虚，而痰愈胜矣。大概以二陈为主，但随症加减用治可也。

愚按：痰之为症多端，痰之用治不一，盖治痰之药，而昔尝考之丹溪，以二陈为主，或加减用治。盖二陈者，健脾理气之药也，气清则痰亦清，脾健则痰亦运，健运有常，而生化之机得矣。非痰为生病之物乎，岂痰为人身可无者乎？凡人之肥厚者痰也，机关通利者亦痰也，气血百脉流行而升降者，亦痰之谓也。何也？行则为液，聚则为痰；流则为津，止则为涎；顺于气则安，逆于气则重运化调治，当知其源者也。故曰：治痰必当以理气为先，使气升则痰升，气降则痰降，气顺则痰顺，气行则痰行。所以治痰之药，莫若二陈之妙也，虽然此药有加减之用。吾又考之，南星治痰，因风痰之可治也；贝母治痰，因虚痰之可行也；胆星治痰，因惊痰之可用也；玄明粉治痰，因实痰之可下也；瓜蒌仁治痰，因老痰之可润也；天花粉治痰，因热痰之可清也；黄连治痰，因火痰之可施也；石膏治痰，因有余之痰乃可通也。又曰：黄连降火而清痰，山栀开郁而行痰，前胡通表而解痰，杏仁清肺而利痰，桑皮泻肺而除痰，厚朴宽中而散痰，陈皮行气而理痰，白术健脾而运痰，竹沥宽中而坠痰，苏子降气而下痰，苍术去湿而化痰，山楂导气而消痰，枳壳下气而清痰，白芥子行气而开痰，莱菔子破气而降痰，瓜蒂行积而吐痰，常山开结而导痰。此治诸痰之妙药也，当从二陈汤为主，加减用之。临证再辨脉之虚实，病之新久，证之寒热，药之补泻，未有不瘥者也。

治法主意　治痰以清气为先，气顺则痰清，气降则痰下。久病必于理脾，清气兼于降火。

（《医林绳墨》）

缪希雍

饮之效方达药

缪希雍（1546~1627），字仲淳，明代医家

饮与痰不同，痰胶黏而饮惟水，治法亦异。饮虽有五，总之或缘饮酒过多，酒后发渴，多饮茶汤。或好饮冷酒。或因天暑烦渴，多饮凉水及冰。因酒而得者则多湿热，因饮冷而得者则多寒湿，或因郁而得者则属木气侵脾。药亦小有不同，要以降气、燥湿、散郁、健脾、行水为宗，乃治法之要领也。

方：

半夏姜汁　明矾浸透，四两　广陈皮去白，四两　白茯苓四两　猪苓二两　泽泻米泔浸炒，二两　旋覆花蒸，三两　厚朴姜汁炒，一两五钱　白术土炒，二两　枳实麸炒，一两　人参一两

酒湿者，加川黄连一两、木香五钱。寒湿者，加苍术二两、木香五钱、白豆蔻五钱。因郁者，加紫苏四两，去苍术。为细末，稀米糊入姜汁和丸如绿豆大。每五钱，淡姜汤下，连进三服，空心饥时皆可服。如卒急不及治丸，取二十倍中一倍作汤，入豆蔻仁末、木香汁、姜汁和饮，亦立效。

丹阳葛文学宇十内人　因作家劳郁患饮证，每发呕吐不已，肠如欲出，所吐俱清水，动以盆桶计，日夜不止，不思饮食。就医金坛，诸医以健脾行气、理郁清痰药投之愈剧，困顿待毙。宇十计无复之

矣。适余偶从苕上来，庄敛之与宇十姻戚也，向余语，故余即与敛之偕往。视脉审证，知为饮无疑，乃用前方加人参三钱。一剂吐止，再剂霍然，随啖粥糜，脾气渐复。至今每病作，检予方服之即平。

云间康孟修 患寒热不食，久之，势甚危，以治寒热剂投不应。遍检方书，与王宇泰议，投五饮丸，立瘥。盖饮证原有作寒热之条，故治饮，病自去矣。

治痹方朱比部大复传。

真茅山苍术十斤，洗净，先以米泔浸三宿，用蜜酒浸一宿，去皮，用黑豆一层，拌苍术一层，蒸二次，再用蜜酒蒸一次，用河水砂锅内熬浓汁，去渣，隔汤煮滴水成珠为度。每膏一斤，和炼蜜一斤，白汤调服。

一老人专用此方，八十余身轻矫捷，甚于少年。

蕲州何刺史 年七十余，守桐川，饮啖过少年。叩其故，曰：平生服苍术丸，每日数钱。

真茅山苍术四斤，如法洗浸，去皮切片，以桑椹、怀生地、何首乌各一斤，熬浓汁至无味而止，去渣滤清，下苍术浸之，晒干复浸，汁尽为度，细末，又以人乳拌匀，晒干数次，约重数两，炼蜜为丸。白汤或酒吞。

治蛊胀由于脾虚有湿。

黄司寇葵峰 中年病蛊，得异方，乃真茅山苍术末也。每清晨米饮调三钱，服不数月，强健如故。终身止服术，七十余终。少停，疾作矣。

又方 通血香一钱，取小葫芦一个，不去子膜，入香在内，再入煮酒，仍以所开之盖，合缝封之，以酒入锅，悬葫芦酒中，挨定，不可倾侧，盖锅密煮，以三炷线香为率。煮时其香透达墙屋外。煮完，取葫芦内子膜并药烘干，共为细末。每服一钱，空心酒送下，间五日服一钱。服尽葫芦内药，约有五六钱之数，病已释然矣。通血香陕西羊绒客人带来，苏杭有。

徐文江夫人 病蛊胀，张涟水治之，百药不效。张曰：计穷矣。记昔年西山有老妪患此，意其必死。后过复见之，云遇一方上人得愈。徐如言访妪，果在也。问其方，以陈葫芦一枚，去顶入酒，以竹箸松其子，仍用顶封固，重汤煮数沸，去子饮，酒尽，一吐几绝，吐后腹渐宽，调理渐愈。盖元气有余而有痰饮者也。若肾虚脾弱者，宜用金匮肾气丸，十全大补汤去当归，加车前子、肉桂。

（《先醒斋医学广笔记》）

武之望

痰饮不孕

武之望（1552~1629），字叔卿，明代名医

痰饮不孕

张子和云：戴人过谯都营中饮，会有一卒说出妻事，戴人问其故，答曰：吾妇为室女时，心下有冷积如覆杯，按之如水声，以热手熨之如冰，娶来已十五年矣，恐断吾嗣，是以去之。戴人曰：公勿黜也，如用吾药，病可除，孕可得。卒从之。戴人诊其脉，寸脉沉而迟，尺脉洪大有力，非无子之候也，可不逾年而孕。其良人笑曰：试之。先以三圣散吐涎一斗，心下平软。次服白术调中汤、五苓散，后以四物汤和之。不再月，气血合度，数月而娠一子。戴人常曰：吾用此法，无不子之妇，此言不诬。一妇人年三十四岁，梦与鬼神交，惊怕异常，及见神堂阴司、舟楫桥梁。如此一十五年，竟无妊娠。巫祈觋祷，无所不至，钻肌灸肉，孔穴万千。黄瘦发热，引饮中满，足肿，委命于天。一日苦请戴人，戴人曰：阳火盛于上，阴水盛于下。见鬼神者阴之灵，神堂者阴之所，舟楫桥梁水之用。两手寸脉皆沉而伏，知胸中有实痰也。凡三涌三泄三汗，不旬日而无梦，一月而有娠。眉批：此二案非子和先生不能。

治痰塞不孕方

丹溪植芒汤

治妇人肥盛无子，以身中有脂膜闭塞子宫也。宜先服此调理。

眉批：痰在上，须用子和法。

当归酒洗，一两　川芎七钱半　白芍药　白术　半夏汤泡香附　陈皮　茯苓二两　甘草半两

上锉，作十帖。每帖加生姜三片，水煎，吞后丸子。

眉批：不用地黄。

丹溪茂芒丸

白术二两　半夏曲　川芎　香附子各一两　茯苓　神曲炒，各半两　橘红四钱　甘草

上为末，粥丸如桐子大。每服八十丸，前汤下。

眉批：不用四物。

如热多，加黄连、枳实各一两。服此药后，却服螽斯丸。眉批：用枳实黄连。

螽斯丸

即前秦桂丸无当归、防风二味。

上每服五丸，空心酒下，加至十丸不妨。觉有娠三月后，不可更服。

按：此方即秦桂丸也。丹溪忌服之者，盖忌于瘦人无血者。若肥人湿多者，又兼前调理药，而所服丸数，十减其九，只服五分无妨也。累试有验。眉批：丹溪深辟秦桂丸之非，而螽斯丸又为取用，岂自相左耶。抑各因其病而为去取耳。

消脂膜导痰汤

半夏姜制　南星火炮　橘红　枳壳去穰　铁炒茯苓　滑石研细，各一钱

川芎　防风　羌活各五分　车前子七分

上细切，作一服，加生姜五片水煎，空心服，以干物压之。

眉批：要知南星、滑石、防风、羌活之意。

一方　治肥盛妇人，禀受甚厚，恣于酒食，经水不调，不能成胎。谓之躯胎满溢，闭塞子宫。

南星　半夏　羌活　苍术　台芎　防风　滑石

上锉，水煎服。或导痰汤亦可。

眉批：又加苍术。

治婢妾不孕方，煮附丸。

治婢妾多郁，情不宣畅，经多不调，故难孕。此方最妙，不须更服他药。

香附子

不拘多少，去毛与粗皮，米泔水浸一宿，晒干。用上好米醋，砂锅内煮之，旋添醋旋煮，以极烂为度，取出焙干，为末。仍用醋糊为丸，如桐子大，每服五七十丸。经不调即调，久不孕即孕。

眉批：可与神仙附益丸并驾。妙在多醋意。

（《济阴纲目》）

王肯堂

痰证要览

王肯堂（约 1552~1638 年），字宇泰，明代医家

人身无痰，痰者，津液所聚也。五谷入于胃，其糟粕、津液、宗气分为三隧。故宗气积于胸中，出于喉咙，以贯心肺而行呼吸焉。荣气者，泌其津液，注之于脉，化以为血，以荣四末，内注五脏六腑，以应刻数焉。卫气者，出其悍气之慓疾，而先行于四末分肉皮肤之间而不休者也。昼行于阳，夜行于阴，常从足少阴分间，行于五脏六腑，实则行，虚则聚，聚则为痰，散则还为津液气血，初非经络脏腑之中，别有邪气秽物，号称曰痰，以为身害，必先去之而后已者也。余幼喜唾痰，愈唾愈多，已而戒之，每喉间梗梗不可耐，辄呷白汤数口，咯出口中，用舌搅研令碎，因而数之百余，津液满口，即随鼻中吸气咽下，以意送至丹田，默存少顷，咽间清泰矣。如未清，即再漱再咽，以化尽为度。方咯出时，其味甚咸，漱久则甘，世人乃谓瘀浊之物无澄而复清之理，何其谬哉！吾尝渡河矣，见舟人掬浊流而入之瓮，掺入矾末数分，即时澄清，此可以悟治痰之法也。故上焦宗气不定，则痰聚胸膈，喉间梗梗，鼻息喘短；中焦荣气不足，则血液为痰，或壅脉道，变幻不常；下焦卫气不足，侧势不悍疾，液随而滞，四末分肉之间，麻木壅肿。治其本则补之宜先，治其标则化之有法，略露端倪，以须颖者之自悟云。如稠而不清，宜用澄之之法；散

而不收，宜用摄之之法；下虚上溢，宜用复之之法；上壅下塞，宜用坠之之法。何谓澄之之法？如白矾有却水之性，既能澄浊流，岂不足以清痰乎？然犹不可多用。至于杏仁，亦能澄清，而济水之性清劲能沉地，伏流煮而为胶，最能引痰下膈。体此用之，所谓澄之之法也。何谓摄之之法？如大肠暴泄脱气及小便频数者，益智仁一味最能收功，费安三焦，调诸气，摄涎唾而固脱滑之妙，故医方每以治多唾者，专取其辛而能摄，非但温胃寒而已，此所请摄之之法也。何谓复之之法？肾间真气不能上升则水火不交，水火不交则气不通而津液不注于肾，败浊而为痰，宜用八味丸。地黄、山药、山茱萸以补肾精，茯苓、泽泻以利水道，肉桂、附子以润肾燥。肉桂、附子热燥之药，何以能润？曰：经不云乎肾恶燥，急食辛以润之，开腠理，致津液，通气也。所谓复之之法也。何谓坠之之法？如痰液聚于咽膈之间，为嗽为喘，为膈为噎，为眩为晕，大便或时闭而不通，宜用养正丹、灵砂丹，重剂以引之，使不并，所谓坠之之法也。至于寒者热之，热者寒之，微者逆之，甚者从之，坚者削之，客者除之，劳者温之，结者散之，留者行之，湿者燥之，燥者濡之，急者缓之，损者益之，逸者行之，惊者平之，薄者劫之，并者发之，见于《素问·至真》，应变不穷，尤为治痰之要法，在圆机之士，熟察而妙用之，不可一途而取也。若乃虚证有痰，勿理其痰，但治其虚，虚者既复，则气血健畅，津液流通，何痰之有？今人乃谓补药能滞气而生痰，此聋聩之言，流害无穷矣。

（《灵兰要览》）

张景岳

辨析痰饮识标本，斟酌虚实重脾肾

张景岳（1563~1640），名介宾，明代医家

痰饮一证，在《内经》止有积饮之说，本无痰证之名。此《内经》之不重痰证，概可知矣。及考痰之为名，虽起自仲景，后世相传，无论是痰非痰，开口便言痰火，有云怪病之为痰者，有云痰为百病母者，似乎痰之关系不为不重，而何《内经》之忽之也？不知痰之为病，必有所以致之者，如因风因火而生痰者，但治其风火，风火息而痰自清也；因虚因实而生痰者，但治其虚实，虚实愈而痰自平也。未闻治其痰而风火可自散、虚实可自调者。此所以痰必因病而生，非病之因痰而致也。故《内经》之不言痰者，正以痰非病之本，乃病之标耳！今举世医流，但知百计攻痰，便是治病，竟不知所以为痰，及因何而起，是何异引指以使臂，灌叶以救根者乎？标本误认，主见失真，欲求愈病难矣！

痰之与饮，虽曰同类，而实有不同也。盖饮为水液之属，凡呕吐清水及胸腹膨满、吞酸嗳腐、渥渥有声等症，此皆水谷之余，停积不行，是即所谓饮也。若痰有不同于饮者，饮清澈而痰稠浊，饮惟停积肠胃，而痰则无处不到。水谷不化而停为饮者，其病全由脾胃；无处不到而化为痰者，凡五脏之伤皆能致之。故治此者，当知所辨，而不可不察其本也。

痰即人之津液，无非水谷之所化，此痰亦既化之物，而非不化之属也。但化得其正，则形体强，荣卫充，而痰涎本皆血气；若化失其正，则脏腑病，津液败，而血气即成痰涎。此亦犹乱世之盗贼，何孰非治世之良民。但盗贼之兴，必由国运之病；而痰涎之作，必由元气之病。尝闻之立斋先生曰：使血气俱盛，何痰之有？余于初年颇疑此言，而谓岂无实痰乎？及今见定识多，始信其然也。何以见之？盖痰涎之化，本因水谷，使果脾强胃健如少壮者流，则随食随化，皆成血气，焉得留而为痰。惟其不能尽化，而十留一二，则一二为痰矣；十留三四，则三四为痰矣；甚至留其七八，则但见血气日消，而痰涎日多矣。此其故，正以元气不能运化，愈虚则痰愈盛也。然则立斋之言，岂非出常之见乎？今见治痰者，必曰：痰之为患，不攻如何得去？不知正气不行，而虚痰结聚，则虽竭力攻之，非惟痰不可去，而且益增其虚；故或有因攻而遽绝者，或偶尔暂苏而更甚于他日者，皆误攻也。孰知痰之可攻者少，而不可攻者多。治痰者不可不先察虚实。

痰有虚实，不可不辨。夫痰若有余，又何有虚实之异？盖虚实二字，全以元气为言。凡可攻者，便是实痰；不可攻者，便是虚痰。何为可攻？以其年力犹盛，血气未伤，或以肥甘过度，或以湿热盛行，或风寒外闭皮毛，或逆气内连肝膈，皆能骤致痰饮。但察其形气病气，但属有余者，则实痰也。实痰者何？谓其元气犹实也。此则宜行消伐，但去其痰无不可也。何为不可攻？则或以形羸气弱，年及中衰者，即虚痰也；或以多病，或以劳倦，或以忧思酒色，致成劳损、非风、卒厥者，亦虚痰也；或脉见细数，脏无阳邪，时为呕恶、泄泻、气短、声哑等症，但察其形气病气，本无有余者，皆虚痰也。虚痰者何？谓其元气已虚也。此则但宜调补，若或攻之，无不危矣。且凡实痰本不多，其来也骤，其去亦速，其病亦易治。何也？以病本不深也。虚痰反多，其来则渐，其去则迟，其病亦难治。何也？以病非一日也。是以实痰无足虑，而最可畏者虚痰耳！总之，治痰之法无他，但能使元气日强，则痰必日少，即有微痰，亦不能为害，而且以充助胃气。若元气日衰，则水谷津液，无非痰耳！随去随生，有能攻之使尽，而且保元气无恙者，吾不信也。故善治痰者，惟能使之不生，方是补天之手。然则治此者，可不辨其虚实，而欲一概攻之。如王隐君所论内外百病皆生于痰，悉用滚痰丸之类，其亦但知目前而不知日后之害也。五脏之病，虽俱能生痰，然无不由乎脾肾。盖脾主湿，湿动则为痰；肾主水，水泛亦为痰。故痰之化无不在脾，而痰之本无不在肾。所以凡是痰证，非此则彼，必与二脏有涉。但脾家之痰，则有虚有实，如湿滞太过者，脾之实也；土衰不能制水者，脾之虚也。若肾家之痰，则无非虚耳！盖火不能生土者，即火不制水；阳不胜阴者，必水反侵脾，是皆阴中之火虚也。若火盛烁金，则精不守舍；津枯液涸，则金水相残，是皆阴中之水虚也。此脾肾虚实之有不同者，所当辨也。又若古人所云湿痰、郁痰、寒痰、热痰之类，虽其在上在下，或寒或热，各有不同，然其化生之原，又安能外此二脏？如寒痰、湿痰本脾家之病，而寒湿之生，果无干于肾乎？木郁生风，本肝家之痰，而木强制土，能无涉于脾乎？火盛克金，其痰在肺，而火邪炎上，有不从中下二焦者乎？故凡欲治痰而不知所源者，总惟猜摸而已耳！

余尝闻之俗传云：痰在周身，为病莫测，凡瘫痪、瘈疭、半身不遂等证，皆伏痰留滞而然。若此，痰饮岂非邪类，不去痰邪，病何由愈？余曰：汝知痰之所自乎？凡经络之痰，盖即津血之所化也。使果营卫调和，则津自津、血自血，何痰之有？惟是元阳亏损，神机耗散，则水中无气，而津凝血败，皆化痰耳！此果痰也，果精血也，岂以精血之外，而别有所谓痰者耶？若谓痰在经络，非攻不去，则必并精血而尽去之，庶乎可也。否则安有独攻其痰，而精血自可无动乎？津血复伤，元气愈竭，随去随化，痰必益甚，此所以治痰者不能尽，而所尽者惟元气也。矧复有本无痰气，而妄指为痰以误攻之者，又何其昧之甚也。故凡用治痰之药，如滚痰丸、搜风顺气丸之类，必其元气无伤，偶有壅滞，而或见微痰之不清者，乃可暂用分清，岂云无效？若病及元气，而但知治标，则未有不日用而日败者矣。

夫人之多痰，悉由中虚而然。盖痰即水也，其本在肾，其标在脾。在肾者，以水不归原，水泛为痰也；在脾者，以食饮不化，土不制水也。不观之强壮之人，任其多饮多食，则随食随化，未见其为痰也。惟是不能食者，反能生痰，此以脾虚不能化食，而食即为痰也。故凡病虚劳者，其痰必多，而病至垂危，其痰益甚，正以脾气愈虚，则全不能化，而水液尽为痰也。然则痰之与病，病由痰乎？痰由病乎？岂非痰必由于虚乎？可见天下之实痰无几，而痰之宜伐者亦无几。故治痰者，必当温脾、强肾，以治痰之本，使根本渐充，则痰将不治而自去矣。

（《景岳全书》）

喻嘉言

痰饮解惑

喻嘉言（1585~1664），名昌，明末清初医家

卣翁老先生 脉盛体坚，神采百倍，从无病邪敢犯。但每早浴面，必呕痰水几口，胸前惯自摩揉。乳下宗气，其动应衣。若夜睡宁，水道清，则胸中爽然。其候似病非病，遍考方书，广询明医，不得其解。昌谓是痰饮结于胸膈，小有窠囊。缘其气之壮盛，随聚随呕，是以痰饮不致为害。而膻中之气，因呕而伤矣。夫膻中者，与上焦同位胸膈。经云：上焦如雾，言其气之氤氲如雾也。又曰：膻中者，臣使之官。言其能分布胸中之气而下传也。今以呕之故，而数动其气，则氤氲变为急迫上奔，然稍定则仍下布，亦不为害也。大率痰为标，气为本，治标易，而治本则难矣。非治本之难，以往哲从未言其治法，而后人不知所治耳。昌试论之。治气之源有三：一曰肺气，肺气清，则周身之气肃然下行，先生之肺气则素清也；一曰胃气，胃气和，则胸中之气亦易下行，先生之胃气则素和也；一曰膀胱之气，膀胱之气旺，则能吸引胸中之气下行。先生青年善养，膀胱之气则素旺也。其膻中之气，乱而即治，扰而即恬者，赖此三气暗为输运，是以不觉其累，即谓之无病也可。若三气反干胸膈之人，其为紧为胀，可胜道哉。故未形之病，可以不言，而屡动之气，不可不亟反于氤氲。先生但觉为痰饮所苦，昼日常鼓呼吸之气，触出胸膈之痰，而未

知痰不可出，徒伤气也。盖夜卧则痰聚于胃，晨起自能呕出。日间胃之津液，四达脏腑，即激之出不出耳。然而痰消则气自顺，是必以治痰为急。而体盛痰不易除，又必以健脾为先。脾健则新痰不生，其宿痰之在窠囊者，渐渍于胃，而上下分消，于是无痰则不呕，不呕则气不乱，气不乱则自返于氤氲矣。虽然，尚有一吃紧关头，当并讲也。人身胸中，空旷如太虚，地气上则为云，必天气降而为雨，地气始收藏不动。诚会上焦如雾、中焦如沤、下焦如渎之意，则知云行雨施，而后沟渎皆盈，水道通决，乾坤有一番新景象矣。此义首重在膀胱一经。经云：膀胱者州都之官，津液藏焉，气化则能出矣。如人之饮酒无算而不醉者，皆从膀胱之气化而出也。盖膻中位于膈内，膀胱位于腹内，膀胱之气化，则空洞善容，而膻中之气得以下运。若膀胱不化，则腹已先胀，膻中之气，安能下达耶！然欲膀胱之气化，其权尤在于保肾。肾以膀胱为府者也。肾气动，必先注于膀胱，屡动不已，膀胱满胀，势必逆奔于胸膈，其窒塞之状，不可名言。肾气不动，则收藏愈固，膀胱得以清静无为。而膻中之气，注之不盈矣。膻中之气，下走既捷，则不为牵引所乱，而胸中旷若太空。昌更曰：气顺则痰不留，即不治痰而痰自运矣。谨论。

胡卣臣先生问曰：痰在膈中，去喉不远，每早必痛呕始出者何耶？曰：道不同也。胸膈之间，重重脂膜遮蔽，浑无空隙，痰从何出？所出者胃中之痰耳！曰：然则膈中之痰不出耶？曰：安得不出，但出之曲耳。盖膻中之气，四布于十二经，布于手足六阳经，则其气从喉吻而上出。布于手足六阴经，则其气从前后二阴而下出。然从下出者无碍，从上出者，亦必先下注阳明，始得上越，是以难也。曰：若是则所论膀胱气化一段，渊乎微矣。但吸引之机权，从不见于经典，岂有所自乎。曰：《内经》有巨阳引精之义，缘无注解，人不能会。巨阳者，太阳膀胱经也，谓膀胱能吸引胸中之气下行，而胸中之胀自消，此足证也。曰：胸中窠囊之说，确然无疑，不知始于何因？结于何处？消于何时也？曰：人身之气，经盛则注于络，络盛则注于经。窠囊之来，始于痰聚胃口，呕时数动胃气，胃气动则半从上出于喉，半从内入于络。胃之络贯膈者也，其气奔入之急，则冲透膈膜，而痰得以居之。痰入既久，则阻碍气道，而气之奔入者，复结一囊，如蜂子之营穴，日增一日，故治之甚难。必先去胃中之痰，而不呕不触，俾胃经之气，不急奔于络，转虚其胃，以听络中之气，返还于胃，逐渐以药开导其囊，而涤去其痰，则自愈矣。此昌独得之见，屡试之法也。

结如窠囊，顽痰胶固，静以驭气，严以驭脾

人身难治之病有百证，喘病其最也。喘病无不本之于肺，然随所伤而互关，渐以造于其极。惟兼三阴之证者为最剧。三阴者，少阴肾、太阴脾、厥阴肝也。而三阴又以少阴肾为最剧。经云：肾病者，善胀，尻以代踵，脊以代头。此喘病兼肾病之形也。又云：劳风发在肺下，巨阳引精者三日，中年者五日，不精者七日，当咳出青黄浓浊之痰，如弹子大者，不出者伤肺，伤肺者死也。此喘病兼肾病之情也，故有此证者，首重在节欲，收摄肾气，不使上攻可也。其次则太阴脾、厥阴肝之兼证亦重，勿以饮食忿怒之故，重伤肝脾可也。

若君艺之喘证，得之于髫幼。非有忿怒之伤，只是形寒饮冷伤其肺耳。然从幼惯生疮疖，疮疖之后，复生牙痈，脾中之湿热素多，胃中之壮火素盛，是肺经所以受伤之原又不止于形寒饮冷也。脾之湿热，胃之壮火，交煽而互蒸，结为浊痰，溢入上窍，久久不散。透出肺膜，结为窠囊，清气入之，浑然不觉，浊气入之，顷刻与浊痰狼狈相依，合为党羽，窒塞关隘，不容呼吸出入，而呼吸正气转触其痰，

鼾齁有声，头重耳响，胸背骨间有如刀刺，涎涕交作，鼻頞酸辛，若伤风状。正《内经》所谓心肺有病，而呼吸为客不利也。必俟肺中所受之浊气，解散下行，从前后二阴而去，然后肺中之浓痰，咯之始得易出，而渐可相安。及夫浊气复上，则窠囊之痰复动，窒塞仍前复举，乃至寒之亦发，热之亦发，伤酒、伤食亦发，动怒、动气亦发。

所以然者，总由动其浊气耳。浊气本居下体，不易犯入清道，每随火势而上腾，所谓火动则气升者，浊气升也。肾火动则寒气升，脾火动则湿气升，肝火动则风气升也，故以治火为先也。然浊气既随火而升，亦可随火而降，乃凝神入气以静调之，火降而气不降者何耶？则以浊气虽居于下，而肺中之窠囊，实其新造之区，可以侨寓其中，转使清气逼处不安，亦若为乱者然。如寇贼依山傍险，蟠踞一方，此方之民，势必扰乱而从寇也。故虽以治火为先，然治火而不治痰，无益也，治痰而不治窠囊之痰，虽治与不治等也。

治痰之法：曰驱，曰导，曰涤，曰化，曰涌，曰理脾，曰降火，曰行气，前人之法，不为不详。至于窠囊之痰，如蜂子之穴于房中，如莲子之嵌于蓬内，生长则易，剥落则难。由其外窄中宽，任行驱导涤涌之药，徒伤他脏，此实闭拒而不纳耳。究而言之，岂但窠囊之中，痰不易除。即肺叶之外，膜原之间，顽痰胶结多年，如树之有萝，如屋之有游，如石之有苔，附托相安，仓卒有难于铲伐者。古今之为医者多矣，从无有如此渺论者。仆生平治此证最多，皆以活法而奏全绩。盖肺中浊痰为崇，若牛渚怪物，莫逃吾燃犀之照者，因是旷观病机异哉，肺金以脾土为母，而肺中之浊痰，亦以脾中之湿为母。脾性本喜燥恶湿，迨夫湿热久锢，遂至化刚为柔，居间用事，饮食入胃，既以精华输我周身，又以败浊填彼窍隧，始尚交相为养，最后挹彼注此，专为外邪示岂弟，致使凭城凭社辈，得以久遂其奸。如附近流寇之地，益以巨家大族，暗为输导，其滋蔓难图也。有由然矣！

治法必静以驭气，使三阴之火不上升，以默杜外援，又必严以驭脾，使太阴之权有独伸，而不假敌忾。我实彼虚，我坚彼瑕，批瑕捣虚，迅不掩耳，不崇朝而扫清秽浊，乃广服大药，以安和五脏，培养肺气，肺金之气一清，则周身之气翕然从之下降，前此上升浊邪，允绝其源。百年之间，常保清明在躬矣，此盖行所当然，不得不然之法。夫岂涂饰听闻之赘词耶。君艺敦请专治，果获全瘳，盖见仆言非谬矣。

（《寓意草》）

张　璐

痰饮唾临证挈要

张璐（1617~1699），字路玉，号石顽，清初大家

饮

《金匮要略》云：问曰，夫饮有四，何谓也？师曰：有痰饮，有悬饮，有溢饮，有支饮。问曰：四饮何以为异？师曰：其人素盛今瘦，水走肠间，沥沥有声，谓之痰饮。饮后水流在胁下，咳唾引痛，谓之悬饮。饮水流行，归于四肢，当汗出而不汗出，身体疼重，谓之溢饮。咳逆倚息，短气不得卧，其形如肿，谓之支饮。

痰饮为患，十人居其七八，《金匮要略》论之甚详，分别而各立其名。后世以其名之多也，徒徇其末而忘其本，曾不思圣人立法，皆从一源而出，无多歧也。盖胃为水谷之海，五脏六腑之大源，饮入于胃，游溢精气，上输于脾，脾气散精，上归于肺，通调水道，下输膀胱，水精四布，五经并行，以为常人。《金匮要略》即从水精不四布、五经不并行之处以言其患，随证分别浅深，诲人因名以求其义。浅者在于躯壳之内，脏腑之外，其饮有四：一由胃而下流于肠，一由胃而傍流于胁，一由胃而外出于四肢，一由胃而上入于胸膈。始先不觉，日积月累，水之精华，转为浑浊，于是遂成痰饮，

必先团聚于呼吸大气难到之处，故由肠而胁，而四肢，至渐溃于胸膈，其势愈逆，则痰饮之患，未有不从胃起见者矣。夫五脏藏神之地也，积水泛为痰饮，包裹其外，讵非人身之大患乎？凡水饮蓄而不散者，皆名留饮。留者，留而不去也。留饮去而不尽者，皆名伏饮。伏者，伏而不出也。随其痰饮之或留或伏，而用法以治之，始为精义。今试言之，由胃而上胸胁心肺之分者，驱其还胃，或下从肠出，或上从呕出，而不至于伏匿。若由胸膈而外出肌肤，其清者，或从汗出；其浊者，无可出矣，必有伏匿肌肤，而不胜驱者。若由胸膈而深藏于背，背为胸之府，更无出路，岂但驱之不胜驱，且有挟背间之狂阳壮火，发为痈毒者，伏饮之艰于下出，易于酿祸，其谁能辨之，谁能出之耶？

水在心，心下坚筑短气，恶水不欲饮。水在肺，吐涎沫，欲饮水。水在脾，少气身重。水在肝，胁下支满，嚏而痛。水在肾，心下悸。夫心下有留饮，其人背恶寒，冷如掌大。留饮者，胁下痛引缺盆，咳嗽则辄已一作转甚。胸中有留饮，其人短气而渴，四肢历节痛，脉沉者有留饮。膈上病痰，满喘咳吐，发则寒热，背痛腰疼，目泣自出，其人振振身瞤而剧，必有伏饮。夫病人饮水多，必暴喘满，凡食少饮多，水停心下，甚者则悸，微者短气。脉双弦者，寒也，皆大下后善虚。脉偏弦者，饮也。肺饮不弦，但苦喘短气。支饮亦喘而不能卧，加短气，其脉平也。病痰饮者，当以温药和之。心下有痰饮，胸胁支满，目眩，苓桂术甘汤主之，小便则利。

《灵枢》曰：包络是动，则病胸胁支满，痰饮积其处而为病也。心下有痰，水精不上注于目，故眩。茯苓治痰水，伐肾邪；桂枝通阳气，开经络；白术治痰水，除胀满。然中满勿食甘，反用甘草，何也？盖桂枝之辛，得甘则佐其发散，和其热，而使不僭上；甘草有茯苓，则不支满而反渗泄，甘能下气除满也。

夫短气有微饮，当从小便去之，苓桂术甘汤主之，肾气丸亦主之。

微饮而短气，由肾虚水邪停蓄，致三焦之气升降呼吸不前也。二方各有所主，苓桂术甘汤主饮在阳，呼气之短；肾气丸主饮在阴，吸气之短。盖呼者出心肺，吸者入肾肝。茯苓入手太阴，桂枝入手少阴，皆轻清之剂，治其阳也。地黄入足少阴，山萸入足厥阴，皆重浊之剂，治其阴也。必视其人形体之偏阴偏阳而为施治，一证二方，岂无故哉！

病者脉伏，其人欲自利，利反快，虽利，心下续坚满，此为留饮欲去故也，甘遂半夏汤主之。

留饮堵塞窍隧，胃气不得转输，故脉伏不显。若留饮既下，胃气受伤，必欲自利，自利而反快者，中焦所塞暂通也。通而复积，故续坚满，必更用药尽逐之。然欲直达其积饮，莫若甘遂快利用之为君；欲和脾胃，除心下坚，又必以半夏佐之。然芍药停湿，何留饮用之？甘草与甘遂相反，何一方并用？盖甘草缓甘遂之性，使不急速，徘徊逐其所留，芍药治木郁土中而成坚满，又佐半夏以和胃消坚也。

脉沉而弦者，悬饮内痛。病悬饮者，十枣汤主之。

悬饮结内作痛，故脉见沉弦，用芫花之辛以散饮，甘遂、大戟之苦以泄水，大枣之甘入脾而胜水也。

病溢饮者，当发其汗，大青龙汤主之。取微似汗，汗多者温粉粉之，小青龙汤亦主之。

水饮溢出于表，营卫尽为不利，犹《伤寒论》之营卫两伤，故必发汗以散水而后营卫经脉始行，四肢之水亦得消矣。

表郁实热者，用大青龙以发之；内蓄寒饮者，用小青龙以发之。虽皆表散之法，而微有不同，不可不辨。

膈间支饮，其人喘满，心下痞坚，面色黧黑，其脉沉紧，得之数十日，医吐下之不愈，木防已汤主之。虚者即愈，实者三日复发，复与不愈者，木防已汤去石膏加茯苓芒硝汤主之，微利则愈。

支饮在膈间，气血皆不通利，气不利，则与水同逆于肺而发喘满；血不利，则与水杂揉结于心下而为痞坚。肾气上应水饮，肾水之色黑，血凝之色亦黑，故黧黑之色而见于面也。脉沉为水，紧为寒，非别有寒邪，即水气之寒也。医虽以吐下之法治，然药不切于病，故不愈，用木防已以散留饮结气。石膏主心肺逆气，人参以助胃祛水，桂枝以和营开结，且支饮得温则行。若邪客之浅在气分多而虚者，服之即愈；若邪客之深在血分多而实者，则愈后必再发。以石膏为气分药，故去之；芒硝为血分药，能治痰软坚；茯苓伐肾利水，而为芒硝之佐，故加之。

心下有支饮，其人苦冒眩，泽泻汤主之。

支饮阻其阳之升降，郁久化火，火动风生而冒眩也。故用泽泻开关利水以泄支饮，白术和中燥湿，则阳自升而火自息矣。支饮胸满者，厚朴大黄汤主之。

此即小承气，以大黄多，遂名厚朴大黄汤；若厚朴多，则名厚朴三物汤。此支饮胸满者，必缘其人素多湿热，浊饮上逆所致，故用荡涤中焦药治之。

支饮不得息，葶苈大枣泻肺汤主之。

支饮留结，气塞胸中，故不得息。葶苈破结和饮，大枣通肺和中，以其气壅则液聚，液聚则热结，所以与肺痈同治也。

呕家本渴，渴者为欲解，今反不渴，心下有支饮故也，小半夏汤主之。卒呕吐，心下痞，膈间有水，眩悸者，小半夏加茯苓汤主之。

呕本有痰，呕尽痰去而渴者为欲解，与《伤寒论》服小青龙汤已渴者，寒去欲解同义。今反不渴，是积饮尚留，去之未尽，故用半夏散结胜湿，生姜散气止呕，《千金》方更加茯苓佐之，即与治卒呕吐、心下痞、膈间有水眩悸者同法也。

腹满口舌干燥，此肠胃间有水气，己椒苈黄丸主之。口中有津液渴者，加芒硝半两。

水积肠间，则肺气不宣，膹郁成热，而为腹满，津液遂不上行，而口舌干燥，用防己、椒目、葶苈利水散结气。而葶苈尤能利肠，然肠胃受水谷之气者，邪实腹满，非轻剂所能治，必加大黄以泻之。若口中有津液而仍作渴者，此痰饮聚于血分，必加芒硝以逐之。

先渴后呕，为水停心下，此属饮家，小半夏茯苓汤主之。

先渴者，因痰饮占据中宫，津液不得灌注于上，肺失其润而然；后呕者，胃中所积之饮，随气逆而上泛也，故用姜、半以涤饮，茯苓以渗湿，湿去则呕止津通而渴自已。此与《伤寒论》“心下有水气，咳而微喘，发热不渴，服小青龙汤已而渴”之义悬殊。彼以津液耗损而渴，此以痰气积阻而渴，渴之先后变见，可以推饮之盛衰也。世以半夏性燥，渴家禁用，曷知其有主渴之妙用哉！

假令瘦人脐下有悸，吐涎沫而颠眩，此水也，五苓散主之。

瘦人本无痰湿，今颠眩吐涎，明是水积脐下而悸，故用五苓，藉桂之辛温以散之。

久咳数岁，其脉弱者可治，实大数者死。其脉虚者必苦冒，其人本有支饮在胸中故也，治属饮家。

下半条专补心下支饮冒眩之脉法，冒属风虚，必无脉实之理，治属饮家，不特泽泻汤一方也。

痰

丹溪曰：痰之源不一，有因痰而生热者，有因热而生痰者，有因气而生者，有因风而生者，有因惊而生者，有积饮而生者，有多食而成者，有因暑而生者，有伤冷物而成者，有脾虚而成者，有嗜酒而成者。其为病也，惊痰则成心包痛、颠疾，热痰则成烦躁惊悸，风痰成瘫痪，大风眩晕，饮痰成呕吐胁痛、四肢不举，食痰成疟痢口臭、痞块满闷，暑痰成呕逆眩冒，冷痰成骨痹气刺痛、四肢不举，酒痰多成胁痛臂痛，饮酒不消，但得酒次日又吐。脾虚生痰，食不美，反胃呕吐。湿痰多倦怠软弱。气痰攻注走刺不定。妇人于惊痰最多，结成块者为惊痰，必有一块在腹，发则如身孕，转动跳跃，痛不可忍。又有老痰凝结胶固，非借温药引导，必有拒格之患。庞安常有言：人身无倒上之痰，天下无逆流之水，故善治痰者，不治痰而治气，气顺则一身之津液，亦随气而顺矣。痰属湿热，乃津液所化，因风寒湿热之感，或七情饮食所伤，以致气逆液浊，变为痰饮，或吐咯上出，或凝滞胸膈，或留聚肠胃，或客于经络四肢，随气升降，遍身上下无处不到。其为病也，为喘为咳，为恶心呕吐，为痞膈壅塞，关格异病，为泄为眩晕，为嘈杂怔忡惊悸，为癫狂，为寒热，为痛肿。或胸间辘辘有声，或背心一点常如冰冷，或四肢麻痹不仁，皆痰所致。百病中皆有兼痰者，世所不知也。痰有新久轻重之殊，新而轻者，形色清白，气味亦淡，久而重者，黄浊稠黏，咳之虽出，渐来恶味，酸辣腥臊咸苦，甚至带血而出。治法，痰生于脾胃，宜实脾燥湿；又随气而升，宜顺气为先，分导次之，又气升属火，顺气在于降火。热痰则清之，湿痰则燥之，风痰则散之，郁痰则开之，顽痰则软之。食痰则消之，在上者吐之，在下者下之。又中气虚者，宜固中气以运痰，若攻之太重，则胃气虚而痰愈甚矣。

喻嘉言曰：《内经》云，诸气膹郁，皆属于肺。盖肺郁则成热，热盛则生痰，痰挟瘀血，遂成窠囊，膈间胀满痞闷，虽夏月，痰饮积处无汗，而冷痰清饮，积满窠囊，必大呕逆。此盈科而进也，多由厚味积热，肠胃枯涸，又加怫郁，胃脘之血为痰浊所滞，日积月累，渐成噎膈反胃之次第。若用燥剂，其结转甚，惟竹沥、姜汁、韭汁可以治之，日饮三五杯，必胸中烦躁不宁乃妙，后用养血健脾润燥药。治痰之法，曰驱，曰导，曰涤，曰化，曰涌，曰理脾，曰降火，曰行气，前人之法不为不详。

至于窠囊之痰，如蜂子之穴于房中，如莲实之嵌于蓬内，生长则易，剥落则难，其外窄中宽，任行驱导涤涌之药，徒伤他脏，此实闭拒而不纳耳。夫人身之气，经盛则注于络，络盛则注于经，窠囊之来，始于痰聚胃口，呕时数动胃气，胃气动则半从上出于喉，半从内入于络，胃之络贯膈者也。其气奔入之急，则冲透膈膜，而痰得以居之。痰入即久，则阻碍气道，而气之奔入者，复结一囊也。然痰饮结聚于膈膜而成窠囊，清气入之，浑然不觉，每随浊气而动，乃至寒之亦发，热之亦发，伤酒伤食亦发，动怒动欲亦发，总由动其浊气，浊气随火而升，转使清气逼处不安也。故治窠囊之痰甚难，必先凝神入气，以静自调，薄滋味以去胃中之痰，使胃经之气，不急奔于络转虚其胃，以听络中之气返还于胃，逐渐以药开导其囊，而涤去其痰，则自愈矣。

后世治痰饮有四法：曰实脾，燥湿，降火，行气。实脾燥湿，二陈汤加苍白二术，最为相宜，若阴虚则反忌之矣。降火之法，须分虚实，实用苦寒，虚用甘寒，庶乎可也。若夫行气之药，诸方漫然，全无着落，谨再明之。风寒之邪，从外入内，裹其痰饮，惟宜小青龙汤，分其邪从外出而痰饮从下出也。浊阴之气，从下入上，裹其痰饮，金匮半夏厚朴汤即四七汤，分其浊气下出而痰饮从上出也。若多欲之人，则肾气上逆，直透膜原，结垒万千，膜胀重坠，不可以仰，用桂苓丸引气下趋，痰饮始豁也。又虚寒痰饮，少壮者十中间见一二，老人小儿十中常见四五。若果脾胃虚寒，饮食不思，阴气痞塞，呕吐涎沫者，宜温其中；真阳虚者，更补其下，清上诸药不可用也。

再按：痰饮总为一证，而因则有二：痰因于火，有热无寒；饮因于湿，有热有寒，即有温泉无寒火之理也。痰饮胶结于胸中，为饱为闷，为频咳而痰不应，总为脾失其健，不为胃行其津液，而饮食即以生痰，渐渍充满肺窍，咳不易出，虽以治痰为急，然治痰之药，大率耗气动虚，恐痰未出而风先入也。惟是确以甘寒之药，杜风消热，润燥补虚豁痰，乃为合法。惊痰堵塞窍隧，肝肺心胞络间无处不有，三部脉虚软无力，邪盛正衰，不易开散，欲用涌剂正如兵家劫营之法，安危反掌；欲导之下行，窍隧之痰，万不能导，徒伤脾气，计惟理脾为先。脾气者，人身健运之阳气，如天之有日。阴凝四塞者，日失其所；痰迷不醒者，脾失其权。理脾则如烈日当空，片云纤翳，能掩之乎？其理脾之法，须药饵与饮食相参，不但滑腻杂食当禁，即饭食粥饮亦须少减，则脾气不用以消谷，转用之消痰；较药力万万耳。膏粱过厚之人，每多味痰，尤宜清理脾胃为主。夫五味入口而藏于胃，胃为水谷之海，五脏六腑之总司。人之食饮太过而结为痰涎者，每随脾气之健运而渗灌于经隧，其间往返之机，如海潮然，脾气行则潮去，脾气止则潮回，所以治沉锢之法，但取辛热微动寒凝，以后止而不用，恐痰得热而妄行，为害不浅也。不但痰得热而妄行，即脾得热亦过动不息。如潮之有去无回，其痰病之决裂，可胜道哉。从来服峻利之药者，深夜亦欲饮食，人皆不知其故，反以能食为庆，曾不思爱惜脾气，令其昼运夜息，乃可有常。况人身之痰，即由胃以流于经隧，则经隧之痰，亦必返之于胃，然后可从口而上越，从肠而下达，此惟脾气静息之时，其痰可返。故凡有痰证者，早食午食而外，但宜休养脾气不动，使经隧之痰，得以返之于胃，而从胃气之上下，不从脾气之四迄，乃为善也。试观痰病轻者，夜间安卧，次早即能呕出泄出；痰病重者，昏迷复醒，反能呕出泄出者，岂非未尝得食，脾气静息，而与痰以出路耶？世之喜用热药峻攻者，能知此乎？噫！天下之服辛热而转能夜食者多矣，能因此而三覆否？

李士材云：先哲论脾为生痰之源，肺为贮痰之器。又曰：治痰不理脾胃，非其治也。以脾土虚，则清者难升，浊者难降，留中滞膈，瘀而成痰，故治痰先补脾，脾复健运之常，而痰自化矣。析而言之，痰有五，饮亦有五，治法因之而变。在脾经者，名曰湿痰，脉缓面黄，肢体沉重，嗜卧不收，腹胀食滞，其痰滑而易出，二陈加枳、术。夹虚者，六君子汤；酒伤者，加白豆蔻、干葛。在肺经者，名曰燥痰，又名气痰，脉涩面白，气上喘促，洒淅寒热，悲愁不乐，其痰涩而难出，利金汤去枳壳加葳蕤，姜用蜜煎。在肝经者，名曰风痰，脉弦面青，肢胁满闷，便溺秘涩，时有躁怒，其痰清而多泡，十味导痰汤，用浆水煎服，甚则千缗汤加川芎、大黄。在心经者，名曰热痰，脉洪面赤，烦热心痛，口干唇燥，时多喜笑，其痰坚而成块，凉膈散加苓、半下之。在肾经者，名曰寒痰，脉沉面黑，小便急痛，足寒而逆，心多恐怖，其痰有黑点而多稀，桂苓丸加泽泻、车前。肾虚水泛为痰，八味丸。其人素盛今瘦，水走肠间，辘辘有声，名曰痰饮，心下冷极，苓桂术甘汤和之。饮后水流在胁下，咳唾引痛，名曰悬饮，十枣汤下之。饮水流于四肢，当汗不汗，身体疼重，名曰溢饮，《内经》所谓溢饮者，渴暴多饮，而溢人肌皮肠胃之外也，小青龙汤汗之。咳逆倚息，短气不得卧，其形如肿，名曰支饮，五苓散、泽泻汤利之。膈满呕吐，喘咳寒热，腰背痛，目泪出，其人振振恶寒，身瞤惕者，名曰伏饮，倍术丸加茯苓、半夏。更有一种非痰非饮，时吐白沫不甚稠黏者，此脾虚不能约束津液，故涎沫自出，宜用六君子汤加炮姜、益智仁以摄之。嗟乎！五痰五饮，证各不同，治法迥别。至于脾肺二家之痰，尤不可混。脾为湿土，喜温燥而恶寒润，故白术、半夏、茯苓为要药。肺为燥金，喜凉润而恶温燥，故门冬、贝母、桔梗为要药。二者误治，鲜不危困。每见世俗畏半夏之燥，喜贝母之润，一见有痰，便以贝母投之；若是脾痰，则土气益伤，饮食渐减矣。即使肺痰，毋过于凉润以伤中州，稍用脾药以生肺金，方为善治。故曰：治痰不理脾胃，非其治也，信夫！

凡人身中有块，不痒不痛，或作麻木，名败痰失道，宜随处用药消之。如忽患手足胸背头项腰膝疼痛不可忍，及连筋骨牵引吊痛，坐卧不安，走易不定，头疼困倦，手足重坠痹冷，脉伏，此乃涎饮顽痰，伏在心胸上下。发为此疾，非风非毒，导痰汤加羌、防、白芷、姜汁、竹沥。痰火相煽于膈上，胸中时觉痞满眩晕，或目齿疼，饮食后稍觉快爽，少间复加迷闷，大便或结或泻，小便或赤或清，此皆痰饮或开或聚之故，治宜健脾以运痰，清肺以润燥，六君子加苏子、瓜蒌、姜汁、竹沥之类。老痰积于胸膈作痞，或流滞于经络四肢者，青礞石丸。壮实体厚之人，可用姜汁、竹沥下滚痰丸，然后用理脾行气药调理。湿痰积于胁下，隐隐作痛，天阴疼痛更甚，轻则二陈汤加白芥子，重则控涎丹缓攻之。痰挟死血，随气攻注，流走刺痛，有时得热则止，有时得热转剧，此本寒痰阻塞，故得热则止。若痛久火邪伤血，则得热转剧，控涎丹加胡椒、蝎尾、木香、鲮鲤甲；痛定时，局方七气汤与六君子，并加竹沥，相间服之。痰在胁下，非白芥子不能达。痰在四肢及在皮里膜外，非竹沥、姜汁不行，二味治阴虚有痰，大有奇验，但食少脾胃不实者，不可轻用，以其寒滑能走大便也。枳实治痰，能冲墙倒壁；黄芩、花粉，大降膈上热痰，然能郁遏火邪，伤损中气，脾胃虚寒及有外感者切忌。痰在膈间，使人癫狂健忘，四肢偏枯，及类中风痰，俱用竹沥。痰在肠胃，可下而愈，枳实、大黄、芒硝之类。膈上痰热痞闷，小陷胸汤加枳实、茯苓、姜汁、竹沥。中脘留伏痰饮，臂痛难举，手足不能转移，背上凛凛畏寒者，指迷茯苓丸。痰饮流入四肢，令人肩背酸痛，两手软痹，若误以为风，则非其治，导痰汤加姜黄、木香；不应，加桂枝以和营气。眼黑而行步呻吟，举动艰难者，痰入骨也，非用萆薢、苦参不除。其病遍体骨节疼痛，审气血加化痰药。湿痰痞塞，胸中不快，气不宣通，及痰火吐痰不见血者，沉香化痰丸。肥盛多湿热人，痰湿胶固于中外，动则喘满眩晕者，运痰丸。老痰不化，喉中常觉梗塞，咯之不出者，消痰饼子。喉中有物，咯不出，咽不下，或作刺痛，此是郁痰，四七汤；脉涩者，卒难得开，必费调理。多思虑人，胃中虚寒，饮聚食减者，局方七气汤、深师消饮丸选用。心胸中有寒痰宿水，自吐出水后，心胸间虚，气满不能食，外台茯苓丸。寒涎沃胆，时吐痰水，不得眠，或时眩晕，温胆汤；多惊，加蝎尾。痰火盛于上焦，气盛喘促，有时能食，有时不能食，或周身走痛，饱闷痞胀者，用滚痰丸，西北人倒仓法最妙。病人久虚，内有宿积痰饮，用参、术补之，久乃吐出臭痰，或绿色痰者难治。盖积之既久，而脾胃虚热不运，且有积热，故郁臭耳，急用二陈加枳、术、黄连、竹沥，庶可十全一二。若肺痈吐臭痰脓血，不在此例。脾肺气虚，不能运化而有痰者，六君子加木香。肺胃气虚，不能清化而有痰者，六君子加桔梗。脾气虚，不能运化而生痰者，理中丸加半夏、茯苓。脾中气滞，而痰中有血者，加味归脾汤去木香、远志，加牡丹皮、砂仁。肝经血热，而痰中有血者，加味逍遥散去柴胡、煨姜，加童便、藕汁。肝肾阴虚，而痰中有血者，六味丸加乌贼骨、茜根。若过服寒凉，唾痰有血者，异功散加炮姜。痰饮结聚腹胁之间，有类积聚，但按之不甚坚，而时时口吐涎沫者，六君子合五苓加枳实。平居无事，但有痰数口，或清或坚，宜小半夏茯苓汤；不应，加人参以健胃气，则痰自不生矣。阴血不足，相火上炎，肺受火乘，不得下行化令，由是津液凝滞，生痰不生血，当用润剂，如二冬膏、六味丸之类滋其阴，使上逆之火得返其宅而息，则疾自消；投以二陈等汤，立见其殆，瘦人多此。肾虚不能纳气归源，出而不纳，则为积滞，积滞不散，则痰生，八味丸，肥人多此。

老人肾虚水泛为痰上涌者，八味丸以摄之；不应，用真武汤。凡尺脉浮大，按之则涩，气短有痰，小便赤涩，足跟作痛，皆肾虚不能行浊气，凝聚而为痰也，肾气丸。脉来细滑或缓，痰涎清薄，身体倦怠，手足酸软，此脾虚挟湿，六君子加炮姜，或补中益气加半夏、茯苓。然痰病须辨有火无火，无火者纯是清水，有火者中有重浊白沫耳。内伤中气，虚而有痰，必用参、术，佐以姜汁传送，甚者加竹沥。脾气虚，宜清中气以运痰，使之下行，六君加枳、术，兼用升、柴以提清气。脉濡缓，身体倦怠，体厚人属湿痰，二陈加生术、羌活；气虚，佐参、术。脉沉滞或滑，症兼恶心，心下饱闷，属郁痰，宜开郁行脉滑见于右关，时常恶心吐清水，痞塞，就吐中以鹅翎探之。盖热痰在膈上，泻亦不去，必用吐，胶固稠浊，非吐不开。浮滑宜吐，脉涩年高虚人不可吐，痰在经络中，非吐不可。吐中犹有发散之意，须先升提其气乃吐，如瓜蒂、防风、川芎、桔梗、芽茶、齑汁之类，晴明时于不通风处以布紧勒其肚，乃吐。肾虚水泛为痰，有用肾气丸屡未得效，因思痰本阴类，复用地黄助阴，良非所宜。当于方中减熟地黄、山茱萸，加菖蒲、沉香开通其气，自效。大抵阴虚痰燥，切忌二陈、六君辈香燥益气药；阳虚饮泛，切戒四物、六味滋阴腻膈药。此歧路攸分，不可不辨。大凡痰饮变生诸证，不当为诸证牵掣作名，且以治饮为先，饮消诸证自愈。如头风眉棱骨痛，累用风药不效，投以痰剂收功。如患眼赤羞明而痛，与凉药弗瘳，畀以痰剂获效。凡此之类，不一而足，散在各门，不复繁引。

诊：脉沉者有留饮，双弦者寒也，偏弦者饮也。肺饮不弦，但苦喘满短气。支饮亦喘不得卧，短气，其脉平也。病人一臂不遂，时复移在一臂，其脉沉细，非风也，必有饮在上焦，痰得涩脉难愈。陈无择云：饮脉皆弦细沉滑，左右关脉浮大而实者，膈上有稠痰也，宜吐之。病人百药不效，关上脉伏而滑者，痰也；眼胞上下如煤黑者，亦痰也。

唾

唾者，坐处不时多唾，此胃中寒也。以胃气虚寒不运，故病后多有是证，理中汤或六君子汤加益智仁摄之。

虞恒德治一妇 因多食青梅得痰病，日间胸膈痛如刀锥，至晚胸中痛止，而膝盖大痛，此痰饮随气升降故也。服丁、沉、姜、桂、乌、附诸药皆不效，乃以莱菔子研汁与半碗，吐痰半升，至夜痛尤甚而厥，此引动其猖狂之势耳。次日，用参芦一两，逆流水煎服，不吐。又次日，苦参煎汤服，亦不吐。又与附子尖、桔梗芦，皆不吐。后一日清晨，用藜芦末一钱，麝香少许，酸浆水调服，始得大吐稠痰升许，其痛如失，调理脾胃而安。

钱仲立治一人 素患痰火，外貌虽癯，禀气则实，医者误认虚火而用补中益气，气喘上升，几殆。遂用二陈探吐，出痰碗许，始得安寝。仍用二陈去半夏，加硝、黄，下结粪无数，其热始退，调理脾胃而安。

王中阳治江东富商 自奉颇厚，忽患心惊，如畏人捕，闻脂粉气，即便遗泄，坐卧欲人拥护，遍身红晕紫斑，两腿连足淫湿损烂，脓下不绝，饮食倍常，酬应不倦，屡以惊悸虚脱风疮治皆不效。王诊得六脉俱长，三部有力，此系太过之脉，心肾不交，而上悸下脱，皆痰饮留积所致。风疮亦是痰饮流入经隧，内湿招风之故。先以滚痰丸逐去痰毒，三日一次，然后用豁痰药，加减调理而安。

薛立斋治一人 背肿一块，按之则软，肉色如故，饮食如常，劳则吐痰，此脾虚而痰滞，用补中益气加茯苓、半夏、羌活，外以香附末、姜汁调饼，灸之而散。后因劳役头眩作呕，仍以前药减羌活，加蔓荆子而愈。

李士材治秦景明 素有痰饮，每岁必四五发，发即呕吐不能食。

此病久结成窠囊，非大涌之弗愈也。须先进补中益气，十日后以瓜蒂散频投，涌如赤豆沙者数升，已而复得水晶色者升许。如是者七补之，七涌之，百日而窠囊始尽，专服六君子、八味丸经年不辍。

又治朱文哉 遍体如虫螫，口舌糜烂，寅卯必见异物，其脉两关弦滑且大，定为痰饮之病，投滚痰丸一服，微有所下；更以控涎丹下痰及积，身痛减半；更以参、术煎汤送控涎丹，复下数行而愈。

石顽治周又韬张使 本燕人，体肥痰盛，善肉善饭，而患痰鸣喘嗽数年。食伤恒发，则六脉迟滑，时见歇止，声如拽锯，遍地皆痰。每岁或一二发，或三五发，深秋初冬尤甚，遂用倒仓法，自言肢体皆轻，前证遂不复作。二年后因不禁牛肉，复发，然其势较前不过十一，是亦不慎口腹所致耳。

（《张氏医通》）

冯兆张

痰饮大小总论合参

冯兆张，字楚瞻，清代医家

人禀阴阳二气以生，有清有浊。阳之清者为元气，阳之浊者即为火；阴之清者为津液，阴之浊者即为痰。故痰者乃血气津液不清，熏蒸结聚而成。一有此生，便有此气血津液，有此气血津液，便有此痰火，乃清浊邪正之气变化必然之理，但不可使清浊混淆，邪害正气耳。经曰：太阴在泉，湿淫所胜，民病饮积。又曰：岁土太过，雨湿流行，甚则饮发。

《内经》论痰，皆因湿土夫害。《内经》有饮字而无痰字，至仲景始立五饮之名，而痰饮居其一。然脾为生痰之源，夫饮入于胃，游溢精气，上输于脾，脾气散精，上归于肺，通调水道，下输膀胱，水精四布，五经并行，何痰之有？惟脾虚不能致精于肺，下输水道，则清者难升，浊者难降，留中滞膈，瘀而成痰，故治痰先补脾，脾复健运之常，而痰自化矣。虽然，人但知痰之标在于脾，而不知痰之本更在于肾。盖痰者水也，有肾虚不能制水，水泛为痰，是无火之痰，痰清而稀；阴虚火动，火结为痰，是有火之痰，痰稠而浊。稠者为痰，稀者为饮，水湿其本也。得火则结为痰，随气升降，在肺则咳，在胃则呕，在头则眩，在心则悸，在背则冷，在胁则胀，其变不可胜穷。析而言之，痰有五，饮亦有五，而治法因之以变。在脾经者名曰湿痰，脉缓面黄，肢体沉重，嗜卧不收，腹胀食滞，其痰滑而易出在肺经者名曰燥痰，脉涩面白，气上喘促，洒淅寒热，悲愁不乐，其痰涩而难出。在肝经者名曰风痰，脉弦面青，四肢满闷，便溺秘涩，时有躁怒，其痰清而多泡。在心经者名曰热痰，脉洪面赤，烦热心痛，口干唇燥，时多喜笑，其痰坚而成块。在肾经者名曰寒痰，脉沉面黑，小便急痛，足寒而逆，心多恐怖，其痰有黑点而多稀。若其人素盛今瘦，水走肠间，辘辘有声，心下冷极，名曰痰饮；饮后水流胁下，咳唾引痛，名曰悬饮；饮水流于四肢，当汗不汗，身体疼重，名曰溢饮；咳逆倚息，短气不得卧，其形如肿，名曰支饮；膈满呕吐，喘咳寒热，腰背痛，目泪出，其人振振恶寒，身瞤惕者，名曰伏饮；更有一种非痰非饮，时吐白沫，不甚稠黏，此气虚不能约束津液，故涎沫自出，不可用利药，宜六君子汤加益智仁以摄之。嗟乎！五痰五饮，证各不同，稍或不详，妄投药剂，非徒无益，而反害之。至如脾肺二家之痰，尤不可混。脾为湿土，喜温燥而恶寒润，故二术、星、夏为要药；肺为燥金，喜凉润而恶温燥，故二母、二冬、地黄、桔梗为要药。二者易治，鲜不危困。每见世俗恶半夏之燥，一见有痰，便以贝母代之，若是脾痰，则胃气益伤，饮食愈减矣，即使肺痰，亦毋过于凉润以伤中州，稍用脾药以生肺金，方为善治。盖即肺中之浊痰，亦以脾中之湿为母，故曰：治痰不理脾胃，非其治也。然天下无逆流之水，由乎风也；人身无倒上之痰，由乎气也。故善治痰者，不治痰而治气，气顺则一身之津液亦随气而顺，更不治痰而补脾，脾得健运而痰自化矣。

痰在人身，非血非气，生于脾土，谓之津液，周流运行，血气由之，如道路然，而不可无者，但湿盛过多，加以外感，固滞于中，或煽以相火，上攻心臆，斯为患耳。凡有怪证，莫不由兹，故丹溪有十病九痰之论，但治其痰之所因，使津液各归其经而非痰矣，故曰痰者，津液之病名也。苟气血清顺，则津液流通，何痰之有？惟气血浊，则津液不清，熏蒸成聚，而变为痰。痰之本水也，原于肾；痰之动湿也，主于脾。古人用二陈汤为治痰通用者，所以实脾燥湿，治其标也。然以之而治湿痰、寒痰、痰饮、痰涎则是矣。若夫痰因火上，肺气不清，咳嗽时作，及老痰郁痰，结成黏块，凝滞喉间，吐咯难出，此等之痰，皆因火邪炎上，熏于上焦，肺气被郁，故其津液之随气而升者为火，熏蒸凝浊郁结而成。岁月积久，根深蒂固，故名老名郁，而其原则火邪也。病在上焦心肺之分，咽喉之间，非中焦脾胃湿痰、冷痰、痰饮、痰涎之比也，故汤药难治，亦非半夏、茯苓、苍术、枳壳、南星等药所熊治也。惟在开其郁，降其火，清润肺金而消化之，缓以图治，庶可取效，故曰热痰者，痰因火盛也，痰即有形之火，火即无形之痰，痰随火而升降，火引痰而横行，变生诸证，不可纪极。火借气于五脏，痰借液于五味，气有余则为火，液有余则为痰，气能发火，火能役痰，故治痰者必降其火，治火者必顺其气也。

痰之为物，随气升降，无处不到，或在脏腑，或在经络，所以为病之多也。若夫寒痰、湿痰、热痰则易治，至于风痰、燥痰、老痰则难治也。胶结多年，如树之有萝，屋之有尘，石之有苔，托附相安，驱导涌涤，徒伤他脏，此则闭拒不纳耳。分而治焉，寒则温之，湿则燥之，热则清之，风则散之，燥则润之，老则软之；总而治焉，用人参、甘草以补脾，半夏、白术以燥湿，陈皮、青皮以降气，茯苓、泽泻以渗水，是举其纲也，如寒痰加以附子、姜、桂，湿痰加以苍术、厚朴，食积痰加以曲、蘖、山楂，热痰加以芩、连、栀子，风痰加以南星、皂角，燥痰加以瓜蒌、杏仁，郁痰加以枳壳、香附，老痰加以海石、芒硝，是张其目也。虽然，痰证又有挟虚者，不可不加以补药而运之，否则愈虚而津液愈凝，即药力而无正气以助之，则独力难行矣。故挟气虚者加以四君，血虚者加以四物，脾虚治以六君，肾虚治以八味、六味。分其表里上下，审其寒热虚实，未有不中病情者。若徒以燥湿消痰为事，血液潜耗，胃脘干枯，药助病邪，展转深锢，以无伤性命之轻证，变成噎膈不可救之沉疴矣。

津液受病，化为痰饮，或吐咯上出，或凝滞胸膈，或留聚肠胃，或流注经络四肢，遍身上下，无处不到。其为病也，为喘咳，恶心呕吐，痞膈壅塞，关格异病，泄泻，眩晕，嘈杂，怔忡惊悸，癫狂，寒热痈肿，或胸间辘辘有声，或背心一点冰冷，或四肢麻痹不仁。百病中多有兼痰者，然更有新久轻重之殊，新而轻者，形色清白稀薄，气味亦淡，久而重者，黄浊稠黏，咳之难出，渐成恶味，酸辣腥臊咸苦，甚至带血而出。然痰生于脾胃，故治宜实脾燥湿；但随气而升，故尤宜顺气；气升属火，故顺气在于降火。热痰清之，湿痰燥之，风痰散之，郁痰开之，硬痰软之，食积痰消之。在上者吐之，在中者下之，中气虚者宜固中气以运之，若徒加攻削，则胃气愈虚而痰愈多，况人之病痰火者十之八九，老人不宜速降其火，虚人不宜尽去其痰，攻之太甚，则病转剧而致危殆。

丹溪曰：凡人身上中下有块者，多是痰。然痰在皮里膜外，则遍体游行，肿而色白，滞而不痛，宜导达疏利；痰因火走，则体多小块，色红痛甚，流走无定，宜解毒清火为主；痰胶固稠浊，及脉浮者，俱用吐法。眼胞及眼下如烟煤者，痰也。气虚不能摄涎，其痰不甚稠黏者，不可用利药，宜六君子汤加益智仁以摄之。中焦有痰，则饮食虽少，胃气亦赖所养，卒不可便攻，故病有痰者，必淹延久而不思食，胃亦不虚，若攻之尽则虚矣。内伤中气虚者，必用参、术，佐以姜汁，以传送降下。痰在膈上，必用吐法，泻亦不能去。风痰多见奇证，湿痰多见倦怠软弱，热痰挟风，外证为多，痰在肠胃间可下而愈，在经络中非吐不可，吐中便有发散之义。黄芩治热痰，假其下火也；竹沥滑痰，非姜汁不能行经络；五倍子能治老痰；凡用吐药，宜升提其气便吐也，如防风、山栀、川芎、桔梗、芽茶、生姜、齑汁之类，或用瓜蒂散；苍术治痰成窠囊一边行者极妙，痰挟瘀血则遂成窠囊。眩运嘈杂，乃火动其痰，用二陈汤加山栀、芩、连之类；噫气吞酸，此食郁有热，火气上动，以黄芩为君，南星、半夏为臣，橘红为使，热多加青黛。痰在胁下，非白芥子不能达；痰在皮里膜外，非姜汁、竹沥不能通。白芥子亦能散皮里膜外之痰气，惟善用者能收奇功也。痰在四肢，非竹沥不开；痰结核位咽喉中，不能出入，用化痰药加咸润软坚之味，如瓜蒌、杏仁、海石、桔梗、连翘，少佐朴硝、姜汁，蜜和丸噙服之。海粉（即海石）热痰能降，湿痰能燥，结痰能软，顽痰能消，可入丸散，不可入煎药；小胃丹治膈上痰热，能损胃气，凡治痰用利药过多，致脾气虚则痰易生而多；天花粉大能降膈上热痰；痰在膈间，使人癫狂，或健忘，或风痰，皆用竹沥，亦能养血，与荆沥同，功治稍重，能食者用此二味，效速稳当；韭汁治血滞不行，中焦有饮，自然汁饮二三盏，必胸中烦躁不宁而后愈。

节斋论痰，而首揭痰之本于肾，可谓发前人所未发，惜乎启其端而未竟其说。其所制之方，皆治标之药，而其中寒凉之品甚多，多致损胃。惟仲景先生云：气虚有痰，用肾气丸补而逐之。吴茭山又云：八味丸治痰之本也。此二公者，真开后学之蒙聩，济无穷之夭枉。

盖痰者，病名也，原非人身之所有，非水泛为痰则水沸为痰，但当分有火无火之异耳。肾虚不能制水，则水不归源，逆流泛滥而为痰，是无火者也，故用八味丸以补肾火；阴虚火动，则水沸腾，动于肾者，犹龙火之于海，龙兴而水附，动于肝者，犹雷火之出于地，疾风暴雨，水随波涌而为痰，是有火者也，故用六味丸以补水配火。此不治痰之标，而治痰之本也。故善于治肾虚者，先以六味、八味，壮水之主，益火之源，复以四君子或六君子，补脾以制水；于脾虚者，即投以补中、理中实脾，复以六味、八味制水以益母，使子母互相济养，而治痰之道尽矣。庞安常有言：有阴水不足，阴火上升，肺受火侮，不得清肃下行，由是津液凝浊而生痰不生血者，此当以润剂，如门冬、地黄之属滋其阴，使上逆之火得返其宅而息焉，则痰自清矣，投以二陈，立见危殆。有肾虚不能纳气归原，原出而不纳则积，积而不散则痰生焉，八味丸主之。然蒙筌谓地黄泥膈生痰，为痰门禁药，以姜汁炒之。嗟乎！若以姜汁炒之，则变为辛燥，地黄无用矣。盖地黄正取其濡润能入肾经，若杂于脾胃药中，则土恶湿，安得不泥膈生痰？八味、六味丸中诸品，皆少阴经的药，群队相引，直入下焦，名曰水泛为痰之圣药，空腹服之，压以美膳，不留胃中，此仲景制方立法之妙。张按：脏腑津液受病为痰，随气升降，理之常也。若在皮里膜外，及四肢关节曲折之地，而脏腑之痰何能流注其所？此即本处津液遇冷遇热，即凝结成痰而为病，断非别部之津液受病成痰，舍其本位而移于他部者。况气本无形，故能无微不达，而液随气运，亦可藉气周流，若至津液受病成痰，则变为有形而凝滞，焉能随气流通于至微至密之所耶？

（《锦囊秘录》）

尤在泾

静香楼痰饮医案举隅

尤在泾（1650~1749），名怡，清代医家

饮停肺中

肺饮。

紫菀　半夏　桑皮　白前　杏仁

怡按：饮邪在肺，不及于胃，故专用肺药。

寒饮射肺

饮邪射肺为咳。

半夏　杏仁　干姜　北五味　白芍　炙草　茯苓　桂枝

怡按：此治饮正法也。

肾不纳气，阳不潜藏，痰饮射肺

秋冬咳嗽，春暖自安，是肾气收纳失司，阳不潜藏，致水液变化痰沫，随气射肺扰喉，喘咳不能卧息，入夜更重，清晨稍安，盖痰饮乃水寒阴浊之邪，夜为阴时，阳不用事，故重也。仲景云：饮病当以温药和之。《金匮要略》饮门，“短气倚息”一条，分外饮治脾，内饮治肾，二脏阴阳含蓄，自然潜藏固摄。当以肾气丸方，减牛膝、肉桂，加骨脂以敛精气。若以他药发越阳气，恐有暴厥之虑矣。

肾气丸减牛膝、肉桂，加补骨脂。

怡按：此案推阐病原，极其精凿。

年老阳虚，痰阻气机

往昔壮年，久寓闽粤，南方阳气易泄。中年以来，内聚痰饮，交冬背冷喘嗽，必吐痰沫，胸脘始爽，年逾六旬，恶寒喜暖，阳分之虚，亦所应尔。不宜搜逐攻劫，当养少阴肾脏，仿前辈水液化痰阻气以致喘嗽之例。

肾气丸减牛膝、肉桂，加北五味、沉香。

怡按：议论明确，立方亦极精当。

下元素虚，内饮犯肺

久遗下虚，秋冬咳甚，气冲于夜，上逆不能安卧，形寒足冷，显然水泛而为痰沫，当从内饮门治，若用肺药则谬矣。

桂枝　茯苓　五味　炙草　白芍　干姜

怡按：古人云：内饮治肾。据此证情，似可兼服肾气丸，以摄下元。

肝风痰饮相搏，内壅外闭

肝风与痰饮相搏，内壅脏腑，外闭窍隧，以致不寐不饥，肢体麻痹，迄今经年，脉弱色悴，不攻则病不除，攻之则正益虚，最为棘手。

钩藤　菖蒲　刺蒺藜　远志　竹沥　郁金　胆星　天竺黄

另指迷茯苓丸临卧服。

怡按：病属难治，而立方却周匝平稳，非学有本原者，不能办此。

肝阳化风，脾虚生痰

肝阳因劳而化风，脾阴因滞而生痰，风痰相搏，上攻旁溢，是以昏运体痛等证见也。兹口腻不食，右关微滑，当先和养胃气、蠲除痰饮，俟胃健能食，然后培养阴气，未为晚也。

半夏　秫米　麦冬　橘红　茯苓

怡按：审察病机，以为立方步伐，临证者宜取法焉。

（《静香楼医案》）

李用粹

痰饮证治汇补

李用粹（1662~1722），字修之，清代医家

痰　证

大意

痰属湿，津液所化。（《杂著》）行则为液，聚则为痰；流则为津，止则为涎。（《绳墨》）百病中多有兼痰者。（丹溪）

内因

人之气道，贵乎清顺，则津液流通，何痰之有。若外为风暑燥湿之侵，内为惊怒忧思之扰，饮食劳倦，酒色无节，荣卫不清，气血浊败，熏蒸津液，痰乃生焉。（《汇补》）

外候

痰之为物，随气升降，无处不到。为喘为嗽，为呕为泻，为眩晕心嘈，为怔忡惊悸，为寒热肿痛，为痞满膈塞。或胸胁辘辘如雷鸣，或浑身习习如虫行。或身中结核，不红不肿；或颈项成块，似疬非疬。或塞于咽喉，状若梅核；或出于咯吐，形若桃胶。或胸臆间如有二气交纽，或背心中常作一点冰冷，或皮间赤肿如火，或心下寒痛如冰，或一肢肿硬麻木，或胁梢癖积成形，或骨节刺痛无常，或腰腿酸刺无

形，或吐冷涎绿水黑汁，或梦烟火剑戟丛生，或大小便脓，或关格不通，或走马喉痹，或齿痛耳鸣。以至痨瘵癫痫，失音瘫痪，妇人经闭带下，小儿惊风搐搦，甚或无端见鬼，似祟非祟，悉属痰候。(王隐君)

痰分五脏

生于脾，多腹痛膨胀，或二便不通，名曰清痰。或四肢倦怠，或久泻积垢，或淋浊带淫，名曰湿痰。若挟食积痰血，内成窠囊癖块，外为痞满坚硬，又名食痰。留于胃脘，多吞酸嘈杂，呕吐少食，噎膈嗳气，名曰郁痰。或上冲头面烘热，或眉棱鼻作痛，名曰火痰。若因饮酒，干呕嗳气，腹痛作泻，名曰酒痰。升于肺，则塞窍鼾睡，喘息有声，名曰中痰。若略有感冒，便发哮嗽，呀呷有声，名曰伏痰。若咽干鼻燥，咳嗽喉痛，名曰燥痰。久之凝结胸臆，稠黏难咯，名曰老痰。七情过多，痰滞咽喉，咯之不出，咽之不下，胸胁痞满，名曰气痰。迷于心，为心痛惊悸，怔忡恍惚，梦寐奇怪，妄言见祟，癫狂痫喑，名曰惊痰。动于肝，多眩晕头风，眼目瞤动，耳叶瘙痒，左瘫右痪，麻木蜷跛，名曰风痰。停于膈上，一臂不遂，时复转移一臂，蓄于胁下，胁痛干呕，寒热往来，名曰痰饮。聚于肾，多胫膝酸软，腰背强痛，骨节冷痹，牵连隐痛，名曰寒痰，又名虚痰。(《入门》)

痰病分辨

痰证初起，停留中焦，头痛寒热，类外感表证；久则停于脾肺，潮咳夜重，类内伤阴火。又，痰饮流注，肢节疼痛，类风家痹证，但痰病胸满食减，肌色如故，脉滑或细为异。(《入门》)

痰证察色

昔肥今瘦者，痰也。眼胞目下，如烟熏黑者，痰也。目睛微定，临时转动者，亦痰也。眼黑而行步呻吟，举动艰难，遍身疼痛者，痰入骨也。眼黑而面带土色，四肢痿痹，屈伸不便者，风湿痰也。(《汇补》)

痰分形色

新而轻者，形色清白稀薄，咯之易出，气味亦淡。久而重者，黄浊稠黏，咯之难出，渐成恶味。(《入门》) 但伤风者，痰必清薄而上有浮沫小泡。伤热者，痰必浓厚而难化。内虚者，痰亦清薄而易于化水。又，味甜者属脾热，味腥者属肺热，味咸者属肾虚，味苦者属胆热。色青者属肝风，色黑者属肾水。大抵黑色为肾虚水泛，气不归元；色红为火盛凌金，血不及变，所以红痰必劳损病症居多，最宜慎重。(《汇补》)

痰证脉法

左右关上滑大者，膈上有痰。又，关脉洪者，痰随火动；关脉伏者，痰因气滞。若痰证得涩脉者，卒难得开，必费调理。有病人一臂不遂，时复转移一臂，其脉沉细者，非风也，必有痰饮在上焦。

痰似杂症

痰饮变生诸症，形似种种杂病，不当为诸杂病牵掣作名，且以治痰为先，痰饮消则诸症愈。如头风眉棱角痛，累用风剂不效，投痰药收功。如赤眼羞明涩痛，与以凉药弗瘳，畀痰剂获效。凡此之类，不一而足，散在各症，不能繁引，智者悟之。(三锡)

痰证总治

热痰则清之，湿痰则燥之，风痰则散之，郁痰则开之，顽痰则软之，食痰则消之。在胸臆者吐之，在肠胃者下之。(节斋) 此为实人立法也。若肺虚有痰者，宜保肺以滋其津液。脾虚有痰者，宜培脾以化其痰涎。肾虚有痰者，宜补肾以引其归藏。(《汇补》)

痰兼火治

有因热而生痰者，有因痰而生热者，故痰即有形之火，火即无形之痰。(《绳山》) 然究而论之，痰之未病，即身中真阴也；火之未病，即身中真阳也。苟不能平调，六欲七情，交相为害，偏胜浮越，痰得火而沸腾，火得痰而煽炽，或升于心肺，或留于脾胃，或渗于经络，或散于四肢，或滞于皮肤，或溢于咽喉，种种不同。治者欲清痰之标，必先顾其本；欲辨火微甚，须明气盛衰。盖元气盛者火必实，元气虚者火必虚，能调元气之盛衰，而痰火相安于无事矣。(《汇补》)

痰兼气治

痰之在内者，为涎为饮，为癖为积，攻冲胀痛，皆属气滞。（时珍）然有二种之分，痰随气升者，导痰先须顺气。（严氏）积痰阻气者，顺气须先逐痰。(《玉机》) 可见逐痰理气，各审先后，有理气而痰自顺者，治其微也；有逐痰而气方畅者，治其甚也。（徐春甫）

痰分燥湿

痰之外出者，为咳为咯，皆属于肺；为嗽为吐，皆属于脾。亦有二者之分，从嗽吐来者为湿痰，因脾为湿土，喜温燥而恶寒湿，故二陈、二术为要药；从咳咯来者为燥痰，因肺为燥金，喜清润而恶温燥，故二母、二冬、桔梗为要药。二者易治，鲜不危殆。(《汇补》)

痰兼脾肺

脾肺二家，往往病则俱病者，因脾为生痰之源，肺为贮痰之器，脏气恒相通也。故外证既现咳嗽稠痰、喉干鼻燥之肺病，又现心嘈倒饱、食少泻多之脾虚。此时若以燥药补脾，则碍肺；以润药利肺，则碍脾。当斟酌于二者之中，拣去苦寒香燥，务以平调为主，泽及脾胃，而肺痰自平，不必专用清肺化痰诸药。盖脾有生肺之功，肺无扶脾之力也。(《汇补》) 宜异功散，加苡仁、麦冬、石斛、桔梗、山药、扁豆、莲心之属。

虚痰补脾

痰之动，出于脾。（丹溪）凡衰弱之人，脾虚不运，清浊停留，津液凝滞，变为痰饮者，其痰清晨愈多，其色稀白，其味亦淡，宜实脾养胃，使脾胃调和，饮食运化，而痰自不生。故治痰不知理脾，失其

治也。(《汇补》)

虚痰补肾

痰之源，出于肾。故劳损之人，肾中火衰，不能收摄邪水，冷痰上泛者，宜益火之原。或肾热阴虚，不能配制阳火，咸痰上溢者，宜壮水之主。(《汇补》)

虚痰忌吐

痰之在身，如木之津，如鱼之涎，遍身上下，无处不到。(节斋)故虚痰上溢者，宜补气行痰，若过用吐药，则无以滋养经络，变为肾枯骨痿。(仲景)

虚痰忌下

虚弱之人，中焦有痰而生病者，胃气亦赖所养，卒不可攻，攻尽则愈虚。(丹溪)所以治痰用利药过多，中气受伤，而痰反易生。(《汇补》)

痰证用药

主以二陈汤，取半夏燥脾湿，橘红利滞气，茯苓渗湿和中，甘草益胃缓中。盖湿渗则脾健，气利则中清，而痰自化也。后人不知古人精微，谬谓药燥，而以贝母代之，殊失立法之义。夫贝母乃心肺二经药，性能疗郁。亡血家肺中有郁火，及产乳余症消渴，阴虚咳嗽之人，忌用燥剂，姑以贝母代之，非半夏所长。若风痰，肝脉弦，面青，四肢满闷，便溺秘涩，心多躁怒，水煮金花丸、川芎防风丸。热痰，心脉洪，面赤燥热，心痛，唇口干燥，多喜笑，小黄丸、小柴胡汤加半夏。湿痰，脾脉缓，面黄，体倦沉重，嗜卧，腹胀，食不消，白术丸、局方防已丸。气痰，肺脉涩，面白，气上喘促，洒淅寒热，悲愁不乐，人参逍遥散、观音应梦散。食积痰，加山楂、神曲、麦芽、枳实，甚者必攻之。久病虚者，加参、术，兼补以运之。酒痰，用瓜蒌、青黛，蜜丸，噙化之。如酒积痰，白龙丸。脉滑数或弦急，症兼口干面赤、心烦嘈杂等火证者，二陈加芩、连、山栀；便秘者，加玄明粉；不已者，滚痰丸。盖痰火盛于上焦，非滚痰丸不可。脉濡缓，身体倦怠觉重者，属湿痰，宜二陈、二术、羌活、防风；气虚，加参、术；若多郁悒人，胃中湿痰，或周身走痛，饱闷恶心者，坠痰丸、小胃丹。脉沉滞，或滑，或结涩，兼恶心饱闷，或刺痛，属郁气挟痰，宜开郁行气，七气汤、越鞠丸。脉浮滑见于右关，或两手关前浮大而实，时常恶心，吐清水，痞塞者，就欲吐时，以探吐之，后以小胃丹徐服。痰在膈上咽下，泻亦不去，必用吐法；胶固稠浊，非吐不可也。又，痰在经络中，亦有吐法。吐中有发散之意，须先升提其气，后乃吐之，如防风、川芎、桔梗、芽茶、韭汁之类。其吐药亦有数种，瓜蒂吐热痰，薤白吐寒痰，乌尖吐湿痰，莱菔子吐气痰，藜芦吐风痰，常山吐疟痰，参芦吐虚痰。必俟清明时，于不通风处，以布勒紧其肚，乃可吐之。若脉涩年高虚人，不可用吐法也。有人坐处，率吐痰满地，其痰不甚稠黏，此气虚不摄而吐沫也，不可用利药，宜六君子加益智以摄之。若面有红赤光者，乃阴火上炎，又当用滋阴药，地黄汤加麦冬、五味。凡人身中有块，不痒不痛，或作麻木，乃败痰失道，宜随处用药消之，外以生姜时擦之，亦不必治。若有痛处，按之无血色，坚硬如石，破之无脓，或出清水，或如乳汁，此属虚证，急于益气养荣汤中加星、半以和气血，则已成者使化脓速破为良，其轻而未成者必自内消，切忌刀针之类。脾家湿热生痰上逆者，治火为先，白术、枳实、黄芩、石膏之类。痰挟瘀血，结成窠囊，膈间胀闷，诸药不效者，由厚味积热，肠胃枯涸，又加怫郁，胃脘之血为痰浊所滞，日积月累，渐成噎膈、反胃。若用燥剂，其结愈甚。惟竹沥、姜汁、韭汁可以治之，日进三五杯，后用养血健脾药。一法用神术丸，大效。痰在肠胃，可下者，枳实、大黄、芒硝之属。痰在胁下，非白芥子不能达。痰在四肢，非竹沥、姜汁不能行；在皮里膜外，亦必用之；二味，在阴虚有痰，大获奇效。痰在膈上，癫狂健忘，噎膈反胃，阴虚劳嗽，半身不遂，必加竹沥，盖竹沥能养血清金润燥也。又，痰饮流入四肢，令人肩背酸痛，两手软痹，医误以为风，则非矣，宜导痰汤加姜黄、木香。痰入经络，成结核者，用夏枯草；人实者，用海藻、昆布。阴血不足，相火上炎，肺受火凌，津液凝滞，生痰不生血者，当润剂中加麦冬、地黄之属滋其阴，使上逆之火得返其家，而痰自息。投以二陈，立见危殆。瘦人多此证。有热在肺经，而不在脾胃，致使咽喉干燥，稠痰凝结，咯不出，咽不下，当用节斋化痰丸，涤痰润燥、开结降火为上。但五液皆本于肾，肾虚无以制火，则火炎上，又当滋阴补肾以治本。尝治老年男妇，一切燥痰，噎膈不舒，大便干燥，或痰结喉中，咯不出，悉用清化膏以培肾壮水，兼噙化痰丸以治标，其效甚速。气虚有痰饮，肾气丸补而逐之。凡尺脉浮大，按之则涩，气短有痰，小便赤涩，足跟作痛，皆肾虚不能行，浊气泛上而为痰也，肾气丸屡验。若脉沉濡，清气不升，致浊液不降成痰者，二陈汤加枳、术、升麻。若脉细滑兼缓，痰清薄，身倦怠，肢酸软，此脾气虚而不能运化有痰也，六君子加桔梗。若脾经气滞，而痰中有血者，异功散加麦冬、白芍药。肝经血热，而痰中有血者，加味逍遥散。肝肾阴虚，而痰中有血者，六味丸。若过服寒凉之剂，唾血者，四君子汤。

选方

二陈汤（《和剂》） 统治痰饮之症，谓其健脾燥湿、化气和中也。

陈皮　半夏各五两　白茯苓三两　甘草一两半

为剂，每服四钱，水一盏，姜五片，煎六分，服。加南星、枳壳，名导痰汤。加南星、黄芩、黄连，名润下丸（以盐水拌煮诸药，故名润下），治痰热证。

新制润下丸降痰极效。

陈皮以盐水拌，煮透，晒干，为末，四两　炙甘草一两

水、酒糊丸，绿豆大，清茶下。

半夏丸　治肺热咳嗽生痰。

瓜蒌仁　熟半夏等份

各为末，和匀，淡姜汤丸。

神术丸　治膏粱郁结，胃槁肠燥，凝痰不顺，将成噎膈者。

茅山苍术五钱　生芝麻水研，五钱　大枣水煮，十五枚

以术为末，捣二味为丸。加真广皮五钱，更效。

四制化痰丸　治肥人因醇酒厚味，肺胃上口有痰生火者。

半夏一斤，分作四分，一分用生姜、黄连煮，一分用知母、贝母煮，一分用人参、杏仁煮，一分用桔梗、桑皮煮，各拣去余药，单用半夏为末，水糊丸。

汝言化痰丸　治肺家老痰在于喉中，咯之不出，咽之不下者。

瓜蒌　杏仁　海粉　桔梗　连翘　五倍子　香附　蛤粉　瓦楞子　风化硝

以姜汁少许，和竹沥捣入药，加蜜丸，噙化。或作小丸，清茶下。

抑痰丸　治痰结胸喉，用此顺降，功与化痰丸相似，而药味简要，可摘入煎剂中用之。

瓜蒌仁一两　贝母六钱　半夏三两

以蒸饼丸，如麻子大，每服百丸，淡姜汤下。

黄瓜蒌丸　治食积痰饮，胸膈胀闷，吐痰如胶，或五更发咳之症。

瓜蒌　半夏　山楂　神曲

等份为末，以瓜蒌水丸，竹沥和淡姜汤下。

搜风化痰丸（丹溪）　治风痰，半身不遂，歪斜蜷挛，癫狂眩晕之症。

胆南星二两　僵蚕一两　白矾一两　天麻一两　荆芥一两　白附子　陈皮　辰砂各五钱　半夏一两

上为末，姜汁丸，以辰砂为衣。每服四十丸，淡姜汤下。瘫痪证，酒下。

稀涎散　治风痰壅盛不语。

千缗汤（《大全》）

半夏七个　皂角去弦、皮　甘草各一寸　生姜如指大

水煎。

黄芩利膈丸

治热痰，眩晕嘈杂，吞酸呕吐，咯痰青黄色者。

生黄芩　炒黄芩各一两　半夏　泽泻　黄连各五钱　南星　枳壳　陈皮各三钱　白术二钱

蒸饼丸。

星半蛤粉丸　治湿痰，倦怠痿弱，泻利肿胀，上为咳嗽，下为白浊之症。

南星　半夏　苍术九蒸，洗　白术各一两　蛤粉二两　橘皮一两半

神曲糊为丸，姜汤下。

中和丸　治湿热气痰。

苍术　黄芩　半夏　香附

姜桂丸（洁古）　治寒痰。

南星　半夏　官桂各三两

为末，蒸饼丸，如桐子大。每服五十丸，姜汤下。

茯苓丸　治中脘停痰伏饮，手臂一肢麻木不举，不可作风证、虚证治者，此方主之。

半夏二两　茯苓一两　风化硝二钱五分　枳壳五钱

姜汁、竹沥和糊丸。

控涎丹　治痰涎在心膈上下，使人胸背、手足、颈项、腰胁引痛，有似瘫痪者。

甘遂去心　大戟去皮　白芥子各等份

小胃丹　上取胸膈之痰，下利肠胃之痰。胃弱者戒之。

甘遂面裹，水浸半日，煮，晒　大戟长流水煮芫花醋拌，瓦器内炒，各五钱　大黄酒蒸拌，一两五钱　黄柏炒，三两

粥丸。此方与坠痰丸俱为脾家湿痰臌胀之剂，可与沉香化气丸相间服，则不伤元气而胀渐平。

坠痰丸　治湿痰在脾胃，成胀满者，用此下之。

黑牵牛　枳实　白矾　朴硝　枳壳　牙皂

萝卜汁丸。每服五十丸，鸡鸣时服，初则有粪，后则有痰。元气实者，每日一服。元气虚者，间一日服。以大腹和软平复为度。

滚痰丸（王隐君）　治一切壮实人，痰滞肠胃，变成诸般奇怪之症。

大黄略蒸　黄芩各八两　青礞石以焰硝同煅黄金色　沉香百药煎各五钱

上为末，滴水丸，如桐子大。每服三十丸，清晨白汤下，服后仰卧片时，使药气少停膈上，然后下行。妊妇忌用。

瓜蒂散　痰在膈上，用此吐之。

瓜蒂七枚　赤小豆七粒　甘草三分

为末，每服一钱或五分，空心，以齑汁或豆豉汤下，鹅翎探吐，令快为度。

润字丸　开结润肠，通痰去垢。亦可为外感家秘结证，代承气汤功用。

橘红一两　杏仁二两　牙皂一两　前胡　天花粉　枳实　山楂肉各二两　甘草三钱　槟榔七钱　半夏一两　生地黄十二两

水发丸，空心，白滚汤下二三钱。

白龙丸 治酒积有痰。

半夏 滑石 茯苓 白矾等份

神曲糊丸。

饮 证

大意

太阴所致为积饮，因而大饮则气逆，形寒饮冷则伤肺。(《内经》)

内因

水者，阴物也。积水不散，留而为饮。有膹郁而停者，有困乏而停者，有思虑而停者，有痛饮而停者，有因热而伤冷者。(子和)挨其所由，皆因气郁中州，水浆入胃，不能运化，随脏腑虚处而留着焉。(《汇补》)

外候

大抵停水则生湿，停酒则生热，湿则成痞，热则发躁。其变现也，或形寒饮冷而得，则类外感证；或困乏忧思而得，则似内伤证。或流于四肢，则似风家痹证；或流于关节，则似跌仆伤证。其他五脏六腑所受，见症各出。(《汇补》)

饮分各经

在心则怔忡眩晕，在肺则喘急咳嗽，在脾则短气痞闷，在肝则胁满嚏痛，在肾则脐下悸动。(《金匮》)在上则面浮，在下则跗肿。在胃中则胸满口渴，而水入即吐；在经络则一臂不遂，而复移一臂；在肠间则雷鸣泄泻，或为溺结，与癃闭相似。在阳分不去，久则化气，与黄肿相似；在阴分不去，久则成形，与积块相似。在左胁者，形同肥气；在右胁者，形同息贲。(《汇补》)

饮分六证

夫饮一也，而分五饮六证，皆因形而定名也。痰饮，水停肠胃，辘辘有声，令人暴肥暴瘦。悬饮，水流胁下，咳唾引痛，悬悬思水。溢饮，水流四肢，身体重痛。支饮，水停膈上，呃逆倚息短气。留饮，水停心下，背冷如掌大，或短气怔忡，四肢历节疼痛，胁痛引缺盆，咳嗽转甚。伏饮，水停膈满，呕吐喘咳，发热恶寒，腰背痛，身惕瞤而泪出。（仲景）

饮与痰分

饮者，蓄水之名，自外而入。痰者，肠胃之液，自内而生。其初各别，其后同归，故积饮不散，亦能变痰。是饮为痰之渐，痰为饮之化也。若其外出，则饮形清稀，痰形稠浊，又不同也。（《汇补》）

停饮脉法

脉偏弦者，饮也。又，脉浮而细滑者，伤饮。又，而弦者，悬饮内痛。（《要略》）

停饮总治

停饮之初，挟寒、挟气者俱多，故症现寒热者，汗之；在胁肋、四肢者，分利之；在胸膈者，吐之；在肠胃者，下之。（《入门》）若挟虚证者，补之温之。（《汇补》）

初宜分消

凡大饮之后，当风着寒，水气凝结不运，外有表证，内有饮证者，果当温散。然或发汗太过，阳气空虚，水饮仍未解散，致心下悸，头眩筋惕，身瞤动振振欲擗地者，又当温之，不可再行分消也。（《汇补》）

次宜调养

若血气亏乏之人，痰饮客于中焦，以致四肢、百骸、胸腹发为诸病者，宜导去痰饮，随即补元气，不可专任汗、吐、渗、下之法。（《汇补》）

虚宜温中

更有脾虚之人，每遇饮后，即觉停滞于中，肠鸣于内，甚或作泻，屡用分利不效者，法当温理中焦。(《汇补》)

久宜暖肾

久有肾虚，不能纳气归元，则积饮于外，或泛于上焦为涎沫，或停于心下为怔忡，或留于脐腹，筑筑然动气者，均宜益火之剂。(《汇补》)

饮证用药

汗以香苏饮，吐以二陈汤，分利以四苓散，下以蠲饮枳实丸。凡前五饮证，元气稍旺者，三花神佑丸、控涎丹逐之；元气稍虚者，五饮汤；虚甚者，六君子汤；虚寒者，理中汤；下焦肾阴虚者，六味丸；肾家阳虚者，八味丸；外感夹饮，发汗过多，致虚证者，真武汤。

三花神佑丸 一切湿热积成痰饮，变生体麻肢痹，走注疼痛，风痰涎嗽，气壅不行。

甘遂 大戟 芫花各五钱 黑牵牛二两 大黄一两 轻粉一两

滴水丸，小豆大。先服三丸，后二丸，以利为度。

蠲饮枳实丸 逐痰消饮，导滞清膈。

枳实 半夏 陈皮 黑丑各三两

炊饼丸，姜汤下。

青木香丸 治胸膈噎塞，气滞不行，肠中水声，呕吐痰沫，不思饮食，服此宽中利膈。

黑牵牛二十四两取头末，十二两 木香三两 补骨脂 荜澄茄各四两 槟榔二两

清水丸，绿豆大。每服三十丸，茶汤下。气滞湿痰留饮，大效。

十枣汤（仲景） 治悬饮内痛，直达水气结聚之处。

芫花　甘遂　大戟

为末，枣子十枚，煮汤，去枣，调药末，强壮者服五分，平旦服之。不下，加五分，以利为度。虚人勿服。

五饮汤（海藏）治五饮留滞心胸胁下。

旋覆花　人参　陈皮　枳实　白术　茯苓　厚朴　半夏　泽泻　猪苓　前胡　桂心　白芍药　炙甘草各等份

生姜，水煎服。

泽泻汤（仲景）治饮水太过，肠胃不能传送。

泽泻五两　白术二两

水煮服。

真武汤（仲景）外寒挟水证，发汗过多，心下悸，头眩筋惕，身瞤动振振欲擗地者。

茯苓三钱　白术二钱　芍药　生姜各三钱　附子八分

水煎，温服。

八味丸

治肾经阳虚，不能制水，水饮停留，或泛为痰，或浸为肿，或动为悸。

（《证治汇补》）

叶天士

痰饮证治案绎

叶天士（1667~1746），名桂，号香岩，清代医家

痰饮是指水液在体内代谢失常，停积于某些部位的一类病证。稠浊者为痰，清稀者为阴，痰属阳，饮属阴，痰因于热，饮因于湿。相当于慢性气管炎、支气管哮喘、渗出性胸膜炎、胃肠功能紊乱等病。《内经》有“饮积”之说，指出主要由于肺、脾、肾三脏功能失常所引起。张仲景《金匮要略》将痰饮分为四饮：痰饮、悬饮、溢饮、支饮，并提出“病痰饮者，当以温药和之”的治疗大法。《千金》有提出“澼囊”一证。这是主要对饮证的认识。自隋唐以后，在痰饮病的基础上，又逐渐发展了痰证的学说，如巢元方将痰证分为热痰、冷痰、痰结实、隔痰、诸痰等证候。叶天士在前人治疗痰饮的基础上，对痰证分为有因郁因火，有因湿因热，有肝肾虚而生痰等；对饮证提出“外饮治脾，内饮治肾”的大法，有不少新的发展，值得我们学习。

证治规律

一、痰证

1. 痰火犯肺

痰因气滞热郁，痰火郁遏，治宜宣通郁遏，清热理气。如痰火咳

逆，痰有秽气，用千金苇茎汤合葶苈大枣泻肺汤（芦根、苡仁、桃仁、丝瓜子、葶苈、大枣）。如宿哮未发，心悸震动，似懊侬者，用半夏蛤粉方（半夏、川连、石菖蒲、蛤粉、枳实、茯苓、川郁金、橘红，竹沥、姜汁泛丸）。如吸烟上热助壅，用川连白术方（川连、白术、枳实、厚朴、茯苓、半夏、淡姜汤泛丸）。如痰火久嗽，用海蛤丸（天冬、瓜蒌霜、海浮石、蛤粉、风化硝、桔梗、橘红、香附，竹沥、姜汁蜜丸）。

2. 痰火风眩

痰火上逆清窍，症见头晕耳鸣，治宜化痰清肝息风。用二陈汤加天麻、钩藤、甘菊、羚羊角、蒌皮，或二陈汤去甘草加金斛、桑叶、丹皮。如症见痰多、脘中不爽、烦则火升眩晕、静坐神识安静、脉左浮弦效，治宜少阳阳明同治，用羚角半夏方（羚角、连翘、广皮、半夏曲、黑山栀、香豉）。如痰火上蒙，津液不得上承，虑成风痱，症见痰多、舌干微强、语言似謇、脉右关弦滑，治宜清上宣通，用半夏石斛方（半夏、金石斛、橘红、黑山栀、茯苓、郁金、生甘草、石菖蒲、竹沥、姜汁）。如痰火根深，五火燔燎，肝阳胃阳尤甚，症见动怒抽掣、食辛香厚味即病至、脉两关弦长，治宜清镇并施，用羚角胆星方（羚角、犀角、川连、郁金、山栀、秦皮、牛黄、胆星、橘红、生石膏、寒水石、金箔，方诸水泛丸，竹叶、灯心汤送）。

3. 痰热神昏

痰热内闭，症见昏昏如寐、神愦如迷，治宜豁痰开窍，用半夏石菖蒲方（半夏、石菖蒲、桔梗、枳实、郁金、橘红、竹沥、姜汁）。

4. 痰热恋胃

郁虑已甚，肝侮脾胃，症见痰多、食不易运、恐成噎膈、脉左弦紧搏，治宜化痰理气，用小半夏汤加味（半夏、姜汁、茯苓、杏仁、郁金、橘红），或用二陈汤加减（夏曲、郁金、石菖蒲、天麻、白蒺藜、橘红、茯苓、钩藤）。如痰多恶心脘闷，用旋覆花山栀方（旋覆花、钩藤、黑山栀、瓜蒌仁、茯苓、橘红）。肝胃气结痰多，用温胆汤（半夏、陈皮、茯苓、甘草、竹茹、枳实）。

5. 湿热蒸痰

湿热内蒸，痰火日多。如病在脾胃，症见脉胀，治宜祛痰化痰清热，用半夏山栀方（半夏、茯苓、黑山栀、橘红、白蒺藜、远志、降香）；如病在中焦，症见目黄、肢末有疮疾、脉沉弦，治宜辛寒清里通肌，用平胃散加味（生茅术、黄柏、瓜蒌、山栀、莱菔子、川连、半夏、厚朴、橘红、竹沥、姜汁丸）；如病在肠胃，症见病后厚味蒸痰，治宜逐痰通腑，用芒硝瓜蒌方（风化硝、瓜蒌仁、枳实、郁金、茯苓，姜汁炒山栀，竹沥泛丸）；如病在下焦，症见阳泄为汗、阴泄遗浊，治宜清热利湿消痰，用猪肚丸（猪肚、白术、苦参、牡蛎）。

6. 下虚上实

痰火上盛，肾气少摄，治宜清肺胃之热痰，益肾肝之精血，摄肾固真是治痰之本。治法有三：①朝用通摄下焦（熟地、苁蓉、枸杞、五味、牛膝、茯苓、远志、线胶、蜜丸），晚用清肃上焦（羚角、半夏、茯苓、橘红、黑栀皮、郁金，苦丁茶煎汤泛丸）。②清化和补肾同用，症见面色鲜明、半百未育、脉左小不静、右部弦滑，仿曼倩卫生方法（燕窝胶、甜梨膏、人参、黄芪、麦冬、山药、茯苓、於术、黄节、黑节、鹿尾胶、羊内肾、苁蓉、补骨脂、青盐）。③摄肾固真为主，症见浊泛呕逆、痰秽气、痰多食少、体中微倦，用济生肾气丸加减（熟地、茯苓、补骨脂、胡桃、枸杞、五味、牛膝、远志、车前子，蜜丸），或熟地胡桃方（熟地炭、胡桃、枸杞、牛膝、川斛、茯神）。

二、痰饮

1. 中焦痰热

因郁勃热气，蒸为痰饮，症见面色鲜明、脘中漾漾欲呕，治宜清中焦热痰，用杏仁枳实方（杏仁、枳实、橘红、瓜蒌皮、郁金、半夏曲、桔梗、黑栀皮）。如痰饮夹气火上踞，症见脘痞胀不爽，或胸脘痹塞而痛，得嗳气稍舒，面亮，头痛口干不喜饮、漐漐汗出、脉弦右涩，治宜理痰清热，用二陈汤加减（半夏、茯苓、瓜蒌皮、黑栀皮、橘红、郁金），或小半夏汤合左金丸加减（半夏、姜汁、川连、吴萸、茯苓、枳实、竹沥）。

2. 饮伤中阳

饮邪凝结，胸中清气不得舒展旷达，症见胸痞、遇冷病发、或不食不饥、或食后脘中痞阻、按之辘辘有声、手麻、胁痛心烦、耳目昏眩、脉沉小弦，治宜温中化饮，用苓桂术甘汤加味（於术、桂枝、茯苓、姜渣、苡仁、泽泻、姜、枣），或桂苓丸加味（桂枝、人参、茯苓、半夏、广皮、炙草）。如头中冷痛、食入不消、筋脉中带似掣痛、四末时冷，治宜先微通胸中之阳，用瓜蒌薤白汤加减（薤白、桂枝、半夏、茯苓、姜皮、姜汁）。如脘痛、口中味淡，胃阳虚而有浊饮，治宜温通理阳，用大半夏汤加减（人参、半夏、茯苓、枳实、姜汁）。如脘中不爽、肌腠瘙痒、咳嗽有痰，治宜温化湿痰，用六安汤加减（杏仁、白芥子、半夏、茯苓、干姜、橘红）。如饮邪内结，症见背中冷、左偏微痛、食少欲呕、四肢牵强、脉弦，治宜通阳化饮，用苓桂姜甘汤加味（桂枝、茯苓、半夏、姜汁、炙草、大枣）。如饮伏经络，症见背寒短气、背痛映心、贯胁入腰、食粥噫气脘痞、泻出黄沫，治宜温经通络，用桂枝蜀漆方（桂枝、白术、蜀漆、炮川乌、厚朴、茯苓）。如体壮而畏风怯冷、不司健运、水谷蒸变痰饮，为上实下虚，治宜温运水饮，用术附汤加味（人参、附子、於术、枳实、茯苓、泽泻，荆沥、姜汁泛丸）。

3. 饮犯心肝

阳衰不主运行，痰饮聚气欲阻，症见心痛怔忡、渐及两胁下坠、脉沉而微，治宜温化心饮，用外台茯苓饮合桂苓丸（人参、茯苓、半夏、枳实、桂枝、姜汁）。如症见背寒、心悸如坠、形盛气衰、脉沉，治宜温通补阳，用真武汤加人参（人参、附子、干姜、茯苓、於术、白芍）。如痰饮上泛，症见面色红亮、眩晕恶心、胸脘不爽、脉右弦左弱，有厥中之事，治宜化饮息风，用半夏蒺藜方（半夏、白蒺藜、橘红、天麻、石菖蒲、茯苓、姜汁）。如症见身如在舟车中、身动呕痰、不渴舌白、脉涩小，治宜通补阳明，用大半夏汤加减（人参、半夏、枳实、茯苓、竹沥、姜汁）。如症见神不爽慧，防有风痹，脉弦，治宜通阳化饮，用外台茯苓饮加减（人参、茯苓、广皮、枳实、半夏、金石斛）。如症见痞不成寐、毛发自坠，治宜通饮苏阳，用外台茯苓饮（茯苓、人参、白术、枳实、陈皮、生姜）。如寒饮上冲膻中，症见呛喘哮、坐不得卧、神迷如呆，治宜逐饮开浊，用南星白附方（姜汁炒南星、姜汁炒白附子、茯苓、桂枝、炙草、石菖蒲）。

4. 脾肾阳虚

痰饮痞聚，症见形寒汗出、痞聚成形，治宜通阳扫阴，用乌梅丸合真武汤加减（人参、熟附、干姜、川椒、桂枝、乌梅、白芍，另真武丸），或人参汤送服真武丸。脾肾阳虚，蕴生痰饮，症见脾运渐迟，常有遗泄、烦心萦思、脉左沉静、右微弦，治宜固下益肾、转旋运脾并进，早服还少丹加减（熟地、苁蓉、枸杞、五味、萸肉、茯神、山药、菟丝、覆盆、鱼胶、菖蒲、远志、龙骨、青盐，蜜丸），晚服茅术於术方（茅术、於术、半夏、茯苓、广皮、益智、白蒺藜、钩藤、姜枣汤泛丸）。

三、悬饮

1. 脾胃阳微，寒湿滞聚

症见右季胁痛、汤饮下咽汩汩有声、吐痰涎头痛、肌肉丰溢、脉沉缓，治宜温中佐其条达，用平胃散加减（茅术、厚朴、半夏、茯苓、陈皮、姜渣、胡芦巴、炙草、姜汁泛丸）。

2. 悬饮流入胃络

症见胃脘酸痛、涌噫酸水，治宜辛通其阳以驱饮，用小半夏加茯苓汤加减（桂枝、半夏、茯苓、川椒、姜汁），或加附子。如症见左胁肋痛、面色黄、痰多呛咳，甚至不得卧，脉右虚左小弦、或右大而弦，服金铃子散或旋覆花汤后痛呕，明属胃虚，治宜太阳阳明开阖法，用参苓桂甘汤（人参、茯苓、炙草、桂枝、煨姜、南枣），接服小半夏加茯苓汤加味（半夏、生姜、人参、桂枝、川椒）。

四、溢饮

伏饮伤及脾胃，症见呕吐不饥、吸气甚微、小溲晨通暮癃、足跗浮肿、虑成中满，治宜开太阳以通腑，用牡蛎泽泻散加减（牡蛎、泽泻、防己、茯苓、五味、干姜）。

五、支饮

1. 外寒引动宿饮

症见形寒、上逆咳嗽，治宜温散降饮，用杏仁桂枝方（杏仁、桂枝、干姜、茯苓、苡仁、炙草），或蛤粉生姜方（生姜、半夏、蛤蜊粉、茯苓、桂枝、苡仁）。如咳嗽、喉下有痰音、胁痛、卧着气冲、脉浮，治宜开太阳以肃上，用苓桂味甘汤加味（茯苓、桂枝、干姜、五味、白芍、麦草）。如症见畏寒久嗽，治宜散寒化饮，用桂枝汤加茯苓、杏仁。

2. 饮逆不降

症见背寒咳逆，治宜辛通饮邪。用枇杷杏仁方（枇杷叶、杏仁、茯苓、橘皮、生姜、半夏）。肺饮不得卧，用旋覆花米仁方（旋覆花、米仁、杏仁、白芥子、半夏、茯苓）。如症见气喘、咳唾浊沫、不能着枕、喜饮汤水、遇寒病发、脉右大弦，治宜逐饮降气，用葶苈大枣泻肺汤（葶苈、大枣）。如症见痰饮上吐、喘不得卧、不能着右、或胁痛、面色鲜明，甚则小便不利、下肢浮肿、脉沉，治宜宣通开气，开太阳以使饮浊下趋，用小青龙汤去细辛、麻黄，加苡仁、炒石膏；或用小青龙合越婢汤加减（杏仁、茯苓、苡仁、半夏、桂枝、石膏、白芍、炙草），或去苡仁，加干姜、五味；或用桂枝汤去甘草，加杏仁、茯苓、苡仁、石膏。如饮泛气逆，症见浮肿喘咳、腹胀、卧则冲呛，治宜开泄水饮，用越婢汤加减（石膏、杏仁、桂枝、半夏、茯苓、炙草）。如气冲喘嗽、脘胁痞阻，治宜降气化饮，用苓桂味甘汤加味（桂枝、茯苓、干姜、五味、杏仁、白芍、炙草、牡蛎），或桂苓味甘汤加姜、枣。

3. 脾胃阳虚而饮逆

如症见咳逆或久嗽、不渴、舌白、脉弦大，治宜温阳化饮，用杏仁茯苓方（杏仁、苡仁、半夏、干姜、桂枝、茯苓、厚朴、炙草），或去干姜、半夏，加生姜、大枣。如症见久嗽妨食，或卧着气钝饮阻，则咳多痰出汗出，治宜温阳化饮，用苓桂术甘汤；或苓桂苡甘汤（茯苓、桂枝、苡仁、炙草、姜汁），接服外台茯苓饮（茯苓、白术、人参、枳实、生姜、陈皮）。

如症见咳嗽数月、呕出涎沫、面色鲜明、饮食仍进，治宜温化胃饮，用小半夏汤加桂枝、杏仁、姜汁。如症见昔壮今瘦、当心似阻、咳久不已、卧着多咳、痰出稍安、不渴、舌黄、脉右弦，治宜通开胸阳，用瓜蒌薤白汤加减（薤白、瓜蒌皮、半夏、茯苓、桂枝、姜汁）。

4. 脾肾阳虚而饮逆

症见饮泛呛咳，肌肉麻痹、痞胀不堪纳谷、冬甚春减、脉沉弦，下虚无以制上，治宜摄纳下焦、转旋中焦并施，早服金匮肾气丸（也可去萸，换白芍，炒楂炭水泛丸），晚服外台茯苓饮（去术）；也有先用桂苓味甘汤撤饮，再常用八味肾气丸。如下元先亏，气不收摄，痰饮上泛，症见昔肥今瘦、着枕咳呛、身体卧着则上气不下、形寒畏风、脉沉而弦，治宜脾肾同治，用苓桂味甘汤合七味都气丸加胡桃。

5. 肾阳虚而饮逆

症见每交秋冬、伏饮夹气上冲、咳喘呕吐、或劳力喘甚、肩背恶寒，治宜温补下元，用七味都气丸加车前子，或加坎炁、胡桃；或薛氏八味丸；或早服肾气丸、晚服真武丸。如少壮肾虚兼肝阳夹热气上升，用肾气丸去桂，加五味、沉香。如属急症，症见咳不能卧、咳吐涎沫、阳微恶寒、食减胃衰，治宜通阳逐饮，急护真阳，以熟附配生姜法，用真武汤去术加参（人参、茯苓、熟附、生姜汁、白芍、南枣）。如症见喘不得卧、脉虚数、阳微欲脱者，治宜先用白通加猪胆汁汤加减（人参、熟附、干姜、猪胆汁）回阳泄阴，再用真武汤（去水加参）、苓桂术甘汤、肾气丸、大半夏汤等方。

叶方选析

一、半夏蛤粉方

引证：汪，宿哮久矣不发，心悸震动，似乎懊侬之象，此属痰火，治以宣通郁遏，勿徒呆补。

组成：半夏　川连　石菖蒲　蛤粉　枳实　茯苓　川郁金　橘红

竹沥、姜汁泛丸。

主治：痰火为患，心悸震动，似乎懊侬之象，有宿哮。

方义：方中以半夏、茯苓、橘红、姜汁燥湿化痰，蛤粉、竹沥清肺化痰，川连清热，石菖蒲、枳实、川郁金理气宽胸。全方有清热化痰、宣通郁遏之功。

加减：痰火甚，加瓜蒌霜、海浮石、风化硝。

二、羚角半夏方

引征：徐右，脉左浮弦数，痰多，脘中不爽，烦则火升眩晕，静坐神识安舒，议少阳阳明同治。

组成：羚羊角　连翘　广皮　炒半夏曲　黑山栀皮　香豉

主治：痰火风眩，烦则火升眩晕，静坐神识安静，痰多，脘中不爽，脉左浮弦数。

方义：方中以羚羊角清肝息风，连翘清热，广皮、半夏曲理气化痰，黑栀皮、香豉（即栀豉汤）开发陈腐、清泄郁热。全方从少阳、阳明同治着手，有清肝化痰息风之效。

加减：头晕耳鸣，加钩藤、甘菊。

三、羚角胆星方

引证：某，夏至节两关脉弦长，五火燔燎，而肝阳胃阳尤甚，动怒抽掣为肝病，食辛香厚味即病至。胃病使然，痰火根深，非顷刻可扫除，惟静养匆恚忿，薄味以清里，此病发之势必缓，由渐加功议药，乃近理治法。

组成：羚羊角　犀角　川连　郁金　山栀　北秦皮　牛黄　胆星　橘红　生石膏　寒水石　金箔

方诸水泛丸，竹叶、灯心汤送。

主治：痰火根深，五火燔燎，肝阳胃阳尤甚，动怒抽掣，食辛香厚味即病至，脉两关弦长。

方义：方中以羚角、犀角、牛黄清心肝之火，配以川连、山栀、生石膏、寒水石清心胃之热，郁金、橘红理气化痰，胆星、秦皮清热化痰，金箔安神镇惊，方诸水（即活蚌水）清热消痰。全方有清热化痰、安神镇惊之功，本方对肝风夹痰、肝火夹痰、心火夹痰等都有效。

四、芒硝瓜蒌方

引证：某，病后，厚味蒸痰。

组成：风化硝　瓜蒌仁霜　枳实　郁金　生茯苓　姜汁炒山栀　竹沥泛丸

主治：痰火郁结肠胃，痰多久嗽，或癫狂。

方义：方中以风化硝、瓜蒌仁通腑逐痰，郁金、枳实理气通滞，山栀清热，茯苓健脾利湿，竹沥清化痰热。全方有通腑逐痰清热之功，对痰火壅滞肠胃之证，如久嗽、癫狂等都有效。

五、参苓桂甘汤

引证：施右，初服旋覆花汤，未应。另更医谓是营虚，用参、归、熟地、桂、芍、炙草，服后大痛，医又转方，用金铃、半夏、桃仁、延胡、茯苓，服之大吐大痛。复延余治，余再议方，谓肝络久病，悬饮流入胃络，致痛不已，议太阳阳明开阖方法。

组成：人参　茯苓　炙草　桂枝　煨姜　南枣

主治：悬饮流入胃络，左胁肋痛，面色黄，痰多呛咳，甚至不得卧，脉右虚左小弦，或右大而弦。

方义：叶氏自注说：胃虚，以参、苓阖阳明，用草、桂开太阳。

并辛香入络，用姜、枣通营卫，生姜恐伐肝，故取煨以护元气，而微开饮气也。本方为安胃通阳化饮而设，从太阳阳明着手，为开阖导饮法的代表方。

加减：痰多，加半夏。通阳，加川椒。

按前方服之痛止。

六、杏仁桂枝方

引证：某，高年卫阳式微，寒邪外侵，引动饮邪，上逆咳嗽，形寒。仲景云：治饮不治咳，当以温药通和之。

杏仁 10 克　粗桂枝 3 克　淡干姜 4.5 克　茯苓 10 克　苡仁 10 克　炙草 1.2 克

主治：外寒引动宿饮上泛，上逆咳嗽，形寒。

方义：此方由苓桂术甘汤化裁而来，叶氏以苡仁代白术，则可无白术之壅，而有苡仁清肺排痰、健脾化湿之效。虽经一味更减，但对新发者尤宜。再加杏仁止咳，干姜散寒。全方有温散化饮止咳之效，对宿邪由外寒引发有效。

加减：痰壅气滞，加半夏、厚朴。外寒较甚，去干姜，代以生姜、大枣。

病例选析

陈，脉虚微，春阳地升，浊阴上干，喘不得卧，治在少阴。

人参　淡熟附子　猪胆汁

又，照前方加淡干姜 4.5 克。

又，脉弦，暮夜浊阴冲逆，通阳得效，议真武法以撤其饮。

人参　淡附子　生白芍　茯苓　姜汁

又，真武泄浊，脘通思食，能寐，昨宵已有渴欲饮水之状。考《金匮》云，渴者饮邪欲去也，当健补中阳，以资纳谷。

人参　生於术　淡附子　茯苓　泽泻

又，早服肾气丸。晚用大半夏汤。

人参　半夏　茯苓　姜汁

按：本例为内伤久病，属阳虚浊阴上升。这时阳气欲脱，有息高之危，十分危急。治法当以回阳为主，兼以泄浊阴。叶氏急取白通加猪胆汁汤，去葱白、人尿（因无格阳表现），加人参以回阳救逆、摄纳元真为先。二诊后，症状已减，于是从本图治，三诊用真武汤以人参代白术，加强补气通阳；四诊用苓桂术甘汤，以人参、附子代桂枝、甘草，并加泽泻以加强温运去饮。前者重点治肾，后者重点治脾。五诊已为缓图之方，也是从肾、脾两脏着手，以金匮肾气丸培补下焦，大半夏汤（去白蜜，加茯苓、姜汁）安胃化饮。从这个病例可以看出，叶氏用方不离仲景，但又不恪守原方，而能灵活变通。有时虽仅一、二味变更，大旨尚未变，但更熨贴病情，予人启迪良多，真不愧为善于化裁经方的大师。

叶天士曾经指出“痰与饮虽为同类，而实有阴阳之别”，因而分别辨治。

叶氏治痰，认为痰因郁火、因湿热、因肝肾虚而生痰，因而他说：“痰因气滞热郁，治当清热理气为先。”对于肝肾虚者，他说：“法当摄肾固真，乃治痰之本，方为有益。”徐灵胎评说：“所列方案，皆治肺胃浮痰之药，若透经入络，盘踞脏腑及三焦隐处之老痰，尚有峻厉制炼之方”，如礞石滚痰丸（煅礞石、大黄、黄芩、沉香、芒硝），十味导痰汤（半夏、陈皮、茯苓、甘草、生姜、胆星、枳实、羌活、天麻、蝎尾）等，可资参考。

叶氏辨饮，基本上遵循张仲景的法则，如昔肥今瘦、面色红亮、咳逆、短气、背寒、冒眩、心悸、舌白不渴、脉弦或沉等，都为痰饮的见证。如先口干不欲饮水，后渴者，表示饮邪将去之兆。

叶氏治饮，提出了“外饮治脾，内饮治肾”的法则。他说：“饮属阴类，故不渴饮。仲景五饮互异，其要言不烦，当以温药和之，通阳方法，因无容疑惑，大意外饮宜治脾，内饮治肾，是规矩准绳矣。”徐灵胎评说：“治痰饮诸案，深得古人治法，最为卓识。”

外饮结脾，叶氏说：“但护中焦脾胃，使阳气健运不息，阴浊痰涎，焉有窃踞之理。”“凡治痰饮，须辨饮食，食少已极，议治中宫之阳。”他常用苓桂术甘汤、小半夏加茯苓汤、外台茯苓饮、苓桂味甘汤等。苓桂术甘汤为叶氏治脾虚不运、痰饮聚蓄者常用之方。但是他并不死守其方，而予以灵活化裁。有时与二陈汤合用，加重化痰之功；有时将苡仁代替白术，再酌加杏仁、半夏、厚朴、生姜、大枣，对宿饮咳喘更效；有时加厚朴、川乌、蜀漆温经通络，以治背痛彻心。小半夏加茯苓汤，也是叶氏常用之方，常加桂枝、厚朴、杏仁、苡仁、橘红、川椒等辛通阳气；有时与大半夏汤合用，以温阳化饮；有时与瓜蒌薤白汤合用，以通阳逐饮苓桂味甘汤，叶氏常用于脾肾两虚的支饮，常加生姜、大枣。外台茯苓饮，叶氏常用于治饮的善后治疗，大多去白术，加半夏。

内饮治肾，叶氏说：“伏饮……疏肺降气不效者，病在肾络中也，盖精血少壮不旺，难以搜逐，病根不去”；“喘不得卧，治在少阴”。他常用肾气丸、熟附都气丸、真武丸或汤（常去白术加人参）等。他说：“肾气丸，摄纳下焦散失，以治水泛之饮”，又说：“仲景真武汤法，以熟附配生姜，通阳逐饮立法”，“扫群阴以驱饮邪，维阳气以立基本”。对肾气丸和都气丸有时还与治脾法或开太阳法同用，一般早服肾气丸或都气丸，晚服外台茯苓饮或苓桂味甘汤或小青龙汤。

对外寒引动内饮者，叶氏常用小青龙汤开太阳以导饮浊，叶氏说："小青龙意，主乎由上以泄水寒，直从太阳之里以通膀胱，表中里药也"；"急用小青龙法，使膀胱之气无阻碍，浊饮痰气自无逆冲之患矣"。叶氏用小青龙汤，常去麻黄、细辛，有时加入苡仁、石膏、杏仁、茯苓，以平冲逆。

除上述方法外叶氏还擅用养阴化痰法。阴虚夹痰湿证，治疗殊感棘手，如柔润滋阴则有碍痰湿，如化痰燥湿则势必更伤其阴。叶氏对于阴虚致生湿煎痰者治宜补阴以除痰，对肺则用润燥化痰，对胃则用甘凉濡润，对肝则用甘寒清润、涵木养肝，对肾或用益肾固精、摄水制痰，或用济阴降火、金水双收。养阴化痰法，是叶氏治疗痰饮的一个特点，后人金子久在临床也常取法叶法而获效。常用方有沙参麦冬汤、叶氏养胃汤、熟地胡桃方（熟地炭、胡桃肉、枸杞、牛膝、川斛、茯神）等。

此外，饮停胃肠，仲景还用甘遂半夏汤（甘遂、半夏、芍药、甘草）、已椒苈黄丸（防己、椒目、葶苈、大黄）。悬饮，仲景还用十枣汤（大枣、甘遂、大戟、芫花），后人改用控涎丹（甘遂、大戟、白芥子），香附旋覆花汤（香附、旋覆花、苏子、杏仁、广皮、半夏、茯苓、苡仁）等。这些攻逐方法，叶案中未见使用，但有时也很有疗效。录备参考。

（陈克正等编著《叶天士诊治大全》）

薛生白

痰饮喘咳水气肿胀

薛生白（1681~1770），名雪，号一瓢，清代医家

昔肥今瘦，为痰病伤正气不复，下焦无力。议治脾肾。

补骨脂　茯苓　广皮　生智仁　生白术　川椒

蒸饼为丸。

少阴气逆，议通太阳。

川桂枝　五味　白芍　茯苓　炙草　淡干姜

少年背冷夜喘，此为伏饮成哮。痰饮属阴邪，乘夜阳不用事窃发。以辛甘淡微通其阳。

桂枝　炙草　米仁　茯苓　姜皮

饮酒便滑，胸中气逆，阳不运行，痰聚。当以温通其阳。

生智仁　半夏　干姜　茯苓　广皮　姜汁

饮酒聚湿，湿生痰生热，维脉为湿热所阻，遂为痹痛，犹是浅近之恙。其在里久酿痰饮，深处络中，二年以来，阳气日衰。痰湿皆属阴浊，乘夜冲举，有妨卧寝。仲景论饮非一，总以外饮治脾，内饮治肾为要法。总之，脾阳鼓运水谷之气，何以化湿变痰；肾阳潜藏，斯水液无从上泛而为痰喘。试以过饮必泻甚，酒肉当禁忌矣。先议越脾法，宣上郁热，以通痰饮。

桂枝木　木防己　茯苓　淡干姜　石膏　白芍　北五味

脉沉，背寒，咳嗽吐稀涎，夜不得卧。此为伏饮，遇冷即发。

小青龙汤去麻辛。

六旬又五，从未生育，先天坎阳未旺。所赖后天水谷精华，藉以形充气沛。男年八八，天癸向衰，形体似壮，其气已弱。向来味厚温补，与体质相宜。近因痰多火动，药力未能收纳及下，反为助痰妨胃之累。虚风暗旋，原非客感。冬藏未富，春木蠢动。风来肝肾，阴阳不交使然。木必凌土，而纳食不化，陡然便溏矣。再论痰饮，莫详仲景，由水液上泛者治肾，食减不运者治脾。今肝木生风，致麻痹渐软，亦当培土制木。

早服四斤丸，夜服茯苓饮。

痰饮一证，头绪甚多，以阳气不足之体，当此天暖发泄，反误服苦辛泄气之药，伤及胃口。此背冷不能纳食，是其明征。

茯苓　桂枝　甘草　生姜　南枣

痰饮皆阴浊，乘阳微浊，攻为呕吐。胃气伤，不主纳食。用真武汤驱浊饮醒阳。

真武汤。

脉濡，中宫阳不主运，湿浊聚痰，不饥，不渴，不食。

桂枝木　草果　广皮　茯苓　厚朴　炒谷芽

高年久不更衣，痰气上室。

滚痰丸。

涎饮激射。

块苓　苏子　陈皮　郁金　半夏　芥子　姜汁

聚饮膈上，辛开淡降而已。

块苓　桂枝　炒熟半夏　姜汁　炒橘红　泽泻　苏子

冷哮气喘急数年，根深沉痼。发时以开太阳逐饮，平昔用：

肾气丸加沉香。

幼年哮喘，是寒暄失时，食味不调，致饮邪聚络。凡有内外感触，必喘逆气填胸臆，夜坐不得卧息，昼日稍可展舒，浊沫稀涎，必变浓痰，斯病势自缓。发于秋深冬月，盖饮为阴邪，乘天气下降，地中之阳未生，人身藏阳未旺，所伏饮邪与外凉相召而窃发矣。然伏于络脉之中，任行发散、攻表、涤痰、逐里、温补，与邪无干，久药不效。谓此治法，宜夏月阴气在内时候，艾灸肺俞等穴，更安静护养百日。一交秋分，暖护背部，勿得懈弛。病发之时，暂用汤药，三四日即止。平昔食物，尤宜谨慎。再经寒暑陶溶，可冀宿患之安。发时背冷气寒，宜用开太阳逐饮。

青龙法。

寒天痰嗽，乃阳气微弱，不能护卫，风冷来侵而起。久则饮泛上逆，入暮为剧，饮属阴浊耳。仍发散清肺，仿仲景饮门议治。

桂枝　五味　杏仁　茯苓　炙草　干姜

附方：橘、半、枳、术，用竹沥、姜汁泛丸。

脉弦，脊骨中冷，深夜痰升欲坐。少阴寒饮上泛，议通太阳。

桂苓五味甘草汤，加淡干姜、北细辛。

痰饮入夜上泛，喘咳不得卧息。当治饮，不当治咳。

桂苓五味甘草汤加淡干姜、白芍。

寒热客邪，已过营卫，变为痰饮。遇冷遇暖，或加劳悴，饮泛阻塞升降，喘不得着枕。饮去便安。逐饮非一，最难除根。

小青龙去麻、辛。

久遗下虚，秋冬咳甚气冲，入夜上逆欲坐，不能安枕，形寒足冷。显然水泛为痰沫，当从内饮门治。医用肺药，则谬矣。

桂苓五味甘草汤加白芍、干姜。

壮年久寓闽、越、粤，南方阳气偏泄，中年以来，内聚痰饮，交冬背冷，喘嗽，必吐痰。胃脘始爽。今六十四岁，已属向衰，喜暖怕寒，阳虚已露。不宜搜逐攻劫，当养少阴肾脏。仿前辈水泛化痰阻气，以致喘嗽之例。

肾气去牛膝、肉桂，加沉香、五味子。

年老水入涌出，阳微伏饮。

大半夏汤加姜汁。

温邪挟饮上逆，肺胃不主宣降，咳逆身热，肤胁痹而不舒。素有肝邪，升多降少。以理气泄饮为治。

旋覆花　蒌仁霜　橘红　杏仁　冬瓜皮　苏子

左瘫经年，形体已少矫捷运动。长夏气交之湿，与水谷不运之湿，皆令阻遏脾胃流畅之气，食减不化，大便不爽。渐渐喘急，四末肌理，有中满之累。

杏仁　腹皮　厚朴　米仁　茯苓皮　桔梗　蔻仁　广皮

煎药送保和丸。

通泄肺气，喘缓肿减，偏右则知内因水谷之湿，全在气分流通而解。凡腥浊厚味，皆滞气留着，与此病未合。

木防己　苓皮　萆薢　桂枝　米仁　厚朴

老年阳微，气窒浮肿。当通腑阳，勿进破气。

生於术　淡附子　川桂枝　厚朴　白茯苓

长夏湿邪，伤太阴脾阳，发疮不尽，其气浮肿，腹胀。议宣通腑气。

生白术　大腹皮　厚朴　生牡蛎　茯苓皮　泽泻　广皮　木防己

诊脉左沉右弦虚，过劳阳伤，清气不主流行。温中丸不应，非有形之滞。以辛温微通其阳。

桂枝薤白汤。

又案：形盛气衰是阳虚。平素多饮酒，有湿有痰。其筋骨中渐渐畏寒刺痛，却主阳气不流行矣。同前方。

《薛生白医案》

徐大椿

洄溪痰饮案疏

徐大椿（1693~1772），字灵胎，清代医家

痰

嘉兴朱宗周 以阳盛阴亏之体，又兼痰凝气逆，医者以温补之，胸膈痞塞，而阳道痿。群医谓脾肾两亏，将恐无治。就余于山中。余视其体丰而气旺，阳升而不降，诸窍皆闭，笑谓之曰：此为肝肾双实证，先用清润之品，加石膏以降其逆气；后以消痰开胃之药，涤其中宫；更以滋肾强阴之味，镇其元气。阳事即通。五月以后，妾即怀孕，得一女。又一年，复得一子。惟觉周身火太旺，更以养阴清火膏丸为常馔。一或间断，则火旺随发，委盛如往日之情形矣。而世人乃以热药治阳，岂不谬哉！

雄按：今秋藩库吏孙位申，积劳善怒，陡然自汗凛寒，腕疼咳逆，呕吐苦水。延余诊之，脉弦软而滑，形瘦面黧，苔黄不渴，溲赤便难。以二陈去甘草，加沙参、竹茹、枇杷叶、竹叶、黄连、蒌仁为剂。渠云阳痿已匝月矣，恐不可服此凉药。余曰：此阳气上升，为痰所阻，而不能下降耳。一服逆平痛定，呕罢汗止，即能安谷。原方加人参，旬日阳事即通，诸恙若失。

苏州府治东首杨姓 年三十余，以狎游私用父千金，父庭责之，体虚而兼郁怒，先似伤寒，后渐神昏身重。医者以为纯虚之证，惟事峻补，每日用人参三钱，痰火愈结，身强如尸，举家以为万无生理。余入视时，俱环而泣。余诊毕，及按其体，遍身皆生痰核，大小以千计，余不觉大笑，泣者尽骇。余曰：诸人之泣，以其将死耶？试往府中借大板重打四十，亦不死也。其父闻之颇不信，曰：如果能起，现今吃人参费千金矣，当更以千金为寿。余曰：此可动他人，余无此例也，各尽其道而已。立清火安神极平淡之方，佐以末药，一服，三日而能言，五日而能坐，一月而行动如常。其时牡丹方开，其戚友为设饮花前以贺。余适至，戏之曰：君服人参千金而几死，服余末药而愈，药本可不偿乎？其母舅在旁曰：必当偿先生，明示几何？余曰：增病之药值千金，去病之药自宜倍之。病者有惊惶色。余曰：无恐，不过八文钱买卜子为末耳。尚有服剩者，群取视之，果卜子也，相与大笑。其周身结核，皆补住痰邪所凝成者，半载方消，邪之不可留如此。幸而结在肤膜，若入脏则死已久矣。

雄按：今夏，刘午亭，年六十三岁，久患痰喘自汗，群医皆以为虚，补剂备施，竟无效。徐月严嘱其浼余视之，汗如雨下，扇不停挥，睛凸囟高，面浮颈大，胸前痞塞，脉滑而长。妻女哀求，虑其暴脱。余曰：将塞死矣，何脱之云？与导痰汤加旋覆、海石、泽泻、白前，一饮而减，七日后囟门始平，匝月而愈。继有顾某年五十六岁，肥白多痰，因啖莲子匝月，渐觉不饥，喘逆自汗无眠。以为虚也，屡补之后，气逆欲死。速余视之，苔黄溲赤，脉滑不调，以清肺涤痰治之而愈，旋以茯苓饮善其后。

痰　喘

松江王孝贤夫人　素有血证，时发时止，发则微嗽。又因感冒变成痰喘，不能着枕，日夜俯几而坐，竟不能支持矣。是时有常州名医法丹书，调治无效。延余至。余曰：此小青龙证也。法曰：我固知之，但弱体而素有血证，麻桂等药可用乎？余曰：急则治标。若更喘数日，则立毙矣。且治其新病，愈后再治其本病可也。法曰：诚然。然病家焉能知之？治本病而死，死而无怨；如用麻桂而死，则不咎病本无治，而恨麻桂杀之矣。我乃行道之人，不能任其咎；君不以医名，我不与闻，君独任之可也。余曰：然。服之有害我自当之，但求先生不阻之耳。遂与服。饮毕而气平就枕，终夕得安。然后以消痰润肺、养阴开胃之方以次调之，体乃复旧。法翁颇有学识，并非时俗之医，然能知而不能行者。盖欲涉世行道，万一不中，则谤声随之。余则不欲以此求名，故毅然用之也。凡举世一有利害关心，即不能大行我志，天下事尽然，岂独医也哉！

雄按：风寒外束，饮邪内伏，动而为喘嗽者，不能舍小青龙为治。案中云感冒是感冒风寒，设非风寒之邪，麻桂不可擅用，读者宜有会心也。

痰喘亡阴

苏州沈母　患寒热痰喘，浼其婿毛君延余诊视。先有一名医在座，执笔沉吟曰：大汗不止，阳将亡矣。奈何？非参、附、熟地、干姜不可。书方而去。余至不与通姓名，俟其去乃入，诊脉洪大，手足不冷，喘汗淋漓。余顾毛君曰：急买浮麦半合，大枣七枚，煮汤饮之可也。如法服而汗顿止，乃为立消痰降火之方二剂而安。盖亡阳亡阴，相似而实不同。一则脉微，汗冷如膏，手足厥逆而舌润；一则脉洪，汗热不黏，手足温和而舌干。但亡阴不止，阳从汗出，元气散脱，即为亡阳。然当亡阴之时，阳气方炽，不可即用阳药，宜收敛其阳气，不可不知也。亡阴之药宜凉，亡阳之药宜热，一或相反，无不立毙。标本先后之间，辨在毫发，乃举世更无知者，故动辄相反也。

雄按：吴馥斋令姊体属阴亏，归沈氏后，余久不诊。上年闻其久嗽，服大剂滋补而能食肌充，以为愈矣。今夏延诊云：嗽犹不愈。及往视，面浮色赤，脉滑不调，舌绛而干，非肉不饱。曰：此痰火为患也。不可以音嘶胁痛，遂疑为损怯之末传。予清肺化痰药为丸噙化，使其廓清上膈，果胶痰渐吐，各恙乃安。形复瘦，始予养阴善后。病者云：前进补时，体颇渐丰，而腰间疼胀，略一抚摩，嗽即不已，自疑为痰。而医者谓为极虚所致，补益加峻，酿为偏体之痰也。

观察毛公裕 年届八旬，素有痰喘病，因劳大发，俯几不能卧者七日。举家惊惶，延余视之。余曰：此上实下虚之证。用清肺消痰饮，送下人参小块一钱，二剂而愈。毛翁曰：徐君学问之深，固不必言，但人参切块之法，此则聪明人以此炫奇耳。后岁余，病复作，照前方加人参煎入，而喘逆愈甚。后延余视，述用去年方而病有加。余曰：莫非以参和入药中耶？曰：然。余曰：宜其增病也。仍以参作块服之，亦二剂而愈。盖下虚固当补，但痰火在上，补必增盛。惟作块则参性未发，而清肺之药，已得力过腹中，而人参性始发，病自获痊。此等法古人亦有用者，人自不知耳。于是群相叹服。

雄按：痰喘碍眠，亦有不兼虚者。黄者华年逾五旬，自去冬因劳患喘，迄今春两旬不能卧，顾某作下喘治，病益甚。又旬日，近余视之，脉弦滑，苔满布，舌边绛，乃冬温薄肺，失于清解耳，予轻清肃化药治之而痊。至参不入煎，欲其下达，与丸药噙化，欲其上恋，皆有妙义，用药者勿以一煎方为了事也。又有虚不在阴分者，余治方啸山今秋患痰喘汗多，医进清降药数剂，遂便溏肢冷，不食碍眠，气逆脘疼，面红汗冷。余诊之，脉弦软无神，苔白不渴，乃寒痰上实、肾阳下虚也。以真武汤去生姜，加干姜、五味、人参、厚朴、杏仁，一剂知，二剂已。又治顾某体肥白，脉沉弱，痰喘易汗，不渴痰多，啜粥即呕，以六君去甘草，加厚朴、杏仁、姜汁、川连，盖中虚痰滞也，投七日果愈。

饮　　癖

洞庭席载岳　素胁下留饮，发则大痛呕吐，先清水，后黄水，再后吐黑水而兼以血，哀苦万状，不能支矣，愈则复发。余按其腹，有块在左胁下，所谓饮囊也。非消此则病根不除，法当外治，因合蒸药一料，用面作围，放药在内，上盖铜皮，以艾火蒸之，日十余次，蒸至三百六十火而止。依法治三月而毕，块尽消，其病永除，年至七十七而卒。此病极多，而医者俱不知，虽轻重不一，而蒸法为要。

雄按：今夏江阴沙沛生鹾尹，患胸下痞闷，腹中聚块，卧则膊间有气下行至指，而惕然惊寤。余谓气郁饮停，治以通降。适渠将赴都，自虑体弱，有医者迎合其意，投以大剂温补。初若相安，旬日后神呆不语，目眩不饥，便闭不眠，寒热时作。复延余诊，按其心下，则濯濯有声，环脐左右，块已累累，溺赤苔黄，脉弦而急。幸其家深信有年，旁无掣肘。凡通气涤饮、清络疏肝之剂，调理三月，各恙皆瘳。

（《洄溪医案》）

何梦瑶

痰病临证砭石

何梦瑶（1693~1764），字报之，号西池，清代医家

痰本吾身之津液，随气运行。气若和平，津流液布，百骸受其润泽，何致成痰为病？苟气失其清肃，而过于热，则津液受火煎熬，转为稠浊；或气失其温和，而过于寒，则津液因寒积滞，渐致凝结，斯痰成矣。故痰一也，而因寒因热，其源不同，可概治欤？辨别之法，古以黄稠者为热，稀白者为寒。此特言其大概，而不可泥也。试以外感言之：余尝自验伤风咳嗽，痰随嗽出，频数而多，色皆稀白，误作寒治，遂致困顿，后悟其理，方知为热极所致。盖火甚壅逼，频咳频出，停留不久，故未至于黄稠耳。迨火衰气平，咳嗽渐息，痰之出者，半日一口，反黄而稠，则火不上壅，痰得久留，受其煎炼所致，而病亦遂愈。方知黄稠之痰，火气尚缓而微；稀白之痰，火势反急而盛也。此皆当用辛凉解散，而不宜于温热者也。又以内伤言之：肾火虚水泛为痰，其痰清稀，当用温热固也。即肾火盛，水沸为痰，其痰亦清稀。盖龙雷动而雨水随之，卒然上涌，虽略带浊沫，终非黄痰可比，亦宜用甘寒壮水，而不宜于温热者也。孰谓稀白之痰，必属于寒也哉？大抵稀白而吐疏者，必属寒，吐数而因伤风郁热者，及内伤龙雷火动者，必属热。因于脾气虚寒，不能摄涎，频吐遍地者，必属寒。此等须细为辨别，更当参之以脉可见也。

有气化之津液，有饮食之津液。胃者，津液之海也，故痰聚焉。积久聚多，随脾胃之气以四讫，则流溢于肠胃之外，躯壳之中，经络为之壅塞，皮肉为之麻木，甚至结成窠囊，牢不可破，其患固不一矣。法在平调其气，热者，使复清肃之常，凉风生而湿土燥；寒者，使回阳和之令，旭日出而坚冰消。气得其平，痰源以绝，而后其停蓄于肠胃之内，肌肤之中者，乃可徐图，否则根株不拔，旋去旋生，无奏效之日矣。更有一妙义，痰随气行，既随气以出于肠胃之外，亦随气以入于肠胃之内，若潮之往返。然人身之气，日则行于外，夜则返于内者也。故遇夜安卧，晨兴盥漱则吐痰独多，岂非痰随夜气内返于胃之故乎？然则往者必令复返，外者必令复内乃有出路，否则迷留经络之中，难于消导矣。喻嘉言发明此理，谓人不宜夜食，恐脾胃之气因食运动，外达而不内收，痰难返胃，诚为笃论。然遇夜而劳扰不息，更属大戒，举一反三，喻氏之说所当推广也。

按：痰标也，所以致病者本也。治病固当求本，然须看痰势缓急，缓则治本固也。若痰势盛急，度难行散，非攻无由去者，虚人可标本并治，补攻兼施；若势甚紧急，则虽虚人，亦当先攻后补。如中风之用三生饮、控涎丹是也。当此咽喉闭塞之时不吐去其痰，立即堵塞而死矣。味者乃畏其虚而不敢用，独不其死矣！夫人之虚，莫虚于中风者矣，犹必先攻后补，乃于寻常虚人反畏之耶？《准绳》谓治痰固宜补脾，以复健运之常，使痰自化。然停积既久，如沟渠壅遏，瘀浊臭秽，无所不有，若不疏通，而欲澄治已壅之水，而使之清，决无是理！又谓凡病痰饮而变生诸证，不当为诸证牵掣，且以治痰饮为先。如头风眉棱骨疼，累用风药不效，投痰药收功。眼赤羞明而痛，与凉药弗瘳，授痰剂获愈。云云，真格言也。

（《医碥》）

王九峰

九峰痰饮案绎

王九峰（1753~1815），名之政，清代医家

予后清水泛滥，浊饮冲逆欲呕，饮邪为患也。痰饮阻塞则不寐不便。洁古治法，通阳始能逐饮。

苓桂术甘合大半夏汤

暮夜浊饮冲逆，交子后清水泛滥，议真武法，以逐饮邪。

熟附子　白术　炙草　茯苓　白芍　姜汁

痰饮之作，必由元气亏乏，及阴盛阳衰两起，以致津液凝结，不能输布，留于胸中，水之清者悉变为浊。水积阴，即为饮，饮凝阳，则为痰。若果真元充足，胃强脾健，则饮食不失其度，运行不停其机，何痰之有。《金匮要略》曰：外饮治脾，内饮治肾。临证权变。痰饮忡悸欠寐，呕吐胶痰色红，投温胆法，虽能安寐，而胶痰不尽，或欠寐心烦，后加黑山栀，服一剂，烦定寐安，去山栀。惟气逆作吐，改用旋覆代赭汤。服两剂，气逆遂减，而痰仍未尽，仍用二陈加白芥子、海浮石。三剂胶痰已清，饮食不多，改用理脾法。

二陈汤加山药、北沙参、归身、蔻衣。

一剂觉烦扰不安，食入于胃，带饮呕吐，吐尽方安，改用大半夏汤早服，烦少定，呕仍未止，原方加当归、茯苓。又一剂，仍复烦躁气逆不纳，或寒或热，脉躁指黑，鼻生烟煤，改用四君子加附子

粳米汤。一剂，呕未尽止，稍能纳谷，脉静肢和，黑气已退，似觉胸膺痹窒。此虚气上逆，浊饮上升，原方加芍药、桂枝以敛虚气，以开脾郁。

胃之大络，名曰虚里。宗气跳跃，趸嗽有年，肺肾交伤，气足似喘，常吐清痰。气虚夹饮，发则喉疼。肝阳扰动心火，水亏不能制阳。五脏诸饮，大旨温肾调脾，熟腐五谷，淡渗以运三焦，薛立斋有人参二陈为主药。仲圣内饮治肾，外饮治脾。六君子《金匮》《外台》三方，初效后不效，皆是中虚气不宣化，痰郁生饮，二天不振，补后天以培先天，观其进退。

六君子汤加苏梗、沙苑、胡桃肉。

脾为生痰之源，肺为贮痰之器。痰之标在脾，痰之本在肾。年逾六旬，肾水不升，肺阴不降。七情伤其内，六淫感其外。咳痰如胶，五更多汗，口如麻布，食不甘味，肺胃亦伤，恐成劳象。先为苏杏六君，补土生金，再培胃元。

苏杏六君加南沙参。

外强中干，气火并于上。病因前年受寒咳嗽，曾服麻黄数剂，未经得汗。又服杷叶、款冬，似觉稍轻。素来善茶，故成茶饮，发则咳嗽痰多，呕吐清水，背脊发寒，手足发热，服金匮肾气，口鼻出血无休时。服半夏饮，两耳鸣不寐。继又考试，操劳郁闷，且相火素旺，木火易兴，大便燥结，右手伸而难屈。相火内寄于肝，听命于心。心为一身之主宰，肾为十二脉之根本。操劳不寐，心肾不交，阴不敛阳，不能和气，气有升无降，所以耳闭不聪也。肺为相傅之官，秉清肃之令。六叶两耳，二十四节，按二十四气。风寒内伏，清肃不行，上输之津不能敷于五脏，而痰饮生焉。且茶饮苦寒，最能伤胃。脾虚生湿，水积不行。辗转相因，遂成痼癖。化热伤阴，苦寒败胃，外强中干，恐伤生发之气。拟归脾、二地、二术，以养心脾，兼和肝调中，化痰治饮。

党参　茯苓　枣仁　木香　杏仁　半夏　橘红　於术　当归　麦冬　远志　豆豉　神曲　羚羊　竹茹　枳实　生地　熟地　枇杷叶　茅术　玄参拌蒸五次

脉弦兼滑，偶感暴寒，咳嗽。手足发热，服神曲汤已解。咳嗽未已，痰饮举发，水停心下为饮。风寒伤于外，七情伤于内，茶饮伤气耗阴，思虑伤其肝脾，惊恐伤其心肾，治饮兼解七情。现在感冒未清，治宜先标后本。

苏梗　杏仁　车前　茯苓　半夏　豆豉　生姜

左脉弦涩，右来濡滑，按不应指。寒能生湿，湿能生饮。内饮治肾，外饮治脾。腹为太阴，太阴者脾也。脐属少阴，少阴者肾也。少腹属厥阴，厥阴者肝也。肾病带动肝胃，胸响气满胀痛，扬扬有声。上焦如雾，中焦如沤，下焦如渎。清浊混淆，脏病带动六腑。所服诸方，井井有条，无庸他歧，仍请一手调治。

安桂　茯苓　於术　甘草

（《王九峰医案》）

齐秉慧

溢饮痹痛

齐秉慧（1764~？），名有堂，清代医家

曾治知府杨迦怿 任兴邑事，禀性仁慈，居官清肃。因署马边抚夷府军务焦劳，患溢饮证，右肩痹软酸痛。又署邛州不能签押，神色衰备，医治无效，纳禀告病。上以廉有不允，令复兴邑任，促骑请治。诊之两寸洪大而紧，余皆沉微。余曰：公之恙，乃太阴溢饮为患，病在气分。前医不知分辨气血，误用血分之药，以贻害耳。法宜大补中气，醒脾崇土，宣通气分，即当奏功。乃用芪、术、砂、半、干姜、白蔻、虎骨、威灵仙、桂枝、姜黄，十剂而效。再服十剂，其痛如失，遂与归脾汤去木香、甘草，加五味子、鹿茸，为丸，脾肾两补而愈。但公行年五十，尚未生子，向余索求种子方饵。余念公谦恭仁厚，与之龟首丸。服毕致书曰：前赐妙丹，服之神效，恳烦再配二料，遂如命复之，调理数月，步履轻健，精神康壮，如夫人有喜矣。明年壬申，降生一子，骨秀神清，均甚壮美。余见而喜，公顿首谢曰：起我沉疴，身受益矣。赐我后嗣，泽及先矣。绸缪订交，浓情款洽。后升迁别去者二十三年。辛卯秋闱，卸宁远府事，引见候升，吾子于省垣一遇，年已七十二矣。重话巴山，犹深绪念，是时精神矍铄，尚运笔如飞，前后手书，见惠不一，中酬我以锦联曰：自是君身有仙骨，遍与人间作好春。匾曰：妙合六经。盖公之书法，见重当时久矣。

（《齐有堂医案》）

陈修园

重风火痰虚，求肝脾肾元

陈修园（1753~1823），名念祖，清代医家

水气上逆，得阳煎熬，则稠而成痰；得阴凝聚，则而为饮。皆以脾肾二经为主，以水归于肾，而受制于脾也。

《金匮要略》以痰饮、悬饮、溢饮、支饮分四饮，后人加留饮为五饮。不知留饮即痰饮也。唐宋以后，名色愈多，而治法愈乱，兹举数方，为扼要之法。凡痰脉多应于滑，脉沉而弦者，主悬饮内痛。痰饮诸方，以二陈汤为通剂，兹加减法，仿《金匮要略》之意，故取效倍于诸家。久嗽气短，加桂枝一钱五分、白术二钱，此从水道以化气也，或与肾气丸互服；停饮胁痛，加白芥子一钱五分、前胡二钱；四肢肿，身体疼重，加生黄芪三钱、防己二钱；咳逆倚息，气短不得卧，加木防己三钱，桂枝、人参各一钱五分，水煎好，入芒硝八分服；心下有支饮，其人苦眩冒，加泽泻四钱、白术二钱；咳嗽不已，加干姜、细辛、五味子，以上俱仿《金匮要略》意加减。火痰加海粉、瓜蒌仁、黄芩、海石，寒痰加干姜、附子；风痰加制南星、天麻、竹沥、姜汁；燥痰加天冬、玉竹、瓜蒌仁；湿痰加白术、苍术；郁痰加川芎、贝母、香附、连翘；虚痰加人参、白术；实痰加旋覆花、枳实；食痰加莱菔子。

实热老痰，变出怪症，不可名状，宜礞石滚痰丸。中脘留伏痰

饮，臂痛难举，手足不得转动，宜指迷茯苓丸。

按：痰饮之病最多，胸胁疼、呕逆、神识不清及手足臂痛皆是，大抵痰为阳邪，随气所到，其症变幻无常，凡苦、辛、酸、咸及竹沥、姜汁、童便、皂角、芒硝之类，随症可加入。亦有虚者，宜六君子汤、桂苓甘术汤、肾气丸、真武汤、小半夏倍加茯苓汤等，以扶元气。饮为阴邪，惟停于心下、胁下，为胀、为咳、为悸、为眩冒，及溢于皮肤而为肿，必以桂、苓、术、附加生姜汁之类，使离照当空，而群阴方能退避。若以地黄、麦冬、五味附和其阴，则阴霾冲逆肆空，饮邪滔天莫救矣。

咳　嗽

咳嗽证，方书最繁，反启人多疑之惑，其实不若虚实二证。实者，外感风寒而发；虚者，内伤精气而生也。总不离乎水饮。《金匮要略》以小青龙汤加减五方，大有意义。小柴胡汤自注云：咳嗽去人参，加干姜、五味子，人多顺口读过，余于此悟透全书之旨，而得治咳嗽之秘钥，因集隘未详，大为恨事。向著《金匮浅注》等十种，言之不厌于复，业斯道者，请鉴予之苦心焉。

实证方

外感风寒，内挟水饮，必咳嗽不已，兼见头痛、发热、恶寒等症。若外感重者，宜香苏饮加杏仁、防风各二钱，半夏、干姜各一钱五分，五味子（捣扁）、细辛各八分，水煎服，温覆取微汗。外感轻者，宜二陈汤加细辛、干姜、五味子、杏仁、前胡。若二症面目浮肿，俱加桑白皮三钱、葶苈子八分，微炒，研末调服。

外感风寒，咳嗽颇久，每呛，两胁牵痛，发热者，或寒热往来者，宜逍遥散倍柴胡，加半夏、干姜各一钱半，五味子一钱。

夏月伤暑，咳嗽，自汗，口渴，小便赤短，宜六一散：滑石六钱，甘草一钱，干姜、细辛、五味子各一钱，水煎服。

秋间伤秋金燥气，皮毛洒淅，恶寒已发热，渐生咳嗽，咳嗽不已，渐至泻利，宜泻白散，二剂合为一剂，去粳米，加黄芩、阿胶各一钱五分，干姜一钱，五味子、细辛各五分，水煎服。此方加减，庸医必骇其杂，能读孙真人书者，方知从五味子汤、麦门冬汤二方得来也。

以上咳嗽，治之失法，多至吐血痨伤。

虚证方

痨伤之人，土气日虚，不能生金，每至咳嗽，惟补其中土，则百病俱愈。宜六君子汤加干姜一钱五分，五味子、细辛各八分，水煎服。方中虽有人参，久咳肺燥之人不忌也。

久嗽不已，时见喘促者，是肺肾俱虚，天水不交之症，宜附子理中汤加茯苓四钱，细辛、五味子各八分，阿胶、天门冬各三钱。

咳嗽虽为肺病，其标在肺，其本在肾。肾具水火，水虚者滋之，宜猪苓汤，服四五剂后，即服六味地黄丸加蛤蚧、麦冬、五味；火虚者温之，宜真武汤，去生姜，加干姜、细辛、五味子，四五剂后，即服桂附地黄丸。数方俱以利水为主，若读张景岳书辈，必谓补肾不可利水。《求正录》中有实漏卮之喻，而不知咳嗽必挟饮邪，标在肺而本在肾，天不连地而连水也，今于水道一利，则上焦之水饮亦必下行，源流俱清，咳嗽自愈。经云：上焦如雾，中焦如沤，下焦如渎，但得三焦气化，水道通决，则云行雨施，乾坤有一番新景象矣。

经云：肺恶寒。又云：形寒饮冷则伤肺。仲景不用人参，以参之性微寒也，然此为新病而言，若久嗽之人，肺必干燥，且以多咳而牵引诸火而刑金，人参又为要药。如病在金脏者，宜清燥救肺汤；如病在水脏者，宜琼玉膏。

实证不可妄用虚证诸方，恐留邪为患也。而虚证定不可废实证诸方，以咳嗽必有所以致之者，溯其得病之由而治之，即治本之法也。

辨风火痰虚，求肝脾肾元

《内经》云：诸风掉眩，皆属于肝。掉，摇也；眩，昏乱旋转也。皆由金衰不能制木，木旺生风，风动火炽，风火皆属阳而主动，相搏则为旋转。《内经》又云上虚则眩，是正气虚而木邪干之也。又云肾虚则头重高摇，髓海不足则脑转耳鸣，皆言不足为病，仲景论眩以痰饮为先，丹溪宗河间之说，亦谓无痰不眩，无火不晕，皆言有余为病。前圣后贤，何其相反如是？余少读景岳之书，专主补虚一说，遵之不效，再搜求古训，然后知景岳于虚实二字，认得死煞，即于风火二字，不能洞悉其所以然也。盖风非外来之风，指厥阴风木而言，与少阳相火同居。厥阴风逆，则风生而火发，故河间以风火立论也。风生必挟木势而克土，土病则聚液而成痰，故仲景以痰饮立论。丹溪以痰火立论也。究之肾为肝母，肾主藏精，精虚则脑海空而头重，故《内经》以肾虚及髓海不足论也。其言虚者，言其病根；其言实者，言其病象，理本一贯。但河间诸公，一于清水、祛风、豁痰，犹未知风、火、痰之所由作也。余惟于寸口脉滑，按之益坚者为上实，遵丹溪以酒大黄治之；如寸口脉大，按之即散者为上虚，以一味鹿茸酒治之；寸口及脉微者，以补中益气汤，或黄芪、白术煎膏入半夏末治之。然欲荣其上，必灌其根，如正元散及六味丸、八味丸，皆峻补肾中水火之妙剂，乙癸同源，治肾即所以治肝，治肝即所以息风，息风即所以降火，降火即所以治痰。神而明之，存乎其人，难以笔传也。如钩藤、玉竹、菊花、天麻柔润息风之品，无不可于各方中出入加减，以收捷效也。

诊法

左手脉数，热多；脉涩，有死血；浮弦为肝风。右手滑实为痰积，脉大是久病，虚大是气虚。

正元丹（《秘旨》） 治命门火衰，不能生土，吐利厥冷有时，阴火上冲，则头面赤热，眩晕恶心，浊气逆满，则胸胁刺痛，脐腹胀急。

人参三两，用川乌一两煮汁收入，去川乌；白术二两，用陈皮五钱煎汁收入，去陈皮；茯苓二两，用肉桂六钱酒煎汁收入，晒干勿见火，去桂；甘草一两五钱，用乌药一两煎汁收入，去乌药；黄芪一两五钱，用川芎一两酒煎收入，去川芎；薯蓣一两，用干姜三钱煎汁收入，去干姜。

上六味，除茯苓，文武火缓缓焙干，勿炒伤药性，杵为散，每服三钱。水一盏，姜三片，红枣一枚，擘，煎数沸，入盐一捻，和渣调服。服后饮热酒一杯，以助药力。此方出自虞天益《制药秘旨》，本《千金方》一十三味，却取乌头、姜、桂等辛燥之性，逐味分制四君、芪、薯之中，较七珍散但少粟米，而多红枣，虽其力稍逊原方一筹，然雄烈之味既去，则真滓无形，生化有形，允为温补少火之驯剂，而无食气之虞，真《千金》之功臣也。

一味鹿茸酒 注云：缘鹿茸生于头，头晕而主鹿茸，盖以类相从也。

鹿茸半两，酒煎去滓，入麝香少许服。

一味大黄散 丹溪云：眩晕不可当者，此方主之。

大黄酒制三次，为末，茶调下，每服一钱至二三钱。

加味左归饮 治肾虚头痛如神，并治眩晕目痛。

熟地七钱 山茱萸 怀山药 茯苓 枸杞各三钱 肉苁蓉酒洗，切片，四钱 细辛 炙草各一钱 川芎二钱

水三杯，煎八分，温服。

（《医学从众录》）

曹存心

温养中宫荡涤痰湿，活血化瘀胸痹痰瘀

曹存心（1767~1834），字仁伯，号乐山，清代名医

温养中宫荡涤痰湿以愈呃逆

陈鲲山 胃脘当心而痛，继以形寒发热，如疟而作，甚至呃逆频频。此系温邪外感，秽浊内踞，加以湿痰食滞交结中宫也。设使中宫之阳气内旺，所受之邪容易化达。兹乃元气本虚，诸邪又伤于后，无力消除，病延多日。所以脉象空弦，神情困倦，非补不可时也。但舌苔白腻，干欲热饮，下体先痹，今更作麻，哕逆恶心。邪恋肺胃，而肾气式衰，用药极难兼顾。然温养中宫，佐以上下分治之品，俾得一举而三善备焉。以冀即日见痊为幸，否则气息易喘，恐增额汗。伊可畏也。

人参　於术　制川附　淡干姜　炙草　旋覆花　半夏　川朴　丁香　麦冬　藿香　木瓜　代赭石　茅根　枇杷叶

又进前剂，麻痹得和，四肢亦暖，且得吐出陈腐酸苦，其色若尘，此皆得温而通也。然呃逆频频，气息短促，呻吟不绝，哕逆呕恶之象，仍不能除。神情困倦，左脉空细，右脉弦急，大便溏黑，喜饮热汤。湿痰邪滞之外，又有瘀血在里。邪从上出，不自下行，已为逆

证，而况呕吐之时，曾经额汗，能不虑其虚波暗起而脱乎？哕逆呕吐无不由于气之所载，气若不平，诸症何从化解？将前方加减，先使气平为要。

旋覆花　代赭石　半夏　西洋参　牛膝　槟榔角　沉香　杏仁　刀豆子　台乌药　大补阴丸

又

呃逆日轻，呕恶日重。此即陈腐之邪内阻气机，为呃旨，都从呕出，所以一则见轻，一则见重也。然病根欲拔，而其所出之路，逆而不顺，上而不下，颇失胃气下行与顺之理，却为累事。昨夜额虽无汗，今朝脉尚弦急，呻吟未绝。所留陈腐之邪尚在中宫，犯肺为咳，犯胃为呕，直从中道而出，犹带呃忒。必须去尽宿邪，庶几有望。

风化硝　茯苓　制半夏　枳壳　刀豆子　苏子　白芥子　茅根　枇杷叶　厚朴　西洋参　竹茹

又

荡涤宿邪之下，呕恶大减，呃逆更缓，脉象稍和，呻吟渐除，大便叠通。夫乃胃有下行为顺之兆乎？去疾莫岁尽，尚须磨荡下行，继之于后，可卜其旋元吉。

云茯苓　枳壳　风化硝　半夏　白芥子　苏子　大腹皮　苡仁　枇杷叶　厚朴　刀豆子　茅根　鲜竹茹　谷芽

（《过庭存录》）

胸痹痰瘀交阻

某　胸痛彻背，是名胸痹。痹者，胸阳不旷，痰浊有余也。此病不惟痰浊，且有瘀血交阻膈间，所以得食梗痛，口燥不欲饮，便坚且黑，脉形细涩。昨日紫血从上吐出，究非顺境，必得下行为妥。

全瓜蒌　薤白　旋覆花　桃仁　红花　瓦楞子　玄明粉

合二陈汤。

按：方法周到，不蔓不支，拟加参三七磨冲。胸痹证，前人无有指为瘀血者。如此证，纳食梗痛，乃瘀血阻于胃口，当归入噎膈证内论治矣。

(《曹仁伯医案》)

吴 篪

痰饮临证笔记

吴篪（1751~1837），字渭泉，江苏如皋人，清代医家

大京兆费西墉 气急痰多，吞酸嗳腐，脉虚迟涩。由于脾虚胃弱，厚味茶酒过度，水谷湿热停积膈中，土衰不能制水，迟于运化，而气急痰饮之疾生焉。宜用六君子加熟附、干姜、益智仁、白豆蔻，以温中益气、燥湿除痰。

宽京卿 痰多食少，吞酸嘈杂，胸膈痞满，手臂酸痛，右手指麻木不利，诊右关沉滑。系脾寒胃弱，不能运化水谷，壅滞中焦，遂多停痰留饮，走注肢节而然。当服理中化痰丸加熟附、片子姜黄、威灵仙，使气足脾运，则湿痰除而臂痛亦止矣。

吴山尊学士 饮食后胸膈膨闷，咳嗽多痰，脉滑数大。此缘酒食不节，过饮则脾湿，多食辛热油腻则生痰，痰壅于中脘，故满闷，火气流入肺中，故嗽。议投顺气消食化痰丸，则诸证自愈。

农部蒋沛畲 体胖痰多，胸中饱闷，气逆恶心，脉迟虚软。此脾胃亏损，中焦气虚，不能运化，痰饮结聚所致也。当用香砂六君子加石菖蒲、益智仁、干姜，以健脾燥湿。

工部黄在轩 素好饮，得肝气痛，发时胸胁作胀，气逆眩晕，痰多食少，四肢倦怠。余曰：左关弦数，右关沉滑，皆由肝虚血燥，木旺侮土，过饮则脾湿不能运化，故气滞痰结，壅塞清道而然也。当

用六君子加柴胡、木香、泽泻，以补脾利湿、疏气逐痰。遂服数剂，小效。间以八味逍遥散并除湿汤，肝气湿痰俱减。后以六君子加归、芎、石菖蒲、益智仁、干姜，以神曲糊丸，姜汤送下而愈。

方伯顾修圃 脉沉迟细，系阳衰气弱，脾胃虚寒，不能运化水谷，故胸膈痞闷，饮食不思，呕吐痰涎。按：此不必见痰治痰，但投附子理中汤温补中焦，使阳气健运不息，则阴浊痰涎自不窃踞矣。

廉访查篆仙 诊脉沉迟而滑，乃年衰胃弱，食物迟于运化，痰饮水气停蓄心下，故呕吐吞酸，胸膈满闷，痰多喘急。即服苓术二陈煎加当归、肉桂，以和胃祛寒、顺气除痰。

观察胡砚农 夏月贪凉，即肩转酸痛，手臂疲软冷疼。所服散风疏筋及温补诸剂，均无效。余曰：体胖面黄，两眼胞如烟煤，右关沉细，此脾湿胃寒，土虚不能制湿，以致痰停中脘，痰饮流入四肢，故令肩臂酸痛，两手疲软也。宜用导痰汤加片子姜黄、苍术、威灵仙、石菖蒲。仲景云病痰饮者，当以温药和之，兼以蔬食养其胃气。

都匀太守吴七泉 患痰喘气促，咳嗽呕恶，胸满懒食，脉浮滑数。系感冒风寒，饮食不节，脾湿不能运化，故痰滞气逆，壅塞胸次而然。宜用六安煎加枳壳、藿香、苏叶、生姜。服之甚效，更以香砂六君子加当归、神曲、谷芽而愈。

中丞汪首禾 任道长时患痰涎呕嗽，服清气化痰丸，致气急不能食，诊右关沉滑。乃脾胃虚寒，湿痰停积中脘，若服前丸，则脾土益虚矣。《准绳》曰：痰之生，由于脾气不足，治痰宜先补脾，脾复健运之常而痰自化矣。当用六君子加熟附、益智、煨姜。服未一月，而痰清呕止，饮食益进。

雷 脉迟细弱，此元阳不足，土虚胃寒，故食物迟于运化，痰饮内积中焦所致。当投附子理中汤加制半夏、官桂，以理脾通阳、温中化痰。

观 头痛目弦，呕吐痰涎，身重肢冷，脉迟沉滑。系脾土虚弱，湿痰厥逆而上，致成痰厥头痛。东垣曰：太阴头痛，必有痰也。当服半夏天麻白术汤，以祛湿除痰、健脾调气。

程 脉虚沉细，此痰饮停滞中脘，脾主四肢，脾滞而气不下，故上行攻臂作痛也。宜投指迷茯苓丸，使痰行气通，则臂疼手软自愈矣。

半夏曲二两　茯苓乳拌，一两　枳壳麸炒，五钱　风化硝二钱半

为末，姜汁糊丸，姜汤送下。

松侯 体胖火盛，面赤烦热，唇燥口干，咳吐稠痰，脉洪滑数。乃酒醴过饮，厚味不节，故生热痰也，所谓火借气于五脏，痰借液于五味，气有余则为火，液有余则为痰。宜服清气化痰丸，以治痰者必降其火，治火者必顺其气也。

全 终日好酒，体弱食少，痰喘泄泻，呕吐清水，脉虚迟涩。此土虚不能制湿，致生痰饮，气逆则喘，泛溢则吐。宜服二陈汤加白术、干姜、益智仁、葛花、白豆蔻、泽泻，以利湿消痰，顺气补土。

鹏女 多食瓜果，遂患呕吐痰涎，胸满咳嗽，头眩心悸，胁肋时胀，诊脉左弦右滑。乃木强土弱，脾湿气滞，致生痰饮，壅于胸膈，故在肺则咳，在胃则呕，在头则眩，在心则悸，在胁则胀也。当用二陈汤加白芥子、香附、石菖蒲、白芍、当归，以疏肝调气、燥湿化痰。

德氏 脉弦而滑，乃肝木乘土，脾湿胃弱，则生痰饮，稠者为痰，稀者为饮，痰饮积于厥阴心包，故胸胁支满，痰饮阻其胸中之阳，水精不能上布，故气逆目眩也。宜用桂苓甘术汤加半夏、陈皮、香附、煨姜，以燥痰水而通阳气。

秦氏 视其痰喘昏迷，舌强不能言，脉浮数滑。此心脾不足，风

邪乘之，而痰与火塞其经络，故神迷舌强而难语也。急投涤痰汤以开窍通心，燥湿祛痰，利气解郁，使痰消火降，则经通而舌柔矣。

牛女 左关弦急，右关迟涩，系木旺土湿，以致中脘气滞，痰涎不利，而为气痰也。当服三仙丸，南星、半夏以燥肺胃之痰，香附疏肝开郁，以快三焦之气，使气行则痰行也。

施氏 胸膈痞满，嗳吐酸水，脉沉迟弱。乃胃寒脾湿，水谷津液停滞不流，壅塞中脘，清道不通，凝聚而为痰饮。《原病式》曰：积饮，留饮积蓄而不散也。水得燥则消散，得湿则不消，以为积饮，土湿主否故也。宜服二陈汤加白术、熟附、干姜、桂枝，以温中燥湿，则饮浊自消矣。

痰饮诸剂

理中化痰丸

人参　白术　干姜　茯苓　炙甘草　半夏

顺气消食化痰丸

半夏　胆星　青皮　陈皮　莱菔子　苏子　山楂　麦芽　神曲　葛根　杏仁　香附

姜汁和，蒸饼糊丸。

清气化痰丸

半夏　胆星　橘红　枳实　杏仁　瓜蒌仁　黄芩　茯苓

姜汁糊丸，淡姜汤下。

苓术二陈煎 治痰饮水气停蓄心下、呕吐吞酸等症。

猪苓　白术　泽泻　陈皮　半夏　茯苓　炙甘草　干姜

三仙丸 治中脘气滞，痰涎不利。

南星曲　半夏曲各四两　香附二两

糊丸，姜汤下。

金匮桂苓甘术汤

茯苓　桂枝　白术　甘草

导痰汤

半夏　陈皮　茯苓　甘草　胆星　枳实

加生姜煎。

（《临证医案笔记》）

吴鞠通

病狂肢厥，痰涎涌塞咳呕

吴鞠通（1758~1839），名瑭，清代医家

某 左脉弦劲，经谓单弦饮澼。五日前因观剧，后做噩梦，遂病狂肢厥。经谓阳并于上则狂，两阴交尽则厥。《灵枢》有淫邪发梦一卷，大意以五脏偏胜，非因梦而后病也。前人有诸般怪症，皆属于痰之论，虽不尽然，然此证现在咳嗽块痰，右脉单弦，应作痰治。（廿七日）石菖蒲二钱，半夏五钱，茯神块五钱，天竺黄二钱，丹皮三钱，白附子二钱。煮三杯，分三次服。先服陈李济牛黄清心丸一二丸，温开水调服。

狂而厥，左脉单弦，咳嗽块痰，昨议应作痰治，今日左脉渐有和平之象，证现于外者亦效，但形貌怯弱，色白而嫩，脉亦不壮。此证之痰，究因惊起，凡神气壮者不惊，况惊后噩梦，梦后大汗，其为阳虚神怯显然。此证将来必归大补而后收功，现在不得以攻痰见效，而忘其虚怯。与化痰之中，微加益气。（廿八日）半夏五钱，茯神块五钱，秋小麦八钱，麦冬（不去心）五钱，石菖蒲一钱，大枣（去核）二枚，煮三杯，分三次服。

体虚有痰之症，不能纯治一边。今日脉微滑数，于昨日方法中少加逐痰。（廿九日）茯神块五钱，半夏五钱，陈胆星一钱，白附子二钱，麦冬（不去心）三钱，秋小麦一合，石菖蒲一钱五分。煮三杯，

分三次服。先服牛黄清心丸半丸。

昨日稍加逐痰，痰出如许，大势安静，但多怒耳。右脉仍滑，痰未净也。（初一日）茯神块三钱，半夏六钱，石菖蒲一钱，代赭石（煅飞）一钱，白附子二钱，秋小麦八钱，旋覆花（包）三钱，炙甘草一钱。煮三杯，分三次服。

其后痰去，以大补心脾而安。

痰涎涌塞咳呕

郭男 癸亥七月十一日，八岁。咳而呕，胃咳也；痰涎涌塞，喘满气短。

半夏三钱 茯苓块三钱 薏仁三钱 杏仁二钱 小枳实一钱 陈皮一钱 苏梗二钱 藿香梗一钱 生姜二钱

十八日：即于前方内去藿香梗、苏梗，加半夏二钱、苦葶苈一钱五分、苏子二钱，再服一帖。

二十日：小儿脾虚，湿重胃咳。

茯苓块三钱 半夏六钱 焦神曲二钱 生薏仁五钱 杏仁三钱 苏子霜一钱五分 旋覆花包，三钱 扁豆三钱；生姜汁每次冲三小匙 小枳实一钱五分

二十二日：即于前方内去焦神曲，加杏仁二钱、苏子霜一钱五分、广皮三钱，服十帖。

刘 乙酉五月二十四日，十七岁。三月间春温呛咳见血；现在六脉弦细，五更丑寅卯时单声咳嗽甚，谓之木叩金鸣，风本生于木也。议辛甘化风，甘凉柔木。

连翘三钱 细生地三钱 薄荷一钱 银花二钱 苦桔梗三钱 桑叶三钱 天冬一钱 茶菊花三钱 甘草二钱 麦冬三钱 鲜芦根三钱

二十八日：咳嗽减，食加，脉犹洪数，左大于右。效不更方，再服四五帖。

六月初二日：木叩金鸣，与柔肝清肺已效，左脉洪数已减于前。方去气分辛药，加甘润。

沙参三钱　麦冬三钱　冰糖三钱　玉竹三钱

（《吴鞠通医案》）

林珮琴

痰饮临证治裁

林珮琴（1772~1839），字云和，号羲桐，清代医家

痰饮皆津液所化，痰浊饮清，痰因于火，饮因于湿也。痰生于脾，湿胜则精微不运，从而凝结，或壅肺窍，或流经隧；饮聚于胃，寒留则水液不行，从而泛滥，或停心下，或渍肠间。此由脾胃水湿阴凝，必阳气健运，则浊阴下降，如烈日当空，则烟云消散，宜以理脾逐湿为治者也。若夫肾阳虚火不制水，水泛为痰，则饮逆上攻，故清而澈，治宜通阳泄湿，忌用腻品助阴，如四物六味等汤。肾阴虚，火必烁金，火结为痰，为痰火上升，故稠而浊，治宜滋阴清润，忌用温品助燥，如二陈六君子等汤。治法所必辨也。夫清澈为饮，稠浊为痰，饮惟停蓄肠胃，而痰则随气升降，遍身皆到。庞氏云：天下无逆流之水，因乎风也。人身无倒上之痰，因乎气也。在肺则咳，在胃则呕，在心则悸，在头则眩，在背则冷，在胸则痞，在胁则胀，在肠则泻，在经络则肿，在四肢则痹，变幻百端，昔人所谓怪症多属痰，暴病多属火也。燃又谓见痰休治痰者，以治必探本，恐专事消涤，重虚其胃气，反滋膨胀耳。丹溪云：胃气亦赖痰以养，攻涤则胃虚而疲愈剧。亦有但治其痰者，如风痰散之，防风丸加南星、生姜。风兼寒者，青州白丸子。寒痰择之，理中化痰丸。暑痰豁之，消暑丸。湿痰燥之，二术二陈汤、白术丸。燥痰润之，润肺饮加杏仁、白蜜。火痰

清之，清气化痰丸。食痰消之，保和丸、瓜蒌丸。酒痰化之，瑞竹堂化痰丸。郁痰解之，三因七气汤加郁金、菖蒲、香附。气痰利之，咯不出，咽不下，如败絮，如梅核，七气汤、三仙丸。惊痰泄之，控涎丹加辰砂、蝎尾。老痰软之，如海石、海粉、芒硝、瓦楞子之类，或青礞石丸。顽痰吐之，三圣散、青绿丸，虚者参芦散加竹沥。在上者涌之，桔梗芦散，或稀涎散。在下者导之，导痰汤，甚者滚痰丸。在脾者黄，滑而易出，二陈汤加枳、术。在肺者白如米粒，涩而难出，利金汤去姜、枳，加玉竹，蜜水冲。在肝者青而多泡，川芎丸加星、枳，甚者千缗汤。在心者赤，结如胶黏，半黄丸。在肾者黑而多咸，桂苓丸加泽泻、车前。留胁下者，天阴隐痛，二陈汤加白芥子。滞经络者，筋骨牵痛，荆沥、竹沥、姜汁行之，或旋覆花汤加桂枝。入四肢者，手足疲软，导痰汤加桂枝、姜黄、竹沥。隐皮里膜外者，肿而麻木，二陈汤加白芥子、姜汁、竹沥。或成块流走不定，导痰汤加姜汁、竹沥。或成核结聚项间，痰核丸、痰核酒。膈上停痰痞闷，小陷胸汤加茯苓、枳实、姜汁、竹沥。脘中伏痰臂痛，指迷茯苓丸。痰滞气逆嗽多，六安煎。寒涎沃胆不眠，温胆汤，多惊者，加蝎尾。痰挟死血攻注，控涎丹加韭汁、桃仁、木香、胡椒、鲮鲤甲。痰结窠囊呕吐，姜汁、竹沥、韭汁饮。中风痰迷心窍，属寒者，涤痰汤下牛黄丸；属热者，下二丹丸。癫痫痰闷抽掣，牛黄丸。此皆治其标也。如求其本，脾虚湿痰，宜健脾以运之，四君子汤、参术健脾丸。肺热火痰，宜清肺以润之，清肺饮、四阴煎。脾肺气虚不运生痰者，六君子汤加木香。肺胃气虚不化生痰者，六君子汤加桔梗。脾气滞者，异功散加砂仁。中气弱者，补中益气汤。脾胃虚挟湿者，脉濡缓，痰清稀，六君子汤加炮姜，补中益气汤加茯苓、半夏。肝肾虚，痰中见血者，六味汤加乌贼鱼骨、参三七。肾阴亏，火动痰升者，五味天冬丸、百花膏。相火烁痰津涸者，滋阴清化丸。肾阳衰，水泛为痰者，薛氏八味丸，如不应，真武汤。劳损咳白痰如鸡蛋清，俗名白血者，补肺汤。此乃治痰之本矣，且痰饮同称而殊治，岂可混乎。试由痰论饮，《内经》有饮无痰，其论饮病，皆由湿淫土郁。至《金匮要略》乃立痰饮、悬饮、溢饮、支饮、留饮、伏饮等名，皆停水为患。如其人昔肥今瘦，水走肠间，辘辘有声，为痰饮，必目眩短气。饮在阳，则呼气短，苓桂术甘汤。饮在阴则吸气短，肾气丸。《金匮要略》云：短气有微饮，当从小便利之，冬桂术甘汤、肾气丸主之。饮后水流胁下，咳唾引痛为悬饮，脉必沉弦，十参汤。饮水流于四肢，当汗不汗，身体疼重为溢饮，小青龙汤。咳逆倚息，短气不得卧，形如肿，为支饮，葶苈泻肺汤，或五苓散。水停心下，背寒冷如掌大，短气，肢节痛，胁痛引缺盆，脉沉，为留饮，导痰汤。膈满喘咳呕吐，寒热，腰背痛，身振瞤，为伏饮，倍术丸加茯苓、半夏。痰饮不渴，小半夏汤。支饮眩冒，泽泻汤。心下痞，膈间有水，悸眩。小半夏加茯苓汤。茶饮过多成癖，及饮酒成癖，姜桂丸。饮癖呕酸嘈杂，心悬如饥，三圣丸、苍术丸。别有非痰非饮，吐清涎沫者，脾虚不能收摄也。六君子汤加益智、姜。渴欲饮水，水入即吐者，名水逆，五苓散。大法，外饮在脾，内饮在肾。治脾，苓桂术甘汤；治肾，肾气丸。气壅者开之，小青龙汤去麻、辛。呛咳者平之，鲜枇杷叶、杏仁、茯苓、前胡、苏子、桑皮。浊逆者温之，真武汤。阳微者和之，外台茯苓饮。湿滞者渗之，五苓散。留饮者逐之，桂苓汤。支结入络者通之，茯苓桂枝汤加参、草、川椒、半夏、姜、蜀漆。饮证通治，五饮汤。仲景云：治痰饮当以温药和之，此可谓一言提要者矣。

仲景曰：饮而兼咳者，但治饮，不必治咳。

缪仲淳曰：生痰之源不一，治各不同。由阴虚火炎，上迫乎肺，凝结为痰，是谓阴虚痰火。痰在肺而本于肾，治宜降气清热、益阴滋水。忌辛温燥热补气药。由脾胃寒湿生痰，或饮啖过度，致脾气壅滞为痰，此病在脾胃，无关肺肾，治宜燥脾利气。忌滞腻寒苦湿润药。由风寒郁热生痰，病亦在肺，治宜豁痰，清利中佐以辛温，麻黄生姜之类，以散外寒，忌温补酸收药，则药无格拒之患。夫痰质稠黏，饮惟清水，或青绿苦酸，多因过饮茶酒，或情抱抑郁，中寒湿阻，治宜燥湿利水，温通阳气以行之，二陈五苓真武之属。

张路玉曰：痰饮变生诸症，必以治饮为先，诸症自愈。如头风眉棱骨痛，屡用风药不效，投以痰剂收功。患眼赤羞明而痛，与凉药弗瘳，以痰剂获效。凡此之类，不一而足，在审证圆机耳。如太阴痰厥头痛，不专治风，亦此意也。

痰饮脉候

脉沉者留饮，双弦者寒也，偏弦者饮也。肺饮不弦，但苦喘满短气。支饮亦喘不得卧，短气，其脉平。沉而弦者悬饮。肝脉软而散，色泽者溢饮。《提纲》曰：痰脉弦滑。《三因》曰：饮脉皆沉细弦滑。病人一臂不遂，时复移在一臂，其脉沉细，非风也，必有饮在上焦。痰得涩脉，必费调理，以痰胶固，脉道阻塞也。左右关脉实大而浮，膈上有稠痰也，宜吐之。病人百药不效，关上脉伏而滑者，痰也；眼胞上下如黑煤者，亦痰也。《回春》曰：眼黑而行步呻吟，举动艰难，入骨痰也，非萆薢苦参不除，其遍体骨节痛，审气血加化痰药。《入门》曰：痰厥者，因内虚受寒，痰气阻塞，手足厥冷，麻痹晕倒，脉沉细也。

用药

湿痰，主半夏，佐茯苓、苍术。风痰，主南星，佐前胡、白附。燥痰，主贝母，佐瓜蒌、杏仁。火痰，主竹沥，佐花粉、黄芩。寒痰，主姜汁，佐半夏、苏子。食痰，用神曲、山楂、麦芽。酒痰，用花粉、白术、神曲，或四苓散。惊痰，用天竺黄、牛黄、胆星。老痰，用海浮石、瓜蒌、川贝。气痰，用广皮、枳壳、郁金汁。胶痰，用橘红、杏仁、荆沥。痰核，半夏、连翘、贝、桔、枳、星、夏枯草等。痰结，朴硝、枳实、海藻、姜汁。痰在四肢，非竹沥不达。痰在胁下，非白芥子不除。痰在皮里膜外，非姜汁、竹沥、白芥子不到。痰在经络，非姜汁、竹沥不行。痰中带血，宜韭汁、阿胶。痰迷癫痫，宜控涎丹。气实痰盛，宜三子养亲汤。实热老痰，礞石滚痰丸。风寒痰涌，及小儿惊风，青州白丸子。痰血塞心窍癫狂，白金丸。痰实积饮，宜小胃丹。降痰气，宜苏子降气汤、润下丸。海粉热痰能清，湿痰能燥，坚痰能软，顽痰能消。石膏坠痰火极效。黄芩、青黛治热痰，假其下行也。枳实治痰，有推墙倒壁之功。五倍子治老痰，元明粉治热痰，以其能降火软坚也。硝石、礞石大能降火消痰结，研细和白糖，舌舔服效。苍术治痰饮成窠囊，行痰极效。

（《类证治裁》）

吴 澄

老痰责之胃肾

吴澄，字鉴泉，清代医家

虚损之人，未有无痰者也。然五痰、五饮，症各不同，治亦迥别。至于虚损之痰，有虚无实，有补无攻。论其脏不出脾、肺、肾三经，论其治不出理脾、保肺、滋阴三法。故各症虽多，而三法实统其要焉。盖痰之生也，多由于脾，而虚损之人，未有脾气不虚者也。脾气虚则不能致精微于肺，以化其津液也。故宜先健脾，脾健则复其运化之常，而痰自不生矣。痰之来也，多由于肺，而虚损之人，肺气未有不虚者也。肺气虚则不能水精四布，而浊瘀凝聚也。故宜先利肺，肺利则气化，浊行而复为津液矣。痰之本也，多在于肾，而虚损之人，肾水未有不亏者也。肾亏则真阳不足而泛滥，真阴不足而沸腾，一则痰色清稀，一则痰色稠浊，而皆本于先天之真阴、真阳不足也。故宜先补肾，肾足则水无泛溢之虞，而端本澄源矣。肺虚有痰宜保肺以滋其津液，脾虚有痰宜培脾以化其痰涎，肾虚有痰宜补肾以引其归藏。

柯韵伯曰：脾为生痰之源，肺为贮痰之器。此无稽之谈也。夫脾为胃行其津液，以灌四旁，而水精又上输于肺，焉得凝结而为痰？惟肾为胃关，关门不利，故水聚而泛为痰也，则当曰：肾为生痰之源。经云：受谷者浊，受气者清。清阳走五脏，浊阴归六腑。肺为手太阴，独受诸气之清，而不受有形之浊，则何可贮痰？惟胃为水谷之海，万物所归，稍失转味之职，则湿热凝结为痰，依附胃中而不降，当曰：胃为贮痰之器。斯义也，惟王隐君知之，故制老痰之方，不涉脾、肺，而责之胃、肾。

（《不居集》）

谢星焕

痰饮得心

谢星焕（1791~1857），字斗文，号映庐，清代医家

喘息不已

王毅垣先生 平日操劳，劳倦思虑，俱伤脾气。素有痰饮，稍饮食未节，或风寒偶感，必气运鸣。十余年来，临病投药，无非括痰降气之品，迩来年益就衰，病亦渐进。值今秋尽，天气暴寒，饮邪大发，喘息不休，日进香砂之属，渐至气往上奔，咽中喉如曳锯，密室中重裘拥炉，尚觉凛凛浮沫，二便艰涩。余见其面赤、足胫冷，阳被阴逼外出。两人靠起扶坐，气逼咽嗌，不能发声，脉得左手沉涩，右手缓大。因思喘急沉涩，已属败证，且四肢虽未厥逆，而足胫冷，实未易治。继思胸中乃太空阳位，今被饮邪阴类僭踞，阴乘于阳，有地气加天之象，急以仲景苓桂术甘汤加附子一两，连进两剂。病全不减。再诊，左涩之脉，已转滑象，而右大之形，仍然如昨。乃知中土大虚，不能制水，饮即水也。嘉言喻氏曰：地气蒸土为湿，然后上升为云，若中州土燥而不湿，地气于中隔绝矣。天气不常清乎。遂将原方重加白术，减附子，大剂再进，而阴浊始消，胸次稍展，溺长口渴。毅翁恐药过燥。余曰：非也，此证仲景所谓短气有微饮者，当从

小便去之。况渴者，饮邪去也，何惧其燥耶。仍将前药叠进，乃得阳光复照，阴浊下行。其善后之计，仍仿嘉言崇土填臼之法。缘饮水窃踞，必有科囊故耳。

咽喉壅塞

陈霁云尊堂 年逾五旬，形体肥盛，平素多痰，余每以姜、附投之辄效。厥后医者步辙屡进，渐有肩胛疼痛，手足拘挛之状。医又云：当防中风，日进茸、附子药。既不知久而增气之例，又不审病因气变之理，竟到危急之极。深夜邀视，牙关紧急，咽喉闭塞，且满面火光炎炎。诸医环睹，皆认中风，称为戴阳危证。家人忙进参、附。余见病势甚急，不能与辨。令取盐梅捣汁擦牙，俾得牙开，始见满口胶痰，壅塞咽喉，随用稀涎散调水卷取其痰，约呕升余，其声稍开，然尚不能言。又以元明粉搅洗喉中，随呕随搅，又呕涎升余，方云要睡。次日连进控涎丹，二日中捋进六十粒，始得微泄。改进清肝化痰之药而健。

肩臂疼痛

傅沐初 年壮体强，性豪善饮，患肩臂疼痛，每晚酸麻尤甚，手不能举，自虑风废。吴城诸医，疏风补血，历尝不瘳。余视其声音壮厉，又大便颇坚，知为酒湿内蕴，痰饮流入经隧。原人身卫气昼行于阳，阳主动，动则流，故昼轻，夜行于阴，阴主静，静则凝，故夜重。按此证实痰阻滞经隧，法当攻刮搜逐。先与控涎丹，继进茯苓丸，旬日，微泄数次而安。

控涎丹

甘遂　大戟　芥子等份

为末，糊丸，临卧姜汤服。

茯苓丸（《指迷方》）

茯苓一两半　夏曲二两　枳壳五钱　硝一钱五分

姜汁糊丸。

左右胁痛

余素胃气不清，喉间有腐秽结痰如豆粒者时出。一日倚栏片刻，觉右胁疼痛，肘胛重坠莫举，身稍转侧，即牵引胁肋；颇甚，身略恶寒，投发表药不应。因思此证非风非气，必败痰失道，偏注右胁之故。以平胃、二陈，加芥子、蒌仁，二剂而安。

附　后治周成翁，恶寒胃痛，医与疏渗药，胃痛偶减，忽加左胁疼痛，时发眩晕补未决。延余诊之，脉来濡滑。因推胃中痰饮流注肝络，故有风旋痰眩之象。与二陈加芥子、瓜蒌、枳实而痊。

（《得心集医案》）

董西园

痹非三气，患在痰瘀

董西园，字魏如，清乾隆年间医家

病皆一气之邪，痹为三气之恙（经云：风寒湿三气杂至，合而为痹）。滞气血而不泄，酸痛麻不一而形；气杂至而合邪，行着痛各从其胜。流经脉则痛牵上下，风伤筋而胜气归肝（此为行痹，即筋痹，风胜之候）。逗关节则着肌肿疼，湿伤肉而患生中土（此为着痹，即筋痹也，湿胜之候）。寒伤骨而归肾，则为彻骨酸疼（此为骨搏，即痛痹也，寒胜之候）。留分肉而不行，乃致沫停痛裂（此邪留肌脉间也）。三气邪分兼主（胜气为主），痹成症有浅深。风胜者在阳易已，寒与湿在阴难痊。表入者先见强疼体痛，上着者常为膈闷吐呕。痹在中则为满胀痛酸，搏在下则为闭癃足疾。经详皮肌筋骨，并胸腰喉脉痹名（痹之为病随所着而命名，故有痹、腰痹之论）。备论脾肺心肝，及肾脏胞肠痹类（是皆各痹之名也）。交阳分而热痛甚，证必因热宜寒；逢阴晦而夜转深，证必因寒宜热。治法不离三气，施方从胜为先。三气饮治痹常方，大秦艽（汤）祛风托剂。攻风宜艽蔓灵仙，或使荆防钩蝎。散寒宜羌辛桂附，或投虎骨姜葱。湿淫宜燥，天麻苍芷薏草。痰盛宜消，星芥夏苓沥汁。热宜清者，一阴（煎）栀子芩连。滞宜行者，延附左经（丸）灵（脂）茜（草）。除湿活络，二妙（散）独活（寄生汤）米仁（防已木瓜汤）。养血荣经，四物（汤）续胶（续断、牛胶也）蚕屎。骨痹则重痛不举，虎骨（丸）寄生（独活寄生汤）最妙。脉痹则烦心痛悸，升麻（汤）当归（汤）称良。筋痹屈伸不利，宜钩蝎（煎）归灵趁痛（当归灵没丸、乳香趁痛散）。肌痹肢节酸痛，投痛风（方）三痹（汤）灵（仙）苍（术）。皮痹则热浮寒惨顽麻，分前后侧而施之表。周痹则遍身历节掣痛，统上中下而施峻方。热肿者火候疏清，牵钩者痰邪化逐。感浅邪轻，常方可愈，受深症重，峻剂始康。穿山（甲）皂（牙皂）麝，可透骨而通经。桂附川乌，能温经而导滞。温中再造（散）里，虚养托，更益虚伤。换骨（丹）愈风（丹）攻补煎调，且除鹤膝。丝瓜寄生石络，能通络而祛风。虎潜牛膝木瓜，可强筋而健步。钻地风、豨莶草祛风神效，虎头蕉、千年健蠲痹功宏。针功劫痛，膏可缓疼。痹久不瘥，症成痿废。痹非三气，患在瘀痰。

按：《内经·痹论》以春夏秋冬四季之时令，分别筋脉肌皮骨五痹之名，不过归重在胜气，故以时为论。实则随邪之所着浅深为的，不必拘泥也。总由元精亏损，三气外袭，不克随感随治，以致流连成痹。更有湿热火痰，郁气死血，留滞经络，以致麻木痛痒者，不可不知。此当用峻利之剂为治，果热燥闭结于内，以致经络三气并滞不通者，即桂枝、大黄、百顺丸之类皆可用也。

总之治痹之要，在宣通脉络、补养真阴为主。盖邪之感人，非虚不痹，但令气血充盛流行，则痹必自解。所以古方皆以补正祛邪立法，虽有痛风之名，不可过用风燥等药，宜以养正息风，则痹痛自默化潜除矣。

一阴煎 此治水亏火胜之剂，故曰一阴。凡肾水真阴，虚损而脉证多阳，虚火发热及阴虚动血等证……皆宜用此加减主之。

生地二钱 熟地三钱 芍药二钱 麦冬二钱 甘草一钱 牛膝一钱半 丹参二钱

水二盅，煎七分，食远温服。

左经丸　治右瘫左痪，拘挛强急，遍身酸痛，履步艰难。或跌仆挫闪外伤内损者。

黑豆同斑蝥二十一枚，去头足同煮，豆胀为度，取起晒干，去蝥，一升　川乌二两　乳香一两　没药一两五钱　草乌四两

为末，醋糊丸如桐子大，每服三十丸，温酒下。

米仁防己木瓜汤　治湿热风湿脚气水肿。米仁、防己、木瓜。

升麻汤　治风痹，血脉烦心悸眩，肌肉热极。

升麻　羌活　防风　人参　茯苓　羚羊角　犀角各一钱　官桂三分　竹沥七匙　姜汁三匙

钩蝎煎　治时感风热头痛、筋掣胁痛、溺赤烦渴等症。

柴胡　薄荷　钩藤　全蝎　当归　芍药　广皮　甘草　木通　黄芩

当归灵没丸　治妇人血风血气，腹胁刺痛，筋挛骨痹，手足麻木，皮肤瘙痒者。

当归去芦，一两　没药另研，五钱　五灵脂炒，一两

共研细末，醋和为丸如梧桐子大。每日三十丸，空腹时温酒或生姜汤送下。一日二次（方出《证治准绳》，名当归没药丸）。

乳香趁痛散　治打堕腰痛脚气。

乳香三两　虎胫骨酒炙黄　败龟酒炙，各二两　麒麟竭　赤芍药　当归　没药　防风　自然铜煅，醋淬，细研　白附子泡　辣桂去粗皮　白芷　苍耳子微炒　骨碎补炒去毛，各三两　牛膝　天麻　槟榔　五加皮　羌活各一两

研为末，每服一钱，温酒调下，加全蝎尤妙。

上中下痛风方　痹有风寒温热之不同，上中下三部之不等，此方可为通治。

苍术　黄柏　南星　川芎　桃仁　胆草　防己　白芷　羌活　灵仙　桂枝　红花　神曲

酒煎服。如作丸，以酒下三钱。

再造散 治感受外邪，寒热头痛，脉浮大而气微，服汗剂而不得汗者，此阳虚故也，宜进此方。

人参 黄芪 甘草 桂枝 附子 羌活 防风 川芎 芍药 细辛

加生姜、大枣煎服。

换骨丹 治风痹并鹤膝风。

虎骨 防风 牛膝 当归 羌活 独活 败龟甲 秦艽 蚕沙 萆薢 松节 枸杞各一两半 茄根二两

酒糊丸，或酒浸，或为散俱可。

愈风丹 治三阴亏损，内袭风邪，肢体麻木，手足不仁。

当归 熟地 生地各一斤 羌活十四两 杜仲七两 天麻 萆薢 牛膝 玄参各六两 独活五两 肉桂三两

蜜丸，每温酒下五七十丸。

（《医级》）

沈　璠

泄下痰火愈梦遗

沈璠，字鲁珍，清代医家

注周拔二令郎　年二十二岁，新婚之后，乃祖督课颇严，馆于别业，经年不入帏房，肝火抑郁而不舒，扰其精房而成梦遗。马元仪以补肾涩精之药治之，甚至厥逆不醒，谓其为虚欲脱，竟以参、芪、鹿茸、河车等药补之，日甚一日，肌肉消瘦，卧床不起，已经一载，于是延余诊视，时八月下旬，见其饮食少进，嗳气而大便燥结，五六日一解，语言默默，小便黄赤。诊其脉息，沉细带数，察其形，唇口、面色皆红，肌肉虽瘦，润泽而不枯，夜间坐而不卧，无倦怠之意，日间只食薄粥二盏，按其胸腹，板硬不和软。此因补药太过，壅塞肠胃，气道不行，不能宣通，正所谓大羸有实也。因投以二陈加莱菔子、山栀、枳壳、香附、厚朴，冲元明粉服之。三剂后，大便去结粪三五块，胸次稍宽，语言稍出，又进滚痰丸三钱，又去结粪五六块，再服前煎方五六帖，大便去黏腻而黑色者不计，间与滚痰丸及清火理气之药，如得通泰，自是可进稀粥六七碗，然亦不觉大饥。又以保和丸加黄连，早、晚服之。两月后可进干饭。余往还两月，而门人蔡沧文居其家，常为调理，至冬至后，步履如常。

（《沈氏医案》）

王旭高

理肺和胃酌虚实，扶脾固肾总宜温

王旭高（1798~1862），名奉林，清代医家

痰　　饮

吴　饮停中脘，脘腹鸣响，攻撑作痛。大便坚结如栗，但能嗳气，不能矢气，是胃失下行，而气但上逆也。和胃降逆、逐水蠲饮治之。

半夏　淡干姜　陈皮　茯苓　泽泻　白芍　旋覆花　代赭石　甘遂去心，面包煨　川椒炒出汗　焦六曲

潘　肛有漏疡，阴津先损于下。兼以嗜酒，湿热又盛于中。继因劳碌感寒，寒入肺经，与胸中素盛之痰湿相合，咳嗽，呕吐清水，而成痰饮为患。仍饮烧酒祛寒，宜其血溢矣。况内热脉数，阴津已亏。欲蠲痰饮，恐温则劫其阴；欲除内热，恐清则加其咳。宜和胃降气。

生苡仁　紫菀　白扁豆　茯苓　款冬花　川贝母　郁金　杏仁　蛤壳　十大功劳

复诊：阴虚痰饮，逢暑既不可温，又不可清。舌苔黏腻。当和中化痰，兼以摄纳肾气。

二陈汤加杏仁。

肾气丸一钱、都气丸一钱，相和，开水下。

渊按：暑天何尝不可用温？惟痰饮见吐血，以为阴虚，不敢温耳。其实血从烧酒伤胃而来，尚非真正阴虚。

三诊：咳呕清水，乃痰饮之病。脉细数，内热，为阴虚之候。治痰饮则宜温，治阴虚则宜滋，药适相背。肝肾为子母之脏，不妨补母以益子；而胃土又为肺金之母，又当和胃以化痰。拟滋燥兼行，仿东垣法而不碍。

大熟地　冬术　阿胶　五味子　淡干姜　泽泻　茯苓　半夏　肾气丸

某　痰饮咳嗽，脾胃两亏。柯氏云：脾肾为生痰之源，肺胃为贮痰之器。近增气急，不得右卧，右卧则咳剧，肺亦伤矣。素患肛门漏疡，迩来粪后有血，脾肾亏矣。幸胃纳尚可，议从肺脾肾三经合治。然年近六旬，爱养为要，否则虑延损症。

熟地砂仁末拌炒　半夏　陈皮　五味子　川贝　阿胶蒲黄拌炒　炮姜炭　冬术　归身炭　款冬花

此金水六君煎合黑地黄丸，加阿胶、款冬、川贝三味，补金水土三虚，上能化痰，下能止血。虽有炮姜，勿嫌温燥，有五味以摄之。

周　饥饱劳碌则伤胃，寒痰凝聚，气血稽留，阻于胃络，而胃脘胀痛，呕吐黏痰，殆无虚日。倘不加谨，恐成胀满。

异功散去甘草，加炮姜、熟附子、良姜、蔻仁。

复诊：温胃化痰，从理中、二陈、平胃三方化裁。

六君子合附子理中，加川朴。

三诊：寒积中焦，胃阳不布，痰饮窃踞。

为胀为痛，为吐为哕。法当温运中阳。但病根日久，必耐服药乃效。

六君子合附子理中，去草，加川椒、白蔻仁。

四诊：中虚非补不运，寒饮非温不化。益火生土，通阳蠲饮，苓桂术甘汤主之，附子理中汤亦主之。

苓桂术甘汤合附子理中，去草，加半夏、陈皮、蔻仁。

五诊：病有常经，方有定法。药已见效，无事更张。袁诗云：莫嫌海角天涯远，但肯扬鞭有到时。

附子理中合二陈汤，加老生姜、老桂木。

渊按：倜傥风流，足征读书功夫。

徐 痰饮伏于胸中，遇寒则咳而喘，心嘈气塞，头眩腰酸。年逾五旬，天癸当去而不去，是气虚不能摄血也。夫气本属阳，阳气日衰，痰饮日盛，法当通阳气以祛水饮之寒。仲景云：病痰饮者，当以温药和之是也。

二陈合苓桂术甘，加款冬、杏仁、蛤壳、沉香。朝服都气丸二钱、肾气丸一钱，开水送下。

秦 痰饮咳喘，脘中胀满，时或微痛。虽肺胃肾三经同病，而法当责重于脾。盖脾得运而气化，则痰饮有行动之机也。

半夏 陈皮 泽泻 茯苓 杏仁 川朴 破故纸 干姜五味子同研 胡桃肉

渊按：痰饮病轻则治肺脾，重则治肾。数方皆治饮正轨。

复诊：痰饮停于心下，上则喘咳，下则脘胀。多由清阳失旷，痰浊内阻。转胸中之阳以安肺，运脾中之阳以和胃，咳喘与胀满当松。

瓜蒌皮 茯苓 陈皮 薤白头 川朴 半夏姜汁炒 干姜 泽泻 枳实麸炒

胡 痰饮久留于肺胃，或咳，或喘，或胀满，皆痰气之为病也。化胃中之痰宜苓、半，化肺中之痰宜橘、贝，从此扩充以立方。

茯苓 橘红 桂枝 紫菀 白术 半夏 川贝 炙甘草 杏仁 蛤壳

顾 阅病原，知由痰饮久留，肺脾肾三脏交伤，下则肾虚不能纳气，中则脾虚不能运气，上则肺伤不能降气，由是咳喘不得卧，肢肿腹膨，神气疲惫，虚亦甚矣。治上无益，当治中下。

大熟地海浮石拌炒　五味子炒　破故纸盐水炒　牛膝盐水炒　蛤壳打　沙苑子盐水炒　紫石英煅　怀山药炒　麦冬元米炒　茯苓

黑锡丹每朝服三钱，淡盐汤送下。

渊按：治下固是，然五味无干姜，熟地、牛膝无肉桂，肺肾之气仍不能纳降。赖有黑锡丹主持，可以取效。

秦 悬饮踞于胁下，疼痛，呕吐清水。用仲景法。

芫花　甘遂　大戟　吴茱萸　白芥子各二钱

将河水两大碗，入上药五味，煎至浓汁一碗，去渣，然后入大枣五十枚，煮烂，俟干。每朝食大枣五枚。

渊按：此五饮之一，乃实证也。用之得当，其效如神。

赵 寒入肺底，咳喘而呕，水饮停于心下也。腰胁痛而经停，肝肾已虚。拟开上、温中、补下。

麻黄　细辛　淡干姜　五味子　茯苓　陈皮　杏仁　炙甘草　大熟地海浮石拌　半夏　沉香　枇杷叶

复诊：痰饮咳呕清水，而致停经发热，带下淋漓，营阴虚而肝肾亏矣。脘中胀满，大便偶利则胀觉松，仍是饮邪见症。夫痰饮宜温宜化，而阴虚宜补宜清。所虑热久停经，恐成干血劳损。

半夏　陈皮　茯苓　细辛拌炒　生地姜汁炒　干姜五味子同炒　沙苑子　白芍　当归　川芎　款冬花

渊按：经停发热，未必即属虚证；惟带下过多，营液虚矣。脘胀便通则松，乃肺脾气分不化也。

尤 痰饮咳嗽，朝晨必吐清水。本拟温药以化之，但时当酷暑，兼有臂痛，且以和胃化痰。

半夏　陈皮　茯苓　款冬花　苏子　杏仁　莱菔子　白芥子

指迷茯苓丸每朝服三钱，开水送下。

许　寒咳交冬则发，兼以颈项强急不舒。

大熟地麻黄二钱，煎汁浸一宿，炒松，二两　川贝一两　党参一两，元米炒　陈皮一两　茯苓细辛二钱，煎汁浸一宿，晒烘，一两　款冬花一两　制首乌一两　苡仁一两　五味子干姜二钱，同炒，五钱　杏仁霜六钱　归身酒炒，一两　胡桃肉一两

上药共为细末，炼蜜丸。每朝三钱，开水送下。

王　脉弦迟，脐以上连胃脘胀痛，此有寒饮。《脉经》云：迟则为寒。仲景云：口不渴而脉双弦者，饮也。

香砂六君汤去草，加炮姜、神曲、干姜。

复诊：当脐腹痛，痛则气塞胸中，气嗳不得语，脉弦大而迟。此胃中阳气不足，而有寒饮也。当以温药通之。

照前方去神曲，加香附、川熟附。

吕　阴虚挟痰饮为病。痰饮内留，故咳嗽背寒，心胸着冷则痛。阴虚，故内热也。金水六君煎加减治之。

大熟地　半夏　陈皮　沉香　蛤壳　款冬花　苏子　杏仁　沙参　茯苓

顾　头眩心悸，脉沉弦者，饮也。病发则呕吐酸水，满背气攻作痛，得嗳则痛松，此浊阴之气上攻阳位。当以温药和之。

熟附子　桂木　半夏　陈皮　冬术　川椒　茯苓　沉香

强　中气不足，湿化为痰，气逆不降，喘息不安，夜重于昼。脉象弦滑，滑主痰饮，痰饮属阴，故病甚于夜也。拟降气化痰，兼扶中气。

半夏　苏子　陈皮　茯苓　前胡　旋覆花　神曲　竹茹　雪羹　枇杷叶

盖 夫邪之所凑，其气必虚；留而不去，实病则实。留饮久踞不去，亦由中气之虚。欲逐其饮，先补其中。丹溪云：补完胃气，而后下之为当。兹议先补中气一法。

六君子汤去甘草，加干姜。

复诊：甘遂半夏汤，用甘遂五分。

三诊：照前方，用甘遂七分。

四诊：照前方，用甘遂一钱。

虽大便仍未泻，而腹中已觉甚安，即停药三日。

某 春脉当弦而反微，是肝虚也。肝虚魂不藏，夜不得寐；昼日当寤而反寐，是胃虚也。胃为两阳合明之腑，胃虚则阳气失明，故昼日反寐。补肝之虚以藏魂，益胃之虚以补气。

生熟枣仁 茯神 新会白 党参 半夏 生熟谷芽 秫米 白芍 炙甘草

渊按：此等方案在古人亦不可多得。

某 水饮去后，中气大虚，胃液枯涸，难为力矣。夫中气大亏，非建中不可；而胃阴枯涸，非养胃阴又不可。然则黄芪建中但补中气，而不能养其胃阴，仍非计之善也。今拟十全大补，阴阳气血双调，加入麦、夏、苁、附，即十四味建中法，并建其脾中肾中之阴阳，或者其有济乎！

人参须 黄芪 大熟地附子三分，煎汁炒 川芎 茯苓 半夏 白芍肉桂一分，煎汁炒 苁蓉 炙甘草 麦冬 冬术土炒 归身 金橘饼

复诊：肝虚无直补之法，补肾即所以补肝；中虚有兼补之方，补火而更能生土。前投十四味建中，两建其脾中肾中之阴阳。证既大虚，药宜加峻；虚能受补，便是生机。

人参须 党参 黄芪 炙甘草 大熟地附子一分，拌炒 肉桂 麦冬 归身 冬术 枸杞子 半夏 茯苓 枣仁 山萸肉酒炒 苁蓉

单 痰饮久留，咳喘不已。痰多黏腻，脾肾两亏。脾虚则痰不化而食减，肾虚则阳气衰而水泛，以致腹满足肿面浮，病成溢饮。《金匮要略》云：病溢饮者，当发其汗，小青龙汤主之。然脉细阳衰，便难液涸，肾气久虚，何堪更投发泄，耗阴伤阳之剂！拟进附子都气丸。裁去熟地者，以其痰多痞塞也。

淡苁蓉 枸杞子青盐炒 茯苓 泽泻 半夏 五味子 制附子 牛膝炭 胡桃肉

孙 风邪久恋肺中，寒饮停留胃脘。风能化热，咳久伤阴；积饮生痰，胃阳失布。肺之子，肾也；胃之妻，脾也。肺伤肾亦亏，胃虚脾亦弱。脾弱故便泄，肾亏故左尺脉弦而大也。咳将一载，虽曾吐血，而时呕清水，其为寒饮无疑。今从饮门例治。

大熟地海浮石拌 麦冬元米炒 生苡仁 五味子 陈皮 焦六曲 茯苓 半夏 干姜 紫石英 细辛 沉香

吴 喘咳多年，近加咳呛，形消肉瘦，正阴大亏。虽有痰浊法，法当补纳。

大熟地 党参 半夏 陈皮 牛膝 款冬花 麦冬 茯苓 紫石英 五味子 胡桃肉

许 痰饮流落心中，心痛彻背，大便干燥，饮食哽嗌。肠胃液枯，法当温润。

淡苁蓉 麦冬 茯苓 桂木 薤白头 枸杞子 半夏 陈皮 瓜蒌霜 白蔻仁

渊按：积饮久而伤胃，将成噎膈。桂、蒌、薤白治痰饮，亦可以治噎膈。盖二证皆上中焦阳微不化所致。

范 寒痰留于胃，则脘痛而吐清水；入于肺，则咳嗽而多白沫。宜仿小青龙法，辛温开达上焦。

淡干姜 茯苓 白芍 细辛 橘红 桂枝 半夏 五味子 款冬

花　杏仁

顾　嗜酒多湿，湿蕴生痰。体质阴虚，烦劳伤气。去冬咳嗽，须微带血，行动气升，至今不愈。诊脉虚小，恐加喘急。兹以金水六君煎加味。

大熟地　半夏　陈皮　茯苓　款冬花　杏仁　蛤壳　五味子　麦冬　胡桃肉

另金水六君丸，每朝服三钱，淡盐花汤送下。

金　痰饮停胸，清阳失旷，咳嗽眩悸。与桂术甘汤加味。

茯苓　桂枝　白术　炙甘草　紫石英　五味子　陈皮　半夏　蛤壳　胡桃肉

方　向有心痛呕吐之病，得食则安，明系中虚而有痰饮伏留于心下也。上年春季，头痛寒热，从此咳嗽喉有痰声。当时设遇明眼，用小青龙发汗散水，表邪与痰饮悉解，何至淹缠不愈耶！迨至酷暑，邪郁化热，咳痰带臭，肺气受伤。交白露节，秋金得令，肺气清肃而后渐愈。至冬阳气少藏，其咳复作。交春入夏，咳频不已，病延一载有余。诊脉双弦，形肉瘦削，口不干渴，身不发热，头眩心悸。肝肾之阴已虚，脾胃之气亦弱，痰饮恋而未化，自浅及于深矣。昔贤谓外饮治脾肺，内饮治肾。今自外而至于内，从肺脾肾三经立法，前后绾照，以冀各得其所。

款冬花　苏子　杏仁　川贝　茯苓　陈皮　半夏　干姜　五味子五粒，同炒大熟地　海浮石拌炒　炙甘草　牛膝盐水炒　蛤壳　马兜铃　姜汁　胡桃肉　枇杷叶

渊按：外饮治肺脾，非杏、贝等清润之药可治，当求之于《金匮要略》。想病已棘手，方药错杂，有不得不然耳。

费　痰饮伏于胸中，咳嗽喘保。其标在肺，其本在肾。此证本虚未甚，标实有痰，法当两顾。

大熟地　茯苓　蛤壳　川贝　牛膝　半夏　陈皮　杏仁　桑白皮　枇杷叶

郝　仲景云：风舍于肺，其人则咳。又云：胸中有留饮，背寒冷如掌大。此证是也。

麻黄　桑白皮　象贝　橘红　黄芩姜汁炒　杏仁　半夏　生甘草　茯苓　款冬花

吴　痰饮咳嗽，饱则安，饥则甚，乃胃虚也。

黄芪　炙甘草　冬术　陈皮　白芍　玉竹　茯苓　杏仁　桔梗

李　胃有寒侵，肺有寒侵，两寒相得饮邪停，咳而喘呕为痰饮。气亦宜平，痰亦宜平，病痰饮者药宜温，仲师方法细详审。

二陈汤　老桂木　吴茱萸　川椒　苡仁　生姜

罗　干咳阴虚痰火盛，丹溪方法主生津。此由脘痛兼痰饮，烟体须当温化遵。

苁蓉养阴温润，咸能下降　枸杞子甘温益血　制半夏燥湿痰　茯苓清金燥湿　陈皮盐水炒，理气　水红花子饮停腹痛　白螺蛳壳痰停脘痛　白蜜润燥，调服　姜汁豁痰，冲服

复诊：烟体阴虚，兼夹痰饮，干咳无痰，脘痛微闷。前方咸降，兼以温润，咳虽稍缓，痰仍内蕴，唇燥舌腻。原方加味。

苁蓉　枸杞子　旋覆花　半夏　茯苓　陈皮　白螺蛳壳　海参漂淡，去砂　姜汁冲入　地栗汁冲入

渊按：海参入煎剂，始于叶氏。脘痛胸闷，明系痰饮。体虽阴虚，仍不相宜。

陈　宗台先生认此证为痰饮，卓识超群，曷胜佩服！窃思饮痰久踞，中土必受其戕；而脏气互伤，穷究必归于肾。肾为五脏之根，土为万物之本。脾土弱则清阳失旷，而气化无权；肾水亏则真阳失藏，而源泉消涸。夫以痰饮之病，久卧不起于床，加以寒热神疲，其为水

土俱败明矣。节届春分，木旺阳升之候。木旺则土益弱，阳升则水益亏。清明节后，百花齐放，将奈之何？为今之计，崇脾土而转旋清阳，以治其中；补肾水而蛰藏真阳，以治其下。守过清明，若得病情安稳，有减无增，或者其克济乎！

苓桂术甘合二陈，上午煎服。金匮肾气丸三钱，暮服。

胡 寒饮伏留于胃脘，清阳失旷于心胸。脘中微痛，腰背牵掣觉酸，时吐清水。与苓桂术甘汤清胸中之阳气，理中汤理脾中之阳气，阳气复则胃脘之寒饮自化矣。

照二方加陈皮、砂仁、半夏。

复诊：前方通胸中脾中之阳，此方兼通肾中之阳。阳气得通，三焦气机自畅，胃中寒饮自化矣。

照前方加清和丸。

萧 腹满，口舌干燥。仲景云：此肠间有水气。渴欲饮水，水入即吐，名曰水逆。食已即吐，名曰格塞。今兼此三者，是寒饮水气伏留于肠胃也。病已四五年，非一旦可去。即宗仲景法，汇集而加减之。

防己　赤苓　川椒目　泽泻　川连　大腹皮　桂木　焦白术　干姜　猪苓　半夏　白蔻仁

孙 水停心下则悸，气郁胸中则痛，痛甚则痞塞而吐白沫，得食则宽。此中虚夹痰饮为患也。

六君子汤加川朴、干姜、桂木、沉香。

杨 心胸觉冷，经事数月一来，食入则腹中胀痛，寒痰气郁凝滞不通。当以辛温宣畅，遵熟料五积意。

半夏　桂枝　茯苓　苍术　白芍　川芎　川朴　当归身　丹参　炙甘草　陈皮　枳壳　高良姜

复诊：苦辛温通之剂，而能调经散痞，用之而效，益信古人言不妄发，法不虚立，在用何如耳。

前方去良姜，加茺蔚子、砂仁。

胡 阳微浊聚于胃，寒饮窃踞中宫，脘痛连胁，腹鸣辘辘。法当转运中阳，以却寒饮。

旋覆花 干姜 半夏 茯苓 泽泻 陈皮 水红花子 白螺蛳壳 生姜

复诊：脘胁之痛虽除，脾胃之气大惫。面浮足肿，土衰水泛，脉细少神，虑其腹满。急宜温补中阳以消水湿，又当自知节爱为上。

六君子汤去草，加炮姜、熟附子、神曲。另金匮肾气丸，朝暮各服一钱五分。

某 肾中之元阳不足，胆中之火用不宣。痰饮伏留于心下，故心胸如盆大一块，常觉板痛，背亦常寒。三四年来每交子后则气喘，乃阳气当至而不至，痰饮阻遏，阳微阴胜故也。天明则阳气张，故喘平。至心悸咳嗽，易于惊恐，属阴邪窃踞胸中为病。其常若伤风之状者，卫外之阳亦虚也。图治之法，当祛寒饮而逐阴邪，斡旋阳气，如离照当空，阴邪尽扫。用仲景苓桂术甘汤，先通其胸中之阳气，再议。

茯苓细辛一分，煎汁炒 冬术附子二分炒 党参姜汁炒 甘草麻黄一分，炒 桂木 半夏 干姜五味子五粒，炒 破故纸青盐炒 紫石英 陈皮 胡桃肉 白螺蛳壳洗

贾 病已两月，先呕而后咳，多吐清涎，口不渴，心胸痛而痞闷，此痰饮停于心下也。虽微有寒热，并非外感风邪。当从胸痹痰饮门中求之。

半夏 茯苓 瓜蒌皮 橘红 杏仁 生姜

渊按：仲景治胸痹，用蒌皮须同薤白，治痰饮须同桂枝，否则不效。盖胸脘之阳不化，饮痹皆不去耳。

施 背筋常冷，胸腹有块，时吐酸水。此寒痰阻于胃而太阳之气不宣，温之通之。

苏梗 桂枝 陈皮 茯苓 半夏 制附子 川椒 老生姜

仁渊曰：《内经》无痰饮证，并无痰字。痰饮之病，始于仲景，详于《金匮要略》。其论痰饮有四，曰痰饮、悬饮、支饮、溢饮。《千金方》有五饮丸，治留饮、痰饮、溢饮、流饮、澼饮。明·李时珍即《金匮要略》四饮加伏饮为五饮。古人以胸胃肠间有水饮内积，即名曰饮，不必尽有咳嗽也。今人以咳嗽气逆，倚息不得卧，名之曰痰饮，乃《金匮要略》之支饮也。其余或已更名，如脘痛吐酸，即古之悬饮也；饮水不化，不得汗出，身体疼重浮肿，古之溢饮也。去古渐远，其名遂更。夫五饮之生，总由肺脾阳虚，致水饮入胃不能布化通调，停蓄胃肠之间，遂生种种病情：射肺则咳，凌心则悸，犯肝则胁痛眩冒；入肾则喘逆，侮脾则胀满痞闷，皆中上阳气不能布化之过也。然肺脾之阳虽虚，肾中之阳尚旺，其病犹可支持，故痰饮病有积延岁月而不死者。如此篇，亦以咳嗽气逆为痰饮。然即以咳嗽气逆而论，其因多端，未必尽属痰饮也。大抵痰饮咳嗽，其痰多沫，其气多逆，其脉多弦多滑，其心多悸荡，其头多眩冒，其表畏寒，冬发夏愈，其口不渴，其舌苔多白，此痰饮咳嗽之状也。治法，《金匮要略》要言不烦，曰：须以温药和之。盖无论何饮，化其中上焦之阳气为先。而肾气丸一方，即开后人内饮治肾之门。故后人有外饮治肺脾，内饮治肝肾之说。盖饮邪久延穷而伤肾，肾阳虚而肾气上奔，非温纳补摄不效。后贤之人参蛤蚧、黑锡丹、天真丸等，都从肾气丸得来，为温纳肾气之法。若得病之由，或冒冷雨，或卧而受凉，或过饮伤其肺脾，非一端耳。

痰喘

高寒入肺底，久而化热，同一痰喘，先后不同矣。初病在肺，久必及肾，虚实不同矣。补肾纳气，清金化痰，是目下治法。

大熟地海浮石拌　麦冬　川贝　蛤壳　五味子　牛膝　杏仁　沙参　地骨皮　枇杷叶　雪梨皮

卢　肾司纳气，开窍于二阴。病发每因劳碌之余，先频转矢气，而后气升上逆，短促如喘，饮食二便如常。其病在少阴之枢，宜补而纳之。

六味地黄合生脉散，加青铅。

陆　喘哮十二年，三疟一载。疟止复来，喘发愈勤。中虚痰饮不化，虽痰中带血，而不可以作热治也。拟六君子加杏仁、旋覆、姜、桂方法。

六君子汤　杏仁　旋覆花　桂枝细辛同炒　干姜五味子同打，炒

渊按：痰中见血，仍用姜、桂，非老手不办。

冯　年逾七旬，伏暑挟湿，湿能生热。病起微寒微热，咳嗽痰稠，曾经吐血，今血虽止而咳仍然，脉涩而数，舌苔灰白而渴，乃湿热痰浊恋于肺胃。病将匝月，元气大伤。脾胃不醒，谷食少进。初起大便坚，今则软而带溏矣。病在肺脾胃三经，治在化痰降气和中。

甜杏仁　茯苓　款冬花　蛤壳　沙参　紫菀　川贝母　苡仁　陈皮　雪羹

另用人参、珠子、血珀、沉香、礞石，研细末，匀和一处，再研极细。分四服，日一服。

复诊：夫咳嗽痰喘之病，浅则在肺胃，深则属肝肾。凡用方之法，由浅而深。按脉察色，知其虚中夹实，实者痰浊也。故先以化痰降气和中为法。两剂咳嗽稍平，惟气之喘而短者，有出多纳少之意，

则其本虚矣。左脉细微，肝肾之虚大著。虽舌苔黄浊不化，亦当以摄纳为要。且额上汗冷，胃泛不纳，将有虚脱之虑。

人参一钱五分　五味子八分　麦冬元米炒，钱半　山萸肉二钱　泽泻一钱　茯苓二钱　大熟地附子三分，煎汁浸片时，炒成炭，六钱　紫衣胡桃肉不去皮，二个　紫石英三钱　怀牛膝三钱　怀山药炒，五钱

另用好肉桂三分、上沉香三分、坎炁二条，三味各研末，和一处，再研细，分作二服。今晚一服，燕窝汤调下；明日再进一服。若得额汗收敛，左脉稍起，犹有生机可理。若不应手，难为力矣。

杜　咳嗽有年，每遇劳碌感寒即发，并无痰涎，此属气喘。据述病起受寒，早用麦冬清滋之药，遂至邪恋于肺，曾服麻黄开达见效。然病根日久，肺气亦虚。虚而不治，累及子母。今三焦并治，乃肺脾肾三脏兼顾也。

杜苏子　淡干姜五味子合捣　甜杏仁　橘红　半夏　款冬花　炙甘草

早服附桂八味丸一钱、金水六君丸三钱，开水送。

复诊：久咳肺脾肾交虚，前用温纳相安。今交夏令，肾气丸中桂、附嫌刚，改用都气丸可也。

都气丸三钱，朝服。金水六君丸三钱，晚服。俱盐汤下。

三诊：肺为贮痰之器，肾为纳气之根。肾虚不纳，则气逆而生喘；肺虚失降，则痰贮而作喘。前方辛通肺气，补摄肾气，服下相安，而病莫能除。良以多年宿恙，根深蒂固。然按方书内饮治肾、外饮治肺，不越开上填下之意。

法半夏　茯苓　橘红　杏仁霜　款冬花　干姜　白芍　五味子　炙甘草

上药为末，用麻黄三钱、白果肉三十粒、枇杷叶二十片，煎浓汁，泛丸。每一钱，朝晚并进，与都气丸同。

王　高年烘火，误烧被絮，遭惊受寒，烟熏入肺，陡然喘逆痰

嘶，神糊面浮，防其厥脱。

旋覆花　前胡　杏仁　川贝　代赭石　茯神　苏子　沉香　桑白皮　款冬花　竹油冲　姜汁冲

渊按：此火邪伤肺而喘也。与寻常痰喘不同，故不用温纳。

徐　喘哮气急，原由寒入肺俞，痰凝胃络而起。久发不已，肺虚必及于肾，胃虚必累于脾。脾为生痰之源，肺为贮痰之器。痰恋不化，气机阻滞，一触风寒，喘即举发。治之之法，在上治肺胃，在下治脾肾，发时治上，平时治下，此一定章程。若欲除根，必须频年累月，服药不断。倘一暴十寒，终无济于事也。此非虚语，慎勿草草。

发时服方

款冬花　桑皮　紫菀　苏子　沉香　茯苓　杏仁　橘红　半夏　淡苓

平时服方

熟地　五味子　陈皮　苡仁　胡桃肉　紫石英煅　半夏　蛤壳　杜仲　茯苓

复诊：喘哮频发，脉形细数，身常恶寒。下焦阴虚，中焦痰盛，上焦肺弱。肺弱故畏寒；阴虚故脉数；喘之频发，痰之盛也。有所感触，则病发焉。病有三层，治有三法，层层护卫，法法兼到，终年常服，庶几见效，否恐无益也。

发时服方

桂枝生，晒干　款冬花蜜炙　橘红盐水炒　杏仁霜　莱菔子　桑皮蜜炙

共研末，用枇杷叶十片，去毛，煎汤。再用竹油半茶杯、姜汁一酒杯，相和一处，将上药末泛丸。发喘时每至卧时服二钱，苡仁、橘红汤送下。

平时服方

大熟地砂仁拌　丹皮盐水炒　茯苓　牛膝盐水炒　泽泻盐水炒　肉

桂　山萸肉酒炒　怀山药炒　五味子盐水炒　磁石

上药为末，用炼白蜜捣和，捻作小丸，丸须光亮。俟半干，再用制半夏三两、陈皮二两、炙甘草一两，研极细末，泛为衣。每朝服二钱，发时亦可服。

叶　喘之标在肺，喘之本在肾。脉迟者寒也，舌白者痰也。以金水六君煎加味。

大熟地蛤粉炒　半夏　陈皮　茯苓　杜仲　款冬花　桂枝　紫菀　杏仁　五味子　胡桃肉

复诊：喘发已平，咳嗽不止，吐出浓痰。今宜降气化痰。

苏子　旋覆花　当归　款冬花　桑白皮　橘红　半夏　茯苓　杏仁

金　痰气声嘶，面仰项折，久而不已，防有鸡胸、龟背之变。盖肺气上而不下，痰涎升而不降，上盛则下虚，故病象若此。宜清肺以降逆，化痰而理气。

生石膏　紫石英　半夏　茯苓　橘红　石决明　川贝　蛤壳　紫菀　杏仁　竹油　姜汁

另：不蛀皂荚三枚，去皮弦子，煎浓汤一饭碗，用大枣三十枚，将汤煮烂，晒干，将汁再浸，再晒干。每日食枣五六枚。

某　汗出不休，气短而喘，是气血阴阳并弱也。足常冷为阳虚，手心热为阴虚。营不安则汗出，气不纳则喘乏。法当兼顾。

大熟地附子三分，拌炒　黄芪防风一钱，拌炒　归身　白芍　五味子　紫石英　茯苓　党参　冬术　浮麦　红枣

渊按：此劳损虚喘也。金受火刑，经所谓耐冬不耐夏。夏令见之，都属不治。黄芪为汗多而设，若喘而无汗，即不相宜。

复诊：汗出减半，气尚短喘。今当大剂滋阴，再参重以镇怯。

人参固本丸　龟胶　磁石　紫石英　白芍　五味子　胡桃肉

三诊：周身之汗已收，头汗之多未敛。气喘较前觉重，交午愈甚。掌心觉热，脉形细数，饮食减少。阴津大亏，肺气伤戕。兹当炎暑，水衰火旺，金受其灼，咳嗽痰黄，渐延损症。清金丽水，冀其应手为妙。

沙参　麦冬　大生地　龟甲　川贝母　五味子　知母　西洋参　川黄柏

仁渊曰：痰喘之因不一，须分虚实两途。实者因风寒痰火，大都病在肺胃，从外感来，或寒热无汗，或不热有汗，咳嗽痰浓，便溺短赤，舌苔厚，脉数浮滑不空，乃风温痰热于肺胃不得降化也。宜宣通肺络，清降胃气。有汗葶、杏、橘、贝、苓、翘、石膏等剂，无汗麻杏甘石、桑、贝、橘、桔之类。若形寒表热扬，咳窒不爽，脉浮而紧，乃风寒闭其肺络，元府不宣，肺气不利，不得肃降也，宜麻、杏、苏、桔，或防风通圣等开其腠理。虚者乃平素肺肾内虚，肃降摄纳无权，脾胃气弱，不克化饮，精微，即痰饮之类。痰留肺系胃络，一触外邪肺胃即失顺降，肾气即为奔逆，喉间嘎吼羊声，倚几布息，甚至自汗淋漓，无表热外感卫证，脉浮滑空豁，或形瘦浮肿，种种虚象，宜涵纳镇摄。又有半虚半实之证，如素有痰饮，感寒遇劳，即发咳嗽，痰沫喘逆倚息，仿痰饮例治之。若久病全属虚证。更有无痰而喘，火迫而喘，糖哮盐哮而喘，俱伤其肺气使然，当求其因。古人谓实喘治肺，虚喘治肾，确有见地，然不可执一。实喘治肺，须兼治胃；虚喘治肾，宜兼治肺。如肾气丸、黑锡丹治肾，人参蛤蚧汤治肺，人参胡桃汤肺肾兼治也。大抵痰多、脉空弦者，以肾为主；痰少、脉虚不甚大者，以肺为主。痰稀多沫者宜温纳，痰少色黄厚者宜平降，一则肾阳虚，一则肾阴虚而肺有火也。夫熟地最能消虚痰，以其能填补肾气而化无形之痰也，勿嫌腻膈而畏之。

（《王旭高医案》）

王孟英

痰喘之要，宣展气机

王孟英（1808~1868），名士雄，清代医家

耳姓妇 回族，患哮。自以为寒，频饮烧酒，不但病加，更兼呕吐泄泻，两脚筋掣，既不能卧，又不能坐。孟英诊曰：口苦而渴乎？泄（泻）出如火乎？小溲不行乎？痰黏且韧乎？病者曰：诚如君言，想为寒邪太重使然。孟英曰：汝何愚耶？见证如是，犹谓受寒，设遇他医，必然承教，况当此小寒之候，而哮喘与霍乱，世欲无不硬指为寒者。误投姜、附，汝命休矣。予北沙参、生苡仁、冬瓜子、丝瓜络、竹茹、石斛、枇（杷）叶、贝母、知母、栀子、芦根、青果、海蜇、莱（菔）汁为方，一剂知，二剂已。

邻人王氏妇之父王叟 仲秋患痰嗽不食，气喘不卧，囊缩便秘，心摇摇不能把握，势极可危。伊女浼家慈招孟英救之。曰：根蒂欲脱耳，非病也。以八味地黄汤去丹皮、泽泻，合生脉散，加青铅、龙骨、牡蛎、紫石英、胡桃、楝实、苁蓉（为剂投之）。大解行而诸恙减，乃减苁蓉、麦冬，服旬日而瘳。

邵奕堂室 以花甲之年，仲冬患喘嗽，药之罔效。坐而不能卧者，旬日矣。乞诊于孟英。邵述病源云：每进参汤，则喘稍定。虽服补剂，仍易汗出，虑其欲脱，及察脉，弦滑右甚。孟英曰：甚矣！望、闻、问、切之难，不可胸无权衡也，此证当凭脉设治，参汤切勿

沾唇。以瓜蒌、薤白、旋覆、苏子、花粉、杏仁、蛤壳、茯苓、青黛、海蜇为方，而以竹沥、(莱)菔汁和服。投匕即减，十余帖痊愈。

同时，有石媪者，患此(病)极相似，脉见虚弦细滑。孟英于参、蛤壳、旋覆、杏仁、苏子、贝母、桂枝、茯苓等药之中，重加熟地而瘳。所谓病同体异，难执成方也。

王致青鹾尹令正　患痰喘，胡某进补肾纳气，及二陈(汤)、三子(养亲汤)诸方，证濒于危。顾升庵参军令延孟英诊之：脉沉而涩，体冷自汗，宛似虚脱之证，惟二便不通，脘闷苔腻，是痰热为补药所遏，一身之气机窒痹而不行也。予(栝)楼、薤(白)、旋(覆)、赭(石)、杏(仁)、贝(母)、栀(子)、(紫)菀、兜铃、海蜇、竹沥等以开降，覆杯即减，再服而安。

吴蕴香大令宰金溪　自仲春感冒而起，迨夏徂秋，痰多气逆，肌肉消瘦，延至初冬，诸证蜂起，耳鸣腰痛，卧即火升，梦必干戈，凛寒善怒。多医咸主补虚，迄无小效，卧理南阳，已将半载，群公子计无所施，飞函至家，嘱大公子汾伯副车，叩求孟英来署，已仲冬之杪日矣。诊脉弦细，而左寸与右尺甚数，右寸关急搏不调，且病者颈垂不仰，气促难言，舌黯无苔，面黧不渴。孟英曰：病虽起于劳伤挟感，而延已经年，然溯其所自，平昔善饮，三十年来，期在必醉，非仅外来之客邪，失于清解，殆由内伏之积热，久锢深沉，温补杂投，互相煽动，营津受灼，内削痰多，升降愆常，火浮足冷，病机错杂，求愈殊难，既承千里相招，姑且按经设法。以石膏、知母、黄芩等清肺涤痰，青蒿、鳖甲、栀子、金铃等柔肝泄热；元参、女贞、天冬、黄柏等壮水制火；竹茹、旋覆、枇杷叶、橘红等宣中降气，出入为方，间佐龙荟丸，直泄胆经之酒毒，紫雪丹搜逐隧络之留邪，服三剂而舌布黄苔，蕴热渐泄。服六剂而嗽减知饥，渴喜热饮，伏痰渐化。季冬八日，即能出堂讯案。十剂后，凛寒始罢，足亦渐温，肺气果得下降。望日出署行香，继而兵火之构渐清，夜亦能眠，迎春东郊，审决积案，亦不觉其劳矣。方中参以西洋参、生地、麦冬充其液；银花、绿豆、雪羹化其积。至庚戌岁朝，各处贺年，午后护日，极其裕如，且肌肉渐丰，面黑亦退，药之对病，如是之神，调养至开篆时，起居如旧，各恙皆瘥，而孟英将赴宜黄杨明府之招，酝香为录其逐日方案，跋而记之，兹特采其大略如此。

鲍继仲　于季春望日，忽然发冷，而喘汗欲厥。速孟英视之，脉沉弦而软滑带数，是素患痰饮，必误服温补所致也。家人始述去冬服胡某肾气汤颇若相安，至今久不吐痰矣。孟英曰：病在肺，肺气展布，痰始能行。虽属久病，与少阴水泛迥殊，辨证不明，何可妄治？初服颇若相安者，方中附、桂刚猛，直往无前，痰亦不得不为之辟易，又得地黄芩厚浊下趋之品，回护其跋扈跳梁之性。然暴戾之气，久而必露，柔腻之质，反阻枢机，治节不伸，二便涩少，痰无出路，愈伏愈多。一朝卒发，遂壅塞于清阳升降之路，是以危险如斯。须知与少阴虚喘，判分霄壤，切勿畏虚妄补，投以薤（白）、（栝）楼、枳（实）、杏（仁）、旋（覆）、赭（石）、半（夏）、紫（菀）、（竹）茹、芦根、蛤粉、雪羹之而平。断与肃清肺气，而涤留痰，匝月始愈。

潘肯堂室　仲冬陡患气喘，医治日剧。何新之诊其脉无常候，嘱请孟英质焉。孟英诊曰：两气口之脉，皆肺经所主，今肺为痰壅，气不流行，虚促虽形，未必（即）为虚谛，况年甫三旬，平昔善饭，病起于暴，苔腻痰浓，纵有足冷面红、不饥、不寐、自汗等症，无非痰阻枢机，有升无降耳。遂与石膏、黄芩、知母、花粉、旋覆、赭石、蒌仁、通草、海蜇、竹沥、（芦）菔汁、梨汁等药，一剂知，二剂平。乃去“二石”（石膏、赭石），加元参、杏仁，服旬日而安。俟其痰嗽全蠲，始用沙参、地黄、麦冬等，以滋阴善后。

余朗斋令堂　秋间患伏暑，孟英已为治愈，失于调理，复患气冲

（喘）自汗，肢冷少餐，攻补不投，仍邀孟英治之。予填补冲任、清涤伏痰法，合甘（草）、（小）麦、大枣以补血而愈。

（《王氏医案》）

蒋宝素

剿抚互用，统治有方桃花丸
探本求源，尤重肾气茯苓饮

蒋宝素（1795~1873），丹徒人，号问斋。清代名医

《内经》有饮证，无痰字。盖痰因病生，非病因痰致。治其所以生痰之源，则痰自清。若但从事于痰，任行攻击，恐违实实虚虚之旨。

人参　云茯苓　冬白术　炙甘草　制半夏　陈橘皮　制南星　枳壳　生姜　大枣

痰饮始于《金匮要略》，虽有支、留、伏、溢、悬诸名，不离水湿、津液所化。昔肥今瘦，水走肠间，辘辘有声，为痰饮，苓桂术甘汤主之。然莫若《医话》桃花丸为妙。

云茯苓　桂枝　冬白术　炙甘草

长流水煎，送桃花丸三钱。

《椿田医话》桃花丸统治痰饮，可常服。

桃花清明节采，不拘红白，单叶为妙，晒干　制半夏　制南星　制苍术　冬白术　人参　云茯苓　陈橘皮　炙甘草　硼砂　大贝母　桔梗　白芥子　白僵蚕　煅蛤粉　煅蚌粉　海浮石　海螵蛸　朱砂

上十八味各一两，为末，入桃花末四两，共十九味，水叠丸。每服三钱，滚水下。

水停心下，支流入肺，喘咳不得卧，如哮喘水肿之状，为支饮。

赤茯苓　炙甘草　制半夏　川厚朴　苦杏仁　甜葶苈　大枣肉

流水煎，送医话桃花丸三钱。

积饮停痰，清水上泛，气喘不得卧，脉平，为支饮。外台茯苓饮主之。

人参　云茯苓　冬白术　枳实　陈橘皮　生姜

流水煎，送医话桃花丸三钱。

经以饮发于中，水气横溢，悬留胁下，咳唾引痛，脉沉弦，为悬饮。宜医话变体十枣汤主之。

大枣肉十枚，用芫花一钱、甘遂一钱、大戟一钱，同枣肉炒焦，独取枣肉煎汤，下医话桃花丸三钱。

逆流之水从乎气，气水相搏，溢于四末，沉重疼痛，为溢饮。宜发汗，议取大青龙。

麻黄　桂枝　杏仁　炙甘草　生石膏　生姜　大枣

经以水饮内蓄，短气似喘，作渴，四肢关节痛如风痹，为留饮。宜医话变体甘遂半夏汤主之。

制半夏三钱，用甘遂二钱，同半夏炒焦，独取半夏煎汤，送医话桃花丸三钱。

寒热类感，喘咳目泪，身振肉瞤，腰背相引而痛，为伏饮。小青龙汤主之。

麻黄　桂枝　炙甘草　赤芍　五味子　北细辛　炮姜炭　制半夏

煎送医话桃花丸三钱。

痰喘不得卧，脉平，为支饮。

云茯苓　桂枝　冬白术　制半夏　木防己　炙甘草　福泽泻　厚朴　生姜

内饮治肾，外饮治脾。腰痛，头眩，呕吐痰涎、酸水，咽喉不利，胸腹汩汩有声。《内经》有饮证而无痰字。痰饮始于仲景，详于近代。痰即津液、精血、脂膏之所化。犹乱世之盗贼，即治世之良民，亦当安抚。然肾为水脏而司五液，当以肾为生痰之源为是。故庞安常、吴茭山皆言八味丸治痰之本。今宗二家之意主之。

大熟地　怀山药　山萸肉　粉丹皮　建泽泻　云茯苓　制附子　油肉桂　鹿茸

水叠丸。早晚各服三钱，开水下。

肾水上泛，脾液倒行。饮伏于中，久成窠臼，盈科而进，呕吐如倾，屡发不已。许叔微用苍术以填科，《泊宅编》制二贤散以润下。是皆良法，更益以阴阳双补、异类有情之品。

制苍术　福橘红　炙甘草　人参　大熟地　左牡蛎　云茯苓　海螵蛸　五倍子

等份为末，水叠丸。早晚各服二钱，淡盐汤下。

前哲以脾为生痰之源，肺为贮痰之器。五液皆属于肾，化生于胃，当以肾为生痰之源、胃为贮痰之器为是。肾水上泛，胃液倒行呕吐，痰涎甚涌，食少，咽干，脉数。爰以六味地黄合外台茯苓饮，从肾胃论治。

大生地　粉丹皮　建泽泻　怀山药　山萸肉　云茯苓　人参　冬白术　枳实　陈橘皮　生姜

胃气不平，湿热不化，饮聚痰生，变幻不一。爰以平胃散加味，平其胃气之不平，则湿痰自化矣。

制苍术　川厚朴　炙甘草　陈橘皮　炒麦芽　莱菔子　制香附　六和神曲　制半夏　生姜　大枣

中枢不转，肝郁不伸，积寒积饮，吐食吐酸，间吐甜苦。木必克土，曲直作酸，稼穑作甘，炎上作苦，积寒化热，积饮化痰。舌苔焦黄，胸中热炽。先以左金、二陈加味，观其进退。

川黄连　淡吴萸　赤茯苓　炙甘草　制半夏　陈橘皮　酒炒黄

芩　枳实

连进左金、二陈加味，胸中热减，呕吐亦轻。夜来神魄不安，时多惊惧，痰热化之不尽，上扰心胞。仍以左金、二陈，参入泻心、温胆。

川黄连　淡吴萸　赤茯苓　酒炒黄芩　干姜　人参　枳实　淡竹茹　大枣

左金、二陈、泻心、温胆共服八剂，神魄已安，痰饮已化，余氛未靖，尚宜丸剂缓缓以尽根株。即以原方十剂为末，水叠丸。早晚各服三钱。

二气素虚，七情不适，土为木克，饮聚痰生。胸腹汩汩有声，胃脘隐隐作痛，经闭半载，带下频仍，血色不华，饮食减少，脉来弦细无神。已入虚劳之境，虑难收效。勉拟丹溪白螺丸加减主之。

白螺蛳壳土墙上多年者佳　草豆蔻　云茯苓　炙甘草　五灵脂　陈橘皮　延胡索　没药　广木香　制半夏　当归身　川芎　四制香附

为末，水叠丸。早晚各服三钱。

脉来软数无力，症本脏阴营液有亏，水不济火，火旺生痰，痰随气行，无处不到。入心则烦惑莫能自主，入肝则恚怒意不存人，入肺则悲哀不解，入脾则无故多思，入肾则恐惧如人将捕。是皆火炎痰扰所致。亦由烦劳伤心，抑郁伤肝，悲哀伤肺，思虑伤脾，惊恐伤肾。非旦夕之故，所从来远矣。亦当以渐治之，欲速则有反迟之弊。

大生地　人参　冬白术　当归身　绵黄芪　炙甘草　酸枣仁　远志肉　龙眼肉

长流水煎，送医话桃花丸三钱，服三十剂再议。

前哲有言，痰为百病之母，奇病异疾，多属于痰。痰之变幻不测，胸喉气哽，浑如怪石交撑，口角涎流，竟似惊涛乱泻，时觉身中之气运，若荡舟于逆水，夜多妄梦，其极至迷。症延七载之久，名剂遍尝无效。近服医话桃花丸，颇合机宜，守常调治可也。每早晚各服医话桃花丸三钱。用竹沥一钱、荆沥一钱、姜汁一滴，和滚水送下，一月后再议。

土为木克，中伤积饮，清水上泛，呕吐胀痛，已历多年。病起于肝，传之于脾，注之于肺，下连于肾。治病求本，金匮肾气加减主之。

大熟地　云茯苓　福泽泻　怀山药　山萸肉　制附子　油足肉桂　车前子

流水煎，送医话桃花丸三钱。

肥人多痰，痰阻气机，胸腹汩汩有声，不时太息。

云茯苓　炙甘草　制半夏　化州橘红　杏仁泥　紫金牛　制南星　枳壳　制豨莶

素本脾肾不足，饮聚痰生，饮食少思，形神不振，近值客邪新解，阴液受戕。经以肾为封藏之本，脾为谏议之官。脾健则痰清，肾固则饮化。前哲有谓，肾为生痰之源，诚是也。肾为先天，脾为后天。土为物母，水为物源，水土调平，脾肾强健，又何痰饮之有。

大熟地　人参　冬白术　炙甘草　玄武甲　枸杞子　鹿角霜　云茯苓　山萸肉　菟丝子　怀山药　陈橘皮　陈半夏

为末，水叠丸。早晚服三钱。

木乘土位，健运失常，清不能升，浊无由降，饮食精微之气不归正化，反化为痰。痰随气行，无处不到。入于厥、少二经，绕咽循喉，溃于咽喉之间，如梅核之状，咯不能出，咽不能下。流注阳明之络，则肩背牵疼。痰郁生热，热蒸气腾，则舌心赤裂，脉来滑数兼弦。治痰当求其本。

大生地　东洋参　云茯苓　冬白术　炙甘草　陈橘皮　当归身　制半夏　建泽泻　苦桔梗　生姜

痰饮始于《金匮要略》，后世以脾为生痰之源，肺乃贮痰之器。然五液皆属于肾，化生于胃，当以脾肾为生痰之源，肺胃乃贮痰之器。痰饮蕴积中州，逢湿土司令举发。涎沫上溢，食少运迟，呕吐，咽干，脉弦无力。显系肾水上泛，脾液倒行。治病求本，滋苗灌根。爰以六味、六君加减，扶脾固肾，以杜生痰之源，方合《内经》之旨。

大熟地　粉丹皮　建泽泻　怀山药　云茯苓　陈橘皮　冬白术　人参　制半夏　炙甘草

为末，水叠丸。早晚服三钱，滚水下。

脾虚湿热不化，蕴酿生痰，痰随气升，气急痰涌，喉间声如拽锯，神志沉迷，所幸脉缓而迟，尚属可治。暂以六君子汤加味，观其进退。

东洋参　云茯苓　麸炒枳实　冬白术　炙甘草　陈半夏　陈橘皮　川贝母　生姜

六君加味，先取化源，已服三剂。喉间痰声虽息，气尚未平；宿痰虽化，未尽；日晡憎寒，额与手足皆冷。乃痰郁中州，清气不升，不能卫护于外而敷荣四末。间有错语者，痰郁生热也。肝热则目多眵，脾热则食少、苔厚、曲直作酸，非停寒可比。仍以六君为主，辅以升清降浊之意。

东洋参　云茯苓　绿升麻　炙甘草　柴胡根　陈橘皮　当归身　冬白术　制半夏　生姜　大枣

昨服六君，辅以升清降浊之品，湿痰虽化，未尽。痰本生热，肝火素盛，值天令暴暖，二火相济，以故潮热、谵语、类感。二便如常，非伏邪可比。胃不和则卧不安，阴虚则不寐，不平则腹鸣，脾闭则舌苔不退，兼感浮风，痰嗽较甚。再拟东垣法，标本兼治。

东洋参　云茯苓　冬白术　炙甘草　当归身　陈橘皮　北柴胡　升麻　陈半夏　老苏梗　杏仁泥　生姜

本患遗精，入房易泄，面戴阳色，耳内常鸣。肾之阴亏则精不藏，肝之强阳则气不固。肾虚水泛为痰，胸次汩汩有声，气息往来，咽喉不利，饮食减少，脉象沉弦，且滑，且数。沉者，郁也，水也；数者，热也，火也；滑者，痰也，湿也。香燥难投，腻补不受，从心、脾、肾进步。

大熟地　怀山药　云茯苓　粉丹皮　福泽泻　东洋参　枳壳　熟枣仁　远志肉　冬白术　陈皮

眩晕遗精，互相举发，乃脾肾两亏、湿土生痰所致。经以诸风掉眩，皆属于肝。肝木化风，风主动摇故也。木从风化，必由肾水虚衰，水不涵木，木复克土，土虚则津液不归正化，脾湿郁而生痰，风振痰升，上扰清虚之所，丹溪所谓无痰不作眩是也。夫痰本津液、精血之所化，必使血液各守其乡，方为治痰大法。若但攻痰，旋攻旋化，势必攻尽血液、脂膏而后已。治病求本，滋苗灌根。法当壮水生木，崇土生金。木欲实，金以平之。木欲动，土以安之。木平则风息，中土无伤。脾健则痰清，化机自转。阴平阳秘，精神乃治。

大熟地　鹿茸　人参　云茯苓　山萸肉　怀山药　陈橘皮　芡实粉　金樱子皮　冬白术　炙甘草　制半夏

为末，水叠丸。早晚服三钱，滚水下。

服斑龙加减，半载有余，诸症俱平。惟胸次时或不舒，懊侬莫能名状，大便干时不爽，肢体无力，神气萧然。久客鱼盐之地，海滨傍水，湿蕴痰饮未清，原方加减主治。

大熟地　人参　鹿茸胶　云茯苓　炙甘草　冬白术　芡实粉　陈皮　玄武胶　怀山药　福泽泻　制半夏

为末，水叠丸。早晚服三钱。

体素怯寒，生阳不布，嗜酒恶食，湿胜中虚，津液凝渍生痰。曾有哮喘之患，秋杪冬初举发，近因忧恚伤气，寒暑伤形，形气俱伤，诸证蜂起。服药以来，暑虽解而气未平，不平则鸣，以故胸喉辘辘有声，痰涎上溢，有妨饮食，脉来弦数无神，症本五志不伸所致。《内经》有饮证而无痰字。痰饮始于《金匮要略》，详于近代，有六淫、七情之别。六淫外入之痰，可攻，可伐。七情内伤之痰，宜补，宜温。故前哲比之乱世之盗贼，即治世之良民，法当剿抚互用。痰为津液、精血之属，肾实统之。以肾为水脏，而司五液故也。当以肾为生痰之源为是。庞安常、吴茭山皆云八味丸治痰之本，今宗二家之意合治之。然酒客恶甘，桂无佳品，以鹿代之，服二十剂再议。

大熟地　粉丹皮　建泽泻　怀山药　云茯苓　山萸肉　制附子　鹿茸　人参

脉来三五不调，缓而一止为结，非代脉可比。乃思虑伤脾，脾湿生痰，痰阻气机所致。法当斡旋中气，以畅清阳为主。

人参　云茯苓　冬白术　炙甘草　陈橘皮　熟枣仁　当归身　远志肉　生木香　制陈半夏　生姜　大枣

心痛彻背，背痛彻心，卒然痛甚，倏尔神清。缘产育过多，精血两亏，不能荣养肝脾。土为木克，木郁生虫，土郁生痰。肠鸣辘辘有声，痛止便能饮食。乃蛟蛔、痰饮之征。脉来弦数无神。证延数载之久，难期速效，当以缓图。

大生地　东洋参　当归身　抚芎　淡天冬　细榧肉　冬白术　野黄精　乌贼骨　枸杞子　紫河车　五倍子

陈阿胶为末，水叠丸。早晚服三钱。

清阳无时不升，浊阴无时不降，升降出于自然，不觉其升降也。升降之道，为痰所阻，则气机不利，故觉身中气运之盘旋，若波澜之洄溯。宜先顺气。

广藿香　生木香　制香附　小青皮　制半夏　台乌药　制南星　陈橘皮

年过始满，形体素羸。心为君主之官，神明出焉。肝为将军之官，谋虑出焉。脾为谏议之官，知周出焉。烦劳则伤心，思虑则伤脾，抑郁则伤肝。肝病必传脾，脾伤则津液不归正化，凝渍成痰，痰随气行，无处不到。身中气血犹川源也。盛则流畅、畅则宣通，通则不痛；少则凝涩，涩则不通，故痛。痛处可按为虚。痰阻气机，二气源流不畅，胁肋隐痛，下连少腹以及髀关，皆肝脾经脉所过之处。痰犹乱世之盗贼，即治世之良民。至于暑湿乘虚而入，犹浮云之过太虚。治当求本。六脉软数少神，爰以六君、归脾加减，从肝病治脾论治。愚见如是，明哲正之。

东洋参　云茯苓　冬白术　煨木香　远志肉　酸枣仁　新会皮　当归身　片姜黄　佩兰叶　制半夏　生姜　大枣

昨进归脾、六君加减，一助坤顺，一法乾健。夜来胁痛蔓延于下；至三更安寐痛缓，可知症本肝郁脾伤，土为木克，健运失常，痰生饮聚，驯致气血周行之道路乖分，络脉间亦为之间断，已故隐隐作痛。面色黄如秋叶，腘肉渐消，皆脾虚痰饮不化之明验也。脉仍软数少神。治病必求其本。仍以斡旋中气，以畅清阳为主。夜服《灵枢》半夏秫米汤，合《金匮要略》大半夏法。

人参　赤茯苓　当归身　炙甘草　煨木香　大白芍　四制香附　片姜黄　远志肉　生姜　大枣

夜服《灵枢》半夏秫米汤，合《金匮要略》大半夏法。

制半夏　黄粟米　人参　川白蜜

甘澜水煎。

病原已载前方，但痛势进退有时，犹痎疟之意。乃气血源流不畅，湿痰凝结经络之间，营卫循环道阻，所谓痛则不通是也。《内经》有饮证而无痰字。盖痰为治病之标，非受病之本。治其所以生痰之源，则痰自清，当培脾肾为主。治肝大法有二，先培其土，复灌其水，则木欣欣以向荣。此不治肝而肝自治，方合《内经》治病求本之旨。

人参　茯神　冬白术　当归身　黄郁金　大白芍　制香附　熟枣仁　远志肉　煨木香　怀山药　龙眼肉　生姜　大枣

昨药后，夜来痛势反增，如前次之进退。足见痰阻气机，气血源流不畅，营卫失其常度。天枢之上，天气主之；天枢之下，地气主之。厥阴之脉络于少腹，少腹隐痛，乃有形之痰。且小便自利，尚有瘀血。痛则伤胃，食少可虑。仍以斡旋中土为主，参入调血中之气，和气中之血之品，待胃气一振，痛势一定，再进攻痰之剂可也。

东洋参　小青皮　制半夏　冬白术　广木香　广橘皮　红花　当归身　熟枣仁　远志肉　片姜黄　生姜　大枣

昨药后，痛势虽定，第痛退三日复进，显系痰阻气机，营卫揆度失常，犹痎疟之意。脉仍软数少神，痛时脉伏，二气本虚。补虚则痰饮不开，攻痰则元气不继，所谓人虚证实，攻补均难是也。且病非一朝一夕之故，其所由来者，渐矣。亦当以渐治之。王道功迟，非畅和中土，乌能奏效。间进攻痰之品，宗前哲十补一攻，剿抚互用之意，冀其痰饮下行，清气上升，脾阳中运为顺。早服医话桃花丸三钱。

东洋参　冬白术　广橘皮　炙甘草　云茯苓　制半夏　黑山栀　桃仁泥　藕节

夜来痛势虽轻，左胁仍如锥刺，髀肉痛如动脉之状，痛由少腹而起，夜甚于昼，痛缓脉起。素有痰饮之患，现在吐痰如膏，即精血、津液、脂膏所化。脾肾无亏，二气充盈，何痰之有。肾虚水泛为痰，脾虚液化为痰，痰随气行，无处不到，回摶脏腑曲折之处，经络交互之间，药力难达，故前哲有见痰休治痰之说。当以脾肾双培、潜消融化，又难拘痛无补法之论。然将化未化之痰，宜引归正，已成之痰，非攻不可。是以古人用药有用兵之譬，十补一清之例，剿抚互用之法。兵贵圆通，药宜瞑眩，养精蓄锐，出其不意，攻其无备，适足以振军声。培补数日，暂以一攻，未必大伤元气，如是病则疲于奔命，药则以逸待劳。正气无伤，病势日削，何忧不尽根株。不过因循时日，谬蒙藻鉴，敢不尽心，愚见云然，未知当否。早服医话桃花丸三钱。

大生地　人参　云茯苓　冬白术　炙甘草　粉丹皮　新会皮　黑山栀　福泽泻　制半夏

昨药后，髀肉筋骨之痛渐平，少腹之痛未减，更觉懊侬，大解后重。厥阴肝脉络于少腹，治痰必先顺气。然肝病善痛，久痛非寒，可按为虚，虚疼宜补，岂能拘痛无补法之说。但痰饮回搏肠胃曲折之处，盘踞经络交互之间，又非平淡所能奏效。书不云乎，若药不瞑眩，厥疾弗瘳。爰以攻补兼施为主，早服滚痰丸二钱，申刻进补脾肾之剂。至于脉反细涩，乃天令暴冷，无足虑也。

人参　大熟地　山萸肉　冬白术　云茯苓　怀山药　福泽泻　粉丹皮　炙甘草　制半夏　福橘皮

病原已载前方，想痛逢三日转甚之理，犹痎疟之意。盖百病举发无期，惟疟有期。疟必外受风寒，内有伏暑，夹湿痰交并营卫之间。会于少阳之经而疟作，离于少阳之经而疟止。其道近，其气浅，其行速，则日作。其道远，其气深，其行迟，则间日或三日。今则不然，暑、湿、痰涎内伏营卫之间，外无风寒，以故不能作疟。然湿痰扰乱营卫，与疟理同归一体。但病延四月之久，人虚证实，攻补均难，能令攻不伤气，补不碍痰则善。仍以攻补兼施，辅以治疟之品，引入营卫，导引湿痰渗入肠胃，从大便而下，宜有效矣。早服桃花丸三钱。

大生地　制半夏鳖血炒　柴胡　东洋参　炒黄芩　酒炒透常山　小青皮　生姜　大枣

接展瑶函，备知一切。照前议之方，服后病势未减，痛极似闭，酸痛之处，仍在少腹之右，牵至右胯，右胁为甚，左边及两胯后亦复引疼，时及两腿。若论有痰无痰之说，试看控涎丹、滚痰丸主治诸经络痛处可知。且痰为百病之长，病涉奇异，百药不效，多主于痰。服滚痰丸反甚，药浅病深，此常理也，何足怪乎。守常调治，药力积渐，方能一旦豁然。若云无痰，则所服诸方，各门皆备，并无一效，又何疑焉。此由太夫人二气本虚，肝气本郁，心境本劳，或为六气所乘，驯致津液、脂膏化为痰饮。痰阻气机，络脉无以通调，以故作痛。痛则伤胃，胃伤则有食减、风消之虑。深思病在下部，当以肾经为主，脾经次之。所虑者，人虚证实，攻补均难，故前哲有十补一攻之法，剿抚互用之旨。所谓兴利不如除害，补正不如祛邪是也。遥拟一方，是否有当，明哲正之，每早仍服桃花丸三钱。

大熟地　冬白术　粉丹皮　福泽泻　人参　当归身　川芎　云茯苓　煨木香　制香附　化州橘红　制半夏　生姜　大枣

接来病原照方，共服七十余剂，诸恙一旦豁然。此乃天授，恐非人力，谬蒙赞美，有愧于心，遥拟丸方，以善其后，特此奉复，谨返谦简。

大熟地　怀山药　山萸肉　云茯苓　建泽泻　粉丹皮　人参　冬白术　炙甘草　法制半夏　陈橘皮

流水叠丸。早晚各服三钱。

（《问斋医案》）

汪必昌

痰饮辨证医阶

汪必昌，字燕亭。清代医家

痰因风而生者，病在肝。其面青、四肢满闷、便溺秘涩、心多躁怒；变生病为瘫痪，为㖞僻，为掉眩、呕吐，为暗风、闷乱，为风痫、搐搦。

痰因热而生者，病在心。其面赤、烦热、心痛、唇口干燥、多喜笑；变生病为头风，为烦躁、烂眼、怔忡、懊侬、惊悸、癫厥、喉闭咽肿、口疮舌糜、重舌木舌、耳作鼓声、牙痛腐烂。

痰因湿而生者，病在脾。其面黄、肢体沉重、嗜卧、四肢不收、腹胀而食不消；变生病为胁下注痛、四肢不举、恶心呕吐。

痰因气而生者，病在肺。其面白、气上喘促、悲愁不乐，洒淅寒热；变生病为头痛、眩晕、身疼走注攻刺、咳嗽、哮喘。

痰因寒而生者，病在肾。其面黑、小便急痛、足冷、多恐怖；变生病为骨痹、四肢不举、气凝刺痛、心头冷痛、背冷一块痛。

痰因惊而生者，病在心胆。时惊骇、心包络痛；变生病为惊、痫、狂、癫、厥。

痰因酒食而生者，病在脾胃。饮酒即吐、腹满不食、口出臭气。

痰因脾虚而生者，食不美、反胃、呕吐。

饮留于上，喘、咳嗽、短气、不得卧、时吐清水，或酸、或苦，头目眩晕、面目浮肿、胸中结满。

饮留于中，喘不得卧，卧则喷，胸满、呕吐，肠鸣有声、渴、饮入即吐、胸中痓、食易消。

饮留于下，脚浮肿，阴囊肿大如斗。

饮留于外，身肿注痛、咳唾引胁痛、通身洪肿，水壅皮肤，聂聂而动，行则濯濯有声，喘咳不定。

饮留于内，腹中满而肿大，四肢亦肿，按之凹。

痰，精液所生也；饮，水饮所化也。留之为病多端，凡病不可名目者，痰饮病也。

（《医阶辨证》）

赵晴初

治痰先治气

赵晴初（1823~1895），字彦晖，清代医家

痰属湿，为津液所化。盖行则为液，聚则为痰；流则为津，止则为涎。其所以流行聚止者，皆气为之也。庞安常有言："人身无倒上之痰，天下无逆流之水。故善治痰者，不治痰而治气，气顺则一身之津液，亦随气而顺矣。"余谓"不治痰而治气"一语，为治痰妙谛。盖痰之患，由于液不化，液之结由于气不化。气之为病不一，故痰之为病亦不一。必本其所因之气而后可治其所结之痰。《医旨绪余》曰："治痰当察其源。倘以二陈统治诸痰，因于湿者固宜，使无湿则何以当之？如因于火，则当治火，火降金清，秋令乃行，水无壅遏，痰安从生？"丹溪朱氏曰："黄芩治痰，假其下火。"正谓此也。余可类推。

（《存存斋医话稿》）

芬余氏

治饮大法

芬余氏，清代医家

《金匮要略》论饮，重在阳衰，治法重在逐水。逐水之法，贵因势利导：或使之外出，而从汗解；或使之内泄，而从利解，无多歧也。其中浅深表里之别，大要以身之胸中为里之表，肌肉为表之表，脏腑为里之里。表之表者，皆可发汗；里之表者，皆可利小便；里之里者，皆可利大便。发汗以“身重疼痛”四字为关键；利小便以“支满眩冒”四字为关键；利大便以“痞坚满痛”四字为关键。见证虽错出不一，立方虽轻重有殊，然能握此意为治饮心法，已恢恢乎游刃有余矣。

（《医源》）

马培之

达药惟茯苓，效方乃二陈

马培之（1820~1903），名文植，晚清医家

沈左　光绪六年九月十四日。小军机沈叔眉部郎来，自述胸膺不畅，背膊肺俞部位，觉有物流下，自经脉中行至胁肋下，入于肠即腹鸣欲便，有时解下如涕，已经一年。余谓：此属痰饮病，在躯壳之内，脏腑之外，由胃而上于胸膈，攻于背旁，流于胁肋，仍由胃下入于肠。用流气行痰之法，兼进指迷茯苓丸，六剂后再商。

二诊：九月二十一日。军机沈叔眉部郎来诊，言服六剂已见轻减，大便下痰甚多，仍原方增减。

三诊：九月二十八日。沈君又来复诊，恙已大减，原方加枳实、炒白术，服之当愈。

按：指迷茯苓丸不但能治此证，凡手臂背部等酸麻作痛皆能治之。

何云藻　光绪六年十月初二日来诊，袖出马松甫手书，嘱为其一诊。春间咳血之后，心悸遗精，胸痞作胀，头重而眩，行欲倾跌，形丰，脉滑大尺重。此痰湿停中，厥阳上冒于颠。用温中降浊，苓姜术桂合二陈，服四剂再诊。

二诊：十月十日。恙已见轻，惟头觉重，原方加附子。

三诊：十月十四日。头重已愈，下部有力，胸腹未舒，原方加小茴香。

四诊：十月二十日。恙已痊愈，用温养脾肾法作丸调理。

按：形丰多湿，脉滑是痰，温中降浊，切合病机。二诊加附子温阳，大力推行。三诊加小茴以除痞胀。四诊用附子理中加味温养脾肾以收全功。

杨凯文 扬州参将。脉本六阴，右三部弱细少神，左三部按之弦捷。气虚生寒，脾虚生湿，湿变为痰，中阳不运，痰结窠囊，上入于肺，致生喘咳。去秋及今，日甚一日，命肾之气，亦复不足，动则作喘，胸闷痰不易出，小溲频数，四肢不和，真阳式微，气不化湿，症势不轻，且谷食不香，敦阜之气亦薄。急为温中肃肺纳肾，兼扶土化浊之法。

别直参　炮黑姜　炒白芍　川杜仲　陈皮　熟附片　焦於术　云茯苓　法半夏　当归　桂枝　炙甘草　冰糖研细冲　胡桃肉研冲服

另：服戈制半夏，用冷水煎。

二诊：昨进真武汤加味，喘咳平平，未见增损，而痰略稀。夫痰之稀者为饮，饮生于脾，系命火不足，脾寒土湿，水谷之精，不归正化，停蓄胃中，假道于肺而出。日久肺虚，母病及子，肾气亦因之不收，动则作喘，不能安卧，夜分小溲勤短。四肢属脾，脾阳不能敷布，故肢冷不和。肺脾肾三脏皆亏；还宜温纳一法，扶脾化痰之治。

别直参　厚杜仲盐水炒　上肉桂研末，饭泛丸吞　云茯苓　大白芍沉香炒　炒於术　制附子　法半夏　当归　破故纸盐水炒　炙甘草　新会皮　煨姜胡桃肉两个，白冰糖，合研冲服

另服戈制半夏。

三诊：咳为肺病，喘为肾病，先咳而后作喘，肺病及肾。肾气浮则诸气皆浮，肺气损则气无所附，夜分喘咳，不能着枕，气阻于咽，痰不易出。忍咳则小便沥出，上损及下，肾少蛰藏，膀胱之气，又少约束。仍补肺纳肾，兼涤痰饮。

别直参　上肉桂研末饭泛丸　法半夏　菟丝子　当归　熟附子　乌贼骨　怀牛膝　云茯苓　新会皮　炙甘草　川杜仲　炒於术　煨姜　红枣

四诊：纳气化饮已进四剂，咳减痰稀，昨晚能卧一时，似属佳兆。今日喘势稍甚，足跗浮肿，脾虚气陷，元海无根，肝肾之气不藏，症非轻浅，急为纳气归肾，以摄下元。

吉林参　熟附子　川杜仲　炙甘草　炙黄芪　熟首乌　炒於术　大白芍　神曲　上肉桂去皮研细饭泛丸　当归身　煨姜　红枣　蛤蚧尾含口内以津液咽下

五诊：纳肾扶元，连进两剂，喘嗽稍平，能安卧一时，气渐归窟，是佳兆也。惟足肿不退，右脉依然濡弱，肺脾肾三脏皆伤，药向效边求，姑从原方进步。

吉林参　熟附子　归身　川杜仲盐水炒　大熟地　炙黄芪　上肉桂去皮研细饭泛丸　炙甘草　新会皮盐水炒　大白芍炒　炒枣仁　炒於术　茯神　法半夏　煨姜　桂圆肉　红枣

吉林参（烘研）、鹿茸（生研）二味和匀，烂饭为丸。同八味丸服。

六诊：扶土培元、补肺纳肾，徐徐调治。

别直参　潼沙苑　煅龙齿　云茯苓　炙甘草　怀山药　五味子　厚杜仲　炒於术　合欢皮　黑料豆　煅牡蛎　炒白芍　蛤蚧尾含口内　红枣

按：痰饮日久，根柢已深，肺脾肾三脏皆亏，上方补肺纳肾、扶脾涤饮，均合病机。

谭均培　江苏巡抚部院。肾为先天立命之本，脾为后天生化之源，源本有亏，脾虚湿侵，大便自多溏薄。脾与胃相连，脾弱则化源薄，而阳明之气亦衰，血脉荣少，遂致生痰湿。土虚不能培木，水亏不能涵木，木枯而燥，燥则风火俱生，头目作眩；金受火侮，致呛咳咯红；木位乘土，脾气不能展舒，肚腹不畅，食少神疲。脉象细数，左关较为弦大，右寸缓而小滑，舌苔滑而微黄。肺之清肃不降，积湿不清，肝阳不潜。夫痰生于脾，而客于肺。古法治痰，必理脾胃，拟方扶土和肝，佐以化痰化湿。以呈宪鉴。

台须　山药　夜交藤　云茯苓　法半夏　炙甘草　於术　合欢皮　丹参　黑料豆　米仁　红枣

二诊：脾肾久亏，肝阳偏旺，肺胃之气亦戕，致痰嗽神倦，形消食减，津液不归正化，气不归窟，短气形瘦，脉细虚数，上中下三焦俱损。进扶脾和肝，脉象右关较软，久虚之体，难以骤复，仍从脾胃进治，土运则金生，金生则水足，而木自得涵养畅和矣。

台须　沙苑　山药　陈皮　薏苡仁　炙甘草　於术　法半夏　黑料豆　牡蛎　红枣

三诊：拟丸方服二料，体畅肥丰。

上党参　上於术　抱茯神　厚杜仲　奎白芍　广皮　菟丝子　丹参　甘杞子　法半夏　怀山药　沙苑　桑寄生　制香附　甜杏仁　红枣

按：大便溏薄，食少神疲，脾虚湿侵之证。扶土和肝，佐以化痰化湿，陈半六君加味，恰合病机。

张午生　安徽人。操劳思虑，心肾营阴皆亏，肝气又多怫郁，气化为火，液变为痰，火犯阳经，冲破血络，以致巨口咯红。嗣后又增呛咳，不能平卧，形寒怯冷。肺为气之主，肾为之气根，肾气少藏，肺虚气不能外卫。脉象弦细涩数，两寸沉濡，涩为血少精伤，数为营液之耗，沉为郁，濡为气弱。脉症如此，损怯之萌。拟养肺纳肾，兼摄肝阳，更宜悉心静养，俾龙雷潜伏，肺气始安。

西洋参　当归盐水炒　百合　金樱子　怀山药　甜杏仁　抱茯神　黑料豆　炙甘草　潼蒺藜　川贝母　左牡蛎　毛燕煎汤代茶

二诊：气虚生寒，阴虚生热，金水犹亏，龙相不藏，呛咳气逆，不能平卧，下午恶寒作热，多梦纷纭。脉见弦数，气虚于表，阴虚于里，损怯之门。拟金水并调，以除虚热。

前方加功劳子、炙甲片、黄芪皮。

三诊：肺朝百脉之气，肾司五内之精，阴精上承，天气下降，精神内守，病安从来。烦劳伤阴，心火肝阳上亢，咯红之后，呛咳不平，外寒内热。夫气为血之帅，血为气之辅，脉见虚数，气血俱虚。阳微不能卫外，营耗于里，调剂以来，脉数稍减，热亦稍退，咳亦略疏，再加静养功夫，自能日增佳境。仍宗前法进步。原方加金石斛、煨姜。

四诊：脉大已敛，数亦较平，内热较轻，恶寒未尽。惟咳呛难于平卧，是属肺损，且肾气未能收摄，少腹气升作呛，阴火未静，喉际作燥。厥阴绕咽，少阴循喉，肾水不升，肝阳不降，际当春令，而脉转静，是佳兆也。拟金水并调，以敛浮阳。

大生地蛤粉拌炒　西洋参　川百合　金樱子　左牡蛎　麦门冬　法半夏　潼沙苑　黑料豆　甜杏仁　玉竹　当归

五诊：调金水制虚阳，咳减痰稀，尚难安卧，咳时痰自右胁转旋而上，此络中必有停痰留饮，肺之清肃少降，日来大便燥结，喉际犹痛，脉细数，左尺较大，脏阴有亏，营液耗损，仍调金水，以敛浮阳。

大生地蛤粉拌炒　麦冬　女贞子　西洋参　甜杏仁　牡蛎　橘红络　冬虫夏草　法半夏　金樱子　竹茹　松子仁　冰糖

六诊：咳谓有声无痰，嗽谓有痰无声，嗽因脾湿动而痰气侵。痰即水也，湿也，聚水成其类也。痰之标在脾，痰之本在肾，以肾为水脏，肾虚不能约水，肾气浮则诸气皆浮。肾虚水泛，自腰胁而上，咳嗽连声，而痰甫旋出，觉腰内空虚，此系肾虚显著。且汤饮入胃，即觉下流腰胁，此乃中虚不能砥柱。仲景治饮，有内外之分别，外饮治脾、内饮治肾，均以温药和之。今仿其意，用金水六君加味。

生地　当归　云茯苓　牡蛎　黑料豆　乌贼骨　怀山药　台参须　制半夏　炙甘草　橘红　榧子肉

按：咯血咳呛，脉象弦数，肺肾阴亏之明证。进养肺纳肾之剂，脉数转静，药已应手。再以金水六君加味兼顾脾胃，颇合病机。

崔左　曩有安徽崔某，四肢腰背强直作痛，指节伸而难曲，足跟吊起，行步如跃，魄门上缩寸余，粪如猫屎，已七八年。遍谒诸医，有谓为痹证者，有谓为肝肾血虚者。然诊其脉，沉弦有力，留饮证也。饮蓄经隧，经气不行，以至大筋软短，小筋弛长。肺主气，管摄一身，与血循环，大肠相表里。饮浊阻格，肺气不能下输，故魄门紧缩而不达。此非急逐其饮不济，随用化痰流气通经法，以二陈加枳壳、乌药、当归、秦艽、怀牛膝、独活、竹茹、瓜蒌仁、桑枝，兼进指迷茯苓丸。一月而诸症悉退，后用养血舒筋之剂，调理月余始复。

按：留饮为痰饮病的一种，因饮邪日久不化，留而不去，故名。治疗先当逐饮，后宜健脾温肾、扶正化饮。

廖左　脾肾阳虚，水谷之精，变饮生痰，停留胃中，肝气上逆，胃气不降，以致呕吐痰水，迄今两候，食入艰运，二便不利，中阳亦馁。当温脾肾以扶脾元，培中阳可运化矣。

茯苓　白术　半夏　陈皮　干姜　炙甘草　荜澄茄　附子　白芍　神术散

二诊：经治后中阳谷运，积饮渐消，以丸代煎。

党参　附子　干姜　公丁香　砂仁　益智仁　半夏　白术　陈皮　白芍　炙甘草

按：方取附子理中合神术散加减。

附方

神术散（《海藏》） 治内伤冷饮，外感寒邪，而无汗者。

苍术制　防风　甘草炙

加生姜、葱白。

许学士神术散　治水饮结成澼囊。

苍术　芝麻研浆　枣

取枣肉和药捣丸。

乔左　饮邪喘咳年久，今夏咳增喘甚，痰不易出，呼吸有音。脉沉小滑数，右寸虚濡，肺气已亏，神疲嗜卧，虑其足肿，症势非轻。拟养阴肃肺，兼化湿痰。

北沙参　法半夏　款冬花　茯苓　怀牛膝　橘红　旋覆花　甜杏仁　牡蛎　沉香　白果

二诊：气虚痰喘已久，盛暑之时，加以烦劳，肺气益虚，神疲嗜卧，脉虚小兼数，舌苔微黄。拟益气养阴化痰。

西洋参　橘红　法半夏　杏仁　茯苓　怀山药　北沙参　毛燕　牡蛎　料豆　怀牛膝　款冬花

三诊：素禀阳虚痰甚，加以烦劳，阳气暴升，痰鸣自汗，头目昏晕，数日来喘咳较平，而汗不收，神糊嗜卧，面浮身热，舌苔后半黄腻而滑，微有暑邪，脉虚小而滑数。阴伤气耗，湿痰弥漫于中，虑有内闭外脱之虞，症势极重。拟益气养阴化痰。

西洋参　川贝母　橘红　半夏　龙齿　牡蛎　炙甘草　毛燕　茯神　杏仁　旋覆花　山药

四诊：气虚痰恋膈上，得吐痰则神情清爽，否则神倦嗜卧，显系湿浊痰蒙闭清阳，时多呓语，指节蠕动。脉沉滑，舌苔黄。

阴伤气耗，仍清气养阴，以化湿痰。

西洋参　法半夏　枳壳　竹茹　川贝母　橘红　瓜蒌仁　金沸

草　茯苓　蛤壳　枇杷叶　毛燕

五诊：原方去竹茹、瓜蒌仁、茯苓，加龙齿、丹参、女贞子。

六诊：头目较清，心神较安，日来泄利稀水，肚腹微痛，一因损伤脾，一因暑湿内侵。气分素亏，脾阳泄后益困，精神疲乏，先为和脾止泄。

白术　怀山药　半夏　扁豆　茯苓　苡米　谷芽　橘红　乌药　枳壳　车前子　料豆　荷叶

七诊：近日泄泻已止，惟精神委顿，谷食不香，易于出汗，肺肾气虚，中阳不振。夫人之气血，生于脾长于胃，谷食充旺，自能振作，拟养胃调中。

党参　於术　怀山药　料豆　半夏　陈皮　谷芽　沙苑　怀牛膝　炙甘草　茯神　红枣

按：益气养阴、化痰肃肺，得吐痰则神情清爽。但因暑湿内侵，脾土受困，泄利稀水，肚腹微痛，一波未平，一波又起，治法转为和脾止泄，泄止之后，再拟养胃调中，用药丝丝入扣。

王右　伏饮交秋必发，气升喘咳，呕吐痰水，水浆不入，数年来胃气受伤，舌苔中剥，谷食无味，烦劳则寒热交作，四肢乏力，营卫俱虚，法宜调中化饮。

怀山药　法半夏　云茯苓　橘红　冬术枳壳炒　蔻壳　旋覆花包　冬花　北沙参　合欢皮　杏仁　竹茹姜汁炒

二诊：痰气稍平，谷食未香，昨又寒热，遍身疹痤作痒，外风引动里湿，仍宜调中化饮，参以和中。

法半夏　冬术枳壳炒　茯苓　北沙参　橘红　怀山药　杏仁　川苏子　旋覆花包　当归　紫菀　红枣　姜

按：此方扶脾和胃、肃肺化饮，合而投之。

宁左　平昔嗜饮，脾必有湿，湿化为痰，先天命肾之火，亦渐衰微。饮寒潜踞中下，少腹作胀，盘旋而上越，两日必吐食物酸水，便难，小便不利。经治之后，呕吐已无米粒，大便亦调，惟小溲仍未通畅，命火未充。经谓：无阳则阴无以化。仍温脾肾建中阳，以涤饮邪。

肉桂　制半夏　白术　炙甘草　茯苓　新会皮　小茴香　丁香　姜

服二帖后加潞党参、破故纸、白芍、吴萸（炒）。

又服二帖，脉亦起，吐亦止。原方加益智仁、杜仲。

又两剂，大便亦调，小水稍长，原方加肉果，去半夏。

按：命火未充，饮寒潜踞，此证先投温化涤饮，继加温补脾肾，故能见效。

微左　脾为生痰之源，肺为贮痰之器。痰即水也，其本在肾，其标在脾，脾虚则生湿，肾虚则水泛。咳嗽远年，五更溏泄，命火衰微，气不摄纳，日来跗肿，动则喘促，防水气上升，有胀满之患。急为温肾运脾，不必见嗽治嗽。

东洋参　怀牛膝　杜仲　炙甘草　野於术　怀山药　何首乌　破故纸　菟丝子　料豆　制半夏　煨姜　大枣

按：见嗽不治嗽，堪称医中杰，此方甚妙。

邓右　脉象沉弦有力，是为饮癖，由脾肾阳衰，水谷之精华，不归正化，生痰变饮。停蓄胃中，胃失下降之旨，胸痞辘辘有声，食入难运，四肢不和，易于汗出，中阳不振，气虚于表。当温脾肾，建中阳以涤饮邪。

焦苍白术　制半夏　白蔻仁　益智仁　白芍沉香炒　干姜　陈广皮　旋覆花　茯苓　熟附片　炙甘草

按：温中阳首推姜附，涤饮邪必用二陈。此亦仲景治痰饮病“当以温药和之”之意。

何左　经以劳风发于肺下，《金匮要略》以之聚于痰饮门中。因寒喘咳有年，肺虚气不卫外，表疏不固，恶风怯冷，易于感冒。处暑甫过，即欲衣棉，中阳式微，是明征也。脉象虚弦带紧，舌白而腻，新感寒邪未清。拟用建中汤加味。

党参　法半夏　黄芪　炙甘草　款冬蜜炙　红枣　桂枝　广皮　白芍　茯苓　生姜　当归

二诊：脉来紧象已退七八，寒邪犹有一二未化，舌白腻已宣，心胸不畅，痰多作恶，湿痰阻胃。病久正气虚弱，虽有余邪，不宜过于开泄，拟用参苏二陈加味，轻剂投之。

参须　法半夏　云茯苓　炙甘草　杏仁　苏梗　陈皮　当归　冬花　枳壳　竹茹　煨姜

按：第一方黄芪建中加味，扶正为主；第二方因有胸闷作恶，湿痰阻胃，故以二陈和中为主。

三诊：表邪已去八九，苔亦渐化，脉象弦细带疾，胃气未和，阳明浊痰未清，似觉口干，食不甘味，夜卧恍惚不安，闻声惊惕，肢节作痛，气阴两虚，阳明不和。拟养荣和中，以苏胃气。

参须　合欢皮　云茯神　佩兰叶　丹参　竹茹　法半夏　南沙参　甜杏仁　广皮　谷芽　冰糖

阮左　脾肺气虚，积饮在胃，呛咳痰多，脘中痞硬，食入不舒。恙延日久，肾气亦随之上浮，动则作喘。脉象虚弦而疾，攻补两难，症势极重。拟温中化浊，俾痰气下降，喘平胸畅乃吉。

制半夏　大腹皮　川郁金　旋覆花　镑沉香　云茯苓　炒黑姜　陈皮　焦神曲　煅瓦楞　佛手

又方：煨黑丑、莱菔子等份，炒研成细末，另用鸡蛋1枚，打一孔，取药末3克入蛋内搅匀，炖熟服。

按：温中化浊切合病机。炖熟鸡蛋深有巧思。

俞左　气虚生痰，积饮在胃，肺肾之气，不能联络，咳而作喘，甚则不能平卧。当肃肺纳肾，以化湿痰。

北沙参　半夏　怀牛膝　款冬花　杏仁　茯苓　橘红　旋覆花包　牡蛎　桑皮　沉香　煨姜　红枣

按：此证肺肾气虚，痰饮内阻，立法虚实兼顾。

赵左　肺属金主气，谓之娇脏，不耐邪侵，毫毛必病，金寒则嗽，金热亦嗽。寒包乎热，清肃之令，不能下行，脾经湿痰，随气上升，致生痰嗽。业已数年，操劳即发，风冷亦发，卧则胸闷，咯痰则松。脉象左部细弦，右关沉候滑大。积饮在胸，肺气不降，久延虑其仆喘，此时肺气已亏，拟用外台茯苓饮加减。

北沙参　杏仁　炙甘草　枳壳　法半夏　橘红　旋覆花包　云茯苓　款冬花　川贝母　紫菀　枇杷叶

按：肺气虽亏，积饮在胸，此方治饮为主。

杨右　胃主纳食，脾主运化，脾不运则谷不磨，水谷之精不归正化，变湿成痰。停于胃而入于脾，滞于气分，肠胃传送不利，右腹筋不时作痛，食多加痛立作，大便结而不畅。拟运脾和中，化痰流气。

枳实　白术　乌药　半夏　茯苓　薤白头　橘红　旋覆花　郁金　白芥子　建曲　姜渣

按：脾不运则湿痰停于胃，此方流化之中参以运脾，上方为六安煎加减。

痰饮之证，详于《金匮要略》，分门别类，至周且备。痰者津液所变，因热而成；饮者饮水不消，因寒而蓄。痰则稠浊，饮则清稀，痰与饮皆一类也。痰生于脾，饮生于胃，脾胃气弱，所饮水浆，不能传化，初则清稀，久则黏腻，由胃旁流，传于脏腑、经脉，以及肢节、皮肤，上至头顶，下至足底，无微不至。故痰饮之为病，十居八九。内证外证治法，前贤已详，惟郁痰结痰、入络之痰、癫痫之痰、痨瘵之痰，最不易治。脾肾之痰，宜以温和，勿施肺药；肺经之痰，可略兼脾药。且痰之深者，变幻多端，有如邪祟眼中，视物如倒置。此气血极衰，痰客中焦，妨其升降之路，十二官各失其职，视听言动，皆为之虚妄。速补其正气，运其中枢，神志各安其位，庶或有愈者。有寒热似疟，或三日一作，或五日一作，或十余日一作，寒热呕吐，小溲不利，缘饮积于中，二气乖和，治宜温运，俾脾升胃降，饮浊下行，自能痊愈。有肢节痛者，《素问》谓之痹，《金匮要略》名历节，因风寒湿三气杂合而成，论说已详，本无蒙混。又有饮邪流窜经络，误认三气而治，始投疏散，继服补剂，永无痊期。《脉经》云：脉沉者留饮，偏弦者饮也，沉弦细滑，皆为饮证。若得涩脉，则不易施治，盖痰胶固其间，脉道因之阻塞也。

痰气蕴于胃腑案

周某 塘头。痰气蕴于胃腑，胸闷嗳腐吞酸，呕吐食物，有热辣之气，腑气不畅，势成关格。拟养阴和胃，理气化痰。

法半夏　泽泻　枳壳　石斛　橘红　甘草　竹茹　芦根　麦冬　茯苓

二诊：昨进养阴清胃，以降痰热，嗳逆呕吐已见减轻。胸闷未舒，口干作渴，食难下膈，胃阴大伤。从原方进治。

原方加北沙参、枇杷叶、粳米。

三诊：肝胃之热较清，惟气机未舒，呕吐上嗳未除，阴伤而胃逆未降。宗原方进治。

北沙参　竹茹　枳壳　茯苓　枇杷叶　金橘叶　郁金　泽泻　青盐　半夏　粳米　麦冬　广皮　石斛　佩兰叶

后服方：原方去泽泻、竹茹、枳壳，加怀山药、黑料豆、毛燕。

脾湿痰鸣，臂痛足肿案

陈培之 广东。脉弦大，左寸沉濡，关部沉滑。气虚寒客下焦，狐疝多年，劳则坠胀作痛。太阴脾有湿痰，冬令则气升喘咳，痰湿旁流于络，臂痛足肿。拟温肺化痰，兼纳肾气，先治其嗽。

法半夏　沉香　冬术　炙草　杏仁　旋覆花　橘红　苡仁　茯苓　黑料豆　紫菀　姜白果

二诊：外寒引动内痰，肾气上浮，咳而微喘，胸膺不畅，喉际作痒，昨投温肺纳肾，逆气略平。仍昨法中加以宣畅。

蜜炙前胡　炙冬花　炙草　杏仁　苏子　茯苓　半夏　枳壳　橘红　紫菀　旋覆花　桂枝　白果　姜

三诊：脾有积湿，变饮生痰，渍之于肺。夜来则气升痰上，咳而作喘，足跗浮肿，肺气不降。拟三子养亲加味主之。

苏子　法半夏　冬花　杏仁　茯苓　炙草　苡米　莱菔子　橘红　白芥子　姜

四诊：进三子养亲，痰嗽较减，气逆较平。惟足肿未退，脉弦缓滑，脾湿不清。前法加减。

原方加桑皮。

五诊：连日咳减痰稀，胸膺亦畅。惟夜分咳时，尚难平卧，脉弦缓滑。肺虚寒伏，积饮不清，肾气少藏。拟温肺饮主之。

法半夏　橘红　苏子　白前　炙草　炮姜　蒌仁　桂枝　冬花　茯苓　杏仁　旋覆花

六诊：寒痰喘嗽，已愈八九，足肿未退，右少腹气疝坠胀。用宜养肺为主，理气佐之。

参须　法半夏　白前　冬花　桂枝　苏子　云苓　蒌仁　炒黑干姜　橘红　炙草　杏仁

（《马培之医案》）

张聿青

旋运中阳，温化停饮
补脾降胃，条达肝木

张聿青（1844~1905），名乃修，清代医家

饮阻中焦

许左　天气温和，头晕辄剧，曾经见红，知系火风。甘凉频进，以胃药治肝，火风虽得稍杀，而脾阳为之暗损，旋运不及，遂致胃中之水湿停留，胃脘痞阻，甚则呕吐。脉象沉弦，停饮之兆。久恐延膈。

制南星　赤白苓　淡干姜　制半夏　煨天麻　川雅连　白蒺藜　炒枳壳　竹茹　姜汁　炒白金丸三分，先服

薛左　腹中辘辘，饮象也。口吐涎沫。良以胃气虚寒，津液不能约束。其来也渐，则其愈也难。拟以丸药缓调。

陈半六君丸，每晨服三钱，益智仁一钱、生姜三片，煎汤送下。

杨左　停饮内阻，火被水抑，不能蒸变，以致谷食不化，涌吐而出。土为火子，命火不治，则脾土不运，大便频泄。脉沉细，右尺更甚。宜理中汤。

潞党参一钱五分　炮姜五分　制附片五分　炒於术二钱　炙甘草三

分　白茯苓三钱　煨木香四分

虞左　水饮停留，控之不出，攻之不行。刻下食入倒饱，中脘痞胀，汩汩作酸，欲吐不吐，小溲短少，便不畅行，脉象濡软。良由久病脾胃气虚，不能运旋，水谷之气，不能变化，清浊不克分渗。用介宾先生五君子煎，以补脾胃而振中阳，参分化清浊，以观动静。

吉林参一钱　云茯苓四钱　炙甘草七分　炒於术二钱　淡干姜七分　来复丹一钱五分，药汤送下

二诊：温运脾胃，而分清浊，痛胀不退，欲吐不吐，胸中有窒闷莫名之状，大便不行，小溲涩少，脉沉细微数，舌红前半少苔。停饮日聚于上，胃液日耗于下，攻之不行，执是之故。木为水子，用刚柔，营液既虚，则木失涵养，横暴之气，挟痰攻冲，脾胃皆受其困。再养营液，参苦辛酸以制强肝，冀其气平而痰饮默化。

干苁蓉三钱　炒萸肉二钱　制半夏一钱五分　甘杞子三钱　茯苓三钱　白芍土炒，二钱　安胃丸三钱，分二次服

三诊：痰饮结聚于上，肝气纵横于下，以手探吐，痰出略舒，而仍腹满作胀。经谓浊气在上，则生䐜胀。又谓在上者因而越之。姑再遵此立方。

炒於术二钱　陈皮二钱　石菖蒲一钱五分　川朴二钱　生熟草各三分　广藿梗四钱

六味研末，每服三钱。甜瓜蒂一两、赤小豆一两，二味微炒黄色，研细，另服三钱。均开水调送下。

四诊：肝气挟饮内阻，吐出痰涎甚多。所有痰涎，当从涌出，而胸膈仍然不舒，噫出腐气。脉象濡弱。良由屡次挖之使呕，胃中之气阴安得不亏。谷气不能变化，酿为腐气。未可漫投消导。用《金匮要略》大半夏汤，以通补阳明，而推扬谷气；参重以镇逆，咸以软痞。

吉林参八分　代赭石四钱　蜜炙干姜三分　炙甘草五分　制半夏二

钱　旋覆花包，三钱　炒木瓜皮一钱五分　橘白一钱　南枣三枚　白蜜入煎，一钱五分

朱左　停饮感寒复发，由脘痛而致呕吐，间日必发，发则脘中不舒，或觉作痛，呕出涎水，方得暂舒。胃无通降之权，饮食因而递减，肌肉因而消瘦。脉象沉弦，舌苔白腻，中心浮浊。水饮不化，阳气不能旋运。拟分化清浊，兼通胃阳。

制半夏三钱　茯苓五钱　大腹皮二钱　广皮一钱　干姜盐水炒，五分　白蔻仁五分　公丁香三分　猪苓二钱　来复丹一钱五分，开水先送下

二诊：分化清浊，药进之后，呕出涎水甚多。此病聚于中，不能不出者。既呕之后，至今三日，食未反出，药病不可谓不投。水饮之气，非温不化，再参马元仪法。

上瑶桂五分，去粗皮，药汁另煎　半夏二钱　云茯苓五钱　公丁香三分　淡干姜七分　大腹皮二钱　建泽泻一钱五分　淡吴萸五分　来复丹三钱，开水先送下

三诊：呕吐暂定，而水气不化，中阳不旋，中脘作痛。脉沉细，苔白质腻。温理中阳，固是定局，然水饮盘踞，阳气何由得宣。再从温化之中，稍寓攻逐之意。

淡吴萸五分　陈皮一钱　茯苓四钱　大腹皮二钱　制半夏二钱　公丁香三分　淡干姜七分　白蔻仁六分，研，后入　制香附二钱　上沉香三分　黑丑四分，上二味研细末，生姜汤分二次下

四诊：温理中阳，兼逐饮邪，阳气转旋，脘痛已止。然正气暗亏，气不得化，小溲不畅。再参扶持中气，以期气化则水湿亦化。

吉林参另煎，冲，八分　茯苓四钱　川桂枝六分　白蔻仁六分，研，后入　淡干姜七分　泽泻一钱五分　公丁香五分　高良姜五分　老姜三片

改方仍呕：良姜七分　广皮一钱　公丁香三分　制半夏二钱　制香附三钱，打　干姜七分　白蔻仁六分，后入　茯苓四钱　上沉香三分　黑

丑三分，二味同研细末，先服

五诊：饮阻于中，复经吐下，脘痛已止。然小溲未畅，水难外泄。恐饮再停聚，宜分化清浊，再利膀胱，以开支道。

制半夏二钱　茯苓四钱　干姜六分　建泽泻一钱五分　台白术二钱　陈广皮一钱　薄官桂六分　公丁香三分　木猪苓二钱　老姜一钱　来复丹一钱，开水先服

六诊：呕吐未作，胃纳渐增。然中脘时仍作痛，大便六日不行，脉行沉细。脾为阴土，主健运而恶湿，今水久停，则脾土不能运旋，腐气因而阻痹。当再通阳。

制半夏三钱　白蔻仁六分　制香附二钱　泽泻一钱五分　云茯苓五钱　丁香三分　干姜五分　猪苓二钱　老姜一钱五分　半硫丸一钱五分，先服

七诊：助阳气以资鼓舞旋运，大便通行。然水饮之气，旋去旋停，皆因脾胃之阳，久为困遏，不克转旋。温中蠲饮，参以分利。

制半夏三钱　丁香三分　白蔻仁五分　建泽泻一钱五分　云茯苓五钱　淡吴萸八分　广橘皮一钱　木猪苓二钱　老姜片二钱　公丁香二钱，另研，饭丸，姜汤送下

八诊：水饮根蒂未除，旋去旋停，得呕始宽。燥土利湿，可以通阳，而不能撤水。乘元气未漓，而为攻逐。叔涛先生所见相同，即行照用。

川桂枝七分　茯苓六钱　制半夏二钱　橘皮二钱　淡干姜七分　白术二钱　大腹皮二钱　生甘草二分　控涎丹一钱，姜汤下

九诊：水饮既去，中气不足，旋运不及，去者自去，停者自停。病至则攻，病去则补。

川桂枝七分　制半夏二钱　大腹皮二钱　公丁香二分　茯苓三钱　川朴一钱　老姜一钱五分　控涎丹五分，姜汤先服

又诊：水行后，另服补方。

吉林参一钱五分　炙上芪二钱　桂枝七分　川椒目四分　木猪苓二钱　炒於术二钱　干姜七分　茯苓五钱　赤石脂一钱，研末，饭糊为丸，先服

毛　向有肝气旧恙，秋季肢厥，胸闷头晕，有似发痧。盖气道闭塞，阳气上升，即肝木勃动之先声也。平复未久，忽复身热腹痛，右半胸腹尤甚。当脐坚硬跳动，缠绵已久。咳嗽痰多，经日盈碗。今痛势虽定，而遍右尚觉不舒。所最甚者，中宫窒塞，谷食难容，大便不解。六脉濡软，沉候俱弦，右关尤甚，寸细尺沉，左尺小涩。此肝木纵横，挟内伏之痰饮，乘于土位。肝脏居左，而土位居右，木既乘土，所以痛甚于右也。中脘属胃，胃为戊土，脐居一身之中，亦土位也,《金匮要略》当脐动气，有水邪干土之例，正与痰饮一层吻合。夫土中之木，木即气也，气乃无形之物，饮为有质之邪，事楚事齐，则是有形者急，无形者缓。欲治有形，可攻可下，可燥可劫，但可施之于壮实之躯，断难施之于尺脉小涩之体。今食喜暖热，舌苔薄白，而色淡质腻。长沙云：饮家当以温药和之瘥。饮为阴邪，阴霾闭塞，非阳光煦照，安能雾散云收。况胃为阳土，水谷至此，顷刻即消，吾身之一丹灶也。今气停于是，湿停于是，痰停于是，饮停于是。然则水谷之海，岂是停气停湿停痰停饮之所，特温以煦之。其气既虚，血亦不足，刚燥之品，未免伤阴。拟用长沙瓜蒌薤白汤出入，取辛润滑利，以开胃阳。而辛温大热之品，另制为丸，飞渡上焦，免致伤液。药能应手，尚有可为。特气弱年高，胜负之数，不能预决耳。管窥所见，尚乞高正。

薤白头三钱　制半夏二钱　霞天曲炒，一钱五分　瓜蒌仁姜汁炒，研，五钱　广皮一钱五分　云茯苓三钱　煅白螺蛳壳二钱

生姜汁两茶匙，冲上瑶桂三分，研细末，饭包丸，姜汤送下。服药前先服白酒一小杯，药后再服一杯。

二诊：伐肝通阳，脐腹之痛大减，中脘痞胀略松，稍思纳谷，大便畅行，然每至食后，中州仍觉不舒。数日之间，先寒后热者再以胆主开合，为肝之外府，藏病于内，府应于外，则开合为之失度，胆病实肝病也。高年久病，断无破泄之理。然食能知味，非无胃也；食入必胀，土中有木也；木在土中，则有胃若无胃矣。胃腑以通为用。又肝无补法，前人谓泻肝即所以补肝，则是破泄一层，未便过馁。今右关弦滑，尺脉较前稍起，左关仍弦，沉候尚觉有力。伐肝泻木，虽经病久，尚在急需。拟从辛通之中，参以化痰调气。正之。

半夏曲二钱　炒枳壳一钱　广皮一钱　茯苓五钱　白蒺藜去刺，炒，三钱　白芍土炒，一钱五分　囫囵砂仁四分，盐水炒，后入　野蔷薇花七分　苏啰子磨，冲，四分　薤白头三钱　上瑶桂五分，研末饭丸，姜汤分两次送下

翁媪　痰饮内阻，肺气失降，咳嗽痰多气逆，卧着尤甚，食入胀满。脉象沉弦，舌苔白腻。宜温开饮邪，用重药轻服法。

麻黄蜜炙，后入，三分　淡干姜三分　北细辛二分　长牛膝盐水炒，三钱　白芍酒炒，一钱　桂枝三分　五味子同干姜打，四粒　炙草三分　茯苓三钱

二诊：辛温以开太阳，喘咳稍轻，痰略见少。再用三子养亲汤以温肺蠲饮。

白芥子五分，研　生莱菔子二钱　广橘红一钱　炒於术一钱五分　淡干姜三分，五味子四粒同打　炒苏子三钱　茯苓三钱　炒枳壳一钱　制半夏一钱五分

陈左　素体湿盛，日前感受风寒，致风在于上，湿袭于下，上为咳嗽，下为足肿。兹则寒湿之邪，蔓延及上，遂令中脘痞满，胸中作痛，中州格截，上焦之气，尽壅于上，不能下降。日来咳甚气升，不能着卧，痰多成块，肌肤带肿，面色黄浮。脉细沉弦，舌苔薄白。三

焦升降之机，悉为寒痰所阻，深恐升降不通而喘甚致脱，不得不为预告也。勉拟开降上中，作背城之一战。

甜葶苈　橘红　苏子　连皮苓　枳实　川朴　制半夏　连皮槟　砂仁　沉香三分　黑丑三分　皂荚子一分，后三味另研末，调服

陈左　肺有伏寒，咳绵不止者已经两载。去秋复感凉燥，咳遂日剧，气逆不平，不能着枕。数日以来，更带中脘作痛，小腹胀满，大便六日不行。脉形弦滑，苔白口腻。此痰气交阻，土滞木郁，肝木从而不平。深恐元气难支。

薤白头　制半夏　新会皮　白蒺藜　缩砂仁　制香附　炒枳壳　云茯苓　瓜蒌仁姜汁炒，研　上瑶桂四分，饭丸，分两次服　沉香化气丸四钱，绢包入煎

朱左　停饮凝痰，聚于胃腑，胃腑之气，升多降少，五七日辄呕黏痰涎水，二便不利，脉象沉弦。夫痰之与津，本属同类，清气化则随气布而上供，清气不化则液滞为痰而中阻。气之化与不化，悉视脾阳之转运何如，所以《金匮要略》有"饮家当以温药和之"之例也。然刚燥之药，多服劫阴，攻逐之剂，正虚难任；惟有分其清浊，使清津上升，浊液下降，虽难霍愈，或可减轻耳。

制半夏二钱　云茯苓八钱　老生姜一钱　来复丹一钱，药汁送下

二诊：用半夏茯苓汤以行水降胃，兼进分利清浊之品，清升浊降，所以不治呕而呕自止，不攻荡而便自行。惟中脘时有上涌之意，痰气未能悉化，前治稍为扩充。

制半夏三钱　云茯苓一两　薤白头三钱　老生姜四钱　来复丹一钱，药汁送下

王左　昔肥今瘦，病发则吐呕痰水，倾盆而出，呕至竭尽，往往微呕而带出紫血。夫饮食不为肌肤，而凝聚痰水，及时而发，其为蓄饮，略见一斑。惟是痰饮之证，都成于中气虚微，脾阳不运。夫既

阳虚气弱，何至呕辄见红。若谓阳明为多气多血之乡，呕动胃络，而血从络溢，亦顷刻间耳，何至随动随出之血，而辄变紫瘀哉？先哲有言，人受气于水谷，水谷之气，流则为津为液，滞则为饮为痰。盖流者气化之流，滞者气化之滞也。尊体丰伟，断非阳虚之比。参诸脉象，左部柔和，右部沉弦而滑。此由肝木之气，失于条达，木郁则土滞，土滞而水湿不行，渐成蓄饮，呕则胃逆，胃逆则肝藏郁勃之气，挟火冲胃，胃络之血溢出，已经火烁，色即变瘀，此实饮病而兼木郁者也。主治之法,《金匮要略》云：心下有支饮，小半夏汤主之。又云：呕吐心下痞，膈间有水，眩悸者，小半夏加茯苓汤主之。盖取半夏散结除湿，茯苓益脾消水，生姜利气止呕，今以此方为君；以半夏厚朴汤分其浊气下出而为之臣；参入橘皮疏胃，合以上诸药，即寓二陈之意，而为之佐；气降即火降，参入沉香调和中气降气平肝，而为之使。二十剂后，则于晚间服本方，清晨服香砂六君子丸三钱，以微顾其本。当否正之。

制半夏二钱　上川朴四分　橘皮一钱　茯苓四钱　磨苏梗三分，冲　磨沉香二分　生姜汁一茶匙，冲

钟左　心下虚悸，脉细濡而右关滑。此由痰水聚于胸中，阴湿弥漫于下，则心阳浮越于上。长沙独得其旨，故《玉函经》中一则曰心下悸者为有水气，再则曰水停心下则心下悸。近医每以心营不足目之，未知圣训耳。

制半夏一钱五分　炒杏仁三钱　云茯苓四钱　橘皮一钱五分　薤白头三钱　瓜蒌仁炒，研，三钱　生姜汁二匙，冲

某　胃有停饮，胃阳不展，至暮辄作呕吐，脉象沉弦。恐延反胃之证。

制半夏　淡吴萸　猪茯苓　橘红　老生姜　白蔻仁　太乙丹　伏龙肝煎汤代水

某 中脘辘辘，不为呕吐，即为泄泻，饮停胃腑。不入虎穴，焉得虎子。

制半夏三钱 广陈皮一钱 公丁香三分 大腹皮二钱 淡吴萸四分 上瑶桂四分 云茯苓三钱 控涎丹一钱，姜汤送下

二诊：泻水甚多，中州稍舒，然仍食入嗳气。再温中助阳。

上安桂五分 橘皮一钱 制半夏一钱 茯苓四钱 猪苓二钱 淡干姜炒黄，五分 吴萸四分 公丁香三分 泽泻二钱 大腹皮二钱

丁左 停饮虽未复发，然胃失通降，上焦之气火不能下行，以致痰红鼻衄。欲化其在上之热，当祛其在下之寒。

制半夏一钱五分 公丁香三分 炒枳实一钱 白蔻仁研，后入，七分 云茯苓四钱 陈广皮一钱 大腹皮二钱 姜汁炒竹茹一钱 伏龙肝一两，煎汤代水

李右 中脘不舒，按之辘辘，于结聚之处自觉寒冷，肢厥，头面畏风。脉象沉弦。此由寒饮停于胃腑，阳气窒塞不宣，阳气所不到之处，即畏风厥逆之处也。证属停饮，饮家当以温药和之。

川桂枝 广皮 木猪苓 炙黑草 白蒺藜 制半夏 茯苓 淡干姜 焦白术 大腹皮

刘左 痰饮根深，脾阳不运，津液凝滞酿痰，阻于肺下，发则喘咳。肺气不降，甲木上逆，眉棱骨痛。脉象沉细濡软。饮家本当以温药和之，但本质既亏，未便过投猛剂。疏理痰气，取其减轻，勿期霍愈可耳。

制半夏三钱 炒苏子三钱 陈胆星四分 炒枳壳一钱 白金丸三分 广橘皮一钱 煨天麻一钱五分 白茯苓三钱 白前胡一钱五分 旋覆花包，一钱五分

江左 三疟之后，脾阳损伤，以致运旋不及，酿湿生痰，蕴于胃腑，水火交通之道阻，而为脘痞不寐。肺气欲降不得，时易气逆，肢

体疲软少力。治宜化痰和中。

制半夏三钱　枳实八分　泽泻一钱五分　杏仁泥三钱　白蒺藜三钱　野於术一钱五分　茯苓四钱　广陈皮一钱　姜汁炒竹茹一钱二分

王左　久咳痰多，数日来中脘结聚有形，食入痞阻，痰喘气逆。脉象沉弦，舌苔淡白。此带病感寒，寒湿痰交阻肺胃。大节在迩，有喘脱之虞。用金匮桂枝加厚朴杏子汤。

川桂枝五分　川朴一钱　海蛤壳一两　炒苏子三钱　橘红一钱　白芥子三分　砂仁四粒　磨沉香四分　白茯苓四钱　枳壳四分　杏仁泥三钱　杭白芍一钱，炙草二分炒入

薛左　迭经温化痰饮，咳逆已止，然脉象尚带沉弦。脾为生痰之源，以阳为运。再补其气而助其鼓舞运旋。

制半夏一钱五分　川桂枝四分　茯苓四钱　野於术一钱五分　人参须六分　泽泻一钱五分　猪苓二钱　淡干姜炒黄，四分　广橘红一钱　炙黑草三分

某　痰饮而致咯血，中州痞满不舒，噫出腐气，脉象沉弦。此脾土为湿痰困乏，不能统血。恐损而难复。

川雅连　茯苓　橘皮　焦白术　广郁金　制半夏　炮姜　枳实　炒竹茹　沉香曲

某　痰饮已久，向则每发必喘，兹则不时呕吐，吐后神始清爽。脉象沉弦。此饮邪泛逆，驾熟走轻，势难杜截，惟有相机行事而已。

制半夏一钱五分　茯苓三钱　旋覆花一钱五分　控涎丹八分　白芥子三分，研　橘皮一钱　老生姜一钱五分　野於术　煅牡蛎　赤石脂上三味为末，蜜丸，服三钱

陆左　痰饮化燥，经治渐愈。而屡饮蔗汁甘寒，胃阳阻遏，以致痰湿阻肺，气逆而痰不易出。湿痰蒙蔽，气火郁而不宣，自觉胸腹之间，炽热难受。是谁之过，试细思之。

冬瓜子　杏仁泥　瓜蒌霜　蜜炙橘红　黑山栀　炒竹茹　生薏仁　海蛤粉　炒黄川贝　枇杷叶

某　六腑以通为用，胃有湿痰，则阳气痞塞。辛温以开其痰之结，如鼓应桴，再从前法进治。

人参须七分　厚杜仲三钱　茯苓三钱　野於术一钱　制香附二钱　川断肉三钱　广皮一钱　制半夏一钱五分　砂仁七分，后入上瑶桂二分，研末，饭为丸

胡左　脉缓有力，颇得充和，惟右关部稍见滑象，是得天独厚，痰湿亦属有余。大便常带溏行，是中气足以鼓舞，不能僭踞，与火衰脾泄迥殊。至于阳道不兴，花甲之年，已不为病，而况古稀者乎。津液二字，俗每并称。殊不知浊中之清者，上升而为津，清中之浊者，下行而为液。寐醒辄觉口渴，然并不引饮，片刻即回，若以清津有亏，何以不饮而渴自解？亦何以除寐醒之余，并无燥渴之见象？盖湿随气化，卧则气闭而湿聚，阻遏清气，不能上升，虽有清津，无从供给；醒则气行湿散，浊者不阻，清者自得上行矣。宜补气运湿，以杜其湿盛生痰，痰热生风之渐。然古稀之年，阴分亦不能不预为之地。仿古匮药法，上下分治。即请指正。

龟甲胶一两，蛤粉拌，炒松　大生地三两，姜汁拌，炒松　鹿角胶一两，牡蛎粉炒　炒杞子一两　炒白芍七钱　真阿胶一两，蛤粉拌，炒松

上药研极细，蜜水泛作小丸，如痧药大，候干用。

制半夏三两　野山别直参三两　枳实一两五钱　炒於术一两五钱　云茯苓三两　广皮一两五钱　泽泻一两五钱　猪苓一两五钱

共研为细末，蜜水将小丸洒湿，照泛丸法，以后项药渐渐包上，如梧子大为度。每日服二三钱，清晨开水送下。

王左　经云：饮入于胃，游溢精气，上输于脾，脾气散津，上归于肺，通调水道，下输膀胱，水精四布，五经并行。此于后天生化之

机，宛然如绘者也。脉象濡细，而右部软滑。其平时伏有痰饮，发必致喘，投金匮苓桂术甘汤，屡如鼓桴。是内饮治脾之主方，自必投之辄效。特辛温之品，久恐伤阴，则必有和平中正之方，为先事预防之计。窃维精神气血，所以奉生，其次则津与液焉。何为津？浊中之清而上升者也。何为液？清中之浊而下降者也。然津不自生，得气化而口鼻濡润；液不自降，得气化而水道宣通。气化者，足太阴脾气、手太阴肺气也。体丰则中虚，中虚则气弱，气弱则脾土少鼓旋之力，肺金乏清肃之权，于是而向之流布为津为液者，遂凝滞而酿湿为痰，隐匿于中，乘机而发。虽喘咳不过偶作，未必为目前之累，实足为后日之忧也。调理之策，维有补脾降胃，鼓动气机，使气得流化，则不治痰而痰默消，不理湿而湿胥化。经旨之上输于脾而归于肺者，即此意也。兹从外台茯苓汤、六君、资生等，参合丸剂，当否政之。

野山高丽参另研，一两五钱　白蔻仁另研，八钱　盐水炒枣仁一两五钱　制半夏三两　盐水炙大有黄芪二两　木猪苓一两五钱　盐水炒菟丝子二两　远志肉六钱，生甘草三钱，煎汁收入　炒范志曲二两　枳实一两五钱　广藿香二两　甜杏仁霜二两　杜仲三两　泽泻一两五钱　广皮一两五钱　广木香七钱　浙茯苓三两　土炒野於术二两

上药如法研为细末，用生姜五钱、焦谷芽四两，煎浓汤泛丸，如小梧桐子大。上午半饥时用橘红汤过下，每服二钱。

痰湿痰气

左　湿盛多痰之体，感冒风邪，袭于肺胃，以致由咳而引动伏饮，咳日以剧，右胁肋作痛。浊痰弥漫，神机不运，神识迷糊。叠化浊痰，神情转慧。至于痰湿之变态，如阻塞营卫而为寒为热，郁蒸中气而苔起灰霉，困乏脾阳，脾土不能运旋鼓舞而大便燥结，清中之浊

不降，浊中之清不升而转干燥，传变种种。虽肌表之风，化疹外达，而湿痰究仍内困。所以病退之后，而疲惫自若，渐至气阻湿坠，少腹之满，顿从上僭，不特入腹过脐，而且上及胸脘，食入攻撑。右寸细涩，关部弦滑，尺部沉弱，左部俱见小弱。都由脾为湿困，阳气不能运行。土滞而木不扶疏，遂令湿之流于下者，随左升之气而逆从上行，肠胃流行之机，悉为之阻，为撑为胀之所由来也。下病过中，图治非易。拟条达肝木，泄腑浊而运脾阳，冀得小溲渐畅，湿流气宣，方是好音耳。

淡吴萸三分，蜜水浸后，取出候干，盐水炒　霞天曲二钱，炒　麸炒枳壳一钱　广陈皮一钱，蜜水浸后，陈壁土炒　川楝子一钱五分　连皮茯苓五钱　盐水炒香附一钱五分　木猪苓二钱　泽泻一钱五分　不落水鸡内金一个，炙，研，调服　小温中丸三钱，开水先调服

沈左　向有痰饮，兹于春夏之交，神情委顿，形体恶寒，胃呆少纳。右脉濡滑，舌苔滑润。此由湿痰蕴阻，脾阳不能鼓舞，所以阳气敷布不周。以六君加味。

小兼条参另煎，冲，八分　上广皮一钱　茯苓三钱　淡干姜四分　炒於术一钱五分　制半夏一钱五分　炙草三分　焦麦芽一钱

二诊：中虚湿痰内阻，缠绵日久，胃气既虚，胃阴亦损。脾为阴土，胃为阳土，阴土固非阳不运，阳土则非阴不和。今不纳不饥，恶心欲吐，痰黏而稠；脉细弦，右部较大于左，左部略觉细软，且有数意；舌少苔、中心光红，良由病久胃气不复，胃阴连类而虚，遂致阳明不和，失于通降。拟甘凉益胃法。

西洋参一钱五分，元米炒　甜杏仁三钱　茯神三钱　半夏曲盐水炒，二钱　金石斛三钱　生扁豆衣三钱　盐水炒竹茹一钱　活水芦根七钱

师云：若浅视之，似人参益智、半夏泻心、橘皮竹茹之证。今舌见光红，脉见弦数，胃阴之虚显然，故宜甘凉养胃矣。

徐右　阴分不足于下，虚火浮越于上，单声呛咳，痰带青绿。宜育阴以制伏阳气，阳气平则眩晕自定也。

细生地四钱　粉丹皮二钱　川贝母二钱　黑豆衣三钱　白蒺藜三钱　淡天冬三钱　海蛤粉三钱　池菊花一钱五分　陈关蜇六钱

左　相火行令之时，虚火时降时升，升则炼液成痰，熏蒸肺胃，咽痛时作，痰多牵腻。深入重地，恐难图治。勉拟化痰以衰其熏蒸之势。

北沙参四钱　海蛤粉三钱　生牡蛎五钱　茯苓三钱　陈关蜇一两　川石斛四钱　川贝母三钱　天花粉二钱　竹沥一两　大荸荠四枚

吕左　癖染紫霞，日久伤气，气弱不能输运，聚饮生痰，上阻肺降，咳嗽痰多盈碗。脉象沉弦。虽属饮象，每先干咳，然后痰多。肺金渐燥，将成痰火之症。

川贝母三钱　桔梗二钱　苏子三钱　竹沥　半夏一钱五分　枳壳七分　肥玉竹三钱　茯苓三钱　白蜜一钱五分　橘红一钱　老姜一钱五分，后二味少冲水炒干入煎

二诊：用石顽老人法，咳嗽痰多，尚复如是，寅卯为甚，甚则心烦汗出。脉象甚弦，而带微数。阴精不足于下，痰气凭凌于上，冲阳夹痰上升，所以寅卯为甚。然腻药难投，宜上下分治。

玉竹三钱　车前子一钱五分　冬瓜子炒，三钱　苏子一钱五分　贝母一钱　怀牛膝盐水炒，三钱　白茯苓三钱　海蛤粉三钱　济生肾气丸三钱，淡盐汤送下

三诊：补水中之阴，助水中之火，利水中之滞，寅卯咳嗽已减，痰亦渐少。再上下分治。

制半夏一钱五分　炒苏子一钱　怀牛膝酒炒，三钱　车前子盐水炒，二钱　薄橘红一钱　白茯苓三钱　紫蛤壳五钱　炒香甜杏仁三钱　济生肾气丸三钱，淡盐汤送下

四诊：痰嗽渐轻的属肾虚不能仰吸肺气下行。介宾先生谓熟地为化痰之圣药，其说虽偏，不为无意也。

炒萸肉二钱　白茯苓三钱　车前子盐水炒，三钱　炒香甜杏仁三钱　怀山药三钱　紫蛤壳五钱　怀牛膝盐水炒，三钱　七味都气丸三钱　济生肾气丸二钱，二丸和合，分二次服

陈右　一阳将复，阳气上升，木来克土。便痢之后，气分不和，有时嘈杂神糊，痰多稠腻。肝木之余威未平，痰气之迷蒙不化。拟平肝化痰。

金铃子一钱五分，切　广皮一钱　炒竹茹一钱　海蛤粉三钱，包　制香附二钱，研　云茯苓三钱　陈胆星五分　竹沥半夏一钱五分　淡吴萸二分　川雅连五分，二味同炒

二诊：肝热上腾，时仍嘈杂。清旷之地，为痰热弥漫，所以甚觉迷沉。再泄热化痰。

青盐半夏一钱五分　广橘红一钱　黑山栀三钱　炒竹茹一钱　炒瓜蒌皮三钱　粉丹皮二钱　白茯苓三钱　淮小麦炒香，三钱　甜杏仁三钱　冬桑叶一钱　川雅连四分　谷芽二钱

某　痰气交阻阳明，纳食中脘痞胀，每至病发，诸气闭郁，上不得吐，下不得便，脉象弦滑，口燥烦渴。火从气化，气由痰阻。宜化痰开郁。

豆豉三钱　广郁金一钱五分　杏仁泥三钱　枳实一钱　黑山栀二钱　茯苓四钱　盐水炒竹茹一钱　白金丸五分　蒌皮四钱　枇杷叶四片

病发时用当归龙荟丸一钱、礞石滚痰丸二钱，开水送下。

某　肝肾空虚，不能藏纳，阴精未复，中气复虚，以致旋运无权，湿痰难运，阻于肺下，气逆短促。痰阻于上，湿趋于下，两胫为之肿胀。频进补肾镇纳之方，病不少退。良以归纳之药，不能化痰，肾欲纳而肺不降，殊多掣肘之处。如竟改投降肺化痰之剂，深恐开其

上者，更虚其下。脉象虚弦，右部濡滑。正与石顽先生所云痰火之症吻合，深恐介于两大，不克制其滋蔓耳。

炒玉竹三钱　生甘草七分　云茯苓四钱　广橘红二钱　生米仁七钱　川贝母去心，三钱　苦桔梗一钱　紫菀肉蜜炙，二钱　鲜生姜蜜炙，三钱　冬瓜皮一两，炒，二味煎汤代水

邱左　感风渐解，停饮宿痰，陆续而出。然气不足不能推送，液不足不能滑利，张介宾谓熟地乃化痰之圣药，即此意也，不然安有地黄而化痰者乎。前法小有出入，未便更张。

上党参元米炒，三钱　炙生地五钱　茯苓神各二钱　车前子一钱五分　生於术二钱　炙鳖甲五钱　海蛤粉三钱　厚杜仲三钱　粉丹皮二钱

李左　据述病恙起初乏力，渐至失音。经云：脾病则四肢不用。不用者无力也。由乏力而渐渐失音，似非脾病矣。殊不知湿困于脾，蕴于胃，湿热之气上蒸于肺，肺热则音不能扬，其时似宜与金被火烁则不鸣之例相比。足又软弱，似宜与脾胃湿热上蒸，肺热叶焦，则生痿躄之例相比。虽非的症，然亦可以意会。阅方中一用白芍，音即低微，为其收守也。肺脾同病，肺为燥金，故湿热者当进燥烈，当此之际，似宜流化气机，清化湿热，扩清其上蒸之炎。而参芪叠进，冬地频投，湿热之气，滞而不行，渐至一身之营卫皆郁，七八天一更衣，胸腹绊结，少腹成块，摩则无形，囊足皆肿，呼吸不利。变变奇奇，皆卫气郁结之所为。盖郁则气滞，气滞则不行，能无所见如上乎？麻黄开肺气，故小效。然无清理脾胃湿热之功，故始效而终不效。星半祛痰湿，又有耗伤肺阴之弊，故服之觉燥。吾人肝合脾升，胆合胃降，卫气既郁，胃土安能通降？胃土不降，则胆经之气，不能独向下行，于是但有肝木之升，而无胆木之降，所以目昏头晕，肝阳大动也。后用《金匮要略》等法，似觉心思渐入角尖，恐有暴厥暴绝之患。不如且行停药，半月之后，将拙拟方进七八剂，观其动静何如。总

之，与其错服一剂，不如停服一剂；有切当万稳之法则用，无切当之法则已。问病付药，殊觉渺茫，未识知己以为何如。抗直不讳之处，必为同道所恶，不得已借一纸之书，以当面谈。

土贝母三钱　天花粉二钱　真建曲二钱　川抚芎一钱　桑霜叶一钱　广玉金三钱　制香附三钱　粉丹皮盐水炒，二钱　广橘红一钱五分

痰湿胁痛，旋运中阳案

赵左　烟体痰浊素盛，痰湿下注，发为泻痢，痢止而痰湿不行，升降开合之机，皆为之阻，以致右胁作痛，痛势甚剧，按之坚硬有形，中脘板滞，不时呃逆，气坠欲便，而登圊又不果行。苔白罩霉，脉形濡细，此痰湿气三者互聚，脾肺之道路，阻隔不通，以致流行之气，欲升不能，欲降不得，所以痛甚不止矣。气浊既阻，中阳安能旋运，挟浊上逆，此呃之所由来也。在法当控逐痰涎，使之宣畅。然脉见濡细，正气已虚，病实正虚，深恐呃甚发厥，而致汗脱。拟疏通痰气，旋运中阳，以希万一。即请明哲商进。

生香附研，二钱　真猩绛七分　公丁香三分　橘红一钱　橘络一钱五分　磨刀豆子冲，四分　姜汁拌炒竹茹一钱五分　炒枳壳一钱　旋覆花包，三钱　磨郁金七分，冲　青葱管三茎

改方：服一剂后痛势大减，去郁金。加苏子三钱、炒白芥子一钱、乳没药各二分、黑白丑各三分，六味研极细末，米饮为丸如绿豆大，烘干，开水先服。其内香附、旋覆花用一钱五分。

原注：服药后右胁不痛，但便泄不止，改用连理汤出入。

钟左　右胁作痛。脉象沉弦。饮悬胁下，脾肺之络在右也。

广郁金　赤白苓　广皮　旋覆花　生香附　制半夏　炒苏子　枳壳　真猩绛　青葱管

二诊：胁下之痛，仍然未定。左脉弦大，右关带滑。气湿郁阻不宣。再为宣通。

制半夏　制香附　杭白芍　川萆薢　川芎　橘皮络　旋覆花　真猩绛　广郁金　葱管　醋炒柴胡

调气化痰，以宣络隧治疗腰痛案

席（左） 痛胀退而复甚，腰膂作酸，大便不调。痰湿之闭阻虽开，而肝肾之络暗损。宜舍标治本，而通和奇脉。

干苁蓉二钱　杜仲三钱　盐水炒菟丝子三钱　炒萸肉一钱五分　甘杞子三钱　酒炒白芍一钱五分　川桂枝三分　酒炒当归二钱　柏子霜三钱　橘络叶一钱五分

二诊：通和奇脉，脉症相安，惟腰府仍然作酸，大便涩滞，营络不和。前法进退。

干苁蓉三钱　川桂枝四分　柏子霜三钱　盐水炒厚杜仲三钱　酒炒白芍二钱　粉归身二钱　酒炒怀牛膝三钱　川断肉三钱　火麻仁三钱　甘杞子三钱

三诊：脉症相安，腰府作酸。还是络虚气滞。效方扩充。

川桂枝四分　甘杞子三钱　干苁蓉二钱　柏子霜三钱　火麻仁三钱　酒炒当归身二钱　酒炒杭白芍一钱五分　盐水炒菟丝子三钱　炒萸肉一钱五分　盐水炒补骨脂三钱

四诊：腰痛作酸递减，痰带灰黑。肾寒肺热。前法参以化痰。

竹沥半夏一钱五分　酒炒怀牛膝三钱　厚杜仲三钱　菟丝子三钱　广橘红一钱　海蛤粉三钱　川桂枝四分　火麻仁三钱　甘杞子三钱　干苁蓉二钱　炒竹茹一钱

五诊：肝肾空虚，络气不宣。腰酸气阻，痰带灰黑。再益肝肾而宣络气。

厚杜仲三钱　甘杞子三钱　柏子霜三钱　白茯苓三钱　干苁蓉三钱　制香附打，二钱　橘红络各一钱　旋覆花包，二钱　海蛤粉三钱　冬瓜子三钱

六诊：肝肾不足，湿痰有余，时分时开时阻，络隧因而不宣。再调气化痰，以宣络隧。

制香附二钱　炒枳壳一钱　半夏一钱五分　旋覆花一钱五分　橘红络各一钱　海蛤粉三钱　杜仲三钱　越鞠丸三钱，先服

（《张聿青医案》）

周学海

痰饮分治说

周学海（1856~1906），字澄之，清代医家

饮者，水也，清而不黏，化汗、化小便而未成者也。痰者，稠而极黏，化液、化血而未成者也。饮之生也，由于三焦气化之失运；三焦之失运，由于命火之不足。经曰：三焦者决渎之官，水道出焉。膀胱者州都之官，津液藏焉，气化别能出矣。盖水入于胃，脾气散精，上输于肺，此即津也。其渣滓注于三焦，为热气蒸动，则不待传为小便，即外泄为汗，故汗多则小便少也。下行入于膀胱，而膀胱有上口无下口，仍藉二焦之气化，始能下出，故曰气化则能出矣。其在三焦则曰水，在膀胱则曰津液者，水在三焦，质清味淡，外泄为汗则味咸，下泄为溺则气臊，皆受人气之变化，而非复清淡之本质矣。故汗与小便，皆可谓之津液，其实皆水也。火力不运，水停中焦，上射于肺，治之之法，补火理气是治本也；发汗利小便是治标也。痰则无论为燥痰、为湿痰，皆由于脾气之不足，不能健运而成者也。盖水谷精微由脾气传化，达于肌肉而为血，以润其枯燥；达于筋骨而为液，以利其屈伸。今脾气不足，土不生金，膻中怯弱，则力不能达于肌肉，而停于肠胃，蕴而成痰矣。已达于皮膜者，又或力不能运达于筋骨，故有皮里膜外之痰也。又多痰者，血必少，而骨属屈伸时或不利，此其故也。治之之法，健脾仍兼疏理三焦，以助其气之升降运化，是治

本也；宣郁破瘀，是治标也。燥痰则兼清热生津，痰乃有所载而出矣。所以必用破者，痰为血类，停痰与瘀血同治也。治痰不得补火，更不得利水，补火利水，即湿痰亦因火热郁蒸，愈见胶固滋长，而不可拔矣。此痰饮分治之大义也。

至于患饮之人，必兼有痰，患痰之人，亦或有饮，二证每每错出，此古人治法，所以不别也。不知病各有所本，证各有所重，患饮兼痰者，治其饮而痰自消，痰重者，即兼用治痰法可也；因痰生饮者，治其痰而饮自去，饮重者，即兼用治饮法可也。

前人每以有声无痰、有痰无声细分咳嗽二字，今概不取。无声即不得为咳嗽矣，且亦安能无痰？但多少、厚薄、难出易出有不同耳！《素问·咳论》分五脏、六腑、四时，以决其病之吉凶。凡百病皆以自腑入脏者为渐深，而咳病独以由脏出腑者为日久。盖百病是邪气内侵，咳是真气外脱耳！咳之为病也，五脏皆为之振动，内气不宁，渐离其根矣。今条析其证之轻重。

如卒然咳嗽，连声不可暂止者，此冷风随呼吸而袭肺也。此风袭肺则咳嗽，袭胃则吐逆，吐逆更属于咳嗽，杀人更速，故小儿当风饮食，最所忌也。急宜温散，以桂枝为君，力制风木猖獗之势，故凡风势之来，其风之头最厉，急入户避之，即卒无可避，亦宜谨护口鼻为佳。

外感风寒，恶寒发热，亦多有咳嗽者。此风寒由经入肺也，宜先表散，久则兼清降。其咳声清响，而昼夜相等。经曰：形寒寒饮则伤肺，咳逆而上气。然饮冷是由胃络入肺也，其声略重，宜温胃，略兼利湿。

有清晨咳嗽数十声，吐出浓痰碗许而始安者，此胃中湿热蒸肺也。声如在瓮中者，经所谓声如从室中言，是中气之湿也。其咳声沉重，治宜宣郁涤湿。亦有寒湿致此者，但其痰较清，其声略急，治宜温健脾土也。

有咳嗽甚重，入夜尤甚，不可伏枕者。此肾水上泛，土弱不能行水，水气冲肺也。声重而又急，连连不绝，逼迫万状，气不能续，治用仲景小青龙法、真武汤法，分有无外感而治之。若水气重甚，自下肿，如新卧起者，十枣汤以泻之，轻则葶苈大枣汤，但必以附子白术汤善其后，乃无余思也。

有停食嗳腐吞酸而作咳者，其症喉痒，而天明与日晡呛咳较甚，此亦夹风湿而然也。治宜渗湿化食，温化大肠。其病在胃与大肠之气滞而水停也，宿食不尽，咳必不止。

有因燥而咳者，声干无痰，断续不匀，如为烟所呛，亦无定时，时吐涎沫。治宜降气养液。此多由时气亢旱，燥气所伤也，过食煿炙者亦有之。静卧则安，劳动则剧，与水饮昼平夜剧者相反。有阴火烁肺而咳嗽者，此劳气也。其咳五更黎明，连连不绝，声干少痰，喉中燥痒，由于肾竭肝虚，火升液耗，肺不能自润也。喉中常觉有一点干结，如树皮草叶，咳咯不出者，是少阴少精不上潮而脉络燥结者，非肺燥也。急宜滋润肝肾，清宣肺胃，开结行瘀，杀虫。凡风寒咳嗽，亦喉中作痒，但旋痒即咳，痒甚咳急，痨瘵咳嗽，渐痒始咳，咳缓痒微。此为异也。

有喉中吤吤然，似有物以梗之，颇滞呼吸，呼吸触之，即偶咳一两声，言语发声多不能畅，必先咳一两声，乃能出言。此脾湿不运，浊气上蒸也。治宜健脾行滞，疏利大肠，使浊气下降即愈矣。更有咽中如炙脔，如桃李核者，其病根亦如此，而甚焉者也。《内经》及《中藏经》《脉经》多论此病，或以为肾，或以为胆，或以为肺，或以为大肠，或以为脾，有气横逆，有气郁结，横逆即湿浊不降，郁结者忧思莫解，大便必秘，经所谓“二阳之病发心脾”者也。喉中一证，《素问·咳论》以此为心咳之证。又曰：心脉大甚，为喉。《金匮要略·五水篇》论此，为寒结关元，肾气上冲。

若夫肺痈、肺痿，则由肺家燥热太盛，实由脾家湿热熏蒸太久，浊气日增，清气不复，渐致液竭血沸而腐败矣。初起可治，宜清热宣郁，养液行瘀。三消、五隔诸证，亦是如此，此血热之所致也。

陈修园谓久咳肺燥，可用人参生津。此必病起风热，素无水饮，日久风去热存故也。若风寒久咳，肺气不降，水道不调，愈久而水邪愈盛，不能伏枕，夜无宁刻矣。水饮上射，浮热逆升，俗每自谓热咳，求用凉药，医亦以肃肺，自求速效，遂令风寒永无出路，而成劳损矣。故吾谓今日咳劳，皆小青龙证也。

（《读医随笔》）

余景和

祛湿槟榔堪活命，荡浊杉木建奇功

余景和（1847~1907），字听鸿，晚清医家

常熟大市桥王姓　年二十五六，面色青黄，足肿如柱，胀至腰，腰重不能举，足软不能行，其父背负而至。余问曰：此证起于何时？答曰：已一年有余，服药近二百剂，鲜效。余诊其脉，涩滞不利，下体肿胀，足弱不能行，腰重不能举。余曰：此证虽未见过，揣其情，即黄帝所谓“缓风湿痹”也。《金匮要略》云“着痹”，湿着而不去，腰中如带五千钱。《千金方》云“脚弱病”，总名谓之“脚气”，甚者上冲心腹，亦能致命。此证服补剂，往往气塞而闭者甚多。服表药而死者，未之有也。断不可因久病而补之。余进以活命槟榔饮方。

橘叶四钱，杉木片一两，陈酒三两，童便二两，水二碗，煎至一碗，调入槟榔末二钱。

服后，将被温覆而卧，遍身汗出如洗，肿退一半。再服一剂，汗后肿即全退，足渐能步履。

复诊：更《本事》杉木散方加味。杉木片五钱，大腹皮二钱，槟榔二钱，橘皮、橘叶各二钱，防己二钱，附子四分，酒二两，童便二两，服三剂病痊。其父曰：药价极廉，不及百文，四剂即能愈此一年余之重症，神乎技矣！余曰：药贵中病，不论贵贱，在善用之而已。古人之方，不欺后学，所难者中病耳，如病药相合，断无不效验者。

诸痛之症，当分气血、寒热、脏腑、经脉，断不可笼统而混治之。邵镜泉，浙江会稽人，在常熟南门开合泰槽坊，始以正坐，有友与之嬉，猝自后压其背，当时无所苦，后数月咳嗽吐痰，其痰似乎从背脊上行，由肺咳吐而出也。旋腰间络脉如束带，收紧作痛，继则腹中攻痛，已而筋松痛舒，以手按之，不拘腰腹，其气即阻于掌下，按久则掌下高突，气聚不散，而痛势更甚。伊服用七厘散药之后，痛热不休，手按于何处，掌下即痛，腰中收束之痛，一日夜十余次，已有年余。后有医进以附、桂、杞子、鹿角、杜仲、党参等服二十剂，不热不胀，痛热依然。邀余诊之，述其病情，余曰：气攻腹中，痛后即散者，《难经》云：气之不通，为聚为瘕，瘕者假也，或有或无。聚者，气之所聚，或聚或攻。久痛则入络，气窜于络，被瘀阻不通则痛。

用手按之，掌下高突者，络中气至不能流通，其气聚于掌下，似觉皮肤高突也，手去则气道通而痛平。腰间如束带，收之则痛，松之则舒，此乃久痛伤络，累及奇经带脉之隧道，被气血阻滞，气行至此，不能通达。故脉络俱收紧，引东牵西也。吐出之痰，似乎在背脊、胸胁、肩臂诸经络出者，络虚则津液渗入，多服热药，则煎熬成痰，此经络病也，躯壳病也，气血病也，与中宫脏腑毫不相干。若服热药，反助火为痰，呆滞气血。以余鄙见，当从仲景虫蚁搜剔之法，细审鳖甲煎丸，即知其法。当先服指迷茯苓丸二两，作六天服，先去络中之痰，服后，痰咳渐少，后以鳖甲一个、地龙一条、虻虫一个、蜣螂一个、僵蚕三条、鼠妇六个，六物炙脆为末，以丝瓜络一钱、橘络一钱、络石藤钱半，三味炙炭为末，以高丽参一钱、沉香三分、降香三分、檀香三分、木香三分、郁金三分，六味俱用酒磨汁。

又以青葱管一尺、韭菜根五钱，二物捣汁。又以红花五分、当归二钱、新绛五分、怀膝尾钱半，四味煎浓汁，用陈酒二两，将各汁和透，炖温，冲服前末，服三剂，痛去其半。后以原方加穿山甲钱半，同煎，又加黄鳝血二钱，冲和服。服四五剂，痛减八九，后以理气和营通络之剂调理而愈。后四年得胃痛证而逝。

余见吾师治一痰痫，终日喜笑怒骂，高歌狂喊，力能逾垣走游街市，已有八九月。或时吐痰，神识稍清。吾师曰：痰久则坚而难出，虽消痰化热徒然，当用吐法以倾其痰窠，作痼疾治之。将鲜桃叶一二斤捣汁，和水灌之，用鸡羽探吐，吐出坚痰。连吐四五次，吐出黏痰数碗，又吐出痰块三枚，坚凝如卵，色青光亮。病人吐后，觉胸膈烦热，进以甘凉清热、化痰潜阳二十余剂，神识大清，调理半月而愈。余患三疟，将近四月，服蜀漆及槟榔，亦吐出黏涎两三碗而愈。吾师用吐法最多，并不执于瓜蒂、栀子，虽吐法一例，而随证施治，巧夺天工。今人于吐法废而不用，仲景六法中已少一法矣。

（《余听鸿医案》）

费绳甫

养肾平肝每为主，扶土化痰止晕眩

费绳甫（1851~1914），晚清医家

坎之为象，一阳居二阴之中。肾阴久亏，则头眩耳鸣，诸症作矣。而脾胃反无火熏蒸，运化失职，以致水谷之气，不生精血，变为痰湿，随气上泛，则噫气呕吐，诸症作矣。人徒见噫气呕吐，责之脾胃，头眩耳鸣，责之肝胆。而岂知发病之原，皆由精伤于下，火越于上哉。西昌喻氏以真阳譬鱼，此说是矣。然鱼得水而后潜伏不动。若西江之水，一朝不可骤得。而涸鲋已无生机，虽置介类以镇之，将同索于枯鱼之肆矣。鱼而有知，能不先飞越以求生活耶？故善畜鱼者，必求源远而流长，而令鱼泳游自得。诗云：水深鱼极乐，信哉！故治法以养肾阴、纳命火为第一义。平肝胆次之，健脾胃又次之。盖肾阴养足，则火得水而下潜，犹鱼得水而下伏也。

经云：肝者，将军之官；胆者，中正之官。肝与胆皆属木，有水以灌溉，而犹不潜滋暗长，欣欣向荣，有是理乎？则树静风定，头眩耳鸣，不复发作，安然无事矣。夫脾胃戊己土也。无木以克之，有火以生升之，自能运化水谷，上输精华，尚何有湿痰逗留，而为噫气呕吐？是知脾土之健，非脾土自健也，釜下有火以熏蒸也；肝木之平，非肝木自平也，堤边有水以灌溉也；肾阴充足，命火归原，阴以抱阳，阳以摄阴，阴阳生长，诸病不生，坎之义大矣哉！向泣枯鱼者，今可在濠濮间而观鱼之泳游自得也。人固知鱼之乐，而不知鱼亦知人之乐焉否耶？

佚名 肝乃将军之官，其体阴其用阳，故为刚脏。肾水不足，木失涵养，木盛生风，风能生火，上犯胃土，土受木制，不能健运。阻滞中脘，积湿生痰，痰本湿也，得火而燥。湿本虚也，得火而实。痰火上升，以致头眩眼花，牙齿微疼。宜养血祛风，扶土化痰。

沙参　丹参　茯苓　山药　麦冬　鲜首乌　制半夏梨汁炒　橘红　石决　贝母　白芍　瓜蒌仁　玫瑰花

佚名 脾肾久虚，中无砥柱之权，下失封藏之固，肝阳升腾无制，挟素蕴之痰热土阴清道，头眩作痛，已经两旬，脉来沉细而弦。治宜养阴清肝，兼化痰热。

冬青子三钱　黑料豆三钱　生白芍一钱五分　生甘草三分　天花粉三钱　川石斛三钱　川贝母三钱　杭菊花二钱　冬瓜子四钱　连皮苓四钱　鲜竹茹一钱　鲜竹沥二两

崇明杨少卿 肝火挟痰热，销灼肺胃，阴液宣布无权。乳生痰核，火升头眩，心悸口干，苔黄，大便燥结，脉来细滑而弦。治宜清肝养阴，兼化痰热。

北沙参烘研，四两　大麦冬烘研，三两　女贞子研，四两　南杜仲研，三两　大白芍研，一两五钱　牡丹皮烘研，二两　杭菊花研，一两　细青皮研，一两　蒲公英烘研，一两　甜川贝研，三两　瓜蒌皮烘研，三两　天花粉研，三两　炙僵蚕烘研，一两　云茯神研，二两　薄橘红研，一钱

依法取末。

用川石斛三两、鲜竹茹一两、冬瓜子四两、丝瓜络四两、桑枝三两、荸荠一斤，煎汤泛丸，每早用开水送下三钱。

郑汝成夫人 阴血久虚，肝阳挟湿热销灼营阴，津液宣布无权，胸脘疼痛，头眩心悸，内热口干，腰背阴酸，两腿浮肿，经来色淡，

脉来细弦而缓。治宜养血清肝，兼化湿痰。

北沙参四钱　女贞子三钱　酒炒黄连一分　淡吴萸一分　甜川贝三钱　川石斛三钱　连皮苓三钱　地肤子一钱　炙内金三钱　冬瓜子皮各三钱　杭白芍一钱五分　广皮白五分　生熟谷芽各四钱

常州李某　血虚生风，肝阳引风入络，以致头眩心悸，眼皮重叠，沉幛不开，遍体酸疼，内热口燥。急宜和营抑木，清气舒筋。

白归身二钱　大白芍一钱五分　云茯神二钱　蕤仁泥一钱五分　谷精草三钱　净蝉衣二钱　甘菊花二钱　木贼草二钱　羚羊角八分　生石决八钱　潼沙苑三钱　白蒺藜三钱　川郁金二钱　细青皮一钱　甜瓜子三钱　荞饼四钱　桑枝二尺

佚名　肝阳上升，销灼肺胃阴液，肺金清肃无权，胃气流行失职，湿热无从宣泄，蕴结于中，最易生痰，阻塞气机。舌干作麻，苔黄带灰，纳谷无多，头眩鼻塞，脉来沉细而弦。清养肺胃，必先平肝。叶香岩谓肝为刚脏，非柔不和，即高明柔克之义。拟清肝肃肺、和胃化湿法。

冬青子四钱　北沙参四钱　甜川贝三钱　川石斛三钱　栝楼根三钱　钩藤钩后入，一钱五分　冬瓜子四钱　生熟谷芽各四钱　鲜竹茹一钱　广皮白五分　荸荠三枚

某　经谓：诸风掉眩，皆属于肝。又谓肝开窍于目。头眩作痛偏左，时常眼花，肝阳上升，挟痰灼阴，痰热蕴结已著，劳动口干，阴虚阳盛，脉来沉弦而滑。治宜益肾清肝，兼化痰热。

冬青子三钱　生白芍一钱五分　川石斛三钱　大麦冬三钱　生甘草五分　黑料豆三钱　北沙参四钱　栝楼仁三钱　川贝母三钱　杭白芍二钱　鲜竹茹一钱　生熟谷芽各四钱

（《费绳甫医案》）

陈莲舫

滋阴必为气滞，补气易致阴灼
拟保肺以柔肝，俾醒脾以苏胃

陈莲舫（1837~1914），清末医家

盛杏荪宫保 饮脉自弦，痰脉自滑，左关弦滑甚者，又系乎肝，右三部弦滑而兼大者，属肺。中伤咳嗽多年，由乎积痰蓄饮。厚为痰而艰出，薄为饮而易吐。血虽经年未发，其中不足可知。中伤者肝，必为强风，从内生痰饮，随之走窜，由络脉而入经隧，以致足肿酸软，膝盖为甚，上及肩臂，下及足髓，风淫四末，触处皆应，所以肢骱咸为乏力。总赅病机，太阴肺为起病之原，厥阴肝为受病之所。每每腹旁窒塞，放空则松，即肝气得泄也；咳嗽发动，小溲较少，即肺气勿降也。所幸者，封藏根蒂未为摇动，否则肺与肝日为困乏，必防痰饮挟湿而生，有肢体浮肿之虞。向来用药，总多牵制，滋阴则气不宣通，补气则阴为燔灼，轻方则病难兼顾，重方则药难运行，铢两于轻重之间，拟两方轮流进服，附呈加减候政。

北沙参　生绵芪　法半夏　炒杜仲　云茯苓　冬瓜子　竹二青　东白芍　光杏仁　川贝母　桑寄生　新会皮　伸筋草　丝瓜络　血燕根

又方：炒党参　嫩鹿筋酒洗　川贝母　炒杜仲　杭菊花　冬桑叶　枇杷叶　野於术人乳拌　法半夏　冬虫草　炒当归　甜杏仁　新会皮

有血，去半夏，加炙紫菀。

肌肤燔灼，加秦艽、人参须，去嫩鹿筋。

如用炙虎骨一钱，同炙龟甲二钱，并用，为相辅而行。

现在两方，与去年方意义不同。失血勿发，痰少沫多，其中营液受伤，内风走窜，所以轻方兼和络脉，重方兼和经隧，大半着重在肢体酸软等症，咳嗽气怯亦调理其间。请为试服，除感冒停滞，尽可多服。

又方：气虚之体，平常善噫多痰，气不摄营，曾发痔血。现在虽痔消血止，而心肾大受其亏，心失君主之权，肾少摄纳之职，艰寐频仍，尾闾酸痛二者，一似怔忡，一似虚损，合脉细涩，左弦滑，不得再动，肝之内风，脾之痰湿乘虚走窜，为上重下轻，或左右偏痹。当先为护持，拟温煦其气，固摄其阴，合丸调理，于上半年至中秋最妥，不至助痰生湿也。

制首乌三两　淡苁蓉一两五钱　桑寄生三两　苍龙齿一两五钱　生於术一两五钱　新会皮一两　炒党参三两　黑芝麻一两五钱　冬桑叶一两五钱　远志肉一两五钱　生白芍一两五钱　生绵芪三两　炒杜仲三两　抱木神三两　炒丹参一两五钱　法半夏一两五钱

上味各研细末，并和再研，水泛为丸如桐子大，每日服二三钱，开水送下。

又方：脉六部偏弦，左关尤甚，属心肾不足，肝阳有余。所以将睡未睡，随处掣动，偶有头眩，又复痰多。向属痰湿禀体，调理用药滋阴，不用腻补，气不助火，多服自效。

制首乌　杭菊花　法半夏　白蒺藜　抱木神　苍龙齿　黑料豆　新会皮　焙甘杞　光杏仁　川贝母　潼蒺藜　炒丹参　左牡蛎　生白芍　竹二青　红皮枣

又方：阴虚挟湿，湿复化热，入于营阴，遗泄频仍，有梦主心，无梦属肾，心肾两亏，湿热交迫，以致体发虚疖，结痂流滋，绵绵不已。禀体脉藏不见，反诊横诊均不应指，尽可舍脉从证，拟和阴固窍，并清湿热。惟湿不用分利，热不用苦降，与体尤合。

西洋参　元金斛　桑螵蛸　黑料豆　抱木神　生甘草　元生地　川黄柏　花龙骨　制女贞　怀山药　忍冬藤　肥玉竹　炒丹皮　白莲须　潼蒺藜　生苡米　绿豆皮

上味晒燥，不经火炒，研末，用大鱼肚三两，加酒炖化，薄泛为丸，如桐子大。每日服三钱，开水送下。

朱厚甫兄　痰饮之症，莫详于《金匮要略》，但治虚为少，治实为多，不能尽步成法。叶氏详义，亦言外饮治脾，内饮治肾，言饮而未言痰。拙见以为饮从肾出，痰从肺生，所以治法略有变通，不能尽用燥药。为肺为娇脏，专从辛温甘缓调治，入后必为失血，不能不预为防维。惟尊体见证，既不能用燥，而一切滋养之品亦在所不受；且中宫窒塞，发病必纳谷减少，脐间胀满，大便艰涩，小便不利，脾胃升降无权，清浊相干，尤为概见；且寤而艰寐，或手足抽搐，或心绪烦满。而关系之见证仍在肺肾。肺主腠理，劳顿即出汗不止；肾失作强，阳刚失振，不能久持。将病原再三推详，拟三方次第调复，当卜获效，尚请法家政行。

第一方　如停滞受感，脘腹胀满，两便失利，痰饮初发，服此方五六剂，不等平即服后方。

生於术　焦建曲　白茯苓　川石斛　生白芍　陈佩兰　竹二青　法半夏　新会皮　佛手花　焦米仁　炒蒌皮　生谷芽　白檀香

第二方　如胀满稍减，两便通利，轻浅调理，服此方一二十剂。

潞党参　白茯神　关虎肚　炒远志　生白芍　黑芝麻　红皮枣　生於术　法半夏　新会皮　甘枸杞　炒当归　炒丹参　竹二青

第三方　如无停滞感冒诸症，痰饮亦不见重发，尽可服之此方，藉以养心肾、协肝脾，并可卜得麟之庆。如艰寐、沫多、心烦、神倦、阳刚不振，均能照顾，此补剂之重者也。合式服至春二月为止。

吉林须　淡苁蓉　炒菟丝　炒夏曲　抱茯神　生首乌　南枣　血蜡鹿茸　甘枸杞　生白芍　新会皮　炒丹参　炙甘草　竹二青　磨冲沉香汁一分

筱斋先生　示及舌苔带黄，口有冷气，似有饮象。饮乃寒也，肠间作鸣，凡辘辘有声，亦是饮。惟木火相激者，亦响，且牵连上则牙痛、耳鸣，下则煽动肛门。又属肝邪充斥。肝主火生风，饮属阴生寒，互相牵制，用药亦须两顾，拟以柔肝温中。

吉林须　法半夏　抱茯神　甘杞子　潼蒺藜　制丹参　生於术　东白芍　苍龙齿　杭菊花　炙甘草　广陈皮　竹茹　红皮枣

濮紫泉廉访　历年操心，心阴不足，每每假用于肝，肝阳化风，煽烁络脉，痰邪湿邪随之走窜，臂指发酸，指节弛软，右肢麻而且酸，左肢酸而不麻，总不外营气两虚所致。考麻属气虚，酸属营虚。大致营不能灌溉，气不能通调，所以有络痹之象。且心之营注于肝，肝之气通于心，肝邪愈炽，心神愈伤，因之积劳、过食、多语、躁烦，往往寤不成寐，如怔忡然，疑虑交乘，恐怖并作。经旨脉滑主痰，脉弦主风，现在不见滑弦两端，而见濡软，于根柢无损，只以痰湿内风互扰，其间枢机若有失利，神明若有欠振，仍须痰从上咯而解，湿从大便而行。中焦升降，既宜清浊无干，则内风自能潜移默化。议证用药，请候政行。

备春冬两季调理方

九制首乌　淡苁蓉　西洋参　法半夏　炒丹参　左秦艽　甘枸杞　海风藤　生绵芪　抱茯神　杭菊花　新会皮

加嫩桑梗、竹二青、红皮枣，或加吉林参五六分，另煎随服。

备霉令、夏令两季调理方

生於术　杭菊花　法半夏　白蒺藜　焦苡米　夜交藤　黑芝麻　甘杞子　新会皮　全当归　云茯神　云茯苓　金石斛

加竹二青、丝瓜络，或加吉林须，或用条参五六分，另煎冲服。

有备无患诸方

万一感冒风热，如肌热头疼、脘满咳痰等恙。

冬桑叶　杭菊花　川通草　冬瓜子　淡豆豉　光杏仁　嫩白薇　粉前胡　川贝母

万一感冒风寒，如头重骨酸、脘满泛恶、咳呛、大便溏稀等恙。

西羌活　粉前胡　大豆卷　佛手片　新会红　黄防风　制川朴　范志曲　大腹绒

万一湿痰阻中，如脘闷恶心、肢酸头重、饮食减少等恙。

法半夏　干佩兰　焦苡米　新会皮　焦建曲　制川朴　佛手柑　川郁金　白茯苓

备不寐调理诸法

多食不寐，用真福建神曲三五钱，煎汤去渣，乘热冲牛乳，或冲人乳服。

用心多，言不寐，用濂珠粉一二分，开水冲服。

过劳不寐，用法半夏一钱五、陈秫米三钱、西洋参八分、吉林参五钱，煎汤服。

或因虚而挟湿痰，当霉令不能成寐，用天王补心丹钱五煎汤服。

肢臂酸麻，手指弛软，调理诸法。

或服董文敏公延寿丹，每日二三钱许，开水送下。

用清阴搜风、和阳通络，服虎潜丸，每服钱五，开水送下。

常用野梧桐花（自采晒干），泡服代茶。

或用真桑寄生，熬膏调服，每服三四钱，开水冲。

夏季天热，用十大功劳叶，蒸露，每日一二中杯，炖热服。

备消痰诸方

消痰雪羹汤，用去皮荸荠、浸淡海蜇等份，煎汤服，一二中杯。

消痰用荆沥，以荆树叶捣汁，熬浓，开水冲服，一中杯。

添备不寐调理一法

心肝郁结，挟热生风，每晚用鸡子黄一枚调散，或杵百数，或杵千数，以成数为式，用开水冲服。

随常止汗，照正方内加入糯稻根五钱、炒淮麦三钱，重则加麻黄根钱五，轻则加瘪桃干钱五，夏季加冻蒲扇叶三钱。

随便加入方内，和养加用柏子仁三钱、炒枣仁三钱；潜育加用左牡蛎三钱、花龙骨钱五；固腠理加用生芪皮三钱、黄防风钱五。

痰湿气滞证

三世兄　示及病由大约痰湿禀体，所以平常多痰，气滞后重，大便屡带红白，升降失运，清浊相干，拟和中气而化痰湿。

潞党参　范志曲　白茯苓　制丹参　焦米仁　焦山楂　饭蒸天生术　生白芍　法半夏　广陈皮　炙甘草　煨木香　红皮枣

风痰胁痛肤痒

季翁　二十九年九月十六日。胁旁掣痛，肌肤内外之间若有痒象，推摩又及于背。病情总在络脉，有时手臂搐搦，有时两足不和。偏左者总属于肝，肝为风脏，从中挟痰郁湿，所以右脉弦滑，左偏滑细。屡屡咯痰，大便艰涩，痰邪湿邪随风走窜。拟煎膏并调膏，用养营以息内风，补气以化痰湿，煎则随时调理，并非调治外感也，候政。

煎方

吉林须　杭菊花　生白芍　晚蚕沙　桑寄生　伸筋草　竹沥夏　炒当归　全福花　光杏仁　抱茯神　白蒺藜　乌芝麻　宣木瓜　炒杜

仲　甘杞子　丝瓜络　甜橘饼　竹二青

膏方　养离明以安坤土，滋坎水以息巽风。

制首乌三钱　潞党参三钱　甘杞子钱半　竹沥夏钱半　炒丹参一钱　元生地三钱　宣木瓜一钱　炒杜仲三钱　左牡蛎三钱　晚蚕沙三钱　生於术一钱　潼蒺藜三钱　生白芍一钱　杭菊花一钱　天仙藤钱半　生绵芪盐水炒，三钱

五帖，并煎三次，去渣存汁，以陈阿胶一两二钱，文火收膏。每日酌进三瓢许，开水冲服。服后妥适，再煎再服。

痰　饮

陈太太　二十三年十一月二十九日方。历年病深，上损下损，吃紧在势欲过中。中者脾胃也，胃失其市，脾失其使，水谷不化，精华酿痰蓄饮，按之辘辘有声，是其明征。肝邪乘虚，横逆更甚，脾胃日为受伤，胃受之则或泛或呕，脾受之则或溏或结。又复牵连心肺两经，肺病为呛痰，心病为惊悸。诸病丛集，元气益虚，以致气之窒塞，腹痞又复攻胀；风之窜络脉，肢麻又复搐搦。种种上为虚阳，下为虚寒，因之头眩、口燥、肌瘦、腰酸，无虚不至。现在用药，偏滋阴必为气滞，偏补气必为阴灼，所以取效较难，流弊甚易。将所示诸方及证由反复推详，拟保肺以制肝，并柔肝以养心，肝能有制而得养，脾胃可以醒复，而痰邪饮邪亦可潜移默化，以冀上下摄而营卫和。

元米炒西洋参　鸭血炒丹参　人乳汁炒香附　蛤粉炒阿胶　化橘红　玉蝴蝶　真獭肝　沙蒺藜　辰茯神　云茯苓　炒夏曲　酸枣仁　煅龙齿　炙甘草　竹二青　红皮枣　生东白芍　冬虫夏草　盐水炒杜仲

如用吉林须，不连於术服，当无胀满。如仍胀满，调入伽楠香磨汁五厘服。如口喉发燥，用盆秋石三分泡汤，煎吉林须服。每用吉林须约五六分。

上方配合，义在能升能降，有通有补，清不用寒，温不用燥，温而甘者，无损其阴，清而通者，无害其气，虽属平淡，尚为紧凑。如服后合式，作膏滋，用十倍料，如一钱用一两，提出方内之炒阿胶收膏。

如调理，将方常服，四季皆合。

二十四年十一月初一日方：肝邪素不能平，上扰为热，咳痰口燥；下陷为寒，腹膨作痛；诸虚杂出，艰寐心悸，四肢麻痹，脉来弦涩、右兼滑。拟调肝肺而和心脾。

西洋参　炒杜仲　炒夏曲　制女贞　炒丹参　川贝母　红皮枣　橘叶　金石斛　真獭肝　远志肉　佛手花　丝瓜络　制香附　抱茯神

煎方不计帖数。如服膏滋，仍照上年十一月廿九日煎方，以十倍料作膏。

二十七年十二月二十日方：示及之恙，早有腹痞，或膨或痛，肝脾素为不和，肝失疏泄，脾失输运，气愈阻滞，痛胀复作，痞亦时升，甚至凉汗淋漓，鼻管空洞。大约中气久虚，不受辛通。诸害纷沓而来，腹腿酸痛，头顶抽搐，心悸肢麻，并述及舌苔灰糙且干，中有郁火。用药甚为牵制，阴有热宜清，气为滞宜温，调停二者之间，拟苦辛通降，与旧咳亦无窒碍。

调理方

吉林须　潼蒺藜　炒杜仲　炒夏曲　白蒺藜　川贝母　代代花　抱木神　生白芍　制香附　新会皮　炒丹参　炒归身　红皮枣

如服参须或胀满或燔热，仍用西洋参钱半。

又方腹胀且痛尚未平，复服此方。

左金丸　炒丹参　杭菊花　法半夏　抱木神　佛手花　红皮枣　玉蝴蝶　炙甘草　九香虫　生白芍　炒川楝　新会皮　竹二青

三十年三月初十日方：示及近时病由，病在肝肺。左肝右肺，为升降道路。向有积痞，左行于右，左块较软，右部时升。肺能制肝，是胜其所胜；肝反制肺，是胜其所不胜，所以左减而右增也。夙昔诸虚毕集，吃紧总在咳嗽多痰，痞块攻动，病本纷沓，药多牵制，拟肝肺两和。

吉林须　新会络　川贝母　生白芍　炒丹参　炙甘草　丝瓜络　全福花　炒杜仲　宋半夏　炒川楝　醋炒延胡　佛手花

痰　湿

陈太太　时邪已清，仍扰动痰湿，旧病湿不由便而达，痰不上咯而松，以致口淡脘闷，神疲纳少。痰邪湿邪阻遏气道，气有余便是火，热迫冲脉，每每先期而至。现当痧后，又天气未凉，未可峻补。再清热以宣浊痰，调气以化湿滞。从前调补之法，尚须变通。

西洋参　盐半夏　抱茯神　杭菊花　炒蒌皮　叭杏仁　北秫米　川贝母　海贝齿　生白芍　炒丹参　绿萼梅　竹二青　鲜荷叶

（《陈莲舫医案》）

刘一仁

痰病传心录

刘一仁，清代医家

痰不自生，生必有故：或因风，或因寒，或因热，或因湿，或因暑，或因燥，或因酒积，或因食积，或因脾虚，或因肾虚。今之治痰者，但知南星、半夏为治痰之药，而不知治痰之本，故痰愈生而病难除也。予也管见，敢以治本之药叙之：夫因风而生痰者，痰唾涎沫，其脉浮弦，治以前胡、旋覆花之类；因寒而生痰者，痰唾清冷，其脉沉迟，治以姜、桂、细辛之类；因热而生痰者，痰唾胶黄，其脉洪数，治以芩、连、栀、膏之类；因湿而生痰者，痰唾碧绿，其脉浮缓，治以苍术、茯苓之类；因暑而生痰者，痰唾腥臭，其脉虚微，治以香薷、扁豆之类；因燥而生痰者，痰唾如线，或如小珠，或如胶漆，咳嗽难出，其脉滑数，治以蒌仁、花粉、贝母之类；因酒积而生痰者，痰唾呕恶，清晨发嗽，治以猪苓、葛花之类；因食积而生痰者，痰唾桃胶、蚬肉之状，胸腹闷闷不安，治以香附、枳实、神曲、麦芽之类；因脾虚而生痰者，痰唾不时，倦怠少食，治以白术、陈皮之类；因肾虚而生痰者，痰唾之时，即如潮涌，发于五更之际，治以天门冬、麦门冬、五味子之类。然此皆为辅佐之药，而君主之剂——二陈汤，又不可少也。

（《医学传心录》）

王三尊

痰积咳嗽喘急

王三尊，清代医家

鹤芩贲先生诘予曰：予男振咳嗽数载，治而先生以散表愈，继而屡发。先生或仍以散表愈，或以理气下疾愈，或以清肺愈，或以补肾愈，或以补脾愈，或以交心肾愈，或以补肺愈。然屡愈屡发终不尽愈。今春往雉皋，张加民先生谓左脉小于右，断为肝郁所致。君以白芍三钱，始而大效，及至家久服，又不见效，敢问何说也。予曰：令郎之恙，得自夏月当风洗浴，故始以散表而愈。愈后不善调摄，以致屡发屡愈。日久肺窍不清，已结窠囊，发则痰喘气急，俟服药多帖，痰消大半，则病愈大半矣。然痰根盘踞，如疮生管，不能尽去，窠囊渐渐积满，则又发矣。然无外感内伤致咳之由，则亦不发。其发之之由，又非一言可尽者。肺为娇脏，不容毫发，受寒咳，受热咳，饮冷咳，饮大热咳，又为五脏华盖。凡五脏六腑之水火浊气上干于肺者，皆致咳。故《内经》有五脏六腑之咳。咳则周身之气血上奔，最难遽止。咳为进少出多，吊动肾气，最易变虚，故致咳之由最多，而治咳之方鲜效也。令郎或仍受风寒而发者，故仍以散表愈；痰积既久，堵塞肺窍，喘急闷绝，忽然骤发，命在顷刻者，故以理气化痰愈。肺始受寒，久则变热，发时微寒既经表散，惟热独存，故以清肺愈。然肺为肾母，母虚不能生子，子虚令母益虚，金水不能相生，其咳愈甚。

虚则补其子，故以补肾愈。但清肺补肾之剂，久服伤脾泥膈，饮食减少，脾为肺母，土虚不能制水，水泛为痰而更咳。虚则补其母，故以补脾愈。有读书作文用心太过，致夜不寐，心肾不交或梦遗，相火上炎而咳者，故以交心肾愈。久发不止，肺气虚耗，故以补肺敛肺愈。寒士境遇往往怫意，易动肝怒，故张先生又以抑肝愈。设若嗜烟酒炙煿，房色过度，势必又以涤荡中宫，或以独参汤、鹿茸丸、黑铅丹、八味丸等而愈也。既有痰根在肺，则凡所以致咳者，皆足以助之，故用药有如此转变也。张先生之言，不过一时偶中。至于病情变迁，窠痰复出，又不效矣。至言左脉小于右断然肝虚，若然则为肝之阳虚，何得又用白芍而效者？不知是右大于左为肺家本病，痰火久嗽宜于酸寒，故奏效耳。若洞明此理则对证用药，无不获效。若执一隅之见，一时之方，故有始效而断不效。若再强进则疾痼而难救矣。欲愈之法，必须外避风寒暑湿，内戒七情六欲，视世事如浮云，降心如槁木寒灰，纵发亦稀而且轻。渐渐窠囊消落，再以丸药培其根本，日久自然痊愈。若不遵调摄，专恃药饵，或医者见闻不博，博而不化，化而不神，吾未见能痊愈也，先生以为然否？

大成责世兄　咳嗽二年，时发时止。发时气道阻塞，喘急不堪，服散风降气、下痰润肺药数帖，咳去痰五六粉盒，方气平渐愈。今发未经一昼夜，服前药八帖，间有加参、芪者，毫不见效。伊父鹤芩先生医技已穷，商之于予。予诊左脉甚弱，右脉沉而有神，非死证。然手足冰冷，汗时出，痰只出一盒，余不能出，满腹痞塞。予思脾胃强，则五脏之气皆强；脾胃弱，则五脏之气皆弱。况脾为肺母，未有胃气充足旋转，而肺气终不行者，以香砂六君子汤，木香易沉香，砂仁易白蔻与之。服下果效，即减去白蔻，恐肺中伏火继出。仍加以旋覆花、桔梗、贝母、蒌仁、杏仁等，再以他药转换收功。须知此证胃气虽不大实，亦不大虚，但不充足，不能激发肺窍之壅塞耳。故一帖肺气少输，前方即为之加减矣。

（《医权初编》）

金子久

扶胃阳，搜浊饮，治呃逆

金子久（1870~1921），名有恒，晚清民国医家

呃逆一也，中下判焉，中焦呃逆，其声短，浊饮蟠聚也；下焦呃逆，其声微，正邪搏也。今见呃逆，甚而呕恶，责之中焦为患，经云脾气散精，上输于肺，地气上升也；肺主治节，通调水道，下输膀胱，天气下降也。试观天地间有时地气上为云，必得天气下降为雨，二气相合，晴爽立至，设或地气多升，中焦必有晦塞，浊饮无以所化，上逆于肺，呃逆作矣。丹溪云上升之气多从肝出，肝有相火所寄，气升则火升，火升则浊升，浊升则呃升，呃升则呕升。脉象左部柔细而缓，右部偏大而滑，舌苔满布腻白，尚无枯燥索饮，患起多日，纳谷如废，后天胃气已少坐镇之力，厥阴肝木似有上乘之势，今订理中汤加附子，以扶胃阳而搜浊饮。

别直参　於术　茯苓　黑甘草　广皮　牛膝　丁香　炒白芍　代赭石　干姜　川附子　姜半夏　荷蒂　上上真肉桂

二诊：身半以上阳主之，身半以下阴主之，阴气过甚而乘阳位，则有气满呃逆，所谓地气上为云者是也。浊邪本居下焦，每随火势而上升，所谓火升者浊气升也，然浊气随火而升，亦可随火而降，但阴火本非实火，原非苦寒泄降以为善策，昨投理中汤加附子以扶胃阳，而逐浊阴，顷已呃逆平复，胃纳亦进糜粥，脉象右部仍形偏大，较之

于昨略见和缓，兹当仍蹈前辙，第其大便未更，腑尚窒滞，略佐和胃通腑，按腑以通为补之义。

附子　干姜　黑甘草　广皮　牛膝　冬术　广郁金　谷芽　瑶桂　云茯苓　麻仁

按：丹溪论呃逆谓“人之阴气，依胃为养，胃土伤损，则木气侮之矣，此土败木贼也，阴为火所乘，不得内守，木挟相火乘之，故直冲清道而上”，正此谓也。然火有阴阳虚实，本案乃阴火上乘，方以附桂理中汤温中祛寒，驱散中焦晦塞之气，又以二陈汤化饮，皆为培土所设，取仲景制木必先安土之意，另投牛膝、代赭潜降肝阳，芍药柔泄，丁香辛通，荷蒂升清，肝阳潜，肝气顺，则上逆之势缓矣。服一方即效，二方入麻仁通腑气，务使胃气息息下行，则呃逆可除矣。

（《金子久医案》）

曹沧洲

清上不扰中下，养气勿令动火

曹沧洲（1849~1931），名元恒，字智涵，江苏苏州人

某左 初诊：痰饮为表邪所遏，肺胃之气不能肃降下行，熏蒸旬日，痰湿热无一不从火化，咳逆气粗，肌灼神躁，所吐尽是浓黄黏稠之痰。痰者火之标，火甚则逼动肝木，加以心营素亏，浮火益烈，已有搐搦糊语、喘急不寐等症状，脉来弦动不调。

病属上实下虚，正不敌邪，正值攻补两碍风波叠起之际，暂以徐文才轻可去实之法进之，以观动静，倘能即此应手，最为幸事。

南沙参　紫贝齿　朱茯神　玉蝴蝶　川贝　朱连翘　海蛤粉　蛤蚧尾　宋半夏　赤芍　海浮石

另服上濂珠、鲜竹沥。

夜服：黛蛤散七钱，知母三钱，竺黄片三钱，朱茯苓四钱，川贝三钱，甜瓜子七钱，生石决明二两，生草四分，鲜芦根二两。

二诊：考痰饮一证,《内经》只论饮而未言及痰，至汉张仲师始创论痰饮及悬饮、溢饮、支饮，并留饮、伏饮之说，治其源不外内饮治肾，外饮治脾，然病因非一端，病之牵涉亦无一定。就现在所病，昨日几有痰热内火一齐升越，上扰神明，下激肾真之势，斟酌再三，以清金制木、下痰顺气进之。今脉伏较能敛静，舌垢较能化薄；气急较平，形色较正，昨寐颇能宁谧，此皆病之有减无增之佳象也。但

气阴已乏，痰火犹重，肺降肾纳不克如循常度，惟养阴分以敛浮游之火，清痰热以复肃降之令，加以息心养神，俾有气顺痰化，早得奏效为幸。

西洋参　宋半夏　石决明　甘草　南沙参　黛蛤散　白石英　玉蝴蝶　川贝母　海浮石　朱连翘　蛤蚧尾

另服鲜竹沥一两入化橘红二分，上濂珠粉。

是夜汤头用：

玉泉散四钱　南沙参四钱　代赭石四钱　紫贝齿一两　冬瓜子一两　海浮石五钱　朱拌抱木茯神七钱　甜杏仁三钱　鲜芦根二两

三诊：经云“阳气者烦劳则张”，大凡心阳动则浮阳亦动，肝火升则气火亦升，火升则痰来，阳浮则易喘，所以息心涤虑最为定喘降痰之妙法。刻下痰浓带黑，积饮蒸痰，邪火煅炼而然也。咳多即气急，肺失肃降，上实下虚也。夜来语多错杂，易有神思躁扰之象，阴不涵阳，痰火上扰神明也。脉左弦、右滑数，已无错综之状。舌垢退，而底苔尚厚，痰热之重不言而喻。本元虽弱尚不能遽作峻补，今方拟泄火化痰为急则治标之法，佐以育阴安神，俾标本不致偏胜。

羚羊角　原金斛　代赭石　甜瓜子　西洋参　川贝　海浮石　白茅根　南沙参　宋半夏　紫贝齿　真珠粉四分　竹沥二两　化橘红二分

蛤蚧已进两次，今可撤去矣。另用参须七分用秋石三厘同拌，生地炭四钱，紫石英四钱同打。

清煎，时时饮之，可以养气纳气不滞痰浊。夜服汤头，再入抱木茯神五钱、夜合花一钱半（蜜炙）、炒枣仁一钱。

四诊：昨竟安和，夜来稍有烦躁，于即安寐，又得大便，并无糊语不宁等状。且腹中自然之气已能由渐运动，此痰火解开，心肾交而肝肺升降得和之佳景也。今晨右脉滑数得减，左部尚觉弦疾上驶，上焦所蕴痰热较化，心营虚而肾不摄肝，肝木尤未遽平也。所病本非一朝一夕而得，所虚亦非一脏一经之损，药以治病，尤宜养息以治本。至用药一道，痰热必须清理，不清则火易动痰，痰易壅气作喘也。阴分不得不养，不养则水不济火，火辄上浮，反复易如反掌也。气分又不能不利，否则气不运痰，痰浊中阻，其升降之隧道又属可虑之至也。今方拟清上而不涉中下，养气而勿令动火，育阴而不滞痰浊，标本兼治方有裨益。

羚羊角一钱半　西洋参一钱半　知母一钱半　朱拌抱木茯神四钱　石决明生煅，一两半　南沙参四钱　川贝去尖，一钱半　枣仁一钱半　原金斛四钱　海浮石四钱　宋半夏一钱半　竹沥冲入，一两

仍用人参须、生地炭清煎饮之。

是夜汤头所用：

朱茯神　枣仁　煅瓦楞子壳　北秫米　夜合花　宋半夏

五诊：病情化险为夷，转机迅速，甚为可喜之至。溯发病之始，风寒伤其外，烦虑困其中，停痰积饮为表邪触之而发，因气弱不运而阻肺胃失宣、中阳被遏，以温药和之，正合病机。无如本体不充，既不能尽达表邪，复不能全撤病饮，日复一日，所谓痰饮也，风寒也，无一不蒸热化火，上壅肺气，下动肾真，既扰肝风，又及心神，以致危象毕集，几难着手，斟酌再三，始以舍常求变之法应之，专以急则治标为宗旨，幸而日起有功，然所损已非浅甚少矣。今诊脉数象较退、弦象较和，已无鼓指上驶之象。然舌苔发黄，痰热尚多未解。不能不格外谨慎。至神思不振，夜寐间有不宁，皆属病后应有之象。循法善调，加以息心调养，可日臻坦境矣。

羚羊角　原金斛　川贝　枣仁　石决明　全瓜蒌　知母　甘菊　西洋参　宋半夏　茯神　连翘　竹沥

本案所论最详，盖病势危重，病机多端。主属痰饮停聚肺胃，化火生热，兼气阴两伤，引动君相之火。治疗清热化痰、养阴益气、平

肝潜降之法并重。妙在日服、夜用各异，以顺经气之周流，别出心裁。大段方论，凸显方主博览之功底。远从《内经》、《伤寒杂病论》、北齐徐之才十法，近出叶香岩《临证指南医案》，无不涉略精通，足见其功底深厚。

某左 脾湿蒸痰，痰贮于肺，肺气上逆，咳逆气急，倚几不得卧，舌白黄，背恶寒，少寐，脉软数，防作喘，勿忽。

归身一钱五分 苏子一钱五分 旋覆花绢包，一钱五分 盐半夏三钱 款冬花炙，三钱 白芥子一钱 代赭石煅，四钱 冬瓜子七钱 白杏仁去尖，四钱 海浮石四钱 朱茯苓四钱 玉蝴蝶二分 生谷芽绢包，五钱

此痰饮脾肺为病，所谓“脾为生痰之源，肺为贮痰之器”。故治疗着重于中上二焦，方以旋覆代赭汤合三子养亲汤变通。

某左 痰饮由脾传肺，肺病作咳，累及其肾，渐增气急、吐痰，厚薄不定，小溲赤，脉濡弦，大便溏，腿足肿，舌垢，口渴不多饮，气不至故燥，中无阳故不渴，胃纳不开，渐至脏真竭，最虑腹满增喘。

金水六君丸包，七钱 淡芩炭一钱半 款冬花三钱 胡桃肉紫皮，三枚 白石英煅，五钱 川贝去尖，三钱 冬瓜子七钱 竹茹三钱 盐半夏一钱半 海蛤粉包，七钱 茯苓四钱 玉蝴蝶五分 通草一钱 生谷芽五钱

评按：本例属脾胃不足，痰饮中生，上泛热化于肺，下走及肾，水道不利之证。取金水六君丸成药布包入煎为君，非圣才罕有其思。胡桃肉、白石英补肾纳气；茯苓、通草渗湿于下；冬瓜子、款冬花、蛤粉、竹茹、半夏化痰于中上二焦；木蝴蝶轻清行气，助痰之化；川贝化痰益肺；黄芩清肺化痰，恐其苦寒太过故炒炭为用。全方配伍严谨，有条不紊。

（《吴门曹氏三代医验集》）

李文荣

痰涌气急卧不平，六味地黄竟奇功

李文荣，字冠仙，清代医家

张伟堂二兄 吾乡南张榜眼公嫡派，先居城南塞上，太夫人患疟，服凉药太多，病剧。其戚严嘉植素信予，荐诊。知其本体虚寒，始以温解，继以温补而愈。嗣迁居扬州，十余载不相往来，道光五年十二月十七日，忽接严嘉兄信，据云：伟堂病已垂危，诸医朝至以为暮必死；暮至以为朝必死，即如此，何敢复以相累。但病者忽忆当日母病系兄挽救，思得一诊，虽死瞑目，务恳屈降，死生均感等语。因其言直，谅不欺，二十日渡江，下昼到张府，即上楼诊视。见其痰涌气急，坐伏茶几，一人两手扶其头，不能俯仰，十余日不得一卧矣！人事昏沉，不能言语，诊其脉滑数两大，虽已空象，而尺部尚觉有根。遍阅诸方，自八月服起，皆作外感治，尽用发散消导；月余后想觉人虚，易而为补，总以人参为主；后想因痰多气阻，又改用化痰；又或疑外感，加用疏解。现在诸医皆云不治，无药可用，惟一朱医与伟堂至好，一日数至，以二陈汤作丸与服，见症愈坏，束手流泪而已。予乃曰：此肾气上冲证也！诸气以下行为顺，今肺不清降，肾反上冲，气降则痰降，气升则痰升，故痰涌气急，不能俯仰；且其脉象甚数，似杂湿热，阴虚湿热不化，亦随肾气而上冲。若能纳气归肾，气降痰降，湿热亦降，可以安卧，可以调理，症虽重，无妨也。于是用六味为君，以都气法原本六味，而六味地黄古称为治痰之圣药，又称为下焦湿热之圣药，有三善焉，而皆合乎此证，故特用之。大熟地八钱、山萸肉四钱、怀山药四钱、粉丹皮三钱、福泽泻三钱、云茯苓三钱，外加北沙参四钱、杏仁泥三钱以润肺降气；胡桃肉三钱以助纳气；福橘皮一钱，取其顺气而不燥。开方后，予往候九峰先生，因即止宿。次日复请，予至门，严嘉翁迎出，问服药如何？曰：差不多。若有不豫色，予心窃疑之，至厅坐定，予问曰：药吃坏耶？何吾兄之怏怏也！曰：并未服，正以远劳吾兄，又不服兄药，故不快耳。予闻未服药，心转定，因问：何不服药？曰：朱先生坚称熟地不可服，故耳。伊家闻予至，又请上楼诊脉。太夫人曰：昨方因有熟地，不敢服，今恳另定良方。予曰：熟地乃此证要药，吾方君药，舍此更有何法？且闻所请先生不少，朝称夕死，夕称朝死，无药可治。今服熟地不合，亦不过死，况予尚许君家不死耶？此证服熟地则生，不服则死，服与不服，悉听君家，予无他方。下楼，予即欲行，严嘉兄曰：今已将午，不及到镇。饭后兄仍往九峰先生处，明早动身可也。予唯唯。嘉兄又曰：此地有好浴堂，陪兄去一浴何如？予曰：甚好。正欲偕行，忽一人告曰：老爷过矣！请严大太爷勿他往。嘉彷徨欲止，予笑曰：予诊脉未久，岂有死在顷刻而不知者耶？此不过痰厥，片时即醒，其尺脉根本尚在，保无虑也。

转拉嘉翁出浴。浴罢而归，曰：醒久矣！时有伊戚邹翁亲闻予言，进告太夫人曰：伊言如此有准，其药尚可服耶？半晌，其侄出问：今日如服先生方，可肯在此住宿否？予曰：服吾方，吾敢在此；不服吾方，吾不敢在此。又半晌，其侄出问曰：如服熟地不合，可有解药否？予笑曰：今日如此谨慎，何不慎之于当初耶？药中佐使已解在内，不必过虑。盖诳之也。然后其家始肯依方制药，而尚止服一半。服后气痰渐平，已觉能俯。乃又进一半，觉痰与气随药而降，并能仰矣。迁延太甚，已二鼓。后复请予看脉，脉亦渐平。伟堂并能说话，谓予曰：药真如神，但尚不能平卧，君能令我一卧，则快甚矣！予曰：惜君家不肯早服予药耳！昨肯服药，今日安眠矣！虽然，明日保君酣睡无虑也！次日依方再进，傍晚服药，旋即能卧，卧则熟寐，三更始寤。以后予用药，无复敢赞一词，而总本初方，略为加减，地黄则始终未减分毫，八剂后，其症大痊，余乃辞归。次年复请调理，煎方、膏方悉本原方。盖伟堂素嗜虾油，每食不撤。其湿热甚重，因热生痰，因痰致咳。所用辛散，即诛伐无过；所用人参亦助热锢痰。因咳致喘，肾气上冲，犹以二陈丸治痰，岂不去题千里乎？惟六味地黄三补可保肾气，三泻兼治湿热，于伟堂最宜。况痰之本在肾，肾安痰亦自减也。

（《仿寓意草》）

袁　焯

暑湿痰滞泻利案

袁焯，字桂生，晚清医家

潘锦文子　两岁，泻利数日，经幼科治之无效，遂延予治。手冷汗多，精神疲惫，时作嗳气，舌苔薄腻，脉息软滑，此暑湿痰滞之病，治不得法而胃气受伤也。宜先固正气，用理中汤：党参、白术各二钱，干姜五分，加黄芪八分、木香五分。服后汗渐少，手转温，接服一剂，汗全止，但泄泻发热、口渴欲饮，入暮热甚，舌苔转为黄腻，遂易方用青蒿二钱，黄芩、佩兰、桔梗各一钱，枳壳一钱半，苡仁三钱，滑石二钱，花粉一钱。

接服两剂，渴稍平，泄泻止，惟夜仍发热，舌苔厚腻而黄、舌尖红，目睛黄，小便清。盖湿热痰滞蕴结上焦，病在上而不在下，仍宜清轻开化，遂易方用旋覆花五分，石菖蒲三分，苡仁三钱，桔梗八分，枳壳、茵陈各一钱半，连翘二钱，茯苓、六一散各二钱，茅根四钱。

服后热较轻，舌苔亦退，二便通利，乃以方中去菖蒲、旋覆花、茯苓、六一散，加山栀、贝母、青蒿露、丝瓜络、沙参、枇杷叶。

接服两剂，热全退，遂改用沙参、麦冬、百合、花粉、茅根、扁豆、苡仁、茵陈、石斛等药，三日而安。

凡小儿之病，易虚易实，此病本由暑湿乳滞蕴结上、中二焦，致泄泻发热。徒以幼科医家，不知此理，犯叶天士之戒，妄以山楂、神曲、黄芩、防风、葛根、枳实等消导升散之剂，致胃气受伤，故现汗多手冷。得理中汤，而胃气回，冷汗止，然病究未去，故复转热，渴而舌上现黄厚苔；得轻清开化之药，则病去而热退，步骤井然，不可稍差铢黍。其舌苔转黄厚与热渴大作者，实理中汤有以促成之。然非舌苔黄厚，既热且渴，则清化之品亦胡可浪投？相违适相成也。又小儿之病，幼科多严禁乳食，不知乳食过饱固足增病，而过饥亦能伤胃。此病当热、渴、苔厚之时，则暂禁乳食；热轻苔退，及出冷汗之时，则渐与乳食，但勿使其过饱耳。饮食起居为看护病人之紧要关键，小儿尤为要焉。盖襁褓之儿，饥饱皆不能自言，医家病家，尤宜体贴周至也。

（《丛桂草堂医案》）

重订古今名医临证金鉴

痰饮卷（下）

白长川　石志超　单书健◎编著

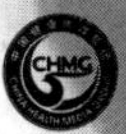

中国健康传媒集团
中国医药科技出版社

内 容 提 要

古今名医之临床实践经验，乃中医学术精华之最重要部分。本书选取了古今名医对痰饮证的临床经验、医案、医论之精华，旨在为临床中医诊治痰饮证提供借鉴。全书内容丰富，资料翔实，具有极高的临床应用价值和文献参考价值，以帮助读者开阔视野，增进学识。

图书在版编目（CIP）数据

重订古今名医临证金鉴．痰饮卷：全2册 / 白长川，石志超，单书健编著．— 北京：中国医药科技出版社，2017.9

ISBN 978-7-5067-9467-1

Ⅰ．①重…　Ⅱ．①白…②…石③单…　Ⅲ．①饮证－中医临床－经验－中国　Ⅳ．①R249.

中国版本图书馆CIP数据核字（2017）第187818号

美术编辑　陈君杞

版式设计　也　在

出版　**中国健康传媒集团**｜中国医药科技出版社

地址　北京市海淀区文慧园北路甲22号

邮编　100082

电话　发行：010－62227427　邮购：010－62236938

网址　www.cmstp.com

规格　710×1000 mm 1/16

印张　34

字数　378千字

版次　2017年9月第1版

印次　2023年3月第2次印刷

印刷　三河市航远印刷有限公司

经销　全国各地新华书店

书号　ISBN 978-7-5067-9467-1

定价　69.00元（全2册）

获取新书信息、投稿、为图书纠错，请扫码联系我们。

目　录

曹颖甫

痰饮经方实践录

曹颖甫（1866~1937），晚清民国医家

一、小青龙汤证（附列门人治验）

张志明先生 住五洲大药房。

初诊：十月十八日。暑天多水浴，因而致咳，诸药乏效，遇寒则增剧，此为心下有水气，小青龙汤主之。

净麻黄钱半 川桂枝钱半 大白芍二钱 生甘草一钱 北细辛钱半 五味子钱半 干姜钱半 姜半夏三钱

按：张君志明为余之好友，尝患疔毒。自以西药治之，增剧，因就余以中药治愈，乃叹中药之神。自后恙无大小，每必垂询，顾余以事冗，居恒外出，致常相左。某晨，君又贲临，曰：咳嗽小恙耳，何中医久治不瘥？并出方相示，则清水豆卷、冬桑叶、前胡、杏仁、赤苓、枳壳、桔梗、竹茹、牛蒡、贝母、瓜蒌皮、冬瓜子、枇杷叶之属。因询之曰：君于夏月尝习游泳乎？曰：然。君之咳遇寒则增剧乎？曰：然。余乃慰之曰：此证甚易，一剂可愈，幸毋为虑。因书上方与之。越二日，来告曰：咳瘥矣。即为书下方调理焉。

二诊：十月二十日。咳已痊愈，但觉微喘耳，此为余邪，宜三拗汤轻剂，夫药味以稀为贵。

净麻黄六分　光杏仁三钱　甘草八分

余屡用本方治咳，皆有奇效。顾必审其咳而属于水气者，然后用之，非以之尽治诸咳也。水气者何？言邪气之属于水者也。如本案张君因习游泳而得水气，其一例也。又如多进果品冷饮，而得水气，其二例也。又如远行冒雨露，因得水气，其三例也。更如夙患痰饮，为风寒所激，其四例也。凡此种水气之咳，本汤皆能优治之。顾药量又有轻重之分。其身热重，头痛恶寒甚者，当重用麻、桂。其身微热、微恶寒者，当减轻麻、桂，甚可以豆豉代麻黄，苏叶代桂枝。其痰饮水气甚者，当重用姜辛半味，因此四者协力合作，犹一药然，吾师用五味尝多至三钱，切勿畏其酸收。其咳久致腹皮挛急而痛者，当重用芍草以安之。否则，轻用或省除之，奏效如一。要之小青龙证。在里为水气，在表为咳（咳之前喉可常作痒）。其表证之重轻，初可勿拘，其舌苔亦不必限于白腻。遑论其他或喘或渴或利或噎哉？此皆经验之谈，不必泥于书本者也。

本年夏，友好多人皆习游泳，耽之不倦，虽雨天不已，一月前后，十九患咳，余悉以本汤加减愈之。

曹颖甫曰：予近日治丁姓妇，十年痰饮，遇寒即剧，日晡所恶寒而喘，亦用此方。方用麻黄三钱，细辛二钱，干姜三钱，白术三钱，半夏二钱，桂枝四钱。服经二剂，咳喘略减，而无汗恶寒如故。再加麻黄二钱，合五钱，细辛加一钱，合三钱，外加杏仁四钱、炮附子四钱，效否待明日方知。然则姜生治张君，两用轻剂而即效者，实由本年新病，不同宿疾之未易奏功也。

二、射干麻黄汤证

冯仕觉　七月廿一日。自去年初冬始病咳逆，倚息，吐涎沫，自以为痰饮。今诊得两脉浮弦而大，舌苔腻，喘息时胸部间作水鸣之声。肺气不得疏畅，当无可疑。昔人以麻黄为定喘要药，今拟用射干麻黄汤。

射干四钱　净麻黄三钱　款冬花三钱　紫菀三钱　北细辛二钱　制半夏三钱　五味子二钱　生姜三片　红枣七枚　生远志四钱　桔梗五钱

拙巢注：愈。

曹颖甫曰：有张大元者向患痰饮，初，每日夜咯痰达数升，后咯痰较少，而胸中常觉出气短促，夜卧则喉中如水鸡声，彻夜不息。当从《金匮》例投射干麻黄汤，寻愈。又有杨姓妇素患痰喘之证，以凉水浣衣即发，发时咽中常如水鸡声，亦用《金匮》射干麻黄汤应手辄效，又当其剧时，痰涎上壅，气机有升无降，则当先服控涎丹数分，以破痰浊，续投射干麻黄汤，此又变通之法也。

三、苓甘五味加姜辛半夏杏仁汤证

叶瑞初君，丽华公司化妆部。

初诊：二月十七日。咳延四月，时吐涎沫，脉右三部弦，当降其冲气。

茯苓三钱　生甘草一钱　五味子一钱　干姜钱半　细辛一钱　制半夏四钱　光杏仁四钱

二诊：二月十九日。两进苓甘五味姜辛半夏杏仁汤，咳已略平，惟涎沫尚多，咳时痰不易出，宜与原方加桔梗。

茯苓三钱　生草一钱　五味子五分　干姜一钱　细辛六分　制半夏三钱　光杏仁四钱　桔梗四钱

按：叶君昔与史惠甫君为同事，患咳凡四阅月，问治于史。史固辞之，以习医未久也。旋叶君咳见痰中带血，乃惧而就师诊。服初诊方凡二剂，病即减轻。服次诊方后，竟告霍然。

四、皂荚丸证其一

《要略》曰："咳逆上气，时时吐浊，但坐不得眠，皂荚丸主之。"按射干麻黄汤证但云咳而上气，是不咳之时，其气未必上冲也。

若夫本证之咳逆上气，则喘息而不可止矣。病者必背拥叠被六七层，始能垂头稍稍得睡。倘叠被较少，则终夜呛咳，所吐之痰黄浊胶黏。

此证予于宣统二年，侍先妣邢太安人病亲见之。先妣平时喜进厚味，又有烟癖，厚味被火气熏灼，因变浊痰，气吸于上，大小便不通。予不得已，自制皂荚丸进之。长女昭华煎枣膏汤，如法昼夜四服。以其不易下咽也，改丸如绿豆大，每服九丸。凡四服，浃晨而大小便通，可以去被安睡矣。后一年，闻吾乡城北朱姓老妇，以此证坐一月而死，可惜也！

曹颖甫曰：有黄松涛者，住城内广福寺左近，开设玉器店，其母年七旬许，素有痰饮宿疾，数年未发，体甚健。某秋，忽咳嗽大作，浊痰稠黏，痛牵胸胁，夜不能卧，卧则咳吐，胀痛更甚，前所未见。病发三日，乃延余诊，其脉弦数，气急促，大便三日未行，力惫声嘶，喘不能续，证已危险。余乃告其家人曰：此属痰饮重证，势将脱，君不急救，再延片刻，无能为矣。于是急取控涎丹一钱五分，以开水冲元明粉三钱吞送。不久，咳减，气急稍定。至晚，大便下，作黑色，能安眠。达旦，诸恙尽失。于是始知控涎丹系十枣汤变其体制，用以备急者也。

然考此病本皂荚丸证。《金匮》所谓"咳逆上气，时时吐浊，但坐不得眠，皂荚丸主之"是也。但此证来势暴厉，病体已不支，恐皂荚丸性缓，尚不足以济急耳。

五、皂荚丸证其二

门人卢扶摇之师曹殿光 芜湖人，年五十岁，患痰饮宿疾，病逾十载，扶摇不能治，使来求诊，其证心下坚满，痛引胸胁，时复喘促，咳则连声不已，时时吐浊痰，稠凝非常，剧则不得卧。余谓其喘咳属支饮，与《伤寒论》之心下有水气,《痰饮篇》之咳逆不得卧，证情相类，因投以小青龙汤，不效。更投以射干麻黄汤，合小半夏汤，又不效。而咳逆反甚，心殊焦急。更思以十枣汤攻之，而十枣又为胸胁悬饮之方。思以葶苈大枣降之，而泻肺系为肺胀肺痈而设，皆非的对之剂。纵投之，徒伤元气，于病何补？因念其时吐痰浊，剧则不得卧，与《金匮》所载皂荚丸证，大旨相同。遂以皂荚炙末四两，以赤砂糖代枣和汤，与射干麻黄汤间服之。共八剂，痰除喘平，诸恙尽退。

六、皂荚丸证其三

余尝自病痰饮，喘咳，吐浊，痛连胸胁，以皂荚大者四枚炙末，盛碗中，调赤砂糖，间日一服。连服四次，下利日二三度，痰涎与粪俱下，有时竟全是痰液。病愈后，体亦大亏。于是知皂荚之攻消甚猛，全赖枣膏调剂也。夫甘遂之破水饮，葶苈之泻痈胀，与皂荚之消胶痰，可称鼎足而三。惟近人不察，恒视若鸩毒，弃良药而不用，伊谁之过欤？

曹颖甫曰：余治张大元喘咳，不得卧，亦用控涎丹法，一下而愈。近数年来大元染有烟癖，浓痰和水而出，一夜得一大玻璃杯。诸痰饮方绝无功用，皂荚灰亦无济。大约水气太甚者，既不当用涤除油垢之法，而中有浓痰者又非温药所能治乎？

七、皂荚丸证其四

郑左　住方浜路口。年八十二岁，湿痰之体，咳嗽，四肢浮肿，病属溢饮，原当发汗利小便。但以浊痰阻于胸膈，咳而上气，但坐不眠，痰甚浓厚。病急则治其标，法当先用皂荚丸以下胸膈之痰，俾大小便畅行，得以安睡，方是转机。今按两脉结代，结代之脉，仲景原以为难治。药有小效，方议正治。

土皂荚，去黑皮，去子，去弦，酥炙，研细，蜜丸如桐子大，每服三丸，日三服，以黑枣二十枚浓煎，去渣送丸。

拙巢注：病家将此方询诸他医，医以剂峻，劝勿服。其后究竟如何，不可得而知矣。

曹颖甫曰：皂荚丸之功用，能治胶痰，而不能去湿痰。良由皂荚能去积年之油垢，而不能除水气也。然痰饮至于嗽喘不已，中脘必有凝固之痰，故有时亦得取效。惟皂荚灰之作用乃由长女昭华发明。彼自病痰饮，常呕浓厚之痰，因自制而服之。二十年痰饮竟得剿除病根。予服之而效。曹殿光适自芜湖来诊，病情略同，故亦用之而效也。

按：《金匮》本方云："皂荚八两，刮去皮用，酥炙。上一味，末之，蜜丸，桐子大，以枣膏和汤，服三丸，日三夜一服。"刮去皮用者，刮去其外皮之黑衣也。酥炙者，用微火炙之，使略呈焦黄即得，勿成黑炭也。服三丸者，每服三丸也。日三夜一服者，日中三服，夜间一服，竟日共四服，计十二丸也。故或云本药荡涤刺激之力甚大，一日用量不得过梧子大三丸者，非也。枣膏和汤者，言预用枣肉煎熬成膏，及应用时，取膏加热水，使混合成汤，送本丸也。尤氏云："饮以枣膏，安其本也。"此说甚是。伸言之，即恐皂荚入胃，非但去浊痰，并将殃及胃中宝贵之津液，故必用枣膏以固护之，此吾友吴凝轩之说也。吾师代枣膏以砂糖，无非取其便捷，然其保津之功，恐不及枣膏远甚。顾二者皆属甘味，与甘草之安肠生津，饴糖之建中定痛，有异曲同工之妙。

综计以上本汤四案，第一案邢太安人先一日四服，共进如梧子大者十二丸，次一日共进如绿豆大者三十六丸。今案凡蜜丸如梧子大之丸药，每钱约得十余丸，则如梧子大十二丸者，量仅钱许耳。第二案曹殿光用皂荚末四两者，乃共八日间之总量也。即先一日服皂荚末一两，次日改服射干麻黄汤一剂，以后第三、第五、第七日同第一日，第四、第六、第八日同第二日。按每日服末一两较第一案之钱许量已大增，但此为皂荚焦黑之灰，彼为同品炙黄之质。黑者力微，黄者力巨，故其量为反比，而二者病情又有重轻之分，故量虽迥异，并非矛盾。第三案吾师自以皂荚大者四枚炙末，盛之得一小半碗。余尝试择大皂荚一枚，不去皮弦与子，衡之，得新秤一两许。又取大者二枚，炙之使焦，研之为末，衡之，得六钱许。是四枚末约为一两二钱许，与第二案所称之两许，亦尚相合。第四案如古法，与第一案同。按本药究属峻品，无经验之医生初次试用，宁自每服五分递加，较为妥当。

又按：用皂荚无非取其荡涤胶痰，而其能荡涤胶痰者，盖即赖其中含有石碱素。西国谓驱痰剂西药如西尼加根，中药如远志、桔梗、皂荚中皆含有石碱素，所谓刺激性驱痰剂是也。故用牙皂之荚，可以代西尼加根云云。中西学说相通，信哉。

曹颖甫曰：除痰之药有碱性者为长，故咯痰不出者，用桔梗甘草汤，无不克日取效，以桔梗含有碱性故也。痰黏胸膈而不出，则用有碱性之桔梗以出之，所谓“在高者引而越之”也。胶痰在中脘，则用有碱性之皂荚以下之，所谓“在下者引而竭之”也。凡用药有彻上彻下之异，可因此而观其通矣。

八、泽泻汤证

管右 住南阳桥花场，九月一日。咳吐沫，业经多年，时眩冒，冒则呕吐，大便燥，小溲少，咳则胸满，此为支饮，宜泽泻汤。

泽泻一两三钱 生白术六钱

按：本案病者管妇年三十余，其夫在上海大场莳花为业。妇素有痰饮病，自少已然。每届冬令必发，剧时头眩，不能平卧。师与本汤，妇服之一剂，既觉小溲畅行，而咳嗽大平。续服五剂，其冬竟得安度。明年春，天转寒，病又发。

师仍与本方，泽泻加至二两，白术加至一两，又加苍术以助之，病愈。至其年冬，又发。宿疾之难除根，有如是者！以上自小青龙汤至泽泻汤凡五证，皆治痰饮。小青龙汤以心下有水气为主，射干麻黄汤以喉中水鸡声为主，苓桂五味加姜辛半夏杏仁汤以吐涎沫为主，皂荚丸以胶痰为主，泽泻汤以眩目为主，此其大较也。

九、悬饮荡涤十枣汤

张任夫 劳神父路仁兴里六号。

初诊：二十四年四月四日，水气凌心则悸，积于胁下则胁下痛，冒于上膈则胸中胀，脉来双弦，证属饮家，兼之干呕短气，其为十枣汤证无疑。

炙芫花五分 制甘遂五分 大戟五分

上研细末，分作两服。先用黑枣十枚煎烂，去渣，入药末，略煎和服。

张君任夫，余至友也。先患左颊部漫肿而痛，痛牵耳际，牙内外缝出脓甚多。余曰：此骨槽风也。余尝以阳和汤治愈骨槽风病多人，惟张君之状稍异，大便闭而舌尖起刺，当先投以生石膏、凉膈散各五钱，后予提托而愈。越日，张君又来告曰：请恕烦扰，我尚有宿恙乞诊。曰：请详陈之。曰：恙起于半载之前，平日喜运动蹴球，恒至汗出浃背，率不易衣。嗣觉两胁作胀，按之痛。有时心悸而善畏，入夜，室中无灯炬，则惴惴勿敢入，头亦晕，搭车时尤甚。嗳气则胸膈稍舒。夜间不能平卧，平卧则气促，辗转不宁。当夜深人静之时，每觉两胁之里有水声辘辘然，振荡于其间。……余曰：请止辞，我知之矣。是证非十枣汤不治，药值甚廉，而药力则甚剧。君欲服者，尚须商诸吾师也。君曰：然则先试以轻剂可乎？曰：诺。当疏厚朴、柴胡、藿、佩、半夏、广皮、车前子、茯苓、清水豆卷、白术等燥湿行气之药与之。计药一剂，值银八角余。服之，其效渺然，张君曰：然则惟有遵命，偕谒尊师矣。

翌日，余径叩师门，则师诊视张君甫毕，并在立案矣。走笔疾书，方至"脉来双弦"之句。余问曰：先生，是何证也？曰：小柴胡也。予曰：不然，柴胡之力不胜，恐非十枣不效。先生搁笔沉思，急检《伤寒论》十枣汤条曰："太阳中风，下利呕逆，表解者，乃可攻之。其人漐漐汗出，发作有时，头痛，心下痞硬满。引胁下痛，干呕，短气，汗出，不恶寒者，此表解里未和也，十枣汤主之。"因问张君曰：君气短而干呕乎？曰：良然。师乃顾谓余曰：尔识证确，所言良是也。师乃续其案而书其方，即如上载者是。

又按《金匮》曰："脉沉而弦者，悬饮内痛。"又曰："病悬饮者，十枣汤主之。"余尝细按张君之脉，觉其滑之成分较多，弦则次之，沉则又次之。以三部言，则寸脉为尤显，与寸脉主上焦之说适合。以左右言，则左脉为较显，盖张君自言左胁之积水较右胁为剧也。

张君先购药，价仅八分，惊其值廉。乃煮大枣十枚，得汤去滓，分之为二。入药末一半，略煎，成浆状物。其夜七时许，未进夜饭，先服药浆，随觉喉中辛辣，甚于胡椒。张君素能食椒，犹尚畏之，则药性之剧可知。并觉口干，心中烦，若发热然。九时起，喉哑不能作声，急欲大便，不能顷刻停留，所下非便，直水耳。其臭颇甚。于是略停，稍进夜饭，竟得安眠，非复平日之转侧不宁矣。夜二时起，又欲大便，所下臭水更多，又安眠。六时，又大便，所下臭水益增多。又睡至十时起床，昨夜之喉哑者，今乃愈矣。且不料干呕、嗳气、心悸、头晕诸恙均减，精神反佳。张君自知肋膜炎为难愈之疾，今竟得速效如此，乃不禁叹古方之神奇！

次日中午，喉间完全复原。下午七时，夜膳如常。九时半，进药，枣汤即前日所留下者。药后，胃脘甚觉难堪，胃壁似有翻转之状，颇欲吐，一面心烦，觉热，喉哑，悉如昨日，但略瘥可。至深夜一时，即泄水，较第一夜尤多。翌晨，呕出饭食少许，并带痰水，又泄臭水，但不多矣。至午，喉又复原，能进中膳如常，嗳气大除，两胁之胀大减。惟两胁之上（乳偏下）反觉比平日为胀。张君自曰：此胁上之胀，必平日已有，只因胁下剧胀，故反勿觉。今胁下之胀除，改胁上反彰明耳。而胆量仍小，眼目模糊，反有增无减，但绝无痛苦而已。

吾人既知服后经验，试更细阅十枣汤之煎服法，两相参研，乃知煎服法虽仅寥寥二三行，而其中所蕴蓄之精义甚多。煎服法曰："上三味，捣筛，以水一升五合，先煮肥大枣十枚，取八合；去滓，纳药末，强人服一钱匕，羸人服半钱，平旦温服之，不下者，明日更加半钱，得快下后，糜粥自养。"观张君之第一日先药后饭而不呕，第二日之先饭后药而呕，可知也。先药后饭，较先饭后药为愈，亦安知平旦服之云者，不饭而服之也，较先药后饭为更愈乎。又云："快下后，糜粥自养。"则其未下以前，不能进食可知。实则下后糜粥自养，较先后俱不饭者为尤佳，此其第一义也。

曰："不下者，明日更加半钱。"而不言："不下，更作服。"可知

“明日”二字，大有深义，即“明日平旦”之省文。盖平旦之时，胃腑在一夜休养之后，功能较为亢盛，故借其天时之利，以与此剧药周旋耳。且一日一服，不似其他汤药之可以多服，盖一以见药有大毒，不宜累进，一以为胃腑休养地步，此其第二义也。

强人一钱匕，羸人则改半钱，斤斤较其药量，倍显慎重之意。何者？其义与上述者正同，此其第三义也。

十枣汤以十枣为君，亦安知十枣之功用为何如乎？东人曰：大枣、甘草等药功用大同而小异，要为治挛急而已。说殊混统不可从。吾友吴君凝轩尝历考经方中大枣之功用，称其能保胃中之津液。今观十枣汤之下咽即起燥痛，则甘遂、大戟、芫花三者吸收水分之力巨可知，入胃之后，虽能逐水祛邪，然克伤津液，在所不免，故投十枣以卫之，方可正邪兼顾。又吴君谓十枣汤之服法，应每日用十枣煎汤，不可十枣分作两服，以弱保正之功，其说颇有见地。况旧说以枣为健脾之品，又曰脾能为胃行其津液。由此可知枣与胃液实有密切之关系。惟其语隐约，在可解不可解之间，今得吾友之说，乃益彰耳，此其第四义也。

甘遂、芫花、大戟为何作药末以加入，而不与大枣同煎，盖有深意，以余研究所得，凡药之欲其直接入肠胃起作用者，大都用散。薏苡附子败酱散，世人用之而不效，不知其所用者非散，乃药之汤耳。五苓散，世人用之又不效，谓其功不及车前子、通草远甚，不知其所用者非散，亦药之汤耳。至于承气亦直接在肠中起作用，所以不用散而用汤者，盖肠胃不能吸收硝黄，用汤无异散也。其他诸方，用散效、用汤而不效者甚多。虽然，甘遂等三药为末，入胃逐水，有此说在。又何能逐两胁间之积水乎？曰：水饮先既有道以入胁间，今自可循其道，追之使出，事实如此，理论当循事实行也，此其第五义也。

呜呼！仲圣之一方，寥寥二三行字，而其所蕴蓄之精义，竟至不可思议。凡此吾人所殚精竭虑，思议而后得之者，尚不知其是耶非耶？

二诊：四月六日。两进十枣汤，胁下水气减去大半，惟胸中尚觉胀懑，背酸，行步则两胁尚痛，脉沉弦，水象也。下后，不宜再下，当从温化。

姜半夏五钱　北细辛二钱　干姜三钱　熟附块三钱　炙甘草五钱　菟丝子四钱　杜仲五钱　椒目三钱　防己四钱

师谓十枣汤每用一剂已足，未可多进。所谓大毒治病，十去其四五是也。又谓甘遂、大戟皆性寒之品，故二诊例以温药和之。此方系从诸成方加减而得，不外从温化二字着想。惟据张君自言，服此方后，不甚适意。觉胁上反胀，背亦不舒，目中若受刺，大便亦闭结。按此或因张君本属热体，而药之温性太过欤？

三诊：四月八日。前因腰酸胁痛，用温化法，会天时阳气张发，腰胁虽定，而胸中胀懑，左胁微觉不舒。但脉之沉弦者渐转浮弦。病根渐除，惟大便颇艰，兼之热犯脑部，目脉为赤，当于胸胁着想，用大柴胡汤加厚朴、芒硝。

软柴胡三钱　淡黄芩三钱　制半夏三钱　生川军三钱，后下　枳实三钱　厚朴二钱　芒硝钱半，冲

张君言：服药后，夜间畅下四五次，次日觉胁背均松，胸中转适，精神爽利，诸恙霍然。观此方，知师转笔之处，锐利无比。前后不过三剂，药费不过三元，而竟能治愈半载宿恙之肋膜炎病。呜呼，其亦神矣！

曹颖甫曰：凡胸胁之病多系柴胡证，《伤寒·太阳篇》中累出，盖胸中属上焦，胁下则由中焦而达下焦，为下焦水道所从出，故胁下水道瘀塞即病悬饮内痛，而为十枣汤证。胸中水痰阻滞，上湿而下燥不和，则为大陷胸汤证。若胸中但有微薄水气，则宜小柴胡汤以汗之。

胁下水气既除，转生燥热，则宜大柴胡汤以下之，可以观其通矣。

宋子载之妻 年已望五，素病胸膈胀痛，或五六日不得大解，夜睡初醒，则咽燥舌干。医家或以为浮火，或指为肝气，花粉、连翘、玉竹、麦冬、山栀之属，多至三十余剂。沉香、青皮、木香、白芍之属，亦不下十余方。二年以来，迄无小效。去年四月，延余诊治。余诊其脉双弦，曰：此痰饮也。因用细辛、干姜等，以副仲师温药和之之义。宋见方甚为迟疑。曰：前医用清润之品，尚不免咽中干燥，况于温药？余曰：服此当反不渴。宋口应而心疑之。其妻毅然购药，一剂而渴止。惟胸膈胀痛如故，余因《金匮》悬饮内痛者用十枣汤下之，遂书：

甘遂一钱　大戟一钱　炙芫花一钱

用十枣浓煎为汤，去滓令服，如《金匮》法，并开明每服一钱。

医家郑仰山与之同居，见方力阻，不听，令减半服之，不下，明日延余复诊。知其未下，因令再进一钱，日晡始下。胸膈稍宽，然大便干燥，蓄痰未下。因令加芒硝三钱，使于明早如法服之。三日后，复延余复诊，知其下甚畅，粪中多痰涎。遂令暂行停药，日饮糜粥以养之。此时病者眠食安适，步履轻捷，不复如从前之蹒跚矣。后一月，宋又延余诊治，且曰：大便常五六日不行，头面、手足、乳房俱肿。余曰：痰浊既行，空隙之处，卫气不充，而水饮聚之。《金匮》原有发汗利小便之法以通阳气。今因其上膈壅阻特甚，且两乳胀痛，不得更用缓攻之剂，方用：

制甘遂一钱　大戟末一钱　王不留行二钱　生大黄三钱　芒硝三钱

一泻而胀痛俱止。宋因询善后之法，余因书：

苍术一两　白术一两　炙甘草五钱　生麻黄一钱　杏仁三钱

令煎汤代茶，汗及小便俱畅。即去麻、杏，一剂之后，永不复发云。余按十枣汤一方，医家多畏其猛峻，然余用之屡效，今存此案，非惟表经方之功，亦以启世俗之蔽也。

按：此吾师十年前之治案也。是时，余有志于医，顾未尝学焉。师另有本汤验案多则，悉详《金匮发微》。然则人犹是也，病犹是也，方犹是也，效亦犹是也。所谓古人不见今时月，今月曾经照古人，其间同具妙理。若曰古方不可治今病，犹曰古月不可照今人，得毋痴不可及？

南宗景先生曰："舍妹曾患胀病，初起之时，面目两足皆微肿。继则腹大如鼓，辘辘有声，渴喜热饮，小溲不利，呼吸迫促，夜不成寐。愚本《内经》开鬼门（玄府也，亦即汗腺）、洁净府（膀胱也）之旨，投以麻附细辛合胃苓散加减。服后，虽得微汗，而未见何效。妹倩金君笃信西医，似以西医治法胜于中医，于是就诊于某医院，断为肾脏炎症，与以他药及朴硝等下剂。便泻数次，腹胀依然。盖以朴硝仅能下积，不能下水也。翌日，忽头痛如劈，号泣之声达于四邻，呕出痰水，则痛稍缓。愚曰：此乃水毒上攻之头痛，即西医所谓自家中毒。仲景书中曾载此证（见赵刻本《伤寒论》第一百六十条），非十枣汤不为功。乘此体力未衰之时，可以一下而愈，迟则不耐重剂也。乃拟方用甘遂三分（此药须爆透，服后始不致作呕，否则吐泻并作，颇足惊人，曾经屡次试验而知），大戟、芫花炒，各钱半，因体质素不壮盛，改用枣膏和丸，欲其缓下。并令侍役先煮红米粥，以备不时之需。服药后四五个小时，腹中雷鸣，连泻粪水十余次，腹皮弛缓，头痛亦除。惟神昏似厥，呼之不应。其家人咸谓用药过猛。愚曰：勿惊。《尚书》所云'若药不瞑眩，厥疾勿瘳'，此之谓也。如虑其体力不支，可进已冷之红米粥一杯，以养胃气，而止便泻。如言啜下，果即泻止神清。次日腹中仍微有水气，因复投十枣丸钱半，下其余水，亦去疾务尽之意。嗣以六君子汤补助脾元，且方内白术一味能恢复其吸收功能。故调理旬日，即获痊愈。"（录《中医内科全书》）此亦古方治今病之一好例也。

（《经方实验录》）

张锡纯

外感痰喘神方小青龙

张锡纯（1860~1933），字寿甫，晚清民国医家

伤寒温病，心下蓄有水饮作喘者，后世名之为外感痰喘，此外感中极危险之证也。医者诊治此等证，若自逞其私智，无论如何利痰，如何定喘，遇此证之轻者，或可幸愈，至遇此证之剧者，皆分毫无效，惟投以《伤寒论》小青龙汤则必效。特是小青龙汤，两见于《伤寒论》，其所主之旺，为表不解心下有水气，干呕发热而咳，其兼证有六，亦皆小青龙汤加减主之，而喘证附于其末，因此阅者多忽不加察。又医者治外感之喘多以麻黄为要药，五味子为忌药。小青龙汤中，原五味子、麻黄并用，喘者轻去麻黄，不忌五味子之敛住外邪，此尤其心疑之点，而不敢轻用，即愚初为人诊病时，亦不知用也。犹忆岁在乙酉，邻村李杏春，年三十余，得外感痰喘证，求为诊治。其人体丰，素有痰饮，偶因外感风寒，遂致喘促不休。表里俱无大热，而精神不振，略一合目，即昏昏如睡，胸膈有似满闷，不能饮食，舌苔白润，其脉滑而濡，至数如常，投以散风清火利痰之剂，数次无效，继延他医数人诊治，皆无效，迁延日久，势渐危险，复商治于愚。愚素念一老医皮隆伯，年近八旬，隐居渤海之滨，为之介绍延至，诊毕曰：此易治，小青龙汤证也，遂开小青龙汤原方，加杏仁三钱，仍用麻黄一钱，一剂喘定，继用苓桂术甘汤加天冬、厚朴，服二

剂痊愈。

愚从此知小青龙汤之神妙，自咎看书未到，遂广阅伤寒注疏诸家，至喻嘉言《伤寒尚论篇》，论小青龙汤处，不觉狂喜起舞。因欢曰：使余早见此名论何至不知用小青龙汤也。从此以后，凡遇外感喘证，可治以小青龙汤者，莫不投以小青龙汤，而临证细心品验，知外感痰喘之挟热者，其肺必胀，当效金匮用小青龙之加石膏且必重，加生石膏方效。迨至癸巳，李杏春又患外感痰喘，复求愚为诊法，其证脉大略如前，而较从前热盛，投小青龙汤，去麻黄，加杏仁三钱，为其有热，又加石膏一两，煎服后，其喘立止，至药力歇后，而喘如故，连服二剂皆然，此时皮姓老医已没，无人可以质正，愚方竭力筹思，将为变通其方，其岳家沧州，为送医至，愚即告退，后经医数人，皆延自远方，服医月余，竟至不起。

愚因反复研究此证，非不可治，特用药未能吻合，是以服药终未见效。徐灵胎谓，龙骨之性，敛正气而不敛邪气，故仲景于伤寒之邪气未尽者，亦用之，外感喘证，服小青龙汤，愈而反复者，正气之不敛也。遂预拟一方，龙骨、牡蛎（皆不煅）各一两，以敛正气，苏子、清夏各五钱，以降逆气、利痰涎。名之曰从龙汤，谓可用于小青龙汤之后也。方甫拟成，适有愚外祖家近族舅母刘媪，得外感痰喘证，迎为诊治，投以小青龙汤，去麻黄，加杏仁，为脉象有热，又加生石膏一两，其喘立愈。翌日喘又反复，而较前稍轻，又投以原方，其喘止后，迟四点钟，又将从龙汤，煎服一剂，其喘即不反复而脱然痊愈矣。因将其方向医同人述之，有毛仙阁者，邑中之良医也，与愚最相契。闻言医学，莫不确信，闻斯方后，旋界为邑中卢姓延去，其处有疫气传染，患痰喘者四人，已死其三，卢叟年逾六旬，得痰喘证两日，其喘甚剧，仙阁投以小青龙汤，去麻黄，加杏仁、生石膏，服后喘定，迨药力歇后，又欲作喘，急用从龙汤煎服，其病遂愈。

由斯以二方治外感痰喘，诚觉确有把握，而临证品验既久，益知从龙汤方，若遇脉虚者，宜加净萸肉、生山药，或更加人参、赭石（用人参，必须佐以赭石）。其脉有热者，宜加生石膏、知母。若热而且虚者，更宜将人参、生石膏并加于方中（有石膏凉镇之力，以佐人参可省去赭石）。或于服小青龙汤之先，即将诸药备用，以防服小青龙汤喘止后，转现虚脱之象，或汗出不止，或息微欲无，或脉形散乱，如水上浮麻，莫辨至数（若此者皆愚临证经验所遇，不早备药恐取药无及）。至于小青龙汤，除遵例加杏仁、石膏之外，若人参、萸肉诸补药之加于从龙汤中者，犹不敢加于其中，诚以其时外感未净，里饮未清，不敢参以补药，以留邪也。孰意愚不敢用者，而阅历未深者，转敢用之，为治斯证者别开捷径，亦云奇哉。爰详录之于下。

门人高如璧，治一外感痰喘，喘剧脉虚，医者皆诿谓不治，如璧投以小青龙汤，去麻黄加杏仁，又加生石膏一两，野台参五钱，一剂而喘定，恐其反复，又继投以从龙汤，亦加参与石膏，其病霍然顿愈。

又长子荫潮，治邻村张马村曲姓叟，年六十余，外感痰喘，十余日不能卧，医者投以小青龙汤两剂，病益加剧（脉有热者不敢多加生石膏者，其病必加剧）。荫潮视之，其脉搏一息六至，上焦烦躁异常，舌上苔满布，每日大便二三次，然非滑泻，审证论脉，似难挽救，而荫潮仍投以小青龙汤，去麻黄加杏仁，又加野台参三钱，生龙骨、生牡蛎各五钱，生石膏两半，一剂病愈强半，又服一剂痊愈。

按：前案但加补气之药于小青龙汤中，后案并加敛气之药于小青龙汤中，似近于少年鲁莽，而皆能挽回至险之证，亦可为用小青龙汤者，多一变通之法矣。特是古今之分量不同，欲将古之分量，变为今之分量，诸家之说各异。今将古小青龙汤之分量列于前，今人常用小青龙汤之分量列于后，以便人采用。

麻黄去节，三两　芍药三两　五味子升半　干姜三两　甘草炙，三两　细辛三两　桂枝去皮，三两　半夏汤洗，半升

上八味，以水一斗，先煮麻黄，减二升，去上沫，纳诸药，煮取三升，去滓温服一升。此《伤寒论》所载小青龙汤分量也。麻黄去节者，取其能通，即以通行人身之经络，无处不到也，先煮数沸而吹去浮沫者，因其发汗之力过速，转至遗留外邪，不能随之尽出，去之欲其汗出缓缓，外邪得随之外尽出也。至桂枝去皮者，是但用初生嫩枝，外似无皮，见有老皮者不用，即近时所用之桂枝尖也，至于病有兼证，原方即宜有所加减，因将《伤寒论》小青龙汤加减之法，详列于下。

若微利者，去麻黄加荛花，如鸡子大熬（炒也）令赤色，(今无荛花可代以滑石)。若渴者去半夏，加栝楼根三两。若噎者（即呃逆）去麻黄，加附子一枚（炮)。若小便不利，小腹满者，去麻黄加茯苓四两。若喘者，去麻黄，加杏仁半升，去皮尖。

又后世所定小青龙汤分量：麻黄二钱，桂枝尖二钱，清半夏二钱，生杭芍三钱，甘草钱半，五味子钱半，干姜一钱，细辛一钱。此后世方书所载小青龙汤分量，而愚略为加减也。喘者原去麻黄加杏仁，愚于喘证之证脉皆实者，又恒加杏仁三钱，而仍用麻黄一钱，则其效更捷。若证虽实，而脉象虚弱者，麻黄即不宜用，或止用五分，再加生山药三钱以辅之亦可。惟方中若加生石膏者，麻黄可仍用一钱，为石膏能监制麻黄也。

《伤寒论》小青龙汤，无加石膏之例，而《金匮》有小青龙汤加石膏汤，治肺胀咳而上气，烦躁而喘，脉浮者，心下有水，是以愚治外感痰喘之挟热者，必遵《金匮》之例，酌加生石膏数钱，其热甚者，又恒用至两余。

《伤寒论》用小青龙汤治喘，去麻黄加杏仁者，因喘者多兼元气不

能收摄，故不取麻黄之温散，而代以杏仁之苦辛，至《金匮》小青龙加石膏汤，有石膏之寒凉镇重，自能监制麻黄，不使过于温散。故虽治喘而肺胀，兼烦躁者，不妨仍用麻黄，为不去麻黄，所以不必加杏仁也，特是此汤与越婢加半夏汤，皆主肺胀作喘，而此汤所主之证，又兼烦躁，似更热于越婢加半夏汤所主之证，乃越婢加半夏汤中，石膏半斤，小青龙汤所加之石膏只二两，且又有桂枝、姜、辛诸药为越婢加半夏汤中所无，平均其药性，虽加石膏二两，但仍当以热论，又何以治肺胀，烦躁作喘乎。由是知其所加石膏之分量，必有差误，是以愚用此方时，必使石膏之分量，远过于诸药之分量，而后能胜热定喘。医界用此方者，尚其深思愚言哉。

外感之证，多忌用五味，而兼痰饮喘嗽者犹忌之，以其酸敛之力甚大，能将外感之邪，锢闭肺中，而终身成劳嗽也，惟与干姜并用，济之以至辛之味，则分毫无碍。按五行之理，辛能胜酸,《内经》原有明文。若不宜用干姜之热者，亦可代以生姜，观《金匮》射干麻黄汤，生姜与五味并用，可知也。

喻嘉言曰：桂枝麻黄汤无大小，而青龙汤有大小者，以桂枝麻黄汤之变法多，大青龙汤之变法，不过于麻桂二方内，旋其化裁，或增或去，或饶或减，其中神化，莫可端倪，又立小青龙汤一法，散邪之功，兼乎涤饮，取义山泽小龙，养成头角，乘雷雨而翻江搅海，直奔龙门之义，用以代大青龙，而擅江河行水之力，立法诚大备也。因叔和之编次，漫无统纪，昌于分篇之际，特以大青龙为纲，于中麻桂诸法，悉统于青龙项下，拟为龙背龙腰龙腹，而以小青龙尾之，或飞或潜，可弭可伏，用大用小，曲赐无遗。居然仲景通天手眼，驭龙心法矣。昔有善画龙者，举笔凝思，而青天忽生风雨，吾不知仲景制方之时，其为龙乎，其为仲景乎，必有倏焉雷雨满盈（大青龙汤），倏焉密云不雨（桂枝二越婢一汤），倏焉波浪奔腾（小青龙汤），倏焉天日开朗（真武汤），以应其生心之化裁者，神哉青龙等方，即拟为九天龙经可方也。

又曰：娄东胡卣臣先生，昌所为贤士大夫，夙昔痰饮为恙，夏日地气上升，痰即内动，设有外感，膈间痰即不行，两三日瘥后，当胸尚结小痤，无医不询，无方不考，乃至梦寐恳求大士治疗，因而闻疾思苦，深入三摩地位，荐分治病手眼，今且仁智兼成矣。昌昔谓膀胱之气流行，地气不升，则天气常朗，其偶受外感，则仲景小青龙汤一方，与大士水月光中，大圆镜智，无以异也。盖无形之感，挟有形之痰，互为胶漆，其常胸窟宅，适在太阳经位，惟于麻桂方中，倍加五味、半夏，以涤饮而收阴，加干姜、细辛，以散结而分邪，合而用之，令药力适在痰饮绾结之处，攻击片时，则无形之感，从肌肤出，有形之痰，从水道出，顷刻分解无余，而膺胸空旷，不复丛生小痤矣。若泥麻桂甘温，减去不用，则不成为龙矣，将恃何物为翻鼓浪之具乎。观喻氏二节之论，实能将小青龙汤之妙用，尽行传出，其言词之妙，直胜于生公说法矣。

小青龙汤为治外感痰喘之神方，其人或素有他证，与小青龙汤不宜，而至于必须用小青龙汤时，宜将其方，善为变通，于素有之证无妨，始能稳妥奏功。徐灵胎曰：松江王孝贤夫人，素有血证，时发时止，发则微嗽，又因感冒，变成喘，不能着枕，日夜俯几而坐，竟不能支持矣，斯时有常州名医法丹书，调治不效，延余至，余曰此小龙汤证也。法我固知之，但体弱而素有血证，麻桂诸药，可用乎？余急则治标，若更喘数日，殆矣！且治其新病愈后，再治其本病可也。法曰：诚然，病家焉能知之，如用麻桂而本病复发则不咎病本不治，而恨用麻桂误之矣。我乃行道人，不能任其咎，君不以医名，我不与闻，君独任之可也。余曰然，服之有害，我自当之，但求先生不阻之耳。遂与服，饮毕而气平，终夕安然，后用消痰润肺、养阴开胃之力调之，体乃复旧。

血证虽并忌麻桂，然所最忌者桂枝，而不甚忌麻黄，且有风热者，误用桂枝则吐衄，徐氏则谆谆言之，其对于素有血证者，投以小青龙汤，必然有所加减。特其洄溪医案，凡于用药之处，皆浑括言之，略举大意，用古方纵有加减，而亦略而不言也。至愚若遇此证，用小青龙汤时，则必去桂枝，留麻黄，加龙骨、牡蛎（皆不煅）各数钱，其有热者加知母，热盛者加生石膏。则证之陈新兼顾，投之必效，而非孤注之一掷矣。

小青龙汤虽善治外感作喘，而愚治外感作喘，亦非尽用小青龙汤也，今即愚所经验者，缕析条分，胪列于下，以备治外感作喘者之采用。

气逆迫促，喘且呻，或兼肩息者（《内经》以喘而耸肩者为肩息）宜小青龙汤，减麻黄之半，加杏仁，热者加生石膏。

喘状如前，而脉象无力者，宜小青龙汤，去麻黄加杏仁，再加人参、石膏，若其脉虚而兼数者，宜再加知母。

喘不至呻，亦不肩息，惟吸难呼易，苦上气，其脉虚而无力，或兼数者，宜拙拟清燥汤（在《衷中参西录》第五卷）。

喘不甚剧，呼吸无声，其脉实，而至数不数者，宜小青龙汤原方，加生石膏，若脉数者，宜减麻黄之半，加生石膏、知母。

喘不甚剧，脉洪滑而浮，舌苔白厚，胸中烦热者，宜拙拟寒解汤（在《衷中参西录》第五卷）。服后自然汗出，其喘自愈。

喘不甚剧，脉象滑实，舌苔白厚，或微兼黄者，宜白虎汤，少加薄荷叶。

喘而发热，脉象洪滑而实，舌苔白而兼黄者，宜白虎加瓜蒌仁。

喘而发热，脉象确有实热，至数兼数，重按无力者，宜白虎加人参汤，再加川贝、苏子。若虚甚者，可以生山药代粳米。

喘而结胸者，宜酌其轻重，用《伤寒论》中诸陷胸汤丸，或拙拟荡胸汤（在《衷中参西录》第六卷），以开其结，其喘自愈。

喘而烦躁，胸中满闷，不至结胸者，宜越婢加半夏汤，再加莱菔子。若在暑热之时，宜以薄荷代麻黄。

似喘非喘但觉胸中滞塞，有碍呼吸，脉象浮滑者，宜麻黄杏甘石汤，加莱菔子、葶苈子（布包）。

平均小青龙汤之药性，常以热论，而外感痰喘之证，又有热者十之八九，是以备用小青龙汤三十余年，未尝一次不加生石膏，即所遇之证，分毫不觉热，亦必加生石膏五六钱，俾药性之凉热，归于平均。若遇证之觉热，或脉象有热者，则必加生石膏两许，或至一两强。若因其脉虚加人参与汤中者，即其脉分毫无热，亦必加生石膏两许，以调节人参之热，始能受参补益之力，至其证之或兼烦躁，或表里壮热者，又宜加生石膏两半，或至二两，方能有效。曾有问治外感痰喘于愚者，语以当用小青龙汤及从龙汤，且详告以二方加减之法，切嘱其用小青龙汤时，必须多加生石膏，然后有效。后其人因外感发喘，自治不愈，势极危殆，仓皇迎愚，既至，知其自服小青龙汤二剂，每剂只加生石膏三钱，服后其喘不止，转加烦躁，惴惴惟恐不愈，乃仍为开小青龙汤方，去麻加杏仁，又加生石膏一两，一剂（此方系后定之从龙汤），为其仍有烦躁之意，又加生石膏一两，服后霍然痊愈。此证因不敢重用石膏，几至病危不起，彼但知小青龙汤以治外感痰喘，而不知重用生石膏以清热者，尚其以兹为鉴哉。

辽宁赫姓幼子　年五岁，得风温兼喘促证。

季春下旬，在外边嬉戏，出汗受风，遂成温病。

医治失宜，七八日间又添喘促。

面红身热，喘息极迫促，痰声辘辘，目似不瞬。脉象浮滑，重按有力。指有紫纹，上透气关，启口视其舌苔白而润。问其二便，言大便两日未行，小便微黄，然甚通利。

观此证状况已危至极点，然脉象见滑，虽主有痰亦足征阴分充足。且视其身体胖壮，知犹可治，宜用《金匮》小青龙加石膏汤，再加杏仁、川贝以利其肺气。处方：

麻黄一钱　桂枝尖一钱　生杭芍三钱　清半夏二钱　杏仁去皮捣碎，二钱　川贝母捣碎，二钱　五味子捣碎，一钱　干姜六分　细辛六分　生石膏捣细，一两

共煎汤一大盅，分两次温服下。

《金匮》小青龙加石膏汤，原治肺胀咳而上气烦躁而喘，然其石膏之分量，仅为麻桂三分之二。《金匮》小青龙加石膏汤，其石膏之分量原有差误，曾详论之，而此方中之生石膏则十倍于麻桂，诚以其面红身热，脉象有力，若不如此重用石膏，则麻、桂、姜、辛之热，即不能用矣。

又《伤寒论》小青龙汤加减之例，喘者去麻黄加杏仁，今加杏仁而不去麻黄者，因重用生石膏以监制麻黄，则麻黄即可不去也。

复诊：将药服尽一剂，喘愈强半，痰犹壅盛，肌肤犹灼热，大便犹未通下，脉象仍有力，拟再治以清热利痰之品。处方：

生石膏捣细，二两　瓜蒌仁炒捣，二两　生赭石轧细，一两　共煎汤两盅，分三次徐徐温饮下。

效果：将药分三次服完，火退痰消，大便通下，病遂痊愈。

此案曾登于《全国名医验案类编》，何廉臣评此案云："风温犯肺胀喘促，小儿尤多，病最危险，儿科专家往往称为马脾风者此也。此案断定为外寒束内热，仿《金匮》小青龙加石膏汤，再加贝母开豁清泄，接方用二石蒌仁等清镇滑降而痊。先开后降，步骤井然。惟五岁小儿能受如此重量，可见北方风气刚强，体质茁实，不比南方人之体质柔弱也。正惟能受重剂，故能奏速功。"

观何廉臣评语，虽亦推奖此案，而究嫌药量过重，致有南北分别之设想。不知此案药方之分量若作一次服，以治五岁孺子诚为过重。若分作三次服，则无论南北，凡身体胖壮之孺子皆可服也。试观近今新出之医书，治产后温病，有一剂用生石膏半斤者矣。曾见于刘蔚楚君《遇安斋证治丛录》，刘君原广东香山人也。治鼠疫病亦有一剂用生石膏半斤者矣，曾见于李健颐君《鼠疫新篇》，李君原福建平潭人也。若在北方治此等证，岂药之分量可再加增乎？由此知医者之治病用药，不可定存南北之见也。且愚亦尝南至汉皋矣，曾在彼处临证处方，未觉有异于北方，惟用发表之剂则南方出汗较易，其分量自宜从轻。然此乃地气寒暖之关系，非其身体强弱之关系也。既如此，一人之身则冬时发汗与夏时发汗，其所用药剂之轻重自迥殊也。

尝细验天地之气化，恒数十年而一变。仲景当日原先著《伤寒论》，后著《金匮要略》,《伤寒论》小青龙汤，原有五种加法，而独无加石膏之例。因当时无当加石膏之病也。至著《金匮》时，则有小青龙加石膏汤矣，想其时已现有当加石膏之病也。忆愚弱冠时，见医者治外感痰喘证，但投以小青龙汤原方即可治愈。后数年愚临证遇有外感痰喘证，但投以小青龙汤不效，必加生石膏数钱方效。又迟数年必加生石膏两许，或至二两方效。由斯知为医者当随气化之转移，而时时与之消息，木可拘定成方而不知变通也。

（《医学衷中参西录》）

顾金寿

三阴俱伤，痰火郁结，怔忡重症

顾金寿，字晓澜，清代医家

袁左 寸虚滑，右关沉弱，此由惊恐思虑，三阴俱伤，痰火郁结，故神情恍惚，不能自主，不知饥饱，已渐成怔忡健忘重症，急宜静养少言，再服心脾两调之剂，可愈。

茯神朱拌，三钱 远志肉甘草水浸，一钱五分 石菖蒲朱拌炒，三分 丹参二钱 陈皮一钱 制半夏一钱五分 真琥珀五分 龙齿煅，二钱 生甘草五分 合欢皮五钱

煎汤代水。

又。昨用心脾两调之法，右关稍起，左寸微平，舌苔虽减，尚嫌白腻，中宫痰火，郁结未开，再照昨法加减。

瓜蒌皮三钱 薤白酒洗，一钱 茯神朱拌，四钱 远志肉甘草水浸，一钱五分 石菖蒲朱拌，三分 制半夏一钱五分 陈皮一钱 生甘草七分 石决明五钱 合欢皮五分

煎汤代水。

又。脉象舌苔俱渐有退意，自觉膈中不能开爽，膈中为心包地步，《内经》所谓膻中为好乐之官是也。痰火为惊气所结，自应宣豁为治，务须寻乐散心，服药方能速效。

郁金七分　连翘鸭血拌，一钱　茯神朱拌，四钱　瓜蒌皮三钱　川贝母二钱　草决明一钱五分　石菖蒲五分　青花龙骨三钱　生甘草五分　建兰叶二片　合欢皮五钱

又。脉象渐松，舌苔稍清，惟心中仍未能开豁，自述大便带血，色见红紫，此心包郁积少通，趁此再为清疏咸降，倘能从此泻去，最是捷径，总宜宽心调摄为妙。

大生地三钱　茯神朱拌，五钱　连翘鸭血拌，一钱五分　旋覆花蜜拌，一钱五分　紫降香磨汁，三分　生甘草五分　川贝母二钱　瓜蒌皮三钱　金针菜五钱　合欢皮五钱

煎汤代水。

又。诸象渐减，病势已有转机，惟心神恍惚不能自主，一时火升，便觉坐卧不宁，皆属神志之病，心相二火，时升时降，再照前方加减。

大生地五钱　粉丹皮一钱五分　茯神朱拌，三钱　连翘鸭血拌，一钱五分　陈胆星三分　石菖蒲朱拌，三分　泽泻一钱五分　瓜蒌皮四钱　合欢皮五钱　金萱花五钱　生甘草五分　飞金五张

丸方：茯神一两　麦冬肉一两　远志甘草水浸，五钱　陈皮三钱　大枣煮烂，二两　煅磁石一钱

上药为末，枣肉同捣为丸，如龙眼核大，朱砂为衣，不时口嚼一丸，开水下。

又。脉象颇平，舌苔渐化，病已减去六分，惟心包痰火未清，胃气未复，又不能在苏静养，计惟定方常服，附以加减进退之法，再将前制丸药不时含化，可保无虞。

大生地五钱　粉丹皮一钱五分　茯神朱拌，三钱　制半夏一钱五分　陈皮一钱　石菖蒲朱拌，二分　生甘草五分　砂仁五分　焦术炭一钱　合欢皮五钱　金萱花五钱　连翘鸭血拌，一钱　飞金五张

加减进退法：

倘有外感风寒，照方去生地、连翘壳，加姜三片，枣二枚。

风热，加薄荷五分，桑叶一钱。

气恼，照方去焦术，加龙骨二钱，陈胆星五分。

劳瘁，照方去生地，加熟地四钱，砂仁（炒松）四钱，西党参四钱。

饮食饥饱伤，照方加神曲二钱、焦谷芽二钱。

问此症颇类失荣，闻已药投百剂，攻补温凉，如水泼石，今独宣郁安神，病已减半，又预为进退加减，俾得安然办公，岂前此之药，均未中病耶？曰病起七情，不比外感易治，此症似虚非虚，似实非实，补之则痰火愈结，攻之则气血益亏，用温恐虚火易升，用凉防胃肠更败，计惟宣郁安神，庶几无弊，遇此等症，不求有功，先求无过，无过则功自至矣。

（《吴门治验录》）

丁甘仁

痰浊中阻案疏

丁泽周（1866~1926），字甘仁，武进孟河人，清末民初医家

和胃化痰，交通心肾，神安寐宁

某　不寐已久，时轻时剧，苔薄腻，脉弦小。心体亏，心阳亢，不能下交于肾，湿痰中阻，胃因不和。胃不和故卧不安也。拟和胃化痰，交通心肾。

生白芍二钱　朱茯神三钱　上川连炒，一分　枣仁三钱　法半夏二钱　远志肉一钱　上肉桂一分　柏子霜二钱　北秫米包，三钱　炙甘草八分

某　郁怒伤肝，肝胆之火内炽，痰湿中阻，胃失降和，懊侬少寐，胸痹不舒。拟温胆汤加减。

法半夏二钱　朱茯神三钱　珍珠母三线　黑山栀一钱五分　北秫米包，三钱　远志肉一钱　青龙齿三钱　川贝母二钱　炒枣仁三钱　生白芍二钱　鲜竹茹一钱五分　枳实同捣，一钱　广郁金一钱五分　合欢花一钱五分　夜交藤三钱

某　高年气阴两亏，肝阳挟痰浊上蒙清空。健忘少寐，神疲肢倦，脉象虚弦而滑，苔薄腻。虚中夹实，最难着手。姑拟益气阴以柔

肝木，化痰浊而通神明。

太子参一钱　仙半夏二钱　白归身二钱　穞豆衣三钱　抱茯神三钱　薄橘红八分　生白芍二钱　炒杭菊一钱五分　炒竹茹一钱五分　远志肉一钱　天竺黄一钱五分　石菖蒲八分　淡竹油一两　生姜汁两滴

同冲服。

某　阴虚难复，肝火易升，宗气跳跃。夜梦纷纭，脉象软小而数。拟育阴潜阳，交通心肾。

蛤粉炒阿胶二钱　朱茯神三钱　珍珠母三钱　粉丹皮一钱五分　川贝母二钱　潼蒺藜三钱　熟女贞二钱　炒竹茹二钱　鲜藕切片入煎，一两

某　不寐之恙，乍轻乍剧。胁痛略减，头眩心悸，皆由阴虚不能敛阳，阳亢不入于阴也。拟柔肝潜阳，和胃安神。

蛤粉炒阿胶二钱　朱茯神三钱　青龙齿三钱　左牡蛎四钱　生白芍二钱　酸枣仁三钱　仙半夏二钱　炙远志一钱　川雅连二分　柏子仁三钱　北秫米包，三钱　琥珀多寐丸吞服，一钱

疏通气机，以泄厥阴，宣化痰滞，而畅中都

关右　旧有脘痛，今痛极而厥，厥则牙关拘紧，四肢逆冷，不省人事，逾时而苏，舌薄腻，脉沉涩似伏。良由郁怒伤肝，肝气横逆，痰滞互阻，胃失降和，肝胀则痛，气闭为厥。木喜条达，胃喜通降，今拟疏通气机，以泄厥阴，宣化痰滞，而畅中都。

银州柴胡一钱五分　大白芍一钱五分　清炙草五分　枳实炭一钱　金铃子三钱　延胡索一钱　川郁金一钱五分　沉香片四分　春砂壳八分　云茯苓三钱　陈广皮一钱　炒谷麦芽各三钱　苏合香丸去壳，研末化服，一粒

二诊：服药两剂，厥定痛止，惟胸脘饱闷嗳气，不思纳谷，腑行燥结，脉左弦右涩。厥气渐平，脾胃不和，运化失其常度。今拟柔肝

泄肝，和胃畅中，更当怡情适怀，以助药力之不逮也。

全当归二钱　大白芍二钱　银州柴胡一钱　云茯苓三钱　陈广皮一钱　炒枳壳一钱　川郁金一钱五分　金铃子二钱　沉香片四分　春砂壳八分　全瓜蒌切，四钱　佛手八分　炒谷麦芽各三钱

水不涵木，厥阳独亢，中焦痰浊上蒙

倪左　诊脉左尺沉濡，寸关弦滑而数，右寸郁涩，右关软滑，舌质红苔淡白，此乃少阴水亏，水不涵木。厥阳独亢，引动中焦素蕴之痰浊，上蒙清窍，堵塞神明出入之路，上焦清旷之所，遂成云雾之乡，是以神机不灵，或不语而类癫，或多言而类狂。经所谓重阴则癫，重阳则狂是也。重阳者乃风乘火势，火藉风威，则痰悉变为火，故云重阳。重阴者乃火渐衰而痰浊弥漫，类乎阴象。究非真阴可比。据述大便通则神识稍清，胃络通于心包，胃浊下降，痰亦随之而下也。小溲短少而黄，气化不及州都也。恙久根深，非易速功，拙拟滋肺胃以柔肝木，涤痰浊而清神志，冀水升火降，阴平阳秘，则肺金有输布之权，痰浊有下降之路，伏匿虽深，可望其肃清耳。

北沙参三钱　全瓜蒌切，四钱　朱茯神三钱　鲜竹茹钱半　枳壳一钱，同炒　川贝母八钱　珍珠母八钱　酒炒川连三分　生甘草四分　仙半夏三钱　青龙齿三钱　酒炒木通七分　远志一钱　鲜石菖蒲七分　保心丹三分

开水吞服。

二诊：　心为君主之官，神明出焉。肝为将军之官，谋虑出焉。脾为谏议之官，思想出焉。曲运神机，劳伤乎心，谋虑过度，劳伤乎肝，持筹握算，劳伤乎脾。心肝之阴已伤，暗汲肾阴，水不涵木，厥阳独亢，脾弱不能为胃行其津液，水谷之湿生痰，阳升于上，痰浊随之，蒙蔽清窍，堵塞神机。神呆不语，类乎癫也，时或多言，类乎

狂也。前哲云：阴并于阳则狂，阳并于阴则癫。癫则如醉如痴，皆由顽痰积热，郁于上中二焦，神明无出入之路。夫痰为火之标，火为痰之本。痰得热而色因黄，今反白而黏腻者何也？盖肺津不能输布，聚液为痰。津液之痰，与湿浊之痰，互结为援，肺色属白，故痰色白而黏也。腑气五日不行，痰浊不得下达也。小溲短少而黄，肺为水之上源，源不清则流不洁也。脉尺部沉濡，左寸关弦滑而数，依然如昨，右部寸涩关滑，舌质红苔薄黄，本虚标实，显然可见。况素有麻腿足无力等症，非本虚之明证乎？今脉数便秘，非表之明证乎？治本宜补，治表宜攻，颇有顾此失彼之虑，进药后尚属平平。兹拟七分攻三分补，涤其顽痰，存其津液，俾腑气通则顽痰可以下降，阴液存则浮火不致上扰，窃恐根株已深，难图近功耳。

北沙参四钱　生甘草五分　陈胆星八分　生石决八钱　玄参钱半　小生地四钱　仙半夏三钱　天竺黄钱半　川贝母八钱　炙远志一钱　鲜竹茹钱半　枳壳同捣，一钱　保心丹三分　礞石滚痰丸包煎，三钱　九节菖蒲八分　淡竹油一两　生姜汁一二滴

二味同冲。

三诊：昨进祛痰浊、养津液，系养正攻邪增水行舟之意，脉寸略小，右关脉流利，余部平平。腑气得通，痰浊虽有下行之势，惟顽痰郁闭心包，依然不化。痰而自顽，是梗而不化也。譬如盗贼焉，伏匿深藏，扰乱莫测，搜逐甚艰，苟欲直捣巢穴，绝其种类。当初病时，正气尚充，不妨出偏师以制胜，荡然肃清。尊恙之来，由乎谋虑过度，深思气结，心神过用，暗吸肾阴，坎水亏于下，坤土困于中，脾不能为胃行其津液，致所入水谷，不能化生精液，悉变为痰。涎渍于肺则咳嗽，沃于心包则神呆，蔽障神明，灵机堵塞，始而语无次序，继则默默不言。其来也渐，其去也不易。夫寇不除，则党类日众，病不去，则枝节横生。张石顽先生曰：癫证既久，面色萎黄，时多疑

虑，或吐白沫，默默不言，虫积为患。审色辨证，有类乎是。为今之计，拟十味温胆汤扶正涤痰为君，以妙功丸杀其虫积为佐，以秘方甘遂丸搜内窜之痰涎，驱痰下降为使。犹兵家深沟高垒，先立于不败之地，而后出奇兵以制敌也。然乎否乎，请质高明。

北沙参四钱　姜半夏三钱　川贝母八钱　炙远志五分　小生地四钱　枳实炭五分　陈胆星八分　竹油冲，一两　生甘草六分　炒竹茹五钱　天竺黄三钱　生姜汁冲，一两滴

（《丁甘仁医案》）

贺季衡

温阳健中终为主，攻逐有方涤饮散

贺季衡（1856~1933），名贺钧，清代医家

痰饮病，在此是指狭义的痰饮，属于《金匮要略》“水走肠间，沥沥有声，谓之痰饮”的范围。本病多由中阳不振，脾气不能输布津液，积而成饮，内留胃肠，降化失职，于是产生呕吐痰涎、肠鸣辘辘等症状。本病的治疗，先祖是按《金匮要略》“病痰饮者，当以温药和之”为原则，并根据虚实兼夹情况，采用温中蠲饮、辛温通阳、燥湿健脾、行气化痰等法。

从本病的症状来分析，可能包含西医学中的某些慢性胃炎、胃下垂、幽门不完全性梗阻、胃肠功能紊乱等病在内。

王男 中阳不运，水饮停中，饮食不化精微，而化痰湿，每旬一发，呕吐酸水甚多，盈盆盈碗，气逆善噫，背俞掣痛，溲赤且少，脉弦滑，舌白。水泛高原之见症，势无速效。以温中蠲饮、分利水道为先。

炒茅术二钱　熟附片二钱　淡干姜一钱　泽泻二钱　桂枝尖八分　炙甘草五分　新会皮一钱　霞天曲三钱　姜半夏二钱　云苓三钱　涤散包，四钱

二诊：进温中蠲饮、分利水道之剂，每旬一发之水饮，发时呕吐痰水虽少，而背俞仍掣痛，善噫气逆，脘中或痛，或洒淅恶寒，脉

弦滑。中阳式微，水饮已成窠囊，非旦夕可收全功饮之候。

潞党参三钱　熟附片二钱　茅白术各二钱　桂枝尖八分　淡干姜一钱　炙甘草五分　大砂仁八分　茯苓三钱　泽泻二钱　法半夏二钱　生姜两片　大枣三枚

丸方：潞党参姜汁炒，二两　桂枝尖八钱　淡干姜一两　益智仁盐水炒，一两五钱　大砂仁八钱　茅白术各二两　公丁香五十粒　新会皮一两　泽泻二两　法半夏二两　云苓四两　炙甘草五钱

为细末，煨姜、大枣煎汤泛丸。

李男　脾阳不运则生湿，胃阳不旺则生痰，痰湿久聚于中，积而成饮，偶阻气道之流行，则中下二焦痞塞，脘腹作痛，大便闭结，且即沥浊，脉沉细无力，两关带滑，面黄，舌黄。势将成饮，法当辛温通阳，以化湿痰。

干薤白杵，四钱　全瓜蒌五钱　桂枝尖八分　萸炒芍二钱　川楝子一钱五分　炒茅术二钱　姜半夏二钱　广木香八分　青陈皮各一钱五分　云苓三钱　皂荚子十四粒

吉男　中阳不运，痰湿阻滞，化而成饮。饮者，囊也。胸胁间辘辘有声，呕吐酸水，腹胀及胯，而后及背俞，势若束缚，脉沉细带滑，舌左腻黄。俱积饮之见症，仿苓桂术甘用意。

炒茅术一钱五分　炒白术二钱　姜半夏二钱　川厚朴一钱　桂枝尖八分　新会皮一钱五分　冬瓜仁四钱　刺蒺藜四钱　云苓三钱　旋覆花包，一钱五分　炙甘草五分　生姜两片

二诊：进苓桂术甘汤法，胸胁间辘辘有声已减，而少腹胀满如故，胸膺背俞仍如束缚，会厌仄梗，大便常结，脉沉细而滑。良由积饮阻于阳明，痰湿又结募原，有妨气道故也。

旋覆花包，一钱五分　姜半夏二钱　冬瓜子四钱　川楝子二钱　贡沉香五分　川郁金二钱　刺蒺藜四钱　新会皮一钱五分　块苓四钱　霞天曲

三钱　皂荚子十四粒

孙男　中阳不足，胃有积饮，感受新凉，遂致触发。左胁痛，便闭，肠鸣辘辘，胸痞胃呆，食入易吐，间带酸水，黏痰上泛，切脉沉滑濡细，舌光少苔。脾虚其阳，肾虚其阴。暂以和畅中宫为事。

炒茅术一钱五分　炒白术二钱　姜半夏二钱　淡干姜八分　姜川连五分　大白芍二钱　沉香拌炒，二分　块苓四钱　新会皮一钱五分　白蒺藜四钱　旋覆花包，一钱五分　大砂仁八分　生姜一片　佛手八分

二诊：昨为苦辛通降，和畅中宫。药入仍吐，所食之物，未几即化酸水，必倾囊吐出而后快，否则气逆肠鸣，左胁痛，黏痰白沫上泛不已。便闭，善噫，脉沉细濡滑，舌略起苔。脾阳大伤，运行不力，不能化精微而变为痰也。姑为温里。反胃可虑。

炒茅术一钱五分　炒白术二钱　淡干姜八分　姜半夏二钱　上肉桂五分　云苓三钱　新会皮一钱五分　萸炒芍二钱　旋覆花包，一钱五分　代赭石煅，四钱　公丁香杵，七粒　姜汁冲，三滴　灶土先煎代水，一两

另服：半硫丸一钱五分。

三诊：昨为温里，呕吐已止，左胁痛亦折，白沫上泛亦少，惟仍气逆善噫，便结未通，脉沉细濡滑，舌略起苔。积饮初化，中阳未运，肠腑之传送无权。仍从温里为事。

炒茅术一钱五分　炒白术二钱　淡干姜一钱　姜半夏二钱　上肉桂五分　大砂仁八分　新会皮一钱五分　云苓三钱　郁李仁四钱　萸炒芍二钱　炒谷芽四钱　秫米三钱　生姜两片

按：王男，为中阳不振，故用温中（姜、附）以蠲饮，化湿并分利（苍术、苓、泽）；李男，系由脾胃运化迟钝，痰湿聚中而为饮，故以辛温通阳（瓜蒌、薤白）为主，兼以燥湿健脾（苍术），行气化痰（木香、姜夏、青陈皮），以使中阳宣通，痰湿渐化；吉男，是为积湿化而为饮，故用温阳利水（苓桂术甘汤）为主，以蠲饮和中；孙男，

是脾阳、肾阴皆虚，加为新寒诱发，故以苦辛通降（姜、连），健脾化湿（苍术、白术），降气化痰（沉香炒白芍、旋覆、姜夏）为先。

注一：霞天曲：半夏曲为末，以黄牛肉汁熬膏和入，再用制曲法制成。每用三钱，入煎剂。本品治疗痰饮有较好的效果。常和涤饮散同用。

注二：涤饮散：鸡腿白术八两，分成四份。白芥子、枳实各一两，甘遂、大戟各三钱，四药分煎去渣取汁。每药汁与白术一份拌炒，研末备用。入煎剂用二至三钱，布包。吞服每次五分至一钱，开水下。本方是由《金匮要略》枳术汤与《三因方》控涎丹组合而成，具有健脾消积、化痰逐饮之功，并有祛邪而不伤正的优点。先祖常用治饮邪为患的一类疾病，颇有卓效。附志供读者参考。

（《贺季衡医案》）

赵文魁

饮热痞满病，和肝调气饮

赵文魁（1873~1933），字友琴，晚清民国医家

闰五月二十三日酉刻，赵文魁请得端康皇贵妃脉息：左寸关弦数，右部沉滑。肝气郁滞，湿饮不调，以致水气凌心，胸膈疼痛。今拟调肝拈痛化饮之法调理。

醋杭芍四钱　元胡炙，三钱　醋柴胡一钱五分　香附炙，三钱　煨木香研，二钱　枳壳三钱　白蔻研，一钱五分　陈皮三钱　青皮研，三钱　防风二钱　丁香研，八分　泽泻三钱

引用腹皮子四钱，西瓜翠衣熬汤煎药。

按：肝气湿饮交结互阻，上逆胸膈，以致水气凌心，胸膈疼痛，法当调肝气、化湿饮而拈痛。方中白芍、元胡、醋柴胡、香附、青皮调肝，木香、枳壳、白蔻、陈皮、防风、丁香、泽泻理气和胃而化湿饮；大腹皮子辛温，归脾胃大肠经，能理气消滞而化饮，用之为引，旨在降气化饮。

正月初三日申刻，赵文魁请得端康皇贵妃脉息：左关沉弦，右寸关滑数。肝经有热，湿饮欠调，以致胸膈堵满，身肢酸倦。今拟清肝调气化饮之法调理。

青皮子研，三钱　香附炙，三钱　枳壳三钱　胆草三钱　全当归六钱　赤芍三钱　丹参三钱　厚朴花三钱　汉防己三钱　牛膝三钱　锦纹三

钱　橘红老树，三钱　引用焦楂一两　郁李仁四钱

按：本案脉象见沉为内里的疾病，脉弦属郁，气郁不达，肝郁不畅，就可见到弦数。脉象滑数，为痰湿饮邪，蓄久不解，蓄而化热。肝经郁热不解，痰湿饮邪停聚不化，则见左关脉象沉弦，右寸关滑数。痰饮内蓄，阻碍气机，气行不畅，胸阳不展，故胸膈堵满，身肢酸倦。立清肝调气化饮之法，合三法为一剂，清肝热而利气机，畅中焦而通水道。

药用青皮子，乃因青皮色青入肝，皮擅破气疏肝，子擅散结化痰；香附辛甘微苦，理气解郁；枳壳苦泄微寒，破气除积，行气除痞，三药相合，疏肝调气。再以龙胆草清泄肝胆之热，与上三药相配，清肝泄热解郁。用全当归甘温补血活血，赤芍凉血化瘀通络，以止疼痛。丹参活血祛瘀，除烦安神，三药相合而养血和血，凉血化瘀。肝脏体阴而用阳，主藏血调血，肝之阴血不足，则易致浮阳扰动而生郁热，故补肝血以养肝之体，而配肝之用。以厚朴辛苦而温，行气化湿，降逆除痰。橘红苦温，长于祛痰化湿。正所谓“病痰饮者，当以温药和之”之意。然痰饮蕴郁日久，渐趋化热，恐过温而助热，故以汉防己大苦而寒相佐，既无过温化燥之弊，又能化痰散饮，三药相配化痰除湿蠲饮，宽中除满，利水行气。用牛膝酸苦性平，活血通络，舒筋利痹；锦纹苦寒泄热，逐瘀通络。前者走血脉，后者善通胃肠，二药相合使气血、胃肠积滞郁热，流导下行。用焦楂消导积滞，调畅气机，消除胀满；郁李仁滋阴滑润，肃降化痰，润肺通腑，四药共合，通导积滞，流调胃肠，通行血脉，使痰饮郁热内消下泄而外达。

正月初四日，赵文魁等请得端康皇贵妃脉息：左关弦数，右部沉滑。湿热较轻，惟肝热尚滞，以致胸膈堵闷，身肢酸倦。今议用和肝调气化饮之法调理。

大生地八钱　全归六钱　赤芍四钱　川芎三钱　炙香附四钱　青皮子研，三钱　枳壳四钱　瓜蒌捣，六钱　牛膝三钱　茅术四钱　川柏二钱　酒军三钱　引用橘红老树，四钱　郁李仁四钱

按：脉象左关弦数，为肝经郁热犹存，右部沉滑，为痰饮内阻未去。服上药后，湿热较前为轻，然肝热痰饮仍滞而未行，阻遏胸中阳气，胸阳不展，气机升降出入受阻，故胸膈堵闷，阳气不达四末，肢体失于温养，故身肢酸倦。以脉测证，肝热内郁，当伴有心烦急躁梦多，为热扰心神之象。立养血和肝调气化饮之法。

药用大生地、全当归、赤芍、川芎，仿四物汤之义，但取其法而易其药，以大生地、赤芍代替熟地、白芍，增强其凉肝清热、化瘀行滞的作用。用香附、青皮子、枳壳疏肝调气，宣展胸阳，宽中除胀。用瓜蒌清热化痰，宽中散结，用橘红化痰利气，用郁李仁润肺通肺，肃降化痰，故三药相配痰热互阻之结可开，胸膈堵满之闭可除。用牛膝引气血下行；锦纹（即大黄）破瘀滞，导陈积外出。川黄柏苦寒，清热燥湿泻火，使湿热之邪渗于下而泄于外。用茅、苍术之苦温健脾渗湿，既能反佐大黄、黄柏苦寒之性，又能燥化中焦之湿。

正月初五日，赵文魁等请得端康皇贵妃脉息：左寸弦数，右部略滑。湿饮轻减，惟肝气尚欠调畅。今议用疏肝清热开郁之法调理。

青皮子研，三钱　香附炙，四钱　元胡炙，四钱　瓜蒌捣，八钱　炒枳壳四钱　台乌三钱　全归六钱　杭芍生，六钱　大生地六钱　黑栀四钱　丹皮四钱

正月初七日，赵文魁等请得端康皇贵妃脉息：左关尚弦，右部沉滑。气通较舒，饮热欠化，今议用清热育神化饮之法调理。

大生地六钱　杭芍生，四钱　胆草三钱　生栀研，四钱　牡丹皮六钱　姜连研，二钱　牡蛎生，四钱　青皮子研，三钱　炙香附四钱　瓜蒌捣，六钱　枳壳三钱　锦纹四钱　引用橘红老树，四钱　焦三仙各三钱

按：服上药后，肝热渐轻，饮热渐去。因痰饮素伏，气郁不畅，难于尽退，故左关仍弦，右部沉滑。以脉测症，素有胸膈满闷、身肢酸倦等，或仍可见，但表现程度会有所减轻，故宜守法守药，以求全功。

本方与前方相比较，共有大生地、杭芍养血育阴清热；龙胆草、生栀、丹皮清肝泻火解郁；青皮子、香附、枳壳疏肝理气；瓜蒌、锦纹清化痰热，宽胸快膈，导滞下行；橘红化痰祛湿，利气降肺。根据病机肝热渐轻，痰饮未去，故去橘红络之甘苦而寒，单用橘红化痰祛饮，并将萸连改为姜连，燥烈之性略缓，而降逆上呕尤盛。去木香之香燥，丹参之活血，而加牡蛎，咸寒软坚，化痰散结，以治久积沉痰，用焦三仙消食导滞，以畅气机。

正月初九日，赵文魁等请得端康皇贵妃脉息：左关渐缓，右部略滑。眠食均好，惟肝热稍欠和畅。今议用和肝清热之法调理。

大生地六钱　杭芍生，四钱　归身四钱　香附炙，四钱　青皮子研，三钱　瓜蒌捣，六钱　胆草三钱　生栀仁研，四钱　粉丹皮四钱　姜连二钱　酒军三钱　枳壳四钱　引用橘红老树，四钱　厚朴花三钱

按：脉象左关渐缓，为肝经郁热将除，脾气渐复，故关脉呈现缓和有神之象，右脉略滑，为热饮退而未净。饮从何来？脾胃留饮故也；热自何生？肝经郁热所致。肝热虽存，其势大减，故夜寐较安。饮邪虽留，而气道渐开，故饮食尚好。前药收效，故宜守法，巩固疗效。

方用大生地、白芍、归身成四物汤法，凉血育阴清热。枳壳、香附、青皮子调畅气机，疏肝解郁。瓜蒌、橘红宽中快膈，清痰降气，加厚朴增强其理气化湿作用，治胸腹气滞胀满。用龙胆草、丹皮、生栀清泄肝胆火热，姜连清化胃热，以和胃降逆，泄化饮热，酒军荡涤胃肠积热。

连日调治，诸症悉平，惟恐素邪伏饮易于反复，故正月初九日又处以清肝化饮膏，长期服用，可见其用心周密。膏方选用药物皆由上述方药综合提炼而来，故不赘言。

木郁克土嗳噫案

吴右 48岁。情志不遂，饮食不调，嗳噫时作，脘腹胀闷，脉象弦滑，右关独盛，舌苔根黄且厚。此是木郁克胃受其制。疏调气机，少佐化滞。

旋覆花二钱 苏梗叶各一钱半 青陈皮各二钱 大腹皮三钱 半夏三钱 枳壳二钱 瓜蒌皮五钱 鸡内金三钱

按：肝的生理功能主疏泄，即疏通、畅达宣泄之义。肝的疏泄功能正常，在情志方面，则心情舒畅。疏泄太过，即肝气呈亢奋状态，临床常称为“肝气逆”，表现为性情急躁易怒、失眠多梦、胸胁胀痛等。疏泄不及，即肝气呈抑郁状态，临床上常表现为“肝气郁结”，简称为肝郁，常表现为情志不遂，闷闷不乐，意志消沉。在消化方面，肝失疏泄，可影响脾胃之气的升降和胆汁的分泌、排泄，从而出现消化功能异常的病变，如嗳噫时作、脘腹胀闷。患者脉象弦滑，脉弦主郁，滑为痰食积滞，右关独盛，说明肝郁明显。舌苔根黄且厚，胃肠积滞郁热，是木郁胃受其制，脾胃失于运化和降，肠道积滞不化。故疏调气机以解肝郁，调和肠胃，少佐化滞。

药用旋覆花苦辛微温之品，消痰行水，降气止逆，调理肺脾之气而疏解肝郁。用苏梗宽胸利膈，顺气降浊，以其芳香轻灵，助肝气畅达疏泄，胃气和降。用半夏燥湿化痰，降逆止呕，配旋覆花、苏梗降气之力更强。青皮辛散温通，苦泄下行，疏肝破气，散结消滞，陈皮性较温和，偏入脾肺气分，二者相合有疏调肝脾之妙，一则横疏，一则降逆。用枳壳行气消积，化痰除痞，用于痰浊气滞，胸脘痞满，配青、陈皮行气消痰，以通痞塞。用大腹皮下气宽中，利水行痰，用于湿阻气滞，脘腹痞闷胀满；用瓜蒌皮消化痰热，利气宽胸；鸡内金消食导滞，调畅气机，三药相配，除积滞，利气机，导浊下行。故痰湿化，气道畅，则百病不生。

（《赵文魁医案》）

周小农

宣痹泄热，通气涤痰治疗小儿喘咳

周小农（1876~1942），名镇，民国医家

听涛孙　戊辰年，二岁。二月初六日身热，晚热盛，咳喘，目上，不寐。初七日晨诊：肢寒喘盛，鼻动口张，啼不出声。山根色青，指纹紫青。风温挟痰袭肺，肺痹凶象。拟枇杷叶三片，茅芦根各一两，冬瓜子七钱、光杏仁三钱，枳实一钱，钩勾四钱，郁金三钱，兜铃二钱，通草一钱，丹皮钱半，净麻黄三分，玉泉散五钱，制僵蚕钱半。

另礞石五厘，猴枣二厘，牙皂五厘，雄精一分，研细末，冲服。外治用生矾二钱，蓖麻子七粒，麝香一厘，研，鸡子黄、葱头打和，敷胸口。服药后，随吐痰涎。午刻鼻上有汗，面色略正。并令乳母捋去乳汁，防多吃生痰。是日兼请曹君仲容，晚到。案云：热甚于暮，咳不扬而音哑，烦躁，涕泪皆无。按脉形糊数。风温为痰蕴遏，肺气不宣，颇有逆传喘闭之虞。拟开泄达邪，化痰宣窍。豆豉三钱，麻黄三分，泡炒，牛蒡三钱，泡射干钱半，薄荷头钱半，川石菖蒲五分，郁金钱半，川象贝母三钱，制僵蚕三钱，茅根五钱，光杏仁三钱，麦芽三钱。回春丹一粒，雄精一分，三石丸一分半，同研，蜜调，开水送下。服后夜热气喘略和，泪少，便解二次，中有痰涎，咳少音喑，昏睡略少，脉仍糊数。

初八日曹君复诊：热象略减，音哑不扬，涕泪尚无，苔色浊腻。

风温痰浊互阻，肺气不扬，尚易逆传。治宜泄肺化痰。豆卷三钱，牛蒡三钱，淡射干八分，前胡钱半，桔梗五分，川象贝母各三钱，麦芽三钱，蝉衣七分，赤猪苓三钱，薄荷梗一钱，茅根五钱，枇杷叶三片。另：磨郁金三分，石菖蒲根二分，研末，冲服。

初九日余诊：昨服曹君方，夜热气喘有一时略高，便解二次，咳音仍喑。原方。

十一日诊：夜热未止，音犹带哑，吐舌色红。风温挟痰未撤，再开展气机，泄热散风。前胡、连翘、蝉衣、象贝母、光杏仁、射干、郁金、麦芽、竹叶、枇杷叶、茅根、灯心、黑山栀。另：明雄黄一分，月石一分，研末，冲服。是日因汗多，故将表药减去。十二日晨又热，沃吐痰涎。原方。

十三日诊：昨药后热甚，即将曹原方除去麻黄，薄荷用梗。服之，当夜未热，势定；但咳音尚哑，即服末药及二煎，即愈。

许仁全　漆匠子，龆龄，住西门外。壬戌三月，天时暴暖，赤膊迎风，风邪入肺。面浮肿，气喘甚急。风邪内袭肺经。宜辛开肺气，甘寒清热。净麻黄四分，光杏仁三钱，生甘草五分，生石膏五钱，冬瓜子皮各四钱，炙桑皮二钱，牛蒡钱半，薏仁二钱，前胡一钱，枇杷叶四片。一剂，微汗，面浮气逆循止。继以轻清之剂清理，愈。

李根富　江北。其子一岁，辛酉正月，身热五日，烦恼多啼，啼声不亮，呕乳，张口气喘鼻煽，涕泪俱无，卧有鼾声，肢寒纹红，苔薄黄微干。卧于风口，寒温入肺，气机窒痹，故二便俱少，有肺胀之险。栀、豉、竹茹、郁金、菖蒲、竹黄、枳实、杏仁、麻黄、煨石膏、代赭石、兜铃、冬瓜子、甜葶苈、茅苇茎、回春丹。外用栀仁、桃仁、回春丹，加葱、面、鸡子白捣，敷脐。服药后，汗解，热大退，张口气喘亦定，便解痰涎，烦躁亦松。予前胡、杏仁、瓜瓣、枳、茹、郁金、兜铃、茅芦根。另：月石、竹黄、雄精末以清余蕴。愈。

厚昆子 四岁。庚申二月十三日，寐醒出外冒风，闻爆竹而惊，即身热咳嗽。纹紫，脉数。伏气在于肝胆，因风邪而起。拟桑、丹、蒡、前、象贝、薄荷、豉、栀、蝉衣、银花、钩藤、鲜竹叶、苦桔梗。进药不多，因素有暮汗，服后瞬即布汗。十四日进莱菔、生梨、鲜薄荷叶。便溏五次，咳减，转气逆微呻，多眠，有痰声，口渴。十五日进清肺降痰。冬瓜子、兜铃、茅苇茎、竹叶、银花、蝉衣、甜葶苈、象贝。另西月石、制雄、川贝末、生矾少许。服药后吐痰三口，上午热减，下午热起，气逆殊甚，口渴汗黏，指纹紫青，有肺胀之险。欲进知母、兜铃、鲜沙参、石膏、薄荷、杏仁、枇杷叶、瓜瓣、苇茎、竹叶等，因稚体痰壅未用。晚以芦根二尺，冬瓜子一两煎饮，时哺，其喘忽大减。十七日上午喘减，咳加多汗，头额之热已淡。进辛凉宣达，降胃清热。下午热势未作，小溲清者渐红，眠少，气逆大平。夜间口渴不作。其方即连翘、银花、前胡、蝉衣、黑山栀、枳实、竹茹黄、知母、兜铃、楂炭、枇杷叶、鲜竹叶、茅苇茎、丹皮。十八日清晨，热势更衰，惟咳仍多。煎方如昨出入，加雄精、川贝、杏仁末。咳稍减。十九日热又较著，溲红咳盛，颧红唇干，气微促。进翘、银、前、蝉、蒌皮、枳、茹、知母、兜铃、黑山栀、黄芩、瓜子、象贝、茅苇茎等。是时已七日未食，当日大解一次，七日前积矢也。廿日服二煎。廿一日晨，吐痰甚多，其热全清。

综观是症，明是蕴邪挟痰，凌肺作胀。二方清润，邪不外达，终以清宣降胃涤痰而应，先后之间不容欲速有如是者。

章从新子 年三岁，住梓树巷。丁卯季冬，遍发疥疮，因痒晓夜不眠。其母觅得水银硫黄方，乃假浴锅先浴后擦。财当腊月严寒，水饮内蓄，肺胀暴喘，不乳，面浮，脉伏。经李绍良君推拿，脉渐起。暴喘由于外寒，水气袭肺，肺胀，溲便俱闭，亦急症也。宜温开肺寒并化水气。净麻黄三分，桂枝二分，淡干姜二分，五味子五粒同打，北细辛三分，白芍二钱，生甘草二分，宋半夏半钱，杏仁三钱，通草五分，防己五分，茯苓二钱。一剂。脉复喘定，后予轻剂清理湿热而愈。

刘鹏南女　丙寅年二岁。十月初四日诊：伏火内蕴，新风上袭，初仅微咳，略哺糖食，陡变喘逆，热不外扬，烦懊不宁，气上鼻煽，尿少便闭，面色发青，涕泪俱无，脉数不起，纹紫模糊，肺胀重症也。拟宣痹泄热，通气涤痰。光杏仁三钱，冬瓜子三钱，连翘二钱，黑山栀二钱，兜铃二钱，郁金三钱，射干五分，枳实八分，全瓜蒌三钱，甜葶苈八分，茅根八钱，枇杷叶四片去毛，紫菀二钱，通草八分。另：猴枣五厘，礞石一分，九节菖蒲一分五厘，保赤丹四厘，研细末，用鲜梨、薄荷、萝卜打汁，温服。

初五日复诊：昨服药后，得尿，得便痰沫，气喘大平，肢体转暖，面色转红，烦懊亦定，略能安眠。肺胀重恙，来势极重，幸而转机，尚宜谨慎，以防喘变。冬瓜子四钱，光杏仁三钱，郁金三钱，射干五分，瓜蒌皮三钱，紫菀二钱，象贝母三钱，兜铃三钱，连翘二钱，枯芩二钱，黑山栀三钱，茅根一两，枇杷叶五片。另：西月石一分五厘，雄丹三厘，礞石一分，研细末，鲜梨、萝卜、薄荷打汁一盅，温服。

初七日三诊：喘势虽减，里热未清，面色未正，小溲尚少，大便颇畅。再清热定喘。哺乳宜节。枯黄芩二钱，冬瓜子一两，杏仁霜三钱，射干五分，紫菀二钱，通草一钱，黑山栀二钱，象贝母三钱，兜铃二钱，枇杷叶五片，去毛，金铃子二钱，连翘二钱，茅根一两。另：西月石一分，川贝母五分，去心，研，冲服。喘热痊愈。

（《周小农医案》）

王仲奇

苦降辛通，豁痰化湿治呕吐

王仲奇（1881~1945），民国医家

高 南市，十月初四日。痰气壅滞，胃逆失降，胸脘闷痛，呕恶翻食，必将痰涎酸水呕出乃已，脉濡弦。势成反胃，久恐关格。治以苦降辛通。

薤白二钱 全瓜蒌三钱 法半夏钱半 陈枳壳炒，钱半 旋覆花布包，二钱 玉苏子二钱 淡干姜六分 川连炒，三分 娑罗子二钱 山豆根钱半 射干一钱 沉香曲炒，钱半 茯苓三钱

二诊：十一月二十四日。幽门得通，阳明腑气顺行，胸脘闷痛、呕恶翻食及痰涎酸水皆已见愈，脉软弦。仍以苦辛通降剂丸，兼除萌蘖。

薤白一两 全瓜蒌两半 法半夏一两 淡干姜四钱 川黄连炒，二钱 佩兰两半 藿香八钱 玉苏子一两 山豆根一两 陈枳壳炒，一两 沉香曲炒，一两 前胡一两 娑罗子一两 佛手柑八钱 云茯苓两半

上药研为细末，用旋覆花（布包）八钱熬水泛丸，每早、晚以开水送下三钱。

右 心下痞，胀闷，呕吐。以苦降辛通。

法半夏 全瓜蒌 黄连姜汁炒 川郁金 枳实皮炒 藿香 佩兰 石菖蒲 缩砂仁 苏梗 青皮炒

二诊　呕吐不已，胸前闭闷似觉见松。治在肝胃。

瓜蒌皮　薤白　法半夏　川朴制　石菖蒲　川郁金　茯苓　淡干姜　川黄连炒　白蔻仁　橘红衣　檀香

吴梅笙君　汉口，三月十五日。肝者，中之将也，谋虑出焉，取决于胆；胃者，水谷之海，六腑之大源也。胃、大肠、小肠、膀胱、三焦能化糟粕，转味出入皆取决于胆，胆居肝叶之上，为肝之府。形乐志苦，肝之疏泄不达。肝者，东方木也，气盛于春，受制于秋；肝主疏泄，疏泄不得，为逆，逆春气则少阳不生，肝气内变。少阳者，胆与三焦也，肝病必轻胃，胆随肝以为逆，势必影响于三焦。上焦主纳而不出，中焦则腐熟水谷，下焦主出而不纳，肝气横梗，病及中枢。病之始起也，胃脘右胁下痛，盖肝脉贯膈，布胁肋，两胁皆属于肝，肝体实居右，不过气运升降行诸左耳。元时滑伯仁先生亦尝言之。若大便秘结，嗳腐吞酸，无非肝气倒行逆施，迫令胃气不得下行。痛本不通之义。至于腰痛，非肾胃相关之故耶？但作始也简，将毕也巨，微邪者大邪之所由生也。今病已逾半载，谷食全不能进，而菜肉又禁不予食，胃气伤残极矣。人以胃气为本，中焦为津液气血朝会之所，胃气愈伤，消化愈弱，精液气血渐涸，肌肉筋骨何所赖以养？稍进饮食，胸脘即胀闷欠适，是中焦之腐熟水谷呆钝，大便秘，小溲少，应出不出，甚则呕酸，则应纳而反出矣。腹虽膨，按之则软而不坚，定非有形积滞，了无疑义。诊脉百至，虽有弦象，幸不刚劲舌光无苔，胃气消乏大抵如此；久病色夺，亦属寻常。惟肌肉消瘦太甚，形羸不能服药，扁仓以为难，学术谫陋，智识浅短如鄙人者，何能胜其任也。特蒙征诸千里之外，敢不竭其愚拙，报答知己殷殷求治之心？若谓斯疾易图，则吾岂敢。

蒸当归三钱　杭白芍微炒，钱半　旋覆花布包，钱半　西藏红花三分　宣木瓜一钱　野茯苓三钱　蒲公英二钱　无花果二钱　陈大麦微炒，

去外层粗皮，三钱　伽楠香研细末，分二次服，二分　建兰草二钱

二诊：三月十七日。脉象如前，虽弦，而尚和缓悠扬，惟色皖，少津泽，非经旨久病色夺，其脉不夺之状耶？经不云乎，阳明之气以下行为顺，上焦不行，则下脘不通。两日来，牛乳、面包啖饮尚适，但未大便，小便亦未畅，所谓九窍不利，肠胃之所生也。久病胃薄，以顾后天为急务，形羸若此，谷少又若此，是宜以适胃为要。拟从原意，毋事更张，何如？

油当归三钱　杭白芍微炒，半钱　旋覆花布包，二钱　西藏红花三分　宣木瓜一钱　野茯苓三钱　蒲公英三钱　赖橘红八分　郁李仁杵，去壳，二钱　建兰草三钱　陈大麦微炒，去粗皮，四钱　鲜菖蒲五分

三诊：三月廿日。脉仍如前，色转津泽，形羸肌瘦如故，有形血肉原不能遽然充复，幸饮食增进，后天资生有赖，岂云小补？惟脾、胃、大肠、小肠、膀胱、三焦为仓廪之本，名曰器，化糟粕转味出入，六腑满而不能实，故传化物而不藏。三日来大便未下，腰脊少腹胀闷，是脾元之健运仍未灵转，肠胃之变化传导受盛亦各得其所，如机轴然，停顿已久，旋转运行，难得骤复。要之此恙，如谷食日增，二便通调，不添枝节，庶可渐入佳境。

油当归三钱　蒲公英二钱　红花六分　玉苏子去壳，研，二钱　桃仁去皮尖，研，五粒　郁李仁去壳，研，二钱　火麻仁研，三钱　野茯苓三钱　赖橘红八分　建兰草三钱　霞天曲炒，三钱　荞麦炒炭，钱半　鲜石菖蒲五分

四诊：三月廿三日。脉象较前缓和，形色亦稍充旺，能进牛乳、糜粥、面包，大便通调，小溲较畅，有日趋有功之象。惟纳食后胸脘间微觉胀闷，脐腹内呱呱作鸣，则由脾胃健运磨化困惫已久，一时未易灵转之故。宜静养缓图，勿求治太急。

全当归三钱　蒲公英三钱　赖橘红一钱　白蔻仁一钱　玉苏子去壳，

研，二钱　茯苓四钱　川朴花钱半　省头草三钱　陈六神曲炒，三钱　荞麦炒炭，二钱　建兰草三钱　鲜石菖蒲八分

幼公　十一月廿三日。脾胃为仓廪之本，化糟粕转味出入，痰湿壅滞于中，通降失常，脘痛呕逆，时作嗳气，脉弦滑。运脾健胃，祛湿豁痰。

漂苍术二钱　制川朴钱半　法半夏二钱　新会皮钱半　云苓四钱　青皮炒，钱半　陈枳壳炒，钱半　旋覆花布包，二钱　佩兰三钱　苏梗钱半　广木香八分　陈六神曲炒，三钱

二诊：十一月廿五日。痰湿俱盛，胃气翳滞，或脘痛纳减，或头眩喜呕，胃逆失降，有累于脑。兹拟运脾健胃，祛痰宣湿，湿痰去则胃和脑安矣。

苍术漂，一两　於术炒，一两　法半夏两半　新会皮一两　广木香六钱　佩兰两半　藿香八钱　石菖蒲六钱　陈枳壳炒，一两　青皮炒，八钱　川芎炒，六钱　沉香曲炒，一两

上药研为细末，用炒谷芽一两熬汤泛丸，每早、晚用开水各送下三钱。

三诊：十二月初二日。胃者水谷之海，六府之大源。脉滑缓和，脘痛气逆获愈，惟纳谷未能充量，篡间及趾缝湿痒。强肾健胃并用，胃健则消化力强，肾强则内湿得以排泄也。

於术炒，钱半　陈枳壳炒，钱半　佩兰三钱　藿梗一钱　六神曲炒，三钱　缩砂仁一钱　蒲公英三钱　茯苓三钱　地肤子三钱　川萆薢三钱　忍冬藤三钱

另以飞滑石一钱，寒水石（煅）一钱，炉甘石（煅）一钱，枯矾三分，同研细末，搽湿处。

高　苏州。肝气横梗，阻遏胃降，食下闷塞，难于消受，甚则呕恶酸苦，食亦呕出，形瘦容晦，脉濡弦涩。年逾五旬，难以疗治。

薤白　全瓜蒌　法半夏　陈枳壳炒　淡干姜　川黄连前二味同炒　沉香曲炒　降香　旋覆花包　代赭石煅　玉苏子　泽兰

二诊：胸脘闷痛见瘥，大便仍然难解，下流不通，热必上泛，以致呕恶酸苦，食亦呕出，且觉心荡，形瘦容晦，脉来弦涩。年逾五旬，难以疗治。

薤白　全瓜蒌　法半夏　陈枳壳炒　淡干姜　川黄连前二味同炒　佩兰　旋覆花包　代赭石煅　沉香曲炒　桃仁去皮尖杵　红花　陈大麦炒杵去外层粗皮

三诊：胸脘闷痛见愈，食入仍难下膈，胃逆失降，势必呕恶酸苦，食亦呕出，大便秘，形瘦容晦，脉弦。年逾五旬，未易治也。守愿意为之。

薤白　全瓜蒌　法半夏　陈枳壳炒　淡干姜　川黄连前二味同炒　白豆蔻　玉苏子　旋覆花包　鸡内金炙　佩兰　沉香曲炒　陈大麦炒杵去外层粗皮

（《王仲奇医案》）

汪逢春

辛泄化痰，疏肝和络疗晕痛

汪逢春（1884~1949），近代医家

常女士　三十岁，九月七日，东四四条。

头晕颇剧，痰浊甚多，舌苔白，左脉弦滑，右细濡，癸事七月未通。拟以辛泄化痰，宜乎静摄休养。

白蒺藜去刺，三钱　明天麻三钱　三角胡麻同炒，三钱　苦丁茶三钱　甘菊同炒，三钱　新会皮钱五　苦杏仁去尖，三钱　制半夏三钱　川连同炒，七分　陈胆星三钱　姜汁炒　鲜枇杷叶布包，三钱　晚蚕沙布包，三钱　冬瓜子一两　生海石先煎，钱五　橘子络钱五

蛇胆陈皮二分，研细末，匀两次药送下。

二诊：九月十二日。

升清降浊之后，头晕渐减，痰浊亦少，舌苔白，两脉细弦而滑，拟再以辛泄化痰，和络化湿。

白蒺藜去刺，三钱　明天麻三钱　三角胡麻同炒，三钱　苦丁茶三钱　甘菊同炒，三钱　莱菔子三钱　苏子钱五　新会皮钱五　苦杏仁去尖，三钱　制半夏三钱　川连同炒，七分　陈胆星姜汁炒，三钱　冬瓜子一两　生海石先煎，一两　橘子络钱五　生石膏后煎，一两　鲜枇杷叶三钱　晚蚕沙三钱　竹沥化痰丸五钱，三味同布包

蛇胆陈皮二分，研细末，匀两次药送下。

二诊：十六日。

头晕尚未痊愈，痰浊化而未清，舌苔白腻而厚，两脉细弦滑。再以辛泄化痰，仍须休养静摄。

白蒺藜去刺，三钱　明天麻三钱　三角胡麻同炒，三钱　苦丁茶三钱　甘菊花同炒，三钱　新会皮钱五　苦杏仁去尖，三钱　制半夏三钱　陈胆星姜汁炒，三钱　冬瓜子先煎，一两　生海石先煎，五钱　象贝母去心，四钱　真郁金三钱　家苏子钱五　莱菔子三钱　鲜枇杷叶三钱　晚蚕沙三钱　竹沥化痰丸五钱，三味同布包

蛇胆陈皮二分，研细末，匀两次药送下。

四诊：九月二十日。

头晕已止，痰浊亦化，腹部胀满，舌苔白腻，两脉细弦而滑。拟再以辛泄化痰，疏调气分。

白蒺藜去刺，三钱　明天麻三钱　三角胡麻同炒，三钱　苦丁茶三钱　甘菊花同炒，三钱　旋覆花布包，二钱　竹沥化痰丸布包，五钱　沉香曲布包，四钱　新会皮钱五　莱菔子三钱　苏子钱五　制半夏三钱　制香附三钱　陈胆星姜汁炒，三钱　香橼皮钱五　赤苓皮四钱　建泽泻三钱

蛇胆陈皮二分，研细末，匀两次药送下。

王先生　三十二岁，九月十八日，东珠市口。

后脑阵阵掣痛，以手按摩后项则舒，舌苔白腻根厚，两脉细弦滑，胸膺掣痛，四肢筋络拘而不舒。病属肝气抑郁，肠胃有滞。拟以疏肝和络，佐以通导之味。

白蒺藜去刺，三钱　明天麻三钱　三角胡麻同炒，三钱　西秦艽三钱　旋覆花二钱　逍遥丸五钱　鲜枇杷叶三钱，三味同布包　焦山栀钱五　香橼皮钱五　苍耳子三钱　小枳实麸炒，二钱　海桐皮三钱　络石藤五钱　海枫藤五钱　丝瓜络五钱　桑枝一两　赤芍二钱

酒军研细末，二分，以小胶管装，匀两次药送下。

二诊：九月二十日。

药后大便滞下两次，后脑掣痛已舒，四肢筋络未合，胸膺痞闷，舌苔渐化，两脉细滑。余滞未消，气不调顺，再以前法损益。

白蒺藜去刺，三钱　旋覆花二钱　逍遥丸五钱，二味同布包　瓜蒌皮五钱　枳壳同炒，一钱　赤芍二钱　香橼皮钱五　海藻三钱　真郁金三钱　丝瓜络五钱　桑枝同炒，一两　海枫藤五钱　络石藤五钱　海桐皮三钱　苍耳子三钱　西秦艽三钱

（《泊庐医案》）

祝味菊

正虚痰饮，温潜辛化

祝味菊（1884~1951），著名中医学家

庄先生 中年大沽路。

一诊：肌热起伏，咳呛痰多不爽，胸胁痞闷，苔绛，脉弦细。气阳素虚，痰饮方聚，近为风外干，肺气不肃，营卫失调，阳虚痰饮兼感。当与扶阳肃肺，理脾涤饮。

白苏子包，9g 蜜炙麻黄 3g 生牡蛎先煎，30g 芥子 6g 云茯神 15g 黄附片先煎，15g 白杏仁 9g 酸枣仁打，先煎，24g 仙半夏 15g

脾为生痰之源，故涤痰须理脾。病痰饮者当温药和之，故当扶阳。以附片、牡蛎温阳化痰，生姜、半夏、茯神理脾，麻黄、杏仁宣肺，苏子、白芥子化痰。

二诊：肌热减，咳呛略爽，胸胁引痛，脉息略缓。中阳略化，肺卫犹未调节。治法宜再与温养心脾，兼调肺卫。

生牡蛎先煎，45g 酸枣仁打，先煎，24g 白苏子包，9g 炒茅术 15g 白芥子 6g 仙半夏 15g 白杏仁 9g 远志 4.5g 黄郁金 9g 黄附片先煎，18g 云茯神 15g 生紫菀 12g 生姜 9g

肌热减，即去麻黄。

四诊：肌热复有起伏，咳犹未爽，左边胸膺尚觉引痛，脉息微弦。风邪未清，中阳失化。

再与温潜辛化。

生牡蛎先煎，45g　黄附片先煎，18g　炙苏子包，6g　云茯神 18g　仙夏 15g　白芥子 6g　酸枣仁打，先煎，18g　蜜炙麻黄 3g　炒茅术 15g　冬瓜子 12g　黄郁金 9g　远志 4.5g　生姜 9g

肌热仍有起伏，痰浊中满，足冷，苔腻，纳呆，脉息弦细。心脾两虚，肺气不肃。再与温养心脾，兼肃肺气。

灵磁石先煎，45g　酸枣仁打，先煎，24g　黄附片先煎，18g　生牡蛎先煎，30g　炒茅术 15g　云茯神 18g　姜半夏 18g　制川朴 4.5g　生紫菀 12g　白芥子 4.5g　白杏仁 12g

另：安那苏，通大便。

炙苏子包，9g　蒸百部 6g　淡干姜 4.5g

五诊：肌热尚有起伏，浊痰未尽，自汗，寐不安，脉虚细。浮阳未敛，肺卫不和。再与前法出入。

灵磁石先煎，45g　酸枣仁打，先煎，24g　黄附片先煎，18g　生牡蛎先煎，30g　川桂枝 4.5g　姜半夏 18g　云茯神 18g　生白芍 6g　炙苏子 9g　黄郁金 9g　蒸百部 9g　生紫菀 12g　炒茅术 15g　淡干姜 6g

肌热起伏，自汗，为肺卫不和，以桂枝汤调和营卫。

六诊：肌热渐平，浊痰未净，自汗而寐不安，脉息虚细而略缓。再与前法出入。

灵磁石先煎，45g　酸枣仁打，先煎，24g　生白芍 9g　生牡蛎先煎，30g　黄附片先煎，18g　姜半夏 18g　云茯神 18g　川桂枝 4.5g　茅术 15g　蒸百部 9g　炙苏子包，9g　白芥子 4.5g　莱菔子 4.5g　淡干姜 6g

莱菔子化痰通便。

七诊：肌热渐平，浊痰亦化，寐安力乏，脉息虚缓。再与潜阳理脾，和营肃肺。

灵磁石先煎，45g　云茯神 18g　生白芍 9g　生龙齿先煎，30g　酸枣仁打，先煎，24g　黄附片先煎，18g　生牡蛎先煎，30g　川桂枝 4.5g　姜半夏 18g　淡干姜 6g　炒茅术 15g　炙苏子包，9g　白芥子 4.5g　莱菔子 4.5g

八诊：肌热平，痰爽，寐安，食后泛饱，脉息虚缓。营卫和，心脾俱衰，肺犹未肃。再与温养心脾，兼肃肺气。

灵磁石先煎，45g　云茯神 18g　姜半夏 18g　生龙齿先煎，30g　酸枣仁打，先煎，24g　黄附片先煎，18g　生牡蛎先煎，30g　炒茅术 15g　川桂枝 6g　大腹皮 9g　带皮砂仁 9g　炙苏子包，9g　蒸百部 9g　淡干姜 6g

食后泛饱，加大腹皮、砂仁。

九诊：泛饱已瘥，痰咳不爽，右边肩臂引痛，脉息虚缓。暴寒外侵，经络壅滞，中阳失其运化。再与辛温淡化。

灵磁石先煎，30g　酸枣仁打，先煎，24g　酒炒白芍 9g　黄附片先煎，18g　川羌活 9g　川桂枝 6g　炒茅术 15g　姜半夏 15g　炙苏子 9g　白杏仁 12g　灵磁石先煎，30g　生牡蛎先煎，30g　云茯神 18g　淡干姜 6g　白芥子 6g

肩痛加羌活。

十诊：痰爽，肢酸，肌热微有起伏，脉息虚缓。正虚邪留。再与扶阳和络，兼肃肺气。

灵磁石先煎，30g　酸枣仁打，先煎，24g　川桂枝 4.5g　生牡蛎先煎，30g　仙灵脾 12g　川羌活 4.5g　云茯神 18g　巴戟天酒炒，18g　炒茅术 12g　黄附片先煎，18g　姜半夏 15g　炙苏子包，9g　白芥子 6g　淡干姜 6g

潘先生　霞飞路。

一诊：1 月 17 日。咳呛上气，苔剥而糜，溲短，脉息虚数，肌削神乏。病理：下虚痰饮，脾气衰。下虚痰饮。与温养三阴，兼肃肺气。

炙苏子包，9g　朱茯神 18g　生白术 15g　蒸百部 9g　酸枣仁打，先煎，24g　蜜炙麻黄 6g　炙紫菀 12g　淡干姜 4.5g　黑锡丹 12g　仙灵脾 12g　黄附片先煎，15g　姜半夏 15g　生谷芽 15g

苔剥脉虚，肌削神乏，心脾肾三阴虚损。以附片、仙灵脾、枣仁、黑锡丹温心肾。麻黄宣肺，其余诸药化痰止咳。

郑先生

一诊：1941 年 2 月 12 日。症状：咳呛上气，痰多，苔腻，脉息芤而微数。

痰饮中聚，肺气不肃，肾失摄纳，心力亦感不足。下虚痰饮。当予强心摄肾，兼肃肺气。

紫苏子 9g　白芥子 4.5g　姜半夏 15g　北五味 2.4g　炒茅术 15g　淡干姜 4.5g　炙细辛 3g　仙灵脾 12g　黑锡丹先煎，18g　云茯神 18g

下虚痰饮，以小青龙汤合三子化饮，附片、磁石、黑锡丹、枣仁温心肾。因无外邪，故不用桂枝。

二诊：2 月 16 日。咳呛上气较瘥，脉息转缓而软。上方去细辛、五味子、磁石，加巴戟天 24g，黄附片改为 24g，酸枣仁改为 30g。

饮去，加强温补。

蜜炙麻黄 3g　酸枣仁打，先煎，24g　黄附片先煎，15g　灵磁石先煎，60g

水饮

严女士　老年北江西路安庆里 4 号。

一诊：脘痛，苔白，二便不调，食后胀饱，色萎神衰，寐不安，脉息虚迟。气虚血少，消化不良，饮邪中聚，阳失潜藏。水饮。当与温养心脾，兼培气血。

生西芪 15g　姜半夏 24g　当归身 6g　云茯神 18g　炒茅术 15g　大腹皮 12g　枣仁打，先煎，24g　金黄附片先煎，18g　良姜炭 9g　生谷芽 15g　陈皮 9g　生牡蛎 30g　灵磁石先煎，45g

患者为广东籍梅医生介绍，嘱再注射肝精。

一诊：白苔化，腹满，二便不调，脉虚缓。在与前法损益。

灵磁石先煎，45g　云茯神 18g　生西芪 15g　酸枣仁打，先煎，24g　仙灵脾 12g　炒茅术 15g　巴戟天 18g　大腹皮 12g　西砂壳 9g　良姜炭 9g

苔化而余症未解，加安桂加强气化行水作用。

三诊：胃纳略醒，腹满亦差，二便已调，苔化，脉虚细而缓。病理：心脾之阳稍复，气血仍衰。再与温养心脾为主。

灵磁石先煎，45g　酸枣仁打，先煎，24g　金黄附片先煎，24g　仙灵脾 12g　大腹皮 12g　巴戟天 18g　炒茅术 15g　胡芦巴 12g　川桂枝 6g　生西芪 18g　云茯神 15g　淡干姜 9g　西砂壳 9g

胃纳略醒，腹满亦差，二便已调，苔化，是水饮已去，故以温养心脾为主。

四诊：苔化，纳醒，食后胀饱，二便调，脉息虚缓。气血两虚，脾运不良。再与扶阳益气，兼培心脾。

灵磁石先煎，45g　甘枸杞 15g　仙灵脾 12g　生西芪 18g　胡芦巴 15g　巴戟天 18g　金黄附片先煎，24g　酸枣仁打，先煎，24g　炒茅术 15g　大腹皮 12g　带皮苓 18g　川桂枝 6g　带皮砂仁 9g

水饮化后，加强补益。

五诊：纳谷渐增，腹满较差，二便调，睡眠不熟，脉虚缓。再与温培心脾为主。

灵磁石先煎，45g　制首乌 15g　云茯神 18g　生西芪 18g　金黄附片先煎，24g　巴戟天酒炒，24g　当归身 6g　酸枣仁打，先煎，24g　炒白 15g　淡干姜 6g　仙灵脾 12g　带皮砂仁 9g　胡芦巴 12g　香谷芽 15g

六诊：腹满已瘥，纳增，睡眠较安，脉虚缓。气血仍衰，脾运尚薄。再与温培气血。

灵磁石先煎，45g　巴戟天酒炒，24g　金黄附片先煎，24g　龙眼肉先煎 15g　带皮砂仁 9g

继转为以补益为主。

酸枣仁打，先煎，24g　生鹿角打，先煎，15g　制首乌 18g　川杜仲 15g　淡干姜 9g　生西芪 24g　云茯神 18g　炒白术 15g　补骨脂 15g

悬饮（浆液性胸膜炎）

黄某　男，年三十余岁，体格不健，因气候剧变，初患感冒，咳嗽不爽，连续不断，痰多气急，恶寒发热，胸胁疼痛，动作则更甚，病情来势不轻。前医诊为风湿痰热。留恋肺络，清肃之令不行，所幸神志尚清，以化痰清热宣肺之品，如淡豆豉、杏仁、橘皮、竹茹、黄芩之类，连服 3 天，毫无寸效，遂改请祝医诊治，祝见患者咳嗽连声不断，并呼胁肋处痛楚，气急痰声，发热不退，又观察患者胸部状态，胸高臌胀，按之疼痛倍增，舌苔黄白，脉象浮滑而数，曰“病在皮里膜外，发炎肿胀，即西医所谓胸膜炎，触诊患处有水声，可诊为浆液性胸膜炎，病证已明，用宣畅气血、宣解化痰、助阳扶正之品，即柴胡、麻黄、桂枝、附子合三子养亲汤法。”

柴胡 9g　麻黄 6g　川桂枝 9g，炙苏子 9g　制南星 9g　川贝 9g　姜半夏 12g　橘皮络各 9g

病家颇有难色，曰“胸胁疼痛，是否属于内热，倘再用如此温药，甚虑血随痰出。”祝笑曰：“可毋恐也，病为浆液性胸膜炎，上方用温散化痰佐以强壮之品，有消炎化痰吸收浆液之功效，而促使疾病痊愈，决无咳血之危险，服 1 剂后，热稍减，痰中无血。2 剂后，咳嗽爽，次数少，痰咯较畅，胸胁之痛大减，患处肿胀已消失大半，再连服 3 剂，即霍然而愈，后以温阳培阴之剂多剂，康健胜于昔时。”

温潜法祝氏用得最多。寒热往来与疟疾配小柴胡汤、柴胡桂枝汤；肝肿大、胁肋胀满配柴胡、当归、芍药，重则配三棱、莪术，可使肝肿逐渐消失；配柴胡、控涎丹治胸膜炎有特效，则为祝氏独得之秘。曾治一男，起始发热咳嗽痰多，照常工作，5日后胸胁剧痛，转侧为难，仍然咳嗽多痰，发热不退，西医诊断浆液性胸膜炎，患者不愿穿刺治疗，转求祝氏诊治。予：

黄附片先煎　丹参　橘皮　橘络各12g　柴胡　桂枝　炒白芍　白芥子各9g　麻黄6g　活磁石先煎，30g　控涎丹吞，15g

服药3剂，自觉胸胁轻松，渐能转侧；再服2剂，各症若失。经摄片证实，胸膜炎已吸收。

徐恕甫

停饮经闭案，痰喘蕴热过用温中案

徐恕甫（1884~1964），安徽省中医研究所研究员

脾虚停饮，天水不至

周右　二十七岁。

一向脾胃不强，食少作心，清水常上溢，头晕目昏，腿浮，面少血泽，六脉沉细。此乃胃虚停饮，拟香砂六君子加减以温补之。

贡於术三钱　炒潞党二钱　白云苓四钱　化橘红一钱五分　法半夏三钱　西砂仁一钱五分　川厚朴一钱五分　川芎一钱五分　明天麻二钱　广木香一钱三分　粉甘草一钱　红枣三枚　生姜五片

二诊：上方服3剂，诸症俱减，惟天水周年未见，腹中如故，不胀不痛，无痞块，时见作心，腹中常有水声，脉仍沉细。此脾虚湿胜之象。宜崇土胜湿以治之，不能投通经之方。

焦苍术　白术各二钱　广陈皮二钱　白云苓四钱　白蔻仁一钱五分　明天麻二钱　粉甘草一钱　法半夏三钱　川厚朴一钱五分　川芎一钱五分　广木香一钱三分

三诊：上方服三剂，作心止，清水不上泛，惟脉仍细濡，舌白口淡，仍宜香砂六君子加味以治之。

野於术三钱　白云苓四钱　法半夏三钱　川朴一钱五分　建神曲二钱　苡仁四钱　炒潞党二钱　化橘红一钱五分　西砂仁一钱五分　广木香一钱五分　木防己二钱　粉甘草一钱　干姜一钱　红枣三个　冬瓜皮三钱

四诊：服方三剂，他症俱愈，谷食增加，惟天水仍未通，拟四物加味治之。

全当归二钱　干地黄二钱　贡於术二钱五分　香附子三钱　单桃仁二钱　广木香一钱五分　川芎一钱五分　酒白芍二钱　白云苓三钱　大肉桂一钱　粉丹皮二钱　粉甘草一钱

五诊：上方服两剂，天水已通，血色亦正，惟正气尚虚，仍宜香砂温补，并嘱休养一时为宜。

野於术三钱　炙黄芪二钱　砂仁一钱五分　法半夏二钱　广木香一钱二分　川芎一钱五分　炒潞党二钱　白云苓三钱　化橘红一钱五分　藿香梗二钱　天麻二钱　粉甘草一钱

此痰饮之作，为脾胃虚弱，阴盛阳衰，津液凝滞，不能输布而成。若真元充足，胃强脾健，饮食不失其度，运行不停其机，何饮之有？故用温药蠲饮再诊获效。病女一向脾胃不强，而天水周年不至，或因痰湿阻滞，经络不通者耶？古有“血不利则为水”，血气不通，犹可导致津液停聚而成饮，先生深知也。遂于第四诊时以四物加味专事月事，活血调气胜水，又安有不通之理！

痰湿不化，蕴而化热，原是温中误治

刘右　二十六岁。

咳嗽痰喘多时，不思饮，舌白口淡，诊之脉来沉滑。不恶寒，无表证，此痰湿犯肺使然。宜温中法治之。

焦白术二钱　清半夏二钱　白蔻仁一钱　干姜一钱　北细辛四分　粉

甘草一钱　化橘红一钱五分　白云苓二钱　白桔梗二钱　叭杏仁二钱　炙桑皮一钱　杷叶二钱　红枣三个

二诊：服药两剂，咳减喘平，惟痰多难出而稠，口稍干，脉象微数。拟甘桔汤投之。

白桔梗二钱　象贝母二钱　旋覆花二钱五分　橘白一钱五分　苏子一钱五分　桑皮一钱五分　白前一钱五分　百部一钱五分　法夏一钱五分　甘草一钱　杷叶二钱　沙参二钱

三诊：又服两剂，咳喘平息，能得谷两碗，惟痰多，喉中不爽，似有痰涎阻滞之象，诊之脉来滑而浮，宜清理痰气法。

冬白术二钱　半夏二钱　玉苏子一钱五分　款冬花一钱五分　煅礞石二钱　化橘红一钱五分　白云苓三钱　旋覆花一钱五分　前胡一钱五分　粉草一钱　橘饼三个

投三剂，可不必多服。

本案缘由痰湿犯肺，但温中太过，出现痰多难出而稠，口干，脉数之痰湿化热之象，故二诊时则投以甘桔汤加味，以清肺化痰。三诊时虽咳喘已平，却有痰涎壅盛之势，故一改前法，予礞石、覆花、前胡、苏子之属重在下气消痰，为之攻标应急，顿挫邪势，先生仅投三剂则嘱不必多服，可见其已胸有成竹。

朱莘农

痰饮痰气病案

朱莘农（1894~1962），江苏名医

痰　饮

石幢华左　咳已多年，遇寒即发，得热则愈，饮病可知。今则反常，咳嗽甚于黎明，痰多气急，苔根黄而尖红，肺损及于肝肾，气摄纳之象。调养毋忽为要。

旋覆花　海浮石　生蛤壳　橘红炙　盐半夏　左牡蛎　刺蒺藜盐水炙　桑白皮　白石英　南北沙参　青铅　丝瓜子　真坎炁漂净，二条

复诊：前议咸降豁痰之法，复诊黎明之咳较轻，而痰亦少，惟急未平，舌尖舌裂虽瘥，而中后见以薄白，脉犹虚弦，肺胃之饮渐解释之机，肝肾之气防失摄纳之权。根株究深，不能霍然即愈。方仍从效法推求。

蛤蚧尾　左牡蛎　紫白石英　川牛膝　海浮石　生蛤壳　丝瓜子　白芥子　橘红　旋覆花　桑白皮　茯苓　青铅

咳嗽已有多时，逢寒则剧，腰脊酸楚，小溲不爽，大便溏薄，脉形细弱，舌苔黄腻。饮邪在上，渐传于下，阳气被阻，不得宣布，故从饮门推求。

川桂枝　白术土炒　白茯苓　生甘草　制半夏　橘红蜜炙　紫菀　款冬花　苏子炙　竹茹

邹左　目窠上微肿，肢酸而重，咳逆时作，水饮上泛，阳失敷布。当从饮家推求。

川桂枝　白术　白茯苓　生甘草　橘红　制半夏　炒苡仁　紫菀炙　飞滑石　竹茹姜汁炒

蒋左　咳嗽已有数年，感寒即发，发则背脊恶寒，气短痰白，是痰饮窃踞，阳失敷布之象也。然咳甚见红，时发时止，咽中作痒，胸胁隐痛，脉形弦旺，饮中必有伏热在也。难愈之候。

生石膏蜜炙麻黄三分煎汁炒　生甘草　杏仁　旋覆花　橘红炙　苏子盐水炙　白芥子　莱菔子炒勿研　瓜蒌皮　桃仁泥　藕节炭

素有饮病根株，近感寒而发，气急痰鸣，咳吐白痰，当与苓桂术甘汤复入泻降之品。

川桂枝　白茯苓　白术土炒　生甘草　甜葶苈隔纸炒　橘红　半夏　苏子炙　杏仁　竹茹姜汁炒

咳嗽遇寒则剧，得热则松，脉形细微，苔根白腻，纳食脘中觉闷，痰饮内踞，阳失敷布之权。当以温药和之可也。

川桂枝　制半夏　白茯苓　橘红　苏子炙　白术土炒　生甘草　白芥子　旋覆花　竹茹姜汁炒

朱左　痰饮窃踞于肺胃，肃降失其专司，所以咳嗽气急，咽喉哮吼有声，图根不易耳。

甜葶苈隔纸炒　白芥子　莱菔子炒勿研　款冬花　旋覆花　苏子炙　制半夏　紫菀蜜炙　白茯苓　竹茹姜汁少许和水炒

郑左　咳嗽音哑，苔白脉细，寒邪伏肺。治从饮门推求。

麻黄蜜炙　川桂枝　杏仁　制半夏　生甘草　白茯苓　橘红　蝉衣　苏子炙　紫菀蜜炙　白术　竹茹

复诊：脉细稍扬，舌白较化，音嘶渐亮，咳嗽稀而未除，饮未蠲除，阳未宣畅。再从效法推求。

川桂枝　白术　白茯苓　生甘草　白芥子　莱菔子炒勿研　苏子炙　橘红　制半夏　旋覆花　紫菀蜜炙　款冬花　竹茹

痰　气

痰气上逆，以致咽嗌舌麻。

旋覆花　橘红炙　广郁金　大白芍药　沉水片　左金丸　瓜蒌皮　刺蒺藜　白茯苓　制半夏　竹茹姜汁少许炒

孙甲　脘中撑痛有形，呕吐酸水腻痰，大便泄泻，木郁土中，气运无权。治宜制肝为主，运中佐之。

川黄连吴茱萸炒　陈皮　姜半夏　炒白芍药　广郁金　白茯苓　青防风　干姜　沉香曲　白术土炒　青皮　竹茹姜汁炒

复诊：泄泻已止，呕吐亦平，惟脘中撑痛，痰气未解。治宜降气豁痰为是。

旋覆花　白芥子　橘红炙　沉水片　广郁金　制南星　瓜蒌皮　青皮　姜半夏　白茯苓　乌药　竹茹干姜煎汁炒

脘中窒痛有形，痛剧于午时，舌白，脉形弦郁，痰气阻而不宣，杜根不易耳。

伽南香　旋覆花　白芥子　制南星　沉香曲　橘红炙　姜半夏　白茯苓　广郁金　竹茹

朱右　青阳。丰肥之体，痰湿为甚；近感时邪，与之为伍，中焦以致不宣，阴阳于是乖违，寒热作焉。刻下寒热虽减，而脘闷不舒，按之作痛，叹息时伸，胸中方适，时邪虽由汗达，而痰湿仍恋于中，气机终不得畅。气由肝出，性喜上逆，胃已被困，又被肝乘，胃家更形不和，故呕恶间作，脉形濡弦，舌红兼以白屑，似苔非苔，似腐非腐也。兹议豁痰降气之法。

真伽南香磨冲，一分　橘红　瓜蒌皮　白茯苓　牡丹皮　旋覆花　川广郁金　姜半夏　黑山栀　白芥子　鲜佛手　竹茹

陈墅朱右　大病之后，正气将复之际，自然怡悦性情，以制肝木之猖獗，而保胃家安和，欣欣向荣，病机焉有不退，身体焉有不强之理乎？今忽意愿不遂，猝起郁怒，郁怒伤肝，经旨昭然可考，洵不诬也。夫肝属木，木性贵乎条达，一有不舒，即气郁于内，气郁则痰凝，痰阻于外，气愈不畅，阳明胃腑焉有冲和之气；化火发风，上升旁窜，是以胸脘觉闷，而其懊之苦，竟难名状，嗳则较松，食入无味，头时昏晕，左脉弦滑不畅，舌苔质白罩黄，手指麻木，夜不安寐也。治宜降气开郁，豁痰息风之法，此乃急则治标之义耳。

旋覆花　大白芍药沉水片煎汁炒　橘红络炙　川楝子　滁菊花　煨天麻　川广郁金　左牡蛎　刺蒺藜　制半夏　白茯苓　石决明　荷叶边

邓夫人　常熟。纳食腹胀，痰气内郁，至夜体寒，俟夜半后，身体转热，头肢作麻，并欲昏晕，此是痰气郁极欲伸之象，非阳虚而寒者所可比也。郁则伤肝，营血不足，故经水涩少。兹当先治其标，缓图其本可也。

制半夏　橘红炙　白茯苓　制香附　川楝子　滁菊花　煨天麻　广郁金　全当归　白芍药炒　潼刺蒺藜　白残花

另：补益方熬成膏滋。

大生地蛤粉拌炒　白归身　广木香　甘杞子　川芎炒　大熟地砂仁拌炒虚　大白芍药　杜仲　九制何首乌　阿胶　生沙苑　沉香曲　制半夏　白茯苓　怀山药　川续断　化橘红　山茱萸肉　牡丹皮　泽泻　别直参研末收入

痰气郁则脘中作痛，风阳越则头皮昏胀，治当兼顾。

制半夏　橘红　白茯苓　瓜蒌皮　旋覆花　煨天麻　钩藤　石决明　川郁金　牡丹皮　黑山栀　滁菊花　荷叶边

谭右　经事不调，脘中有形作痛，纳食䐜胀，脉弦带滑，痰气郁而不宣也。

制半夏　延胡　青陈皮　川楝子　广川郁金　丹参　牡丹皮　乌药　大白芍药　越鞠丸　玫瑰花

复诊：脘痛已缓，而块仍在，谷食未馨，脉犹弦滑，舌质红赤，上罩微白，痰气郁极生火，胃气故不和也。

左金丸　旋覆花　瓜蒌皮　川楝子　牡丹皮　姜山栀　川广郁金　瓦楞子醋煅　木瓜　竹茹　橘红盐水炙　白残花

脉濡不扬，脘痞隐痛，舌苔微黄觉燥，痰气两郁，治宜通降。

干姜　姜半夏　陈皮　生青皮　左金丸　广郁金　蔻仁　乌药　瓜蒌皮　竹茹

脉弦带滑，舌苔白燥，脘腹作痛，痰气交郁，郁极生火之象。火升太过，血随其逆，故曾有鼻衄之恙也。

川黄连酒炒　川楝子　制香附　牡丹　黑山栀　橘红　小青皮　乌药　盐半夏　瓜蒌皮　川广郁金　竹茹

脘闷不舒，纳谷不馨，治宜降气豁痰。

旋覆花　制半夏　橘红　川郁金　白茯苓　宣木瓜　枳壳炒　瓜蒌皮　生青皮　蔻仁　佛手　川楝子　竹茹

陈功　呕吐发时，必先腹鸣、目闭，脉来弦滑。大旨痰气挟风上冲于胃也。

制半夏　橘红　白茯苓　白僵蚕　炒甘菊　煨天麻　全蝎尾　石决明　陈胆南星　大贝母　瓜蒌皮　竹茹

邓翼卿　年已八秩有余，不虚而自虚，设使善自珍摄，亦不过少病而已，况曾患偏中在于右半者乎。近缘意愿不遂，而生抑郁，复感外邪，触动肝木之性，气由是出，火由是生，互结党援，相助为虐，遂有寒战壮热，脘中觉痛之症也。前医进以和解之法，是急则治标之计，与病若合符节。所以服药之后，得汗数次，寒战即减，足见时邪由汗而达。然邪既外达，而热理宜退舍，其所以不退者，盖痰气未解，木火未平也。痰气既包于外，木火自郁于内，蒸扰不已，风阳亦必从而和之，清空之窍于是被其蒙蔽，神志因之不灵，其为热势朝轻暮剧，神识时昧时清，胸脘窒闷，按之隐痛，叹息时伸，头昏而痛者，不亦宜乎！最虑者，两手之脉，非常弦滑，关尺为甚，重按有搏指之象，是水不涵木之兆，高年所不宜耳。深恐化燥伤阴而有动风之变。为今之计，急当解郁豁痰，清火息风，退热在是，宽胸在是，安神定志亦在是耳。

旋覆花　橘红　制半夏　川广郁金　瓜蒌皮　滁菊花　定风草　牡丹皮　黑山栀　石决明　朱茯神　白僵蚕　竹茹姜汁炒

脉来弦大尺露，是肝肾不足，气火有余也。上升则犯中，中虚则痰聚，痰聚于外，火郁于内，故脘痛之时，必欲肢冷，舌根质白罩黄，前半红赤也。图痊非易，调养为要。

老山台参　野於术土炒　黑姜炭炮　炙草　代赭石　川楝子　陈皮　木瓜　旋覆花　生牡蛎　紫石英　竹茹

复诊：前进理中汤以补中，旋覆代赭汤以降逆，而肢冷转温，脘痛亦减，中气渐能振作；弦大之脉转缓，舌苔前半红赤者已淡，气火渐能下降。惟尺脉尚露，肾虚未复；胃纳不馨，胃气仍伤。兹从效法进商。

真别直参　旋覆花　代赭石　橘皮　半夏蜜制　乌梅肉　大白芍药　木瓜　青皮醋炒　左牡蛎　紫石英　白蜜　竹茹

沈左　常州。高年而得弦硬尺露之脉，是肝肾不足之征也。肝肾虚则阳火炽，非是上升，即是下注，下注则足底烧热，上升则胸脘痞闷，嘈而且痛，平则诸恙皆释。而其所以嘈痛者，胃痰阻之也。其根深远，图痊不易，然虚不可补，当从标治可也。

旋覆花　代赭石　紫石英　橘红炙　左牡蛎　石决明　潼刺蒺藜　牡丹皮　珍珠母　川广郁金　半夏蜜制　竹茹

脘闷隐痛，痛及胸胁，嗳即觉松，矢气亦松，确是胃有痰阻，肝有气郁，气欲达而不得达也。

真伽南香磨冲　旋覆花　橘红　制半夏　白茯苓　广郁金　青皮　炒苡仁　鸡距子　竹茹姜汁炒

刘翁　脘中胀闷，痛时觉有火辣之形，病由嗜酒而来，足见痰阻气郁，而食甜即觉松，中气亦弱。然不可补，当先豁痰解郁。

制半夏　白茯苓　川广郁金　砂仁　鸡距子　橘红　旋覆花　生青皮　川楝子　竹茹

二诊：气弱则生痰，痰阻则气郁，郁则生火，火升即嘈痛，痰阻即为痞，而左脉弦，右脉弱，舌苔微黄质红者，是其征也。前方降逆豁痰，迄无效益。然由症情观之，气虽衰馁，当难进补，仍当治标为是。

原干金石斛　土瓜蒌皮　橘红炙　葛花　鸡距子　旋覆花　牡丹皮　黑山栀　川广郁金　盐半夏　竹茹

另：雪羹汤煎药。

三诊：嗜酒之体，中气必虚，中虚则湿聚痰恋，而厥气因虚上逆，故有泛恶清水，脘窒嘈痛之症也。讵不知气火郁于内，痰湿阻于外，欲降气火，必先化其痰湿，故前方进以清降无益。今当蠲饮降逆为法。

制半夏　橘红　醋煅瓦楞子　白芥子　旋覆花　瓜蒌皮　川广郁金　大白芍药上肉桂二分煎汁炒，去肉桂改方：去肉桂，加乌梅、川楝子、木瓜。

四诊：前进蠲饮降逆，佐以柔肝之法，再诊心嘈已愈，呕吐亦平，脘痛大减。而痞胀未松，尚欲泛恶清水，是饮未除，气未降也。治从效法推求。

制半夏　橘红　白茯苓　白螺蛳壳　川广郁金　旋覆花　瓜蒌皮　砂蔻仁　川楝子　木瓜醋炒　青皮　竹茹姜汁炒

徐左　脉弦滑数，苔根黄燥，前半红裂，纳食作胀，腹中隐痛，气火夹痰，郁蒸伤阴。急当调养，乃第一要务。

川石斛　瓜蒌皮　牡丹皮　黑山栀　橘红盐水炙　刺蒺藜　川郁金　麦门冬盐水炒川黄连二分纳入，以线扎好　海蛤散　竹茹

复诊：腹痛止，脘痞较舒，脉滑已除，弦数未柔，苔根黄者已化，中心兼以浮白，痰气已降，阴津未复，阴火未息也。当防入损，调养为要。治从原议，进一层求治。

原干金石斛　阿胶盐水炒川黄连二分拌炒　牡丹皮　黑山栀　刺蒺藜　麦门冬青黛三分拌　海蛤散　炙鳖甲　生牡蛎　浮小麦煎汤代水

脉弦滑者，痰气之据也。气为痰阻，故胸脘痞闷，心嘈泛恶，气时上升。当与平降法。

旋覆花　土瓜蒌皮　沉香　橘红　制半夏　川广郁金　青皮醋炒　瓦楞子醋煅　生香附　竹茹姜汁炒

复诊：痰阻气郁，前用平降法，而胸脘痞闷较舒，泛恶虽除而心仍嘈杂，痰气犹未平降。再从原意出入。

越鞠丸　旋覆花　木樨子　青陈皮　川广郁金　宣木瓜　川楝子　制半夏　生香附　竹茹姜汁炒

嘈有真伪：伪者，痰气郁而生火也；真者，阴伤火旺也。是证纳食脘中作室，心嘈而绞，脉形弦细，苔舌薄白，是厥气上逆，为痰阻遏使然也。但右脉细数，胃气暗伤，补品难投。当先平降痰气以治

其标。

旋覆花　橘红盐水炙　青盐半夏　刺蒺藜　川郁金　白茯苓　金银花炒　鸡距子　葛花　竹茹

（《朱莘农医案》）

黄星楼

痰饮证治阐微

黄星楼（1901~1984），临床家

就病理而言，痰饮是机体水液代谢失调的病理产物，而又因其停聚、凝结于某一部位成为致病因子。

脾胃虚弱，中阳不振则运化无力，水谷之精微不从正化；或久嗜茶酒肥甘，湿积脾胃，水气凝聚于中而成饮、成痰。

精神抑郁则肝脾之气滞，气滞则津液不能正常输布，停聚不散而为留饮；或气郁化火，火灼津液为痰。

外邪犯肺，肺气郁滞则不能布散津液，凝聚成痰；或因化热化燥，蒸熏肺津成痰。

肾阳不足则水气上泛为饮；肾阴不足则阴火上炎，灼津为痰。此即庞安常所谓“阴水不足，阴火上升，肺受火侮，不得清肃下行，由是津液凝浊生痰，肾虚不能纳气归原，原出而不纳则积，积而不散则痰生”之机制。此外，尚有因长期吸烟，火毒之邪灼伤肺津，炼液为痰者。

痰饮留积不散而津液不通，气道失畅。戴思恭喻之如“沟渠壅遏，积淹停滞，则倒流逆上，瘀浊臭秽，无所不有”。若痰饮犯肺则肺气怫郁而咳喘痰多；留滞中焦则清浊交混而肠鸣泄泻；留于胁下则为悬饮、胁痛；流于肌肤则为溢饮、浮肿。若痰迷心窍，神明被蒙则见神昏、癫痫；流注肌肉、筋骨、关节，则成瘰疬、痰核、半身不遂、肢节疼痛等。

痰和饮的病变部位，常有一定规律。张景岳谓："饮惟停积肠胃，而痰无处不到。"临床实践表明，饮之留伏部位，多见于胃肠、胸膈（包括肺）、胁下以及四肢；痰邪则无处不到，其中有形之痰，常见于肺系、胃肠或肌肉等处；无形之痰主要见于心、脑或某些经络循行的部位。

痰饮病症状多变，其有形可见者诊断尚易，无形可察者诊断较难。笔者体会：

（1）有形之痰（饮），当辨其色、质：清稀者为饮，稠厚者为痰，"新而轻者，形色青白稀薄，气味亦淡；久而重者，黄浊稠黏凝结，咯之难出，渐成恶味"。外感风痰，其色多清白而光；寒痰色白而量多；热痰黏稠色黄，或如脓液，甚或带血；湿痰白黏，量多而易咯出；燥痰胶黏如丝，量少不易咯出。若痰液静置后，白稀薄浮于上，黄浊厚黏凝于下，则为本寒标热，饮变为痰。若痰液静置后分成泡沫、黏液、脓痰三层者，古人称之为"窠囊之痰"，是湿性支气管扩张和肺脓肿的特征性表现。

（2）无形之痰，当识其特征：①熟悉痰、饮的特发证候，如神志昏迷、痴呆、失语、头痛、眩晕、精神失常以及肥胖等。②掌握"其气因痰而结滞"的症状特点，如脘腹痞闷、局部疼痛、麻木或凝聚成核、成块等。

（3）痰饮的苔脉：痰饮之苔以厚白或白腻为主。若为苔薄黄多属痰热，苔厚焦黄为痰火；白腻中兼灰黑者为肾水上泛。舌质淡白多见于饮证或为寒痰，红、绛者则多见于热痰证。

痰饮之脉以沉弦细滑为主。如兼有风寒、燥热、阳虚、阴虚之证，可见相应之脉。

风痰：头晕目眩，胸闷不适；或四肢抽搐，筋惕肉瞤；或瘫痪不遂，肢体局部疼痛麻木。舌苔薄白，脉弦或滑。

寒痰：咳唾或呕吐痰涎，色青而稀，胸脘常觉冰冷，下肢不温或腰背强痛，“背寒如掌大”。舌淡苔白或白腻，脉沉或沉滑。

湿痰：肢体困倦，胸脘痞闷，痰白或稠或稀，易于咯出；或大便溏泄，泻下物如蛋清，腹满，肠鸣。舌苔白腻，脉缓或濡。

热痰：咳痰黄稠，口渴心烦，或见惊悸，或见神昏，癫狂。舌苔薄黄，脉弦滑或滑数。

燥痰：咳嗽气逆，咽喉干燥，声音嘶哑，痰黏如丝，不易咳出，甚或痰中带血。舌苔薄白或薄黄，脉弦细或涩。

以上五种痰证，若为外邪袭肺所致者，均可伴见头疼、恶寒、发热、咳嗽等肺卫表证。

痰饮：胸胁支满，心下痞闷，脘部有振水音。呕吐清水或痰涎，头昏目眩，心悸短气，饮食减少，大便多溏，形体逐渐消瘦，舌苔白滑或灰腻，脉象弦滑。

悬饮：胁肋疼痛，咳唾或转侧时益甚，甚则气短、息促，舌苔薄白而润，脉沉弦。

溢饮：身体疼痛而重，或肢体浮肿，恶寒无汗；或有喘咳，痰多如泡沫，胸闷干呕。舌苔薄白或滑，脉象弦紧或弦滑。

支饮：咳逆上气，倚息不得卧，其形如肿，浮肿多见于面部，痰多色白，常因感寒而复发，舌苔白腻或薄黄，脉象弦紧或滑。

以上四饮，如为外邪所引发，可伴见外感表证，咳喘、呕恶痰涎等症状亦加剧，如因感受风热或外邪入里化热，或积饮不散，均能变痰，形成痰、饮并积的情况。

多唾症：《医宗必读》谓：“更有一种非痰非饮，时吐白沫，不甚稠黏，此脾虚不能约束津液，故涎沫自出。”按五液所主，脾主涎，脾虚则口涎失约而自流。与痰饮之留伏胸膈、胃肠，需经咳唾或呕吐而后出者，自不相同。

痰饮之证，有虚实之分，而痰饮停聚，凝结于内，多属实邪。其虚实之辨不在痰饮而在形气。诚如张景岳所说："夫痰则痰矣，皆若有余，又何有虚实之异？盖虚实二字，全以元气而言。"此外，尚需注意痰证初起，头痛发热，类似外感表证；久则潮热夜重，又类内伤阴火。痰饮流注，肢节疼痛，每与风证相似，临证时应详加审辨。

何梦瑶谓："按痰标也，所以致痰者本也。治病固当求本，然须看痰势缓急。"此为治痰饮之要领。凡痰因火动者宜治火为先，因寒生者宜温中为主。风痰宜散之，湿痰宜燥之。至于饮证，在表者宜温散发汗，在里者宜温化行水，正虚者当补，邪实者当攻，邪实正虚者消补兼施，饮、热相杂者温凉并用，此治饮之大法也。

祛风化痰法：适用于风痰诸症。风痰上扰而致眩晕头痛者，方用半夏白术天麻汤或麻菊二陈汤加减；卒中风，痰涎壅盛、口眼㖞斜、偏瘫不遂者，方用竹沥汁送服青州白丸子；若中风痰迷心窍，舌强不能言者，可用导痰汤加减。伏痰入于经络，两臂疼痛者，可用指迷茯苓丸。

温中化痰法：适用于寒痰诸症。寒痰伏肺，咳嗽痰多，清稀而冷者方用姜桂丸，如兼有胸膈痞满可改用黑芥丸。如兼有脾胃虚寒、饮食难化、咳唾或呕恶痰水者，方用理中化痰丸；如夹有胸脘气滞、痞满不舒者，宜用丁香茯苓汤加减。

燥湿化痰法：适用于湿痰诸症。常用方剂如二陈汤、二术丸。兼有脾胃不和，呕吐脘痞者，可用小半夏加茯苓汤或苓术二陈煎加减。如夹有外湿可用藿朴二陈汤加减。

清热化痰法：适用于热痰诸症。常用方剂如芩连二陈汤加减。如胸上有热、膈中有痰、心烦懊侬、咳嗽呕恶痰涎者，方用黄芩利膈丸加减；如痰热内结、肺失清肃、咳痰黄稠、咯吐不爽者，可用清气化痰丸；如为实热痰闭、便秘不爽、神昏躁狂者，可用礞石滚痰丸以攻下痰热；如为肝火灼津、痰火互结、咯痰不爽、面赤便结者，可用雪羹汤合更衣丸法，以清火下痰。

润燥化痰法：适用于燥痰诸症。因于燥热灼肺，痰黏而少不易咯出者，方用二冬二母汤或润肺饮；如属风燥所致者，可用桑杏蒌贝汤加味。如属老痰、郁痰黏滞喉间，咯吐难出者，可用老痰丸。

温化痰饮法：适用于痰饮。常用方如苓桂术甘汤或以倍术丸常服之。如兼见咳逆胸满，可用苓甘五味姜辛汤。如兼有脾胃虚寒，呕恶食少者，可用《千金》大半夏汤加减。

攻逐水饮法：适用于悬饮。如水停胸胁、咳唾引痛、心下痞硬、呕恶气短者，方用十枣汤或控涎丹以攻逐之；如水饮犯肺，咳逆上气，不得卧，改用葶苈大枣汤泻肺实以利水。若饮邪已去，仍感胁痛者，可用香附旋覆花汤加减。

发汗利水法：适用于溢饮。常用方剂如麻黄加术汤、青龙汤等，亦可参考水肿之治法。

泻肺逐饮法：适用于支饮。根据寒热虚实，可分别选用葶苈大枣汤以泻肺肃饮；小青龙汤以温散水饮；木防己汤以补虚散饮；五饮汤辛淡利水利气，水道通调则肺气自降。如属肺肾虚寒，水泛为痰者，可用金水六君煎加减，亦可参照咳喘病证之治法。

痰饮之治，常按其症情之缓急，或从标治，或从本治。一般对痰涎壅盛，闭塞上焦（包括气道）或心脑而病情危急药食难进者，宜先治其痰，开其窍，古代有涌吐之法，近世有吸痰器械，均可量情采用。若痰气不甚，食饮可进者，便当从缓求本，或祛其生痰之邪，或补其本元，使正气伸张，津液之道通顺，不治痰饮而痰饮自消。

痰饮用药，宜降不宜升。因痰饮之上逆，多由气、火之上升，故痰饮之治，当以泄降为宜。观古人治疗痰饮诸方，或分利行水，或通便泄痰，或清金降火，或和胃降浊，或潜镇摄纳，皆使之下行也。至于痰饮之在四肢、经络者，或温散，或搜逐，或破结，亦属“泄”之一类。

丹溪对各部痰证的用药极有讲究。如：“痰在胁下，非白芥子不能达；痰在皮里膜外，非姜汁竹沥不可导；痰在四肢，非竹沥不得开；痰结在咽喉中，燥不能出入，用化痰药加咸药软坚之味。”并谓：“海粉即海（浮）石，热痰能降，湿痰能燥，结痰能消。……枳实泻痰，能冲墙倒壁；天花粉大能降膈上痰。”均为经验之谈，值得借鉴。此外，如胆南星、天竺黄祛风痰热痰；青礞石祛顽痰；猴枣消热痰；瓜蒌、皂角涤浊痰；僵蚕、白附子祛经络之痰等，均可随证配伍。

（《黄星楼内科临证识见》）

李今庸

痰饮法仲圣，应机细斟酌

李今庸（1925～ ），湖北中医药大学教授，国医大师

痰饮有广义、狭义之分，广义的痰饮是指体内水液不得正常输化，停聚于某一部位，出现咳嗽、喘满、心悸、头眩、气短、胁痛等一类的病证。狭义的痰饮，则是四饮之一。

由于痰饮所停聚的部位不同，其临床表现亦不相同，故又分为痰饮、悬饮、溢饮、支饮四种。《金匮要略·痰饮咳嗽病脉证并治第十二》说："其人素盛今瘦，水走肠间，沥沥有声，谓之痰饮；饮后水流在胁下，咳唾引痛，谓之悬饮；饮水流行，归于四肢，当汗出而不汗出，身体疼重，谓之溢饮；咳逆倚息，短气不得卧，其形如肿，谓之支饮。"

痰饮病的发生，《金匮要略·痰饮咳嗽病脉证并治第十二》说："夫病人饮水多，必暴喘满。凡食少饮多，水停心下，甚者则悸，微者短气。"故痰饮之病，一由饮水过多，超过脾之运化功能，水湿停聚而为水饮，此痰饮病之骤得者；一由食物常少，脾气渐弱，而饮水常多，脾失运化，水湿内聚，形成水饮，此痰饮病之渐得者。痰饮与水肿俱是水邪为患，不过痰饮是水邪停滞于内腔，水肿是水邪浸渍于肌肤，二者常互为因果。水邪停于腔内过甚则外渍肌肤，发为水肿；水肿病水邪内犯脏腑，亦可成为饮病。痰饮病也包括水饮犯肺引起的咳嗽上

气，故痰饮、水肿、咳嗽上气三种病证常常相兼而见。

治疗痰饮病当首先辨明痰饮邪气所在的部位，才能因其所在而治之。若心下有饮，其人后背寒冷如掌大；胁下有饮，痛引缺盆，咳嗽则转甚；胸中有饮，其人短气而渴，四肢历节痛；膈上有饮，满喘咳吐，发则寒热，背痛腰疼。饮邪犯心则心下坚筑，短气、恶水不欲饮；饮邪犯肺则吐涎沫，欲饮水；饮邪犯脾则少气身重；饮邪犯肝则胁下支满，嚏而痛；饮邪犯肾则脐下悸，甚则冲逆于上，心下悸动。

痰饮病治疗原则为："温阳化饮"，包括发汗、利小便、逐水饮等方法，故《金匮要略》提出："病痰饮者，当以温药和之。"其有良证或流溢四肢者，治以温而发汗；无表证而水饮停聚于里者，则温化或温利小便；水饮内结，深痼难化，发汗、利小便力量不足者，宜温而攻逐。具体辨治如下。

一、痰饮

痰饮指体内水谷运化失常，以致使水饮留于胃肠，出现胸膈痞满，呕吐清涎，口渴不饮，背部觉寒，头目眩晕，心悸气短，或水走肠间，下利腹满等症，宜分别上下虚实，辨证治之。

苓桂术甘汤证　心下有痰饮，症见心下逆满，气短，起则头晕目眩，小便不利，水湿不能运化，阻遏脾阳，饮邪停于心下，气机阻塞，故觉心下逆满、气短。痰饮阻遏清阳，不得上升于空窍，起则头晕目眩；阳不化气，故小便不利。治宜健脾温阳，以祛饮邪，用苓桂术甘汤：

茯苓 12g　桂枝 10g　白术 10g　甘草 6g

上 4 味，加水适量，煎汤去渣，取汁温服 7 日 1 剂，煎服 2 次。方中用茯苓甘淡渗湿以利水饮，桂枝辛温宣导以行阳气，白术祛湿健脾，甘草和中。用后脾阳得伸，水湿得化，痰饮祛除，诸症可愈。

小半夏加茯苓汤证 水饮停于胸膈，症见心下痞满，呕吐，心悸，目眩。

水饮停于胸膈，阻塞气机，故心下痞满。水饮上逆则呕吐，水气凌心则心悸。升降之机阻滞，清阳不升，故目眩。治宜利水祛饮，降逆止呕，用小半夏加茯苓汤：

制半夏 10g 生姜 10g 茯苓 12g

上 3 味，加水适量，煎汤去渣，取汁温服，日 1 剂，煎服 2 次。

方以半夏、生姜蠲饮降逆止呕，茯苓利水祛饮宁心。痰饮一去，呕吐、悸眩等症自除。

肾气丸证 水饮内停，症见短气，小便不利，腰酸，小腹拘急。

肾主水，肾虚不能化气行水，水湿内停，聚为水饮，阻塞气机，故见短气，小便不利，小腹拘急。腰为肾府，肾虚故腰酸。治宜温肾化气，用肾气丸：

生地 18g 山茱萸 12g 山药 12g 泽泻 10g 茯苓 10g 丹皮 10g 制附片 3g 肉桂 3g

上 8 味，加水适量，煎汤去渣，取汁温服。日 1 剂，煎服 2 次。

方中用生地、山茱萸、山药滋补肾阴；附片、肉桂温助肾阳；泽泻、茯苓渗利水湿；丹皮活血，走而不守，以防地黄之过滋。用后肾气充足，复其主水之职，消除水饮。

己椒苈黄丸证 水饮停于肠间，症见腹满，水走肠间，沥沥有声，口干舌燥，二便不畅。

因水饮停于肠间，三焦水道不通，气机窒塞，故腹满，二便不畅。水不得化气上承，则口舌干燥。治宜祛除水湿，消满泄闭，用己椒苈黄丸：

防己 10g 椒目 10g 葶苈子 10g 大黄 10g

上 4 味，加水适量，煎汤去渣，取汁温服。日 1 剂，煎服 2 次。

口渴者加芒硝5g。

方中以防己利小便，除下焦湿热，椒目利小便，消腹水胀满，二药辛苦相济，善能导水下行，通前阴利小便；葶苈子泻水、破坚，通利水道，大黄荡涤肠胃，二者相合泄可去闭，逐肠胃间积滞水气。四药共用，通行二便，使水饮尽去，诸症自除。若渴甚，是水饮不化，燥邪坚结，致津液不布。芒硝咸寒，可润燥软坚泻下，故加之。

二、支饮

支饮指水饮停留于胸中，见胸中支满，咳逆喘息不得卧，面目似肿等症。

小青龙汤证 寒热，咳嗽，唾白色泡沫，喘息不得平卧，胸满闷，面目似肿。

胸中素积痰饮，又感受风寒，外邪引动内饮，壅阻于肺，肺气下降，故寒热、咳嗽、唾白色泡沫，喘不得卧，胸部满闷。饮邪阻滞，气逆于上，故面目似肿。治宜发表祛饮，降逆止咳，用小青龙汤：

麻黄10g 桂枝10g 白芍10g 炙甘草10g 干姜10g 细辛5g 制半夏10g 五味子10g

以上8味，加水适量，煎汤去渣，取汁温服。日1剂，煎服2次。方用麻黄、桂枝开肺解表，止咳平喘；半夏降逆逐饮；干姜、细辛、五味子散寒止咳。诸药合用，外散寒邪，内降水饮，为临床常用止咳平喘名方。

葶苈大枣泻肺汤证 无寒热，但见咳嗽，吐白色泡沫，呼吸不利，胸满。

因饮邪留结，气塞胸中，肺气壅遏，故呼吸不利而胸满；饮邪阻滞，肺气上逆，故咳嗽唾白色泡沫。治宜泻肺祛饮，用葶苈大枣泻肺汤：

葶苈子炒令黄，10g　大枣擘，4 枚

上 2 味，加水适量，煎汤去渣，取汁温服。日 1 剂，煎服 2 次。

方中葶苈子苦寒，专入肺经，泻肺逐水饮；佐大枣甘温补正，以防葶苈峻泻过猛，损伤肺气，二药合用，可泻肺逐水而不伤正气。

三、悬饮

悬饮指水饮流于胁下，见胁下胀痛，呼吸则胁痛而引缺盆亦痛，咳唾尤甚，转侧不便，短气。

《金匮要略·痰饮咳嗽病脉证并治第十二》说："水在肝，胁下支满。"肝脉布于胁肋，水饮流于胁间，经络被阻，升降失常，故胁下胀痛，转侧咳唾则加甚。气机阻滞故短气。水饮上迫于肺，故咳嗽。此悬饮之邪在肝部，治宜攻逐水饮；用十枣汤：

芫花 3g　甘遂 3g　大戟 3g　大枣 10 枚

前 3 味，研成细末，清晨空腹服 3g，用大枣煎汤调下，当泻下水，以快下为度；如未尽，第 2 天清晨空腹再服 1.5g。不可 1 日再服。

芫花、甘遂、大戟均为攻逐水饮峻下之品，用大枣煎汤调下，是取其扶正补脾，能缓和诸峻药之毒，减少药后反应，使下不伤正。

四、溢饮

溢饮指水饮流于四肢，症见身体疼痛沉重，浮肿，无汗恶寒，咳喘，痰多。

大青龙汤证　发热恶寒，身体疼痛，四肢浮肿，无汗，烦躁，脉浮紧。

水饮流溢于四肢肌肉，故身体疼痛，四肢浮肿，寒束肌腠，卫气不通，故发热恶寒，无汗，脉浮紧。寒邪外束，阳郁化热，内扰心神，故烦躁。治宜散寒祛饮，清热除烦，用大青龙汤：

麻黄 10g 桂枝 10g 杏仁 10g 甘草 8g 石膏 15g 生姜 10g 大枣擘，4 枚

上 7 味，加水适量，煎汤去渣，取汁温服，日 1 剂，煎服 2 次。

《素问·阴阳应象大论》说："其在皮者，汗而发之。"寒邪留于肌肤为患，故方中用麻黄、桂枝发汗散邪，杏仁宣肺以助之，此所谓"汗而发之"也。石膏清热除烦，甘草、生姜、大枣和中。本方适用于溢饮而兼有里热者。

青龙汤证 身体疼痛，四肢浮肿，恶寒发热，心下有水气，咳嗽。

《素问·脉要精微论》说："溢饮者，渴暴多饮而溢入肌皮肠胃之外也。"饮邪溢于肢体肌肤，故身体疼重，手足浮肿；邪居肌肤，阻遏阳气运行，营卫不和，故恶寒发热。饮留心下，逆而上犯，故心下有水气而又咳嗽。治宜通阳散邪，降饮止咳，方用小青龙汤：

麻黄 10g 桂枝 10g 白芍 10g 甘草 10g 干姜 10g 细辛 6g 制半夏 10g 五味子 10g

上 8 味，加水适量，煎汤去渣，取汁温服。日 1 剂，煎服 2 次。

方用麻黄、桂枝发汗散邪；半夏降逆蠲饮；白芍利小便；干姜、细辛、五味子散寒止咳，以祛心下之水气。

李　可

内耳眩晕症，金匮痰饮方

李可（1930~2013），山西灵石人，临床家

曹乃勤　62岁，乡镇局驻站人员。1987年10月17日急诊。患者于昨晚1时许，睡梦中突然剧烈心跳惊醒。随觉脐下有气上攻，呕吐痰涎不止，头痛、眩晕，不能自持，觉整座房屋如走马灯似的旋转不停，心中恐惧，闭目宁神亦无济于事。10余分钟后稍好，移时又发作如前。天亮后请西医检查，心脏、血压正常，诊为美尼尔综合征。

询知患者一生嗜酒如命，痰湿内蕴。近来郁怒伤肝，致痰随气升，犯胃则呕，凌心则悸，上冲清窍则眩迷。且患者高年，肾亏于下，冲脉不守，冲气挟痰饮上攻，故见上症。诊脉沉滑，舌胖苔腻。考痰饮之为病，其本在肾。肾虚则命火衰，脾胃失其温煦，则饮食不化精微，化为痰涎。饮属阴邪，子时阳气大虚，阴气独盛，故病作。《金匮》治饮有三方："支饮苦冒眩，泽泻汤主之。""卒呕吐，心下痞，膈间有水，眩悸者，小半夏加茯苓汤主之。""干呕，吐涎沫，头痛者，吴茱萸汤主之。"本例患者，三证悉具，当三方合用。更加紫石英、生龙牡、活磁石温肾镇冲，协调上下。

泽泻90g　白术36g　野党参、吴茱萸开水冲洗7次，各30g　炙草15g　生半夏　茯苓　紫石英　生龙牡　活磁石各30g　鲜生姜30g　姜汁20ml　大枣20枚

浓煎，缓缓呷饮，呕止后每次200ml，3小时1次，日夜连服2剂。

10月18日再诊：已能下床活动，腻苔退净，惟觉腰困如折，予原方去吴茱萸（性燥烈，为开冰解冻圣剂，只可暂用）加肾四味（枸杞、菟丝子、补骨脂和仙灵脾），滋养肝肾，又服3剂而愈，追访2年未犯。

美尼尔综合征，一般认为起因于自主神经功能失调，导致迷路痉挛，继而使内淋巴液产生过多，吸收障碍，致迷路水肿，内淋巴压力增高，内耳末梢器缺氧、变性而成本病。病理、病机虽了如指掌，但无有效疗法。

本病相当于中医学之“眩晕”。其病因、病机，古人有“无虚不作眩，无痰不作眩，无火不作眩”之论述。根本之点，在一“虚”字。由虚生痰，为本病之主因。或肾阳虚，火不生土，脾失健运，痰湿内生；或肾阴虚，五志过极化火，津液熬炼成痰。痰既成则随气升降，无处不到。入于经络则疼痛、麻木、瘫痪、结核；入于肌腠则凝滞成痈；犯肺为咳、为喘；凌心则悸；犯胃则呕；冲于上则为眩晕；入于脑络则为痰厥、癫痫、痴呆、昏迷；流于下则为痿痹、鹤膝、骨疽。总之，痰生百病，怪病多痰。中医之“痰饮”，包罗甚广。凡人体上下内外各部，头脑五官，脏腑肢节，一切由整体失调，导致之局部病理渗出物、赘生物，皆可从痰饮论治。内耳迷路痉挛、积水，自也包括在内。《金匮》关于痰饮病人的病因、病机、症状的描述，与现代内耳眩晕病，可说十分契合。篇中三方，实为本病之特效疗法。泽泻汤泽泻利水排饮，使水饮从小便而去，白术补中燥湿，以杜生痰之源，使痰饮不再复聚。小半夏加茯苓汤降逆止呕，利水化饮。吴茱萸汤暖肝和胃，降逆补虚，温化寒饮。三方合用，使浊阴下泄，清阳上升。吴茱萸更擅解一切痉挛，迷路之痉挛解，积水去，耳窍复清虚之常，其症自愈。余治此症，约 200 多例，用此方者约占 2/3。若久病五脏受损过甚，则又当随证辨治，不可执一。

（《李可老中医急危重症疑难病经验专辑》）

江尔逊

蠲饮豁痰，金沸草散，风火痰虚，驱清豁补

江尔逊（1917~1999），四川乐山市人民医院主任医师，著名临床家

治咳奇方，金沸散

本人早年体弱，感受风寒辄咳，每以止嗽散、杏苏散、六安煎等取效。一次夏咳，遍尝诸方，了无寸效。咳嗽频频，咽喉发痒，痒必咳嗽，迁延旬余。查阅方书，见陈修园《医学从众录》云："轻则六安煎，重则金沸草散。"乃试服 1 剂，咳嗽、喉痒即止。遂施诸他人，亦收捷效。数十年来，临床治咳嗽，无论新久，亦不论表里寒热虚实，恒喜用此方化裁。有的病者咳嗽缠绵 2~3 个月，遍用中西药物无效，服此汤数剂而痊。因叹其佳妙而授他人，以致辗转传抄，依样画葫芦，竟亦屡有霍然而愈者。以此平淡之方药，而效验尚堪夸者，其理何在？

咳嗽无非肺胃之病。方中主药金沸草乃旋覆花之茎叶，近代用其花。谚曰"诸花皆升，旋覆独降"，其肃肺降胃、豁痰蠲饮之力颇宏；其味辛，辛者能散能横行，故能宣散肺气达于皮毛，一降一宣，肺之制节有权；其味咸，咸能入肾，故能纳气下行以归根，俾胃中之痰涎或水饮息息下行而从浊道出，不复上逆犯肺，肺自清虚。是一药

之功，三脏戴泽，三焦通利矣。再者方中寓有“芍药甘草汤”，酸甘合化，滋养肺津，收敛肺气。现代药理研究证实其能缓解支气管平滑肌之痉挛。临证体会方中诸药均可损益，惟旋覆花、芍药、甘草三味乃举足轻重不可挪移之品，故特表而彰之。其美中不足者，旋覆花入煎，药汁味劣难咽，有少数患者服后呕恶，或竟呕吐者。故服法宜讲究：饥时饱时勿煎尝，不饥不饱才服药；若仍呕吐者，可先咀嚼生姜一小片，徐徐咽汁，须臾服药；若系小儿，可取姜汁少许，兑入药汁之中。

若风寒咳嗽，不论久暂，可径用本方，其喉痒咳嗽不爽，似燥咳而实非，可加桔梗；唠热咳嗽去荆芥、前胡，合桑菊饮；燥热咳嗽，去荆芥、前胡，合贝母瓜蒌散；痰多而清稀，合二陈汤；痰黄而挟热，加黄芩，或合泻白散；兼喘，合三拗汤；痰壅气促，上盛下虚，去荆芥、前胡，合苏子降气汤；咳嗽日久，无明显外证，合止嗽散；脾胃虚弱，合五味异功散；反复感冒者，合玉屏风散。究之，本方固为治风寒咳嗽之代表方，然因其准确地针对咳嗽的基本病机，故而通过灵活化裁，充分发挥复方之协同作用，便可扩大其运用范围，通治诸般咳嗽，尤适用于久咳不已而诸药罔效者。

痰热壅肺证与唐氏豁痰丸

痰热壅肺伤津证候，不惟可见于急性气管炎、慢性支气管炎急性发作、支气管哮喘、肺炎等疾病，尤其常见于胸腹部各种手术后引起的肺部感染者。其证候表现为胸痛，咳嗽，喘促，痰稠量多，咯吐困难，口干思饮，水入则呛。其病机为内热熏灼，炼液成痰，壅塞肺窍，耗伤肺津。一旦稠痰上涌，堵塞气道，呼吸骤停，险象丛生。临床抢救痰热壅肺伤津危证，必用唐宗海之豁痰丸。本方以桔梗、甘草、射干、白前根、茯苓祛痰利咽，清热散结；当归、杏仁、枳壳止咳定喘，宽胸畅膈；知母、花粉、瓜蒌霜、麦冬、石斛滋肺润燥，养阴生津；尤妙在重用鲜竹沥一味，荡痰热之窠臼，开痰涎之壅塞，功专效宏，卓尔不凡。

本人40年前，禀赋甚差，向有痰饮宿疾。初因痰饮咳嗽、胁痛、寒热如疟，服香附旋覆花汤而愈。不久，又因外感诱发，但外证不彰，惟咳嗽痰多，胸膈牵掣作痛，服六安煎不效，改服香附旋覆花汤亦不效。又数次更方，皆不中窾，病益剧。呼吸、活动均牵掣胸膈作痛。仰卧床上，不敢稍动，气喘痰鸣，痰稠黏如饴糖之筋丝状，咯至口边而不得出，需用手捞之。7日之间，饮食不进，口干思饮，但水入则呛咳不已，精神委顿，势近垂危。业师陈鼎三为拟豁痰丸。因夜深无法备鲜竹沥，权用莱菔汁代之，连服煎，病无进退。乃私与家人曰：病至于斯，当备后事。次日他乡有急证，陈氏应聘出诊，临行嘱其兄弟侄子（均为中医）会诊，因症见喘咳胸痛，黏痰涌甚，遂诊为肺痈，拟千金苇茎汤。自嘱家人急备竹沥几大碗，仍煎豁痰丸，以药汁与竹沥各半兑服。下午3时服头煎，黄昏服二煎，至夜半，痰涎减少，气喘、胸痛减轻，竟敢翻身。再服三煎，攵晨诸症大减，胸膈之痰涎即未吐，亦未下，无形中竟消失，并知饥索食。守方再服1剂，便可扶床活动，2个月后即可活动。改用气阴两补合调理脾胃方药善后，数日即康复如常。

王某　男，1岁，住院号001565，1963年9月25日诊。因患肺炎，注射链霉素过敏，呼吸困难，口唇发绀，有窒息危险，急送我院儿科，因病情危急，不能搬动，立即在病床上行气管切开术。术后因肺部感染，黏稠之痰涎不断从切口插管中外溢，时而堵塞管道，则气逆迫促，紫绀加重，喂药则呛咳不已。已用抗生素7日，炎症不退，遂请全院中西医大夫会诊。西医诊断：毛细支气管肺炎（两肺满布湿啰音）。本人诊为痰热壅肺伤津、气阴两耗之危证，遂用豁痰丸合生脉散，重用竹沥100ml。但喂药则呛，痰即涌出，堵塞管口，气息将停。欲行鼻饲，奈何缺氧严重，氧气管不能拔！遂不断用棉签从插管口拭痰，并另用棉签蘸药汁使患儿吮之，如此服下药汁甚少，自难奏效。又延3日，诸症不退，遂建议鼻饲，西医曰："不可，因病情危急，只有待缺氧改善后才可鼻饲。"至夜，患儿已奄奄一息。家属见各种抢救措施均无效，一气之下，铤而走险，竟用汤匙强行灌喂中药，始则呛咳不休，仍频频灌之，渐能吞咽，连灌几汤匙乃止。夜半，患儿痰涎减少。复灌喂之，次晨痰涎更少，陪者大喜。又连用此方3剂，痰涎渐消失，可喝汤水，食藕粉、稀粥。遂改用千金麦门冬汤化裁，调理余日出院。

涂某　女，23岁，1972年3月住峨边县医院，住院号74584。

患者因急性阑尾炎穿孔，致腹膜炎，手术后伤口已愈合，但不久又早产，引起盆腔炎，高热，阴道流脓性分泌物，卧床不起，全身衰竭。遍用抗生素和中药，并煎服红参，均乏效。迁延3个月余。见其高热达40℃，骨瘦如柴，精神萎靡，全身裸露，不敢着衣，阴道流脓，臭秽不堪，端坐呼吸，咳嗽气喘，咯痰黄稠，舌质红干，苔黄腻，两寸脉滑数无力。揆度此证，虽系下腹部感染，但目前的主要矛盾是肺部继发感染，表现为痰热壅盛，灼伤肺津。故投以豁痰丸，重用竹沥200ml。为兼顾盆腔感染，又加入银花、蒲公英、红藤、败酱草，连进3剂，体温降至38℃，咳喘减轻，稠痰减少，阴道已不流脓，稍可食粥。复进3剂，体温如常，可平卧，诸症大减。改用调理方，20余日后，痊愈出院。半年后，偶遇之，见其容光焕发。1979年曾追访，知其6年来身体一直健康，不久前顺产一婴。

刘某　女，38岁，住院号10143，1976年3月14日入院。

患者1970年曾在某院行胆囊切除术，术后右上腹疼痛仍反复发作，时而放射至右肩部。1979 年 3 月 8 日食肉后，疼痛加剧，伴畏寒高热，在当地医院治疗无效，于 3 月 14 日转入我院。其时，患者呈急性病容，表情痛苦，皮肤巩膜黄染，呼吸浅快，心率 108 次 / 分，血压 70/40mmHg，白细胞 $15.1 \times 10^9/L$，中性粒细胞 0.87。西医诊断：阻塞性胆管炎，中毒性休克。经抗感染和各种对症处理，病情仍进行性加重。继又并发肺炎，咳嗽痰多，胸闷气促。3 月 23 日晚时 40 分，患者突然因痰涎阻塞咽喉而致呼吸骤停，在局麻下急行气管切开术，抽出痰涎后方免于死。然术后多日，胶黏之痰仍从切口大量涌出，遂整天用电动吸痰器不断吸之，并继续抗感染、输液治疗。但高热仍持续不退，不时处于半昏迷状态。乃于 4 月 1 日邀诊，其时患者神萎嗜睡，气管切开之插管口仍有大量黏痰，不时呛咳，气急，汤水不能下咽，汗多，舌红苔黄腻，脉滑数无力。乃用豁痰丸合生脉散，且嘱家属多备鲜竹沥，3 日之后，家属欣喜来邀复诊。询其病情若何？答曰："痰已大减，吸痰器已撤除，已可进食。"乃用原方加减连服 18 剂，痰涎消失，于 4 月 29 日痊愈出院。

抢救痰热壅肺伤津危证之专方，须为清热豁痰与润肺生津两擅其长，相得益彰者，而非清热豁痰与润肺生津方药之简单合用。盖因清热豁痰方药，如清气化痰丸、小陷胸汤、滚痰丸之类，大多含苦寒泄热之品，颇不宜于痰热壅肺，肺燥津伤之危重症。这一点创制豁痰丸的唐宗海亦未曾充分注意到。唐氏云："上焦血虚火盛，则炼结津液，凝聚成痰，肺为之枯，咳逆发热，稠黏滞塞，此由血虚不能养心，则心火亢盛，克制肺金，津液不得散布，因凝结而为痰也。豁痰丸治之，二陈汤加黄连、黄芩、瓜蒌霜亦治之。"夫血虚火盛，痰热壅肺伤津之证，唐氏并出二方，然二方之功悬殊。后者虽有瓜蒌霜之清润，终不敌二陈之温燥耗液，芩连之苦燥伤津。而豁痰丸则清热豁痰不伤津，润肺生津不滞痰。其中竹沥一味，为不可挪移之品，必须重用（不能少于100ml），方奏卓效。

豁痰丸方中，有甘温之当归与淡渗之茯苓，临证者每易滋腻而去之。其实当归主“咳逆上气”，本经已有明文也，且又能润燥滑肠，虽则性温，但与大队清热润肺生津之品同用，则不惟不嫌其温，而更增润燥滑肠之力，有助于肺气之肃降，于痰热壅肺伤津之病机无相悖也。至于茯苓，《本草备要》谓其“色白入肺，泻热而下通膀胱”“泻心下结痛，寒热烦满，口焦舌干，咳嗽呕哕，膈中痰水……生津止渴”。《医学心悟》之贝母瓜蒌散，为润燥化痰之代表方，亦用茯苓。究之，本品虽淡渗，但非伤津者，配伍诸润肺生津之药，使其不滋腻，而有助于痰涎之排出。

眩晕乃风火痰虚相兼为患

运用中医学理论辨识真性眩晕，理应参验历代医家之论说。然如前所议，方书所称之眩晕多为广义，因此，参验历代医家之论说，应予具体分析，含英咀华，切忌信手拈来，生吞活剥。如“无风不作眩”“无火不作眩”“无痰不作眩”“无虚不作眩”等学说，虽各具至理，然未免失之偏颇；且均以眩晕之广义立论，若移来阐释真性眩晕之病因病机，又难免失之笼统与抽象。而仲景论眩，多从少阳相火上炎、痰饮上逆立论，主用小柴胡汤、苓桂术甘汤、泽泻汤、小半夏加茯苓汤等，颇与真性眩晕之特征相契。而此等少阳火升、痰饮上逆之证，犹有扑朔迷离之处，即其脉象及舌象无定体。舌苔腻，固为痰饮之征；而不腻或竟无苔者，亦未必非痰饮也。临证曾治不少病者，舌淡红苔薄白或无苔，补气血罔效，滋阴潜阳亦不效，改用涤痰逐饮，祛风清火反奏全功。陈修园论眩，以风为中心，以火、痰、虚串解之，颇能阐幽发微，切中肯綮。其曰：“风非外来之风，指厥阴风木而言”，木旺则生风也；因厥阴风木“与少阳相火同届，厥阴气逆，则风生而火发”也。虚者，“风生必挟木势而克土”，又“肾为肝母，肾主藏精，精虚则脑海空虚而头重”，子盗母气也。痰者，“土病则聚液成痰”也。究之，风火痰为眩晕之标，脾肾虚为眩晕之本。故陈修园总括之曰：“其言虚者，言其病根，其言实者，言其病象，理本一贯”(《医学从众录·眩晕》)。可见修园之论甚妙，若用来阐释真性眩晕之病因病机，可谓若合符节。然眩晕之发作，并非风、火、痰、虚四者单独为患，而是综合为患。尝览历代之论，多有偏责于虚者。如张景岳云：“眩晕一证，虚者居其八九，而兼火兼痰者，不过十中一二耳”(《景岳全书·眩晕》)。然证诸临床，真性眩晕发作之时，无不呈现一派风火痰上扰之象，岂独脏腑气血阴阳之虚？而修园谓虚为眩晕之病根，暗寓其为潜在之病因。“无虚不作眩”之说，即是此意。反之，惟责风火痰之标象，而不孜孜顾念其本虚者，亦为一隅之见。此识证之大要也。

真性眩晕系风火痰虚综合为患，属本虚标实之证，治宜标本兼顾。而历代有悖逆于标本同治者，亦可引以为鉴。如陈修园尝讥评曰：“河间诸以，一于清火祛风豁痰，犹未知风火痰之所由作也。”又曰：“余少读景岳之书，专主补虚一说，遵不效，再搜求古训，然后知景岳于虚实二字，认得死煞，即于风火二字，不能洞悉其所以然也”(《医学从众录·眩晕》)。然修园治眩晕，或遵丹溪之法，单用大黄泻火；或径用一味鹿茸酒、加味左归饮、六味丸、八味丸补肾；或径用补中益气汤补脾，亦未尝标本同治。程钟龄、叶天士倡言标本同治，如健脾益气合化痰降逆，滋养肝肾合平肝潜阳等，平正公允，堪称良法。然若移来平息真性眩晕之发犹嫌缓不济急，难求速效。近世论治眩晕，或偏重于治标，如从痰挟肝气上逆施治而用旋覆代赭汤，从“支饮眩晕”施治而用泽泻汤等；或倡言发作期治标用温胆汤，缓解期治本用参芪二陈汤等，各有千秋，可资考验。余临证有异于诸贤之处者，在于其发作期即主张标本同治，熔祛风清火豁痰补脾之法于一炉，庶其迅速息止之。待眩晕息止之后，再缓治其本。或疑曰：前言本虚，责之脾肾；今言标本同治，何补脾而遗肾乎？答曰：眩晕发作之际，痰饮上逆之象昭著，而直接补肾之药，不仅缓不济急，且多有滋腻之弊，反而掣肘，难求速效。必待其息止之后，再议补肾可也。屡见有选用六味、八味、左归、右归以期息止眩晕者，结果收效甚微，实用之不得其时也。故余治本，着重于脾。而所谓补脾者，运脾和胃也。运脾可化痰饮，和胃能止呕逆；脾运昌能御肝木之乘，风木不得横恣；风木静，相火守谧。如是，则风火痰上逆之标象可除。此乃直接治本而间接治标，一举两得，何乐而不为之？

余临证既久，参验先贤论治眩晕之要，自拟“柴陈泽泻汤”以治眩晕。此方即小柴胡、二陈、泽泻汤合方另加天麻、钩藤、菊花而成。药用：

柴胡 10g　黄芩 6~10g　法夏 10g　党参 12~15g　甘草 3~5g　大枣 10~12g　生姜 6~10g　陈皮 10g　茯苓 15g　白术 10~15g　泽泻 10~15g　天麻 10g　钩藤 12g　菊花 10g

其中小柴胡汤旋转少阳枢机，透达郁火，升清降浊；二陈汤化痰降逆；泽泻汤涤痰利水。方中尚寓有小半夏加茯苓汤，亦可化痰降逆，豁痰止呕；又寓有六君子汤运脾和胃以治其本。加天麻、钩藤、菊花者，旨在柔润以息肝风。以上药味虽平淡，而实具卓效。临证体验以来，凡真性眩晕之发作者，以此为基础，随证化裁，服 2~4 剂，多能迅速息止之，历用不爽，故敢确切言之。待眩晕息止之后，再详察五脏气血阴阳之虚而培补其本，以收远期之疗效。此外，根据“异病同治”之原则，可以扩大本方运用之范围。

如曾治高血压之眩晕及脑动脉供血不足之眩晕，凡具有真性眩晕之特征性证候者，均投以本方，亦收迅速息止之效。

王某 女，61 岁，门诊号 224271。1985 年 4 月 29 日初诊。

患眩晕病 10 年余，1 个月之内必发 1~2 次，发时中西药并投，中药曾用过补中益气、左归、右归、三甲复脉汤等，效均不著；且停药数日亦常卧床不起。今眩晕发作已 4 日，起床即感天旋地转，频频呕恶，耳鸣，有闭塞之感，泄泻水样便（1 日 3 次），纳呆，口干苦不欲饮，舌边尖红，苔白厚欠润，脉弦弱。此为风火上炎，挟痰饮上蒙清窍；脾失转输，迫水饮下趋大肠所致。苔白厚欠润者，为水饮未化，而脾阴已伤之兆。投以柴陈泽泻汤加山药、滑石、白芍。处方：

柴胡 10g　黄芩 6g　法夏 10g　党参 15g　甘草 5g　大枣 10g　生姜 6g　陈皮 10g　茯苓 15g　白术 15g　泽泻 15g　天麻 10g　钩藤 12g　菊花 10g　山药 30g　滑石 30g　白芍 15g

服药 1 剂，眩晕息止。泄泻如泡沫状，1 日 2 次。3 剂服尽，泄泻止，白日不卧床，纳增，耳鸣止，仍有闭塞感，口仍干苦不欲饮，舌尖红，苔薄白。上方去山药、白芍，加蔓荆子 10g，竹茹 12g，石菖蒲 6g，北沙参 15g，藿梗 10g，续服 3 剂，诸症渐退。后服香砂六君子汤加味治其本，连服 12 剂告愈。随访 1 年眩晕未再复发。

（余国俊　整理）

奚凤霖

痰饮咳喘与肺心病危重症

奚凤霖（1917~1996 年），苏州市中医研究所所长

临 证 七 辨

根据本人有限的临床实践经验认为本病可有心悸气虚、肺胀喘咳、心痹脉闭、心咳瘀阻、支饮虚喘、心水喘肿和肺绝心脱等七个证型。当引起心衰的原发病变不易去除时，在治疗上去除诱因，有利于心衰的治疗。

一、心悸气虚证

倦怠，乏力，心悸，怔忡，短气，活动如喘，四末不温，或畏寒，傍晚足踝凹陷水肿，或头晕，易汗，或寐少梦多，舌质偏淡，苔白，或偏红，苔少，脉细弱，或细数，或促、结、代脉。

心气不足，心脉失调；宗气虚弱，心下空虚；或阴血亏损，心火妄动；或停痰聚饮，心自不安。益气养心。归脾汤加减。

若脉结代，心动悸，合炙甘草汤或新方炙甘草汤加减，以益气复脉。若脉散无序，动数无常，合桂枝去芍药加蜀漆龙骨牡蛎救逆汤，以通阳、固阴、复脉。若气阴两虚，脉细数，舌偏红，口干，合生脉

散以益气养阴。若善饥嘈杂，心中动悸，合建中复脉汤，以益气建中复脉。若善惊易恐，寐少梦多，加磁朱丸，以安神定志。若兼咳痰，合温胆汤，以祛痰宁神。若水饮乘心，心悸，短气，温脾用苓桂术甘汤；温肾合肾气丸。

二、肺胀喘咳证

喘咳不已，咯痰白沫，或黄脓，咳唾不利，甚至不得卧，胸膈满闷，心悸，烦躁，或恶寒发热，头痛体痛，或但发热，舌苔白腻，或苔淡黄，脉浮紧数，或滑数。

心气素虚，上焦停饮。复感外邪病毒，内外合病，上迫于肺，肺失清肃，肺贯心脉，气血运行不利，饮停气阻，射肺凌心。宣肺化饮，强心利尿。

偏寒型，小青龙汤合葶苈大枣泻肺汤加减。偏热型，麻杏石甘汤合葶苈大枣泻肺汤化裁。

若上气如肿，加万年青根，以强心利尿。若恶寒而发热不扬，心悸，气促，去小青龙汤或麻杏石甘汤，加参附汤，以益气扶阴。若自汗，津干，短气，合生脉散，以益气养阴，敛汗生津。若喉间哮鸣，加炙射干、牛蒡子，以利咽宣肺。若口唇紫绀，加泽兰、防己、车前子，以活血利水。咳嗽痰多，加桔梗、紫菀、款冬花，以止咳化痰。

三、支饮虚喘证

咳逆倚息，气喘不休，短气，甚至不得卧，慌张气怯，声低息短，呼气、吸气均感不足，较少咳嗽咯痰，背部下肢浮肿，口唇紫绀，舌紫，苔白腻，脉虚大，或细滑。

肺贯心脉而行呼吸，百脉又朝会于肺，气虚不能运行血脉，心肺两虚。又不能下交于肾，肾气摄纳无权，肾水气化无能，气不化水，气虚而瘀。强心利尿，益气纳肾。

强心益气汤主之。

若肺胀虚喘，合皱肺丸，以益气皱肺。若喘急，肾不纳气，加人参胡桃汤，以皱肺纳肾；或参蛤散，纳气温肾。面焦唇紫，喘急不得卧，加黑锡丹，以温肾降逆。若面如漆柴，唇甲紫绀，合六紫汤，以化痰平喘。若面色黧黑，心下痞坚，合木防己去石膏加茯苓芒硝汤，以苦辛散结，导水下行。

四、心痹脉闭证

发作时，突然胸闷气急，呼吸困难，不得平卧，并窒息感，常在夜间发病。还有焦躁不安，哮鸣呼吸，并见紫绀，若立即坐起，随着病情轻重，可以渐渐缓解，或用药后得纠正。平时心悸，短气，或伴胸闷胸痛，或头晕目眩，舌质紫气，苔薄白，脉细涩数，或伴结代。

心痹者，脉不通，由于阳气不足，阴寒内盛，心脉痹阻，肺气壅塞。夜间阳衰阴盛，心气更加衰弱，血运迟缓不利，甚至脉痹不通。强心益气，通脉利水。

强心益气汤主之。

若突发心痹时，合苏合香丸，以宣痹开窍；或麝香保心丸、救心丹、护心丹等，以醒神开窍。若心下鼓，上气喘，焦躁胸闷，合瓜蒌薤白白酒汤，以宣痹通阳。若闷塞紫绀，并发心痛，合冠心二号方，以化瘀止痛。若眩晕心悟，合半夏天麻白术汤，以化痰治晕。若心律失常，合炙甘草汤，或新方炙甘草汤，以益气、养阴、复脉，若动悸乱搏，再加蜀漆、龙骨、牡蛎，以除颤宁心。

五、心咳瘀阻证

咳嗽喘急，心悸胸闷，或兼心痛，面晦颧红，唇甲青灰，或咳吐泡沫样血痰，甚则大口吐血，神情焦躁不安，舌紫，咯血、咳血或有瘀斑，舌下静脉瘀筋青紫，脉细涩，或促、结、代脉。

心脏久病虚损，心气衰弱，心脉血瘀，肺气壅塞，肃降无权；肺络损伤，血从外溢，心络瘀郁，阻遏胸阳。强心利肺，益气化瘀。

强心益气汤加味。

若久咳气喘，合皱肺丸，以益气皱肺。若瘀阻胸膈，合皱肺五紫汤，以益气、皱肺、化瘀。若咳血咯血，加参三七或云南白药，以化瘀止血。若咯血大口不止者，合犀角地黄汤，以凉血止血。若心痛胸闷，合丹参饮，以理气活血。水肿尿少，加三棱、莪术、黑白丑、泽兰，以化瘀行水。

六、心水喘肿证

全身水肿，腰以下为甚，气喘，短气，心悸，胸闷，甚者胸水，腹水，畏寒，肢冷，腰疼，尿少，颈脉搏动膨胀，或上腹痞胀，面色苍白，或青紫，食少消化不良，舌质淡胖，脉沉细，或沉微而数。

肾脉出肺络心，脾肾阳衰，水液不化，泛滥肌肤，为浮为肿。进一步肾气更衰，化气行水无权，开合不利，加重水肿，反复不已，水邪上逆犯肺，水气上凌于心，则喘咳、心悸。温阳利水，强心益肾。

强心益气汤合真武汤主之。

若气虚甚者，加人参、黄芪，以益气养心。若血虚甚者，加当归、熟地，以补血滋阴。若血瘀明显者，加丹参、泽兰、益母草，以化瘀行水。若水肿尿少，加三棱、莪术、黑白丑，以利水消肿。下肢肿胀甚者，合济生肾气丸，以益肾利水。

七、肺绝心脱证

气喘肩息，心悸胸闷，烦躁不安，皮肤湿冷，大汗淋漓，四肢厥逆，浮肿尿少，面色灰白，或面赤戴阳；或兼五心烦热，口干喜冷，舌红津涸，脉细微欲绝。

脾肾阳虚已极，肺气欲绝，则气无以续；心阳衰则神无所主。若气虚阳损及阴，则阴亦消亡。总由元气无根，导致阴阳离决之变。回阳救阴，益气固肾。

四逆汤合生脉散加龙骨、牡蛎主之。

本型病情恶化已极，变化迅速，用药当须随证施治。配合相应的西药，转危为安可能更为有利。

祛寒化瘀法

陈某 男，62岁。慢性咳喘史30年，近年来反复频发，气喘加重。因感冒、恶寒、发热入院，体温37.8℃，咳呛频作，痰多白沫，哮鸣喘促，胸闷，唇甲轻度紫绀，颈脉坐位时怒张，舌体淡胖，质紫气，苔白，脉浮滑。血象：白细胞18.6x10^9/L，中性粒细胞0.88。X线胸透：两上肺陈旧性结核灶，肺气肿。心电图示：右室肥大（肺型P波）。诊断：肺心病合并肺部感染。中医辨证：久病咳喘，反复发作，更加年迈体衰，肺虚则气伤，肾虚则失纳，清肃摄纳无权；素有痰饮，脾运失健，浸渍于肺，故痰多泡沫，肺心壅滞，心脉失畅，则瘀郁不运，出现紫绀舌紫，颈脉怒张等象。诊为肺、脾、肾气虚血瘀，兼表寒内饮证。治以祛寒化瘀，蠲饮平喘。

射干10g　麻黄10g　细辛3g　干姜3g　麦冬10g　五味子5g　杏仁10g　紫苏子15g　紫菀10g　紫沉香3g　紫石英30g　紫丹参15g　紫衣胡桃肉15g

5剂后热衰而退，咳稀，咯痰减少，喘息大平，紫绀消失，舌薄苔腻，脉滑，血象复查正常。肺感已解，寒饮渐化，血瘀消退，活动后仍短气不减，肺肾气虚症象显露，转以皱肺丸（《百一选方》）合人参胡桃汤加减。经用纳肾皱肺治本之法，好转出院。

本例为寒邪客于脏腑血脉，引起血脉凝泣而循环不畅，投射干麻黄汤温肺化饮，合七紫汤（笔者验方：紫苏子、紫菀、紫丹参、紫石英、紫沉香、紫河车、紫衣胡桃肉）化瘀平喘，加减出入而症情缓解。后以纳肾皱肺治本而安。

清热化瘀法

江某 男，63岁。肺结核、慢性咳嗽逾20年，气急、心悸5年余。10多天来由伤风诱发胸闷、咳喘、咯痰。入院体温39.2℃，呼吸急促，尚能倚息而卧，面晦，紫绀，颈脉充盈，桶状胸，两肺呼吸音减低，散在啰音，下肢轻度浮肿，舌有紫气，苔薄黄腻，舌下瘀筋粗紫，脉滑数（120次/分）。胸片：两上结核已硬结，右中下支气管感染，肺气肿。心电图示：右心房肥大（肺型P波），心肌劳损。血象：白细胞13.2×10^{9}/L，中性粒细胞0.92。诊断：肺心病合并肺部感染。急诊观察3天，用青、链霉素，体温不降。入院中医辨证：久病肺痨咳喘，白痰为内渍痰饮，因伤风诱发，痰浊郁热，煎灼成瘀，与风邪交并而发热，不恶寒，咳痰由白转为黏稠黄浓，胸闷咳喘，痰热瘀滞，为标实之象，久病气虚而又热郁耗阴。诊为肺肾气阴而虚，兼痰热瘀滞证。当急则从标，以清宣肺热，化痰行瘀。

鲜苇茎120g 生苡仁30g 甜瓜仁30g 桃仁10g 桔梗5g 甘草5g 黄芩10g 紫菀10g 杏仁10g 瓜蒌15g 款冬10g 沙参10g 半夏10g 陈皮10g 茯苓15g 佛耳草30g

随症增损。共服12剂，服药2剂体温即下降，5剂热退净，症状随之减轻，复查血象亦已正常，惟咯痰多而黄脓。痰热未清，加金荞麦30g，鱼腥草30g，续予7剂，症情若失，调理出院。

本例由六淫之邪，以六气皆从火化，痰热成瘀，予清热解毒，化痰祛瘀，选用《金匮要略》治肺痈之千金苇茎汤合桔梗汤两方主治，服2剂而热减，3剂而热退，症情转平。方中桃仁、苡仁、甜瓜仁等均属化痰行瘀，不但对血瘀改善有效，而且有加强抗感染效用，属痰热证者常用之。

温阳泻肺，化瘀利水

李某 男，51岁。咳喘史10余年，冬寒常发。近3年来发病时，常喘不得卧，口唇紫绀，反复浮肿，已多次住院，临床表现及心电图符合肺心病。1周来面部、腰骶部及下肢凹陷性水肿，少量腹水征。呼吸困难不得卧，唇甲紫绀，颈脉怒张，两肺呼吸音散在干、湿啰音，心率104次/分，肝剑突下4cm，有压痛，肝颈静脉回流征（+），舌紫苔白，舌下瘀筋粗紫而绽，脉沉细涩。诊断：肺心病合并心力衰竭。中医辨证：浮肿，气喘，咳痰白腻，胸闷，尿少，是为肺、肾、心同病，久病肺虚气衰，通调无权，肾虚失纳，水气横溢，为浮为肿，射肺则喘逆加甚，凌心则血脉瘀郁。诊为肺肾心阳虚，兼水喘血瘀证。治以温阳泻肺，化瘀利水。

茯苓30g　白术15g　附子5g　生姜皮5g　葶苈子10g　大枣5枚　杏仁10g　桂枝10g　苏子15g　丹参15g　紫石英30g

服药3剂，改善不显，仍为水饮痹阻，心脉瘀郁，原方加沉香3g，下气入肾。又服4剂，尿量增多，水肿基本消退，咳喘大平，肝缩小为剑突下1.5cm。转用皱肺丸（《百一选方》与《普济方》两书中的同名方）化裁，调治出院。

本例由阳虚水泛，肺失宣利，心脉瘀滞，投以真武汤合葶苈大枣泻肺汤为主，再配用桂枝、丹参、沉香、紫石英等通阳化瘀，使之奏效较捷。

益气升陷，化瘀通络

吴某 女，59岁。慢性支气管炎、肺气肿、肺心病已多年，逐年加重。此次并发肺部感染入院，合并严重低血氧症，呼吸性酸中毒合并二氧化碳潴留，呼吸衰竭，心力衰竭。症状与体征：胸闷，心悸，喘不得卧，咳痰白沫，浮肿，尿少，面部肌肤黧黑晦暗，唇甲紫黑，球结合膜水肿充血，颈脉怒张搏动，胃胀，肝大压痛，肝颈静脉回流征（+），腹水（±），四肢凹陷性水肿，下肢更甚，舌淡胖紫，脉细涩数。入院起即中西药并用，持续低流量吸氧，70多天来病情仍无逆转（中药治疗曾用平喘止咳、祛痰化饮、温肾皱肺、强心益气、降逆利水等，均不见效）。细思病情，重作辨证，盖肺、脾、肾气阳并衰，痰饮内阻，水气不行，血脉瘀滞，影响心肝。诸症已明，然仔细察之，有气喘不抬肩，短气不相续，声低息微，倦怠欲寐，头晕目眩，耳鸣心悸等，此一派宗气虚陷之证。由于宗气虚，不能资肺以助呼吸，也不能贯注心脉而行气血，尤其不能助元气以主摄纳，以致气郁血瘀，痰浊阻塞脏腑经络，更加无力运行心肺之阳，所以愈陷愈虚，愈虚愈陷，不能自拔。转以益气升陷，酌配行瘀祛浊。

生炙黄芪各30g 肥知母10g 升麻10g 柴胡10g 桔梗5g 山茱萸10g 党参15g 丹参30g 生乳没各3g

先服5剂，症象如故。再服5剂，喘咳减少，能高枕而卧，血瘀症象及水肿略有改善，汗出颇多。原方加龙骨、牡蛎各30g，又服5剂，诸症渐平，原来持续吸氧已开始停用。守方略加和中健胃。

生炙黄芪各15g 升麻5g 柴胡5g 桔梗3g 知母10g 生乳没各3g 丹参15g 砂仁3g 二陈丸30g

连服15剂后，一般情况良好，已能下床活动。

本例肺心病病情复杂多端，中西药治疗2个月多，危重症象不减，再经仔细辨证，证属宗气虚陷，改投《医学衷中参西录》升陷汤主治。服药1月余，症情缓解。门诊复诊时登楼喘息短气存在，血瘀症象尚留残迹，续予升陷汤合皱肺丸调理。

痰饮咳喘水肿（肺心病、呼吸衰竭、心力衰竭）

奚某 男，78岁。近年来气急逐步加重，活动喘甚，甚至休息时亦少气不足以言。因气急、胸闷、心慌加剧而住院，当时感染症状不明显，血气分析二氧化碳80%，氧分压基本正常，血象正常，痰培养阴性，胸片：左肺中下部间质性肺炎，即用抗感染、强心、平喘、间断利尿、纠正电解质等治疗，仍然哮喘、痰鸣、不得卧，咳嗽、咯痰不易，心律多变、快速房颤，精神恍惚，颈脉怒张搏动，全身水肿，少量腹水，大便数日未通，当时住院用药已17天，症情反复多变，当即加用中药煎剂1剂。

太子参30g　麦门冬20g　五味子10g　葶苈子15g　大红枣7枚　三棱　莪术各10g　黑白丑各10g　炙地龙10g　陈皮10g

加水浸半小时，煎10分钟约200ml，一次呷下。

于当天傍晚4∶30分服药，至6∶45分、8∶45分先后两次大便，数量一般，转矢频频，咳嗽较爽，尿量约1000ml。翌日早晚原方再服1剂，大便自通两次，量多，色褐黄，尿自通约2000ml左右，咳痰特爽，涕唾、汗液均有，症情缓解，第三、第四天继续原方每日1剂，喘、肿、咳、痰稳定消退。后将原方葶苈子，三棱、莪术，黑、白丑各减量为6g，加桑白皮15g，杏仁10g，南、北沙参各15g，再服7剂而告愈。

本症当属“肺胀”“支饮”范畴，有喘、咳、肿、胀、痰等症，乃水气射肺凌心所致。由于久病肺肾本虚，肃降摄纳无权，本虚标实。

急则治其标，还须“拳拳以元气为念”。方中以葶苈大枣泻肺汤为主，以泻肺实（葶苈子必须隔纸焙，研碎包煎，用量15g，量大力宏，配红枣以甘缓），合三棱、莪术，黑、白丑，活血化瘀，通利二便，再加地龙解痉平喘，虫类灵动之物，以搜剔水饮瘀浊于经隧深处，同时予生脉散，以益气养阴润肺而养正，其中五味子泻中有收、酸中有敛，酌配陈皮，化痰理气和中，实为“上病下治”之意。以肺之经脉下络大肠，互为表里，肺之清肃之气不能下降而使大便不通；肺主通调，通调失职，不得下输膀胱，水道不利，溢而为肿为胀，便涩滞，喘咳痰鸣，心悸脉疾，肺心重病，感染无以控制，互为因果，病情不得缓解。加用中药煎剂，泻肺平喘、通利二便为主，结合益气养阴、敛肺守正为辅，一剂知，再剂而二便自利，诸症逐渐缓解而获控制。葶苈子有较强的抗心衰作用，其“泻肺实、降心速”的功用，正是强心利尿的最大优点，再配三棱、莪术、二丑，加强活血化瘀，通利二便，使之二便通调，上病得以改善，乃致呼吸衰竭、心力衰竭获得控制。在治标同时，辅以养正，使祛邪不伤正，扶正亦逐邪，达到养正与祛邪相得益彰之效。

（《奚凤霖医论医案集》）

曹鸣高

治脾治肾，总宜温化

曹鸣高（1907~1985），南京中医药大学教授

范某 男，54岁。

初诊：脾不健运，精微化为痰饮，上干于肺，肺气失降。咳逆喘息，动则尤甚，胸次作痒，咳吐大量白色泡沫痰。舌苔薄白，脉弦滑。证属支饮，其本在脾，其标在肺。仿《金匮》外饮治脾法，拟苓桂术甘汤合三子养亲汤加减，温阳蠲饮，降气化痰。

川桂枝 4.5g　漂白术 9g　云茯苓 12g　炙甘草 3g　炒苏子 9g　款冬花 9g　白芥子 3g　姜半夏 6g　炙紫菀 4.5g　淡干姜 3g　北五味 3g

二诊：服药5剂，中阳得运，痰饮渐化，喉痒咳喘大减，痰亦减少。药既合机，效不更张，原方续进。

熊某 女，67岁。

初诊：向患咳喘，因多食糯米糕，当脘作痛，即咳嗽增剧，痰多，动则喘促，心悸不能平卧，周身浮肿，小溲少，大便正常。舌苔白腻，诊脉迟细。年近古稀，肾阳衰微，气不化水，水泛为饮。近由食伤脾胃，运化失司，津液酿痰，痰饮内积，射肺则咳，阻气则喘，水气凌心则悸，外溢肌肤为肿，阳虚阴盛。拟真武合苓桂术甘汤，温阳化饮。病非小恙，慎防喘汗增变。

熟附片 3g　漂白术 9g　云茯苓 12g　川桂枝 5g　炒白芍 9g　炒枳

壳 4.5g　广陈皮 4.5g　法半夏 9g　建泽泻 9g　炙远志 3g　炒谷芽 15g

二诊：浮肿退而未净，仍气急痰多，不能平卧，痰吐白黏。舌苔白腻，脉弦滑微数。前药尚合病机，仍守原方加减。

炒党参 9g　淡干姜 3g　熟附片 3g　川桂枝 5g　炒白芍 9g　炙甘草 3g　制川朴 3g　白杏仁 12g　广陈皮 4.5g　车前子包，9g　炒谷芽 15g

上药连服 5 剂，肿退净，咳喘平。

以上两案均以咳嗽痰多、气喘不能平卧为主症，显属支饮。因饮致病虽一，但有脾肾之分，病情浅深亦异。范某年虽半百，形体尚可，脉弦滑。知肾气未衰，所吐大量泡沫痰，是脾不健运，精微化为痰饮，上干于肺所致，其病主要在脾。熊某年近古稀，形衰，脉迟细，是肾阳衰微，阳不化气，气不化水，水饮泛滥，凌心犯肺，其病已由脾而及肾。

饮为阴邪，非阳不化，故仲景谓“病痰饮者，当以温药和之”。并谓“夫短气而有微饮，当从小便去之，苓桂术甘汤主之，肾气丸亦主之”。后世医家据此，分“外饮治脾，内饮治肾”。以上两例，一以健脾，一以温肾，群症合乎病机，同奏化饮之功。

《素问·经脉别论》曰：“饮入于胃，游溢精气，上输于脾，脾气散精，上归于肺，通调水道，下输膀胱，水精四布，五经并行。”《金匮要略》始有痰饮之名，痰饮之生成与肺脾肾功能失调有关。其中脾运失司，首当其冲，因脾阳虚，则上不能输精以养肺，水谷不归正化，反为痰饮而干肺；下不能助肾以制水，水寒之气反伤肾阳。肾中阳气虚衰，不能化气行水，导致痰饮内聚，上干于肺，此属内饮，例一为“外饮”，例二系“内饮”，因有内外，病俱属饮，故皆用温阳化饮以苓桂术甘之类，又配以降气涤痰之三子养亲或温补脾阳之附子理中，桂附车前亦寓济生肾气之意，熟谙仲景方参用后世方，想见其立方之巧妙。

裘沛然

辛温蠲饮，苦寒泄肺

（1916~2010），上海中医药大学教授，国医大师

阳虚水泛，取意真武

慢性支气管炎久经迁延，经过肺气肿而变生肺源性心脏病，可见气急喘促、心悸、唇甲紫绀、颈静脉怒张、足跗肿胀等临床表现。此时病机具有以下特点：

（1）病变由实变虚，或以虚为主，虚实相夹，其中以阳虚水泛为主要特征。此由“慢性支气管炎”缠绵，外邪、伏饮久恋系去，肺脾肾功能渐趋虚衰。肺虚则津液失布，脾虚则水谷无以化生精微，肾虚水液不得蒸化，反而滋生痰浊饮邪。又因肺气虚弱，气虚不能抵御外邪，外邪恋肺，喘咳反复发作，复可加重肺脾肾精气虚怯。

（2）病变由气分波及血分，出现唇甲紫绀的瘀血症状。

此由肺气虚而气不帅血，心阳虚不能温运血脉，寒邪凝滞，阻遏营血，则血脉郁滞所致。

（3）病位由肺累及脾、肾、肝、心、三焦等。脾肾不足，谷不化精，精反化水，水饮泛滥，凌心射肺；肾虚不能纳气，加剧喘促；心阳不振，神气弛缓，精神消索，心脉痹阻则心悸不宁，紫绀时现。“久

咳不已，三焦受之”，三焦总司一身之气化，为津液运行的道路，三焦气化失司，则饮邪泛滥成肿胀、腹满；肝为藏血之体，“肺心病”后期由肝血不能濡养筋脉而出现抽搐，等等。

要之，由“慢性支气管炎”发展至“肺心病”，其基本病机是肺心脾肾阳气虚乏，伴见饮停、血瘀，部分患者可出现风动之证。也有一些患者因寒痰留滞，郁而化热，或风热引动痰饮，痰热相搏，伤及阴分。

基于以上认识，裘氏常用真武汤法变通，药用：熟附子、干姜、猪茯苓、白术、白芍、葶苈子、细辛、麻黄、五味子、黄芪、桃杏仁、大枣等。上方由真武汤、葶苈大枣泻肺汤、麻黄附子细辛汤等三方相合而成。真武汤主治“有水气，中外皆虚寒之病”（《医宗金鉴》），为“镇水”良方。方中生姜易干姜，意在配合附子振奋脾肾心阳，并促进气化水饮；且干姜与细辛、五味子相配寓有深意，《金匮要略·痰饮咳嗽病脉证治第十二》有治疗痰饮的苓甘五味姜辛汤等四方，其组方核心就是干姜、细辛、五味子三药。陈修园也认为此三味药是小青龙汤方的重要组合，《医学三字经·咳嗽》说：“《金匮》治痰饮咳嗽不外小青龙汤加减，方中诸味皆可去，惟细辛、干姜、五味不肯轻去……学者不可不深思其故也。”裘氏认为三味相伍，有蠲饮、敛肺、止咳之功。葶苈大枣泻肺气壅闭，以消痰饮。麻黄附子细辛汤，外散表寒，内温少阴虚寒；且此三味均属辛药，“辛走气”，有“开腠理，致津液，通气”之功，有助于水液气化；其中麻黄合葶苈子，平喘之功益彰。黄芪用量宜大，可在30~60g之间，大补肺气，令“大气一转，其气乃散”。《本经疏证》亦载其话：“浚三焦之根，利营卫之气，故凡营卫间阻遏，无不尽通，所谓源清流自洁也。”桃仁既可活血行瘀，又合杏仁共化痰浊。全方补气温阳，化饮利水，降逆平喘，对肺源性心脏病出现慢性心衰者，有一定疗效。若气虚甚加人参；瘀阻明显加丹参、红花；寒痰留滞，郁而化热，加黄芩、生石膏、桑白皮；肾虚纳气不足，加补骨脂、沉香；心阳不振，加桂枝，等等。

（王庆其　整理）

朱紫来

寒饮咳喘，惟执经方

朱紫来（1889~1973），湖北武穴地区名中医

外寒里饮小青龙

瑞昌、武穴濒江傍湖，卑湿之地，寒饮咳喘甚为常见。此病初起偏实，多属“伤寒表不解，心下有水气”的小青龙汤证，为人所共识。然朱老辨治此病，甚为精细，如除了注意病史、职业及临床表现外，在望诊上必须认清此证患者面多黧黑或两额黑，面白者不可轻用小青龙汤。在脉诊上，左多沉紧，右多浮滑。在运用小青龙汤时，若有汗不多，桂枝用量重于麻黄，恐发汗太过；喘甚加厚朴、杏仁；里饮偏重，加重细辛用量，最多者可达10g；呕吐痰涎加姜汁、半夏。若在发作初，咳嗽重，倍干姜温肺镇咳；久咳耗气，五味子酌加。服药后表解未尽，喘咳减轻，去麻黄、芍药，恐麻黄开泄太过，桂不与麻合，无发表之虞，无麻黄不须芍药佐制，而芍药无麻黄反有留邪之弊。此时可加茯苓健脾利水，使寒饮从小便而去。如此丝丝入扣，则小青龙汤用治表寒里饮之喘咳效果十分满意。

张某　男，30岁，小贩。1946年11月8日初诊。每日早起走街串巷卖糕点，前日起恶寒，发热，无汗，头痛，胸闷，泛恶，咳嗽痰

多色白，昨日咳剧时痰中带血，苔白滑，左脉沉紧、右浮弦。

麻黄 10g　桂枝 10g　芍药 10g　姜汁半夏 10g　干姜 10g　杏仁 10g　前胡 10g　细辛 3g　北五味 3g　甘草 6g

次日二诊：服药后，得汗甚彻，咳嗽减轻，胸中舒畅，痰清白而血已止。原方去麻黄、芍药，加茯苓 15g、白术 10g。3 剂。

本例外寒里饮兼痰中带血，其血乃由表邪郁闭，肺气不宣，咳伤阳络所致，故朱老毅然投以小青龙汤原方。若素患咳血而新感外寒，虽然古人亦有用小青龙之例（如徐大椿），但近人张锡纯认为“咳血及吐衄之证最忌桂枝，不甚忌麻黄”，故临证用小青龙汤宜稍为变通，如去桂枝，加杏仁、麦冬之属较妥。

阳虚痰饮真武汤

朱氏认为，痰饮咳嗽日久可由太阳内传少阴，或外寒直中少阴，出现少阴寒饮咳喘。症见：久咳夜剧，蜷卧，口中和，或转午低热，脉左沉紧细涩（沉按至骨，紧按不放，良久方至，脉来紧细，朱氏称此为沉紧细涩之脉，反映少阴独盛之寒），右脉浮弱。治以人参真武汤。此方乃朱氏据《伤寒论》真武汤去芍药加人参（一般用党参）、炙甘草、大枣、干姜、细辛、五味子而成，改温阳利水为益气温阳，散寒化饮。方中含四君、理中补益脾肺，熟附子、细辛温肾散寒，方中党参一般用 12g，熟附片用 6g，党参两倍于附子，补中益气。姜、辛、味乃治寒饮咳喘之有效配伍。若痰多加法半夏，腹痛加白芍药，右脉不弱重用茯苓。阳气虚甚加黄芪、肉桂以助参、附温补之功。朱氏经验，一般在头服起效后即可加此两味。

何某　女，33 岁，家庭妇女。1968 年 4 月 12 日初诊。6 个月前因与婆婆不和，孕期饮酒受寒而致咳嗽咳血，今分娩已 2 个月，近日咳嗽痰多夜剧，背痛，口中和，手足发凉，倦怠无力，面色皖白，舌淡而润，脉沉弦细涩。

党参 12g　炒白术 6g　熟附片 6g　法半夏 6g　白茯苓 10g　干姜 3g　北细辛 3g　北五味 3g　炙甘草 3g　生姜 2 片　大枣 3 枚

2 剂。

4 月 14 日二诊：诸症减轻，步行来诊，但昨日出现咳血。原方加鲜藕节 3 个，2 剂。

4 月 16 日三诊：呛咳不已，气虚难续，脉左沉紧细涩，右细弱，上方去干姜、细辛、法夏，加黄芪 12g，肉桂 2g，陈皮 6g。2 剂。

4 月 18 日四诊：痰止，形色近于正常，前方再进 2 剂。

此为实习伴诊时记录之案。患者素患咳血，然来诊时以咳嗽痰多并见少阴虚寒之证为主，故投以益气温阳化饮的人参真武汤。次诊虽然动血，只加藕节化瘀止血，仍守方不变。三诊见呛咳脉弱，饮已去而阳气虚，故去姜、辛、半夏，加黄芪、肉桂益气温阳以收功。两年后随访，咳嗽、咳血之症均未复发。

痰饮留伏十枣汤

《金匮要略·痰饮咳嗽病脉证并治第十二》“咳家其脉弦，为有水，十枣汤主之”和“夫有支饮家，咳烦胸中痛者，不卒死，至一百日或一岁，宜十枣汤”，顽固的痰饮咳喘重证，只要患者正气可支，朱氏还常用十枣汤峻逐之。十枣汤一般用治悬饮，用治痰饮咳喘主要是在饮邪留伏，用一般温化痰饮药而不为所动的情况下偶一为之，取其斩关夺将，直捣窠臼。故在运用时必须注意两点：第一，病情急重，已用过温化痰饮药而收效不显；第二，患者正气尚可，而最近又未用过这类药，否则不可轻试。

郭某 男，30岁，农民。1963年2月16日初诊。患者自幼有哮喘宿疾，昨日偶感风寒，突发气喘，胸部憋闷，喉间辘辘痰鸣，声如曳锯，不能平卧，头目眩晕，两脉沉弦，舌淡苔白，拟射干麻黄汤合泽泻汤治之：

射干10g　法半夏10g　炙紫菀10g　炙冬花10g　麻黄6g　细辛6g　五味子6g　泽泻24g　白术15g　姜3片　枣3枚

2月17日二诊：服药后有短时能平卧，但六脉仍沉弦不起，诸症依旧。哮喘宿疾，饮邪深伏，非轻剂所能除，乃疏十枣汤：甘遂、大戟、芫花各1g为末，大枣10枚煎汤送下，平旦服，隔日1剂。2剂。

2月21日三诊：每剂服后下水三四次，胸膈顿开，脉转弦滑，口吐黏涎，此饮去而痰留，拟射干麻黄汤加干姜、远志。2剂。

2月23日四诊：服药后吐涎甚多，邪去十之八九，投人参真武汤2剂善后收功。

从本案可知，十枣汤用治痰饮咳喘因饮邪留伏所致者，效果甚佳。然峻逐之法只可用于邪正俱实，病情较急者，且可一不可再。

（戴玉　整理）

胡翘武

逐邪畅气需入细，痰气壅闭用蠲涤

胡翘武（1915~2002），安徽中医药大学附属医院主任医师

风寒、热、湿、燥诸痰心法

胡老常谓：闭阻气道之痰浊是慢性支气管炎咳喘的重要因素，随病变化及个体禀赋之差异，又有风痰、寒痰、热痰、燥痰、湿痰、瘀痰之不同，风、寒、热、燥、湿、瘀等邪与痰交混一体，同为壅遏气道之病理产物，故若只知二陈汤祛痰，而不知须同时驱逐与痰混为一体之他邪，则虽事倍也难收其一半之效。

风痰 咳声轻扬，痰多清稀夹有泡沫，咽痒阵咳，甚则胸骨后也有痒感，舌淡苔薄白，脉浮滑，治宜疏风宣肺化痰。止嗽散虽为治疗初感外邪咳嗽之佳方，但于慢性支气管炎风痰咳喘之治，其疏风化痰之力则嫌不足，胡老常于其方再加蝉衣、僵蚕、金沸草，名曰“加味止嗽散”。蝉衣轻清疏风宣肺之力最强，僵蚕功擅祛风化痰，与蝉衣配伍更有解痉止咳之用，金沸草散风寒化痰饮，对风痰恋肺，咳喘气逆经久不已者尤效。三药参入止嗽散方中，其疏风化痰之力有增无减。

寒痰 咳痰清稀色白，口淡多涎，或恶寒畏冷，或背冷肢凉，舌

淡苔薄白而润，脉紧弦。法当散寒温肺涤痰。小青龙汤及射干麻黄汤已显药力单薄，于此无济。《张氏医通》冷哮丸（麻黄、川乌、细辛、蜀椒、白矾、牙皂、半夏曲、陈胆星、杏仁、甘草、紫菀、款冬花）化裁较为合拍。胡老常以制南星易陈胆星，去白矾，加白芥子为汤剂；症状缓解后，再于此方加淫羊藿、鹅管石、硫黄制丸，坚持服用，以巩固疗效，减少复发。

至于寒痰之阻遏，咳痰清稀，胸憋背冷，形寒肢凉，口淡多涎，面色青晦，舌淡润、苔白滑，脉沉弦紧等，治以二陈汤加白芥子、细辛、皂荚、制南星等，其中白芥子、皂荚为治寒痰顽结之佳品。白芥子辛温入肺，功擅利气豁痰，温中散寒，凡寒痰凝痹肺络者非此不除。皂荚辛温有小毒，除痰力猛。白芥子尚能利气温中，皂荚还兼疏风开窍，此为不同之处，也应随症选用更佳。尚有控涎丹，本为《韩氏医通》主治高年咳嗽气逆痰痞之良方，对老年性慢性支气管炎之属顽痰壅遏者甚为合拍，应视体质之强弱，而予不同剂量缓投。

热痰　于慢性支气管炎较为多见，其痰色黄质稠，时或难以咳出，口干且喜饮。也有痰色并非黄稠，但有渴而喜饮，胸膈烦热，便结溲黄，舌红苔黄腻，脉滑数，即可确认为痰热蕴肺，治当清热泻肺祛痰。胡老常用泻白散合葶苈大枣泻肺汤、千金苇茎汤去大枣、粳米，加泽漆、黄芩、竹茹、海浮石等，奏效颇捷。其中葶苈子泻肺化痰之力最猛，泽漆消痰化水之力亦不逊色，两药性皆苦寒，于痰热内蕴、体质不衰之慢性支气管炎尤宜。对体弱痰热久恋者，可予新制清肺饮（自制验方：贝母、百部、马兜铃、枇杷叶、玄参、瓜蒌皮、石斛、竹茹、丹参、藕节、南沙参、冬瓜仁）化裁。葶苈子对久蕴肺金之痰热有“披坚执锐之才，以成捣穴犁庭之绩”，“且体质本轻，故能上行入肺，而味又甚淡，何至猛烈乃尔。”（《本草正义》）小剂 6g，重剂 30g，清化热痰之功诚非他药之所能及，且从未见有偾事者。泽漆功主利水消肿，杀虫解毒，然其消痰止咳也为其独擅。胡老于老年性慢性支气管炎为痰热蕴结者，常以此二药辅佐苇茎雪羹汤中。然葶苈子长于下气定喘，泽漆长于利水消肿。

湿痰　咳声重浊，痰质黏稠，量多色白，胸膈憋闷，形体虚浮，或四肢倦怠，脘腹痞满，舌淡胖润，苔白滑或浊腻，脉濡滑。治应燥湿理气化痰。予三子养亲汤、二陈汤化裁，或予《景岳全书》六安煎（半夏、陈皮、茯苓、甘草、杏仁、白芥子、生姜）加味也可。如痰浊壅甚，气道痹阻，呼吸急迫，或上药收效不显著，可加服控涎丹，每次3g，日2次。待症状缓解后，即予平胃、二陈合方以燥湿健脾化痰，巩固疗效。

燥痰　痰量少、色黄或白，痰出艰难，口干咽燥，夜间尤甚，形体大多消瘦，唇颊潮红，便结溲黄，舌红少苔或苔薄黄，脉细滑数。此与秋燥之咳虽有外感内伤之别，但津伤痰着，气道欠畅则同，治非清润化痰之剂不为功，但清润不可过滋，化痰力避辛燥，才无助痰伤津之弊。方拟《医学心悟》贝母瓜蒌散（川贝、瓜蒌、天花粉、云苓、橘红、桔梗）化裁，诸如芦根、百合、桑白皮及雪羹汤等润肺化痰之品，皆可加入。

久咳络瘀，方书论之不多，就临床以久病入络推理外，诸如唇舌紫暗、胸膈闷痛、甲床紫暗按不褪色，或痰中夹有紫色血块、口干不欲饮水、脉涩等症也足以说明之。致瘀之由除痰浊痹阻、气机郁遏等因素外，与经年久咳，由气及血，由肺累心，心主受损，血流不畅，脉络受阻之原因尤为有关。历代贤哲在制配治咳喘方剂时，也有佐辅活血逐瘀之品者，如苇茎汤中之桃仁，金沸草散中之赤芍，苏子降气汤中之当归等。胡老常用活血逐瘀之品，药如丹参、当归、桃仁、赤芍、马鞭草、红花等随症选入，胡老古药新用，或择活血调营并治咳逆上气之桃仁、当归；或选活血通络又消积祛痰之皂角刺、鹿角片、水蛭、三七；或予仲景通络活血之旋覆花汤随证化裁。其祛痰消结、止咳平喘、宽胸利膈之效远非单一化痰之剂所能比拟。

阳和平喘

阳和平喘汤组成：

熟地 30g　淫羊藿 20g　当归 10g　麻黄 6g　紫石英 30g　肉桂 3g　白芥子 6g　鹿角片 20g　五味子 4g　桃仁 10g　皂角 3g

功可温肾纳气，化痰调营。主治慢性气管炎、喘息性支气管炎、肺气肿之属肾督虚冷、痰瘀凝滞而致咳喘经久不已者。

咳喘之证不离乎肺，缠绵经久，无不由气及血而瘀阻脉络。肺络瘀阻，宣肃通调乏权，津难化气悉变痰浊，与瘀血为祟，互结一体，阻塞气道，影响气体出入，咳喘益甚而重笃难以向愈也。气主于肺而根于肾，且肺肾又为金水相生之脏，经久咳喘又无不虚体害正，穷必归肾，伤及下元，损及气根，气体吐纳失节，此咳喘又不止于肺也。故老年性慢性支气管炎患者无不为痰壅络阻于上，元精内夺于下。肺肾同病，虚实相因诚为其必然也。考王洪绪《外科全生集》之阳和汤具温阳补虚、散寒通滞之用，虽为阴疽效方，但从其组方配伍观之，于肾督阳虚、寒痰凝滞之咳喘，有补虚泻实上下同疗之意。然化痰调营尚嫌不足，温纳肾气也需增添。本方以熟地、鹿角片、淫羊藿、肉桂温养肾督、峻补下元，易鹿角胶为鹿角片者，以胶者凝滞有助痰浊之弊。鹿角除温补肾督功用外，更具活血通络散滞之功。与熟地相伍，温补精血，可减少胶、地同用黏滞碍膈之嫌；淫羊藿补肾壮阳，肉桂温养命火；紫石英质重色赤，性味甘温，功擅温养下元，主咳逆痰喘，与五味子配用镇摄之力更显，合此六味温而不燥，补而不腻，既摄纳又重镇，为补虚填精求本培元之道。当归养血活血，更具“主咳逆上气”(《本经》)之用；桃仁破血行瘀，是“止咳逆上气”(《别录》)佳品，以此合鹿角片、紫石英，既调营通络，又止咳、平喘，皆一药而二得其用之品，为咳喘由气及血，络脉瘀阻不可缺如之味也。白芥子利气豁痰，皂角滑痰通窍，皆辛温入肺之品，为寒痰壅肺痹阻气道首选之药。麻黄宣闭通滞止咳平喘，与五味子对药，又可一开一合，启闭肺气。且肺金得肾督之温养，治节宣肃之职有复，协同麻黄、五味子，更利气体出纳，痰浊排送。全方虚实补泻得宜，肺肾上下同疗，为下元虚寒、肺金痰瘀咳喘之良方。

加减运用：阳虚及阴者，去肉桂，加山药 20g，山茱萸寒痰化热者，去白芥子，加葶苈子 10g，泽漆 15g；气急喘甚者，加苏子 10g，沉香 3g（后下）；大便秘结者，加肉苁蓉 20g，紫菀 20g；胃脘饱满，纳后不馨者，加砂仁 6g，二芽各 30g；痰浊消减者，去白芥子、皂角，加橘红 10g，茯苓 20g。

阳和平喘汤为胡翘武主任医师在长期咳喘病症诊治中，精炼而成之效方。紧扣久病入络，穷必归肾机制，在阳和汤基础上去炮姜、甘草中守之味，增补肾镇纳、化痰和营之品，寓泻实于补虚之中，辅通络于化痰之内；补虚泻实各得其宜，上下同疗互不扞格，在扶正祛邪之中，旨在恢复肺之气道通畅，络脉流运，俾治节宣肃复司，咳喘顽症虽不能彻底治愈，也可轻减过半矣。

气闭痰壅，峻猛蠲涤

小儿支气管哮喘（以下简称“支哮”）多发病急，病情重笃，如痰涎壅塞过甚，呼吸急迫，每有气憋息止之虑。胡翘武主任医师于内伤杂病以平淡制胜著称，但遇危急之小儿“支哮”证，大胆择用峻猛蠲涤之品，参于升降气机，启闭壅遏方中，常收一剂知、再剂已之效。

诚如《证治汇补·哮病》所云："哮即痰喘之久而常发者，因内有壅塞之气，外有非时之感，膈有胶固之痰，三者相合，闭拒气道，搏击有声，发为哮病。"然其中"内有壅塞之气""膈有胶固之痰"为其主要发病机制。

小儿之体，稚阴弱阳，染病之后，易虚易实，如若迁延日久，或治不如法，非阴阳日益亏耗，即痰浊壅遏更甚，虚实两极分化，故速启闭壅塞肺气，蠲涤胶固之痰，刻不容缓。方拟杨栗山《伤寒温疫条辨》之升降散化裁，去姜黄代以枇杷叶或金沸草。考蝉衣轻升开肺，枇杷叶（或金沸草）肃肺宽胸，大黄通幽安里，僵蚕散结解痉，熔升降通散于一炉，使其斡旋上下，升降气机，壅塞之气可通，郁遏肺气也即开达矣。且蝉衣、僵蚕皆性平无毒，更具解痉缓急之用，于"支哮"百利而无一害。蠲涤胶固之痰，非王道难取近功，二陈、导痰、涤痰等方皆难奏捷，故径取性猛力专之猪牙皂、葶苈子、芫花、商陆、泽漆、白芥子等，配伍升降通散气机方，痰祛气畅相辅相成。

小儿"支哮"常随患儿禀赋之不同，寒热转化各异，痰热胶固者，当以苦寒之品泻涤，葶苈子辛苦性寒，泽漆苦寒，为祛痰行水泻热决壅之上品，为此证理想之药；桑白皮、鱼腥草、薏米、黄芩等皆为清化痰热之剂，佐使上药协同取效。寒痰胶固者，则应辛热蠲逐，药取性温味辛之猪牙皂、白芥子以温肺豁痰，攻坚散结，当为首选之品，他如细辛、姜半夏等也有散寒化痰之功用，而相辅为助。再如饮邪浸渍，贮蓄不化者，上药不中与之也，可予芫花、商陆涤蠲之。芫花秉花性而体轻扬，善逐上焦之水邪，故《本经》谓其主治"咳逆上气，喉鸣喘，咽肿短气"。商陆逐水消肿，善治胸胁积饮之患，二药合用，蠲饮力专，于小儿"支哮"之为饮邪久渍者其效甚宏。然此又当与温阳化饮之干姜、细辛、五味子、附片等为伍，方不失蠲饮涤痰，通阳化饮之旨。故用药应视寒热而异，方能恰合病机，峻猛之品尤应如斯。

峻药缓投，中病即止

小儿“支哮”蠲饮涤痰均择性猛力专之品，且惟恐轻不济急，药量相对来说要重一点，稚阴弱阳之体，施以峻猛量重之剂，实乃“无粮之师利于速战”也。然煎服之时，定要嘱其家长分次缓投，一日2煎分为4~5次服用。一旦病情缓解，咳哮衰其大半者，上述之品或药味减半，剂量减半，或撤换他品，无使药过病所，戕害稚弱之正气。

如斯驾驭，虽峻猛之商陆、牙皂、芫花也变为缓投之品，量重之细辛、葶苈、泽漆也成为轻投之方，绝无流弊，是故孟浪之品不可孟浪服用也。

李某　男，5岁，1990年6月10日初诊。

其母代诉：1周前感寒，当夜即咳喘痰鸣，经治未控，症状日甚，第3日起气息急迫，呼多吸少，喉间痰声辘辘，满肺哮鸣音，“三凹”征明显，面颊潮红，口唇紫暗，额汗淋漓，口干喜饮，纳少便结，小便黄少，舌红、苔黄腻，两脉浮滑数。证属痰热壅盛，肺气郁闭。亟宜升降气机，清涤痰热。处方：

葶苈子布包，10g　泽漆10g　大黄6g　蝉衣6g　僵蚕10g　桑白皮10g　鱼腥草15g　薏米20g　黄芩10g　枇杷叶10g

3剂。

二诊：药后腑气通畅，咳哮几无，痰鸣之声只于夜间可闻，口干，舌淡红，黄腻之苔渐化，脉浮细滑数。上方去大黄、泽漆，加芦根20g，南沙参20g。5剂告愈。

周某　女，4岁。1991年4月16日初诊。

其母代诉：“支哮”2年，冬春好发，此发2周，经治乏效。面色虚浮青晦，喉间痰鸣且痒，胸膈憋闷，抬肩撷肚，呼吸急迫，满肺哮鸣音，大便2日一行，小便清，舌淡暗润、苔白滑，脉浮弦数。此乃寒痰凝滞，气道闭阻，治宜升降气机，温蠲寒痰。处方：

猪牙皂 2g　白芥子 6g　苏子 10g　酒制大黄 4g　蝉衣 6g　僵蚕 10g　细辛 6g　姜半夏 10g　金沸草 10g

二诊：服药 1 剂后即咳吐盈碗清爽，随之咳哮大减，尽剂基本向愈。继予上方去猪牙皂、酒制大黄、细辛，加白术 10g，橘红 6g，干姜 3g，白芥子减为 3g，3 剂，以健脾化痰善后。

张某　女，10 岁。1988 年 12 月 14 日初诊。

咳哮气急，胸憋痰鸣 1 周。患“支哮” 6 载，每年数发，以冬季为甚，虽用抗过敏、解痉、消炎、镇咳药无显效，脱敏治疗也告失败。发辄迁延匝月不已，刻下正值症状严重阶段。患儿面目微肿，口唇青紫，汗出发湿，胸膈憋闷莫可名状，痰鸣之声可闻户外，咳逆甚时呼吸停止。纳差，口不干，夜不成寐，畏寒肢冷，溲少色清，舌淡润、苔白薄滑，脉弦滑数。证属阳虚之体，胸阳不振，痰饮渍肺阻络，亟宜蠲饮涤痰，升降通阳。处方：

芫花 2g　商陆 3g　大黄 3g　金沸草 10g　蝉衣 10g　僵蚕 10g　射干 10g　麻黄 3g　干姜 3g　细辛 4g　五味子 3g　生姜 5 片

3 剂。

二诊：药后二便通利，咳哮锐减，痰鸣声细，气息均匀，汗出止，肿消唇红。上方去商陆、大黄、麻黄，加桂枝 10g，茯苓 20g，附子 3g，以增通阳化饮之效，5 剂。

（胡国俊　整理）

刘民叔

用峻利逐痰，平哮喘痼疾

刘民叔（1887~1960），沪上名医

先生名復，字民叔，近代著名中医。幼承庭训，从曾祖怀公，外祖康朝庆公研医不辍。著有《古医汤液丛书》《蜀医丛书》《鲁楼医学丛书》，考次《伊尹汤液经》《伤寒论霍乱训解》《素问痿论释难》等，议论文采，心裁别出。刘老用药既简且赅，亦奇亦正，疑难大病多投峻利毒药，且剂量逾恒，如附子、砒霜、木鳖、巴豆、乌头、甘遂、大戟、䗪虫、水蛭之属，是以声誉卓然，求诊者甚众。

本人有幸侍诊于刘老7年，现将其医案整理于此，以窥一斑。

梁某 患者自幼哮喘，发则咳嗽喘逆倚息，岌岌乎不可终日，胸凸背驼，虽年届弱冠犹状如孩童。虑其久而夭折不寿，乃求治于先生，先生为之三次平旦诊脉，皆沉细欲绝，为处上下两信丸与服，方用红砒、白砒为主，顿时震动全市医药各界，蔡同德、达仁堂两药店拼凑为之配全，朝夕服之，一年病情控制，二年三年逐渐发育长大，俨然伟岸一丈夫也，后娶妻生子一如常人。

上下两信丸：治哮喘痼疾，喉中有呀呷音，虽胸凸背亦良验。服至病愈不发为止。

上方：白砒15g（煅至无烟为止，不可久煅），西藏青果300g，甘草200g。上3味共研极细末，用薄米糊为丸，如芥子大、瓷瓶密藏，勿令泄气。每日上午九时服 10 丸，凉开水送下，未满 6 岁者服 6 丸，未满 2 岁者服 2 丸。

下方：红砒 15g（煅至无烟为止，不可久煅），杭州白芍 300g，甘草 200g。上 3 味共研极细末、用薄米糊为丸，如芥子大，瓷瓶密藏，勿令泄气。每日下午三时服 10 丸，凉开水送下。未满 6 岁者服 9 丸，未满 2 岁者服 2 丸。

上下方：夜晚 9 时取上下方各 5 丸，凉开水送下。幼孩服如前法。

以上 3 次服药后宜高枕仰卧，勿多言语。

先生曰：砒石大辛大热大毒，专能燥痰，治寒痰坚结不解之哮喘夙疾，以及疟痢诸症。用之得当，真有劫病却痰之效，内服只可极少量合入丹丸，取其久而收功之效也。故刘老常用砒石治中风痰闭证屡验，以哮喘既可用砒以逐痰，而中风痰闭亦可以砒以逐痰，痰去则窍开，神明得复，方出《太平惠民和剂局方》。

沈男　45 岁，患喘咳已久，寒痰留滞上焦、气道壅窒，咳逆喘促倚息不得卧，诊得阳脉浮紧，阴脉弦涩，法当先攻其表，开发上焦。方用：

西麻黄 30g　石硫黄 6g　北细辛 15g　桂枝尖 30g　光杏仁 15g　姜半夏 12g　五味子 30g　生甘草 9g

服药 1 剂喘咳减轻，原方去硫黄、杏仁、姜夏，加生半夏 15g，白附块 15g，干姜 15g。服后咯出浊痰甚多，胸膈豁然得开，病势已减其半，遂专以小青龙加射干、杏仁、茯苓等味以助其温宣淡渗，喘逆痰嗽逐渐平复，续与甘药调治，以资益养。

先生曰：此寒痰胶结之证也，元阳既亏，复感外邪，势难骤解，今用麻桂等开发上焦，复以硫黄温摄下元，是则以缓喘息而免暴脱之虞，故必须坚持标本兼治，亦整体与局部并顾之法也。

（卞嵩京　整理）

傅再希

开窍排痰，勿用阴凝

傅再希（1895~1984），江西中医药大学教授，著名中医学家

哮证感冷而发者谓之冷哮，感热而发者谓之热哮。以余验之，冷哮居多。且无论冷哮、热哮，究其内因，皆宿痰久伏所致，所以丹溪有“专主于痰”之说。由于肺窍中积有顽痰，平时潜伏不动，则举止动作亦无甚异于常人。若感触风寒暑湿，过食油腻生冷，或酸咸失调，触动宿痰，则突然发作。痰鸣气涌，喉中呀呷作声，欲咳不能，头汗如雨，胸中满塞，不能仰卧。这时治疗以开窍涤痰为主。成方如：皂荚丸、千缗汤、小青龙汤、射干麻黄汤等。用药如麻黄、细辛、小牙皂、白芥子等。盖哮证发作，皆由顽痰闭塞所致，可用麻黄、细辛等开通肺窍。又痰涎胶固，不易咳出，可用小牙皂、白芥子等，服后患者咳出一些坚韧黄绿色的脓痰，哮即立止。若只用一般化痰平喘之药，如：苏子、紫菀、款冬、半夏等，犹如隔靴搔痒，无济于事。余临证遇此，常在以上诸方基础上化裁，自拟一方，每获良效。

麻黄6g　小牙皂炙，去皮弦，6g　川朴6g　陈皮6g　白芥子炒，研，9g　姜半夏9g　茯苓9g　细辛3g　甘草3g　生姜3片　红枣3枚

如系热邪诱发，兼见口渴、面赤者，麻黄、细辛、牙皂、白芥子亦可应用（分量不变），只需方中配以石膏24g，黄芩9g，切不可全用

寒凉药，这是余治疗哮证的一点经验，仅供参考。

1954 年，余在抚州市中医联合诊所工作时，有一旅客，路过抚州，适逢哮证发作，痰鸣喘息，坐在路旁，不得动，后被过路人搀扶至诊所，余按上述用药，仅 1 剂而哮喘立止，翌日即可启程。而后学者常对麻黄、细辛、牙皂、芥子等，多畏其峻利，不敢轻试。中医治哮，虽亦难断根，但若治疗得法，认真忌口，则近期疗效，仍可保证。

凡哮证发作时，皆不宜用参芪之类补益升提其气，亦不宜用阴药凝固其痰，常见有些不明医理者，见其喘促，惟恐气脱，辄妄用人参、黄芪、枸杞、熟地等，以至偾事者甚多，不可不引以为戒。又一般哮证与肾气失纳之气喘亦不同，亦不可用黑锡丹等以为镇坠。

（傅幼荣　整理）

颜德馨

温阳豁痰，麻附细辛

颜德馨（1920~2017），同济大学附属第十人民医院主任医师，国医大师

哮喘剧作，多因寒痰胶滞，气失升降，投麻黄附子细辛汤辄有立竿见影之效。附子温肾散寒，麻黄宣肺平喘，相得益彰。麻黄得附子平喘而不伤正，附子又能制麻黄之辛散。余治哮喘之偏于寒胜者，最喜冠此两味，颇为应手。细辛通阳平喘，喘息甚时非此不克，量必重用，一般用4.5g，喘剧者可用至9g以上。临床尝见顽固性哮喘，用大量激素亦不为功，端坐喘息，日以继夜，投麻黄附子细辛汤（每味用量皆为9g），一剂而安。

哮喘为沉痼之病，缠绵反复，正气溃散，精气内伤，症状错综出现，但毕竟寒痰阴凝于内者居多，用附子麻黄偕细辛，离照当空，阴霾自化，能使喘平痰减。即使舌质稍红，津液不足，但实质寒凝为本，经用麻附后阳气来复，津液上承，舌色反转润泽，故治哮喘时用药不可拘泥。

生半夏化痰之力甚著，治哮喘亦习用之，一般用9g，加生姜2片，无副作用。水蛭粉能改进缺氧现象，每服1.5g，一日2次，其效亦著。

哮喘预防，中医学之“冬病夏治”观点颇有临床意义，尝于夏季嘱久喘患者服苓桂术甘汤，日服1剂，连续服用1个月，即可减少发作或不发作，此法可取。

邵念方

痰瘀内阻心水病

邵念方（1938~　），山东省中医药大学附属医院主任医师，教授

心水病是由心阳不振不能化气行水，或因心脉瘀阻，所谓“血不利则为水”，血行不畅所致的水肿病。

心病日久，内损五脏，心衰则悸而颜面浮肿；肺损则咳而上半身浮肿；肾伤则喘而下肢浮肿；脾亏则腹胀而四肢浮肿；肝亏则干哕而大腹浮肿。总之，心水病以心脏虚衰为主而损及他脏。

主要表现为腹胀水肿，呼吸困难，怔忡不宁，咳喘不安，咯血，紫绀等。有心、肺等脏慢性病史。

1. 心肾阳衰，饮凌心肺

多见于左心衰竭。

主症：面浮肢肿，悸忡不宁，喘促胸闷，咳吐泡沫样痰涎。

兼症：不能平卧，动则诸症加剧，自汗倦怠，脘胀纳呆，形寒肢冷，精神萎靡，舌质淡暗，舌苔白滑，脉沉细微数。

诊断：具备主症 3 项、兼症 2 项即可确诊。

治法：温阳化饮泻肺醒神。

方用：温阳化饮汤（自拟方）。

人参 30g　熟附子 24g　桂枝 15g　茯苓 30g　葶苈子 18g　石菖蒲 20g　大枣 10 枚

水煎服。

加减：颜面浮肿者，加车前子（包服）唇舌青紫者，加丹参 24g，桃仁 12g；心悸怔忡者，加生龙齿 30g，琥珀粉、朱砂粉各 0.3g（冲服）；脘闷纳呆者，加鸡内金 10g，姜半夏 12g，砂仁 10g。

参附注射液，1 次 40~60ml 稀释后静脉滴注，每日 1 次。

2. 痰瘀内阻，浊气上逆

多见于右心衰竭。

主症：心悸气短，右胁坚满，下肢浮肿。

兼症：胸闷憋气，脘腹胀闷，恶心干哕，精神困倦，怯寒懒动，小便短少，大便溏泻，舌质暗红，舌苔白腻，脉缓而涩。

诊断：具备主症、兼症各 2 项以上即可确诊。

治法：消瘀化痰，行气醒脾。

方用：消瘀化饮汤（自拟方）。

川芎 10g　赤芍 12g　莪术 12g　当归尾 10g　大黄 6g　厚朴 10g　赤苓 30g　姜半夏 10g　葶苈子 15g　大腹皮 15g　桂枝 10g　生姜 3 片　大枣 10 枚　车前子包，30g

水煎服，日 1 剂。

加减：如恶心干哕明显者，加陈皮 10g，姜竹茹 10g；下肢浮肿明显者，加汉防己、泽兰各 12g；心悸明显者，加炙甘草 10g，茯苓 20g，甘松 15g。

临床体验：临床上对急性心力衰竭，多用温阳化饮汤和消瘀化饮汤来辨证论治。待病情缓解或心力衰竭初期症状不严重时，可用左心宁和右心康进行辨证施治。

左心衰竭多属阳虚水泛，上凌心肺；故治左心衰竭以温阳化饮、泻肺通脉为主，用左心宁（自拟方）。

炙麻黄 12g　北细辛 3g　炒杏仁 12g　桑白皮 15g　北五加皮

15g　葶苈子12g　白茅根30g　丹参20g　石菖蒲20g　生大黄10g　大枣5枚

水煎服，日1剂。

右心衰竭多属气阳两虚，痰瘀内阻。故治右心衰竭当以益气健脾、消瘀化痰为主，用右心康（自拟方）。

人参15g　茯苓30g　苍术12g　木香6g　砂仁6g　三棱6g　莪术6g　桂枝10g　半夏10g　泽泻30g　泽兰15g　苏梗10g　生山楂15g　车前子包，20g

水煎服，日1剂。

使用上方时注意以下问题：

（1）其加减法参照正文。

（2）若属全心衰竭，将二方合用。

（3）用此方后心力衰竭不能纠正，可临时加用去乙酰毛花苷0.2~0.4mg，静脉推注，或口服地高辛0.25mg，日1次，待病情好转后即可减量或停用。

（4）用西药心力衰竭不能纠正，可加服上方待病情好转，逐渐停用西药。

（5）如属洋地黄中毒而致病情加重者，应立即停用洋地黄类药物，加用上方，疗效不佳时，可日服2剂。

（6）如属肺心病心力衰竭合并感染者，与抗生素同用疗效更佳。

李女　49岁，农民，1980年11月14日初诊。

咳喘15年，加剧3天。15年前因上呼吸道感染发热引起咳嗽气喘，3个月未愈，以后每遇感冒则犯咳喘。3天前因受寒引起咳嗽气喘，面目浮肿，心悸不宁，胸闷喘促，咳不能平卧，口唇发紫，舌质紫暗，舌苔白滑，脉象沉细数。

查体：呼吸23次/分，心率101次/分，血压112/75mmHg。颜面浮肿，口唇紫绀，心律规整，双肺布满干啰音，两肺底闻及湿啰音，肝上界叩不清，剑突下5cm，肋下3cm，质软，有轻微压痛。两下肢凹陷性浮肿。化验：白细胞17×10^9/L。胸部X线透视：双肺纹理增强，下叶模糊不清。心电图示：窦性心动过速（心率103次/分），心肌劳累。

中医诊断：水气病（阳虚水泛）。

西医诊断：慢性支气管炎合并感染，肺源性心脏病，心力衰竭Ⅱ度。

方药：右心康加减。

人参12g　茯苓30g　苍术10g　白术10g　木香6g　砂仁6g　北五加皮10g　葶苈子15g　三棱6g　莪术6g　泽兰15g　焦三仙各12g　车前子包煎，20g

水煎服，日1剂。同时用西药青霉素和庆大霉素。

用药6天，诸症基本消失，舌质淡红，苔薄白，脉象缓和。化验：白细胞7.4×10^9/L。心电图正常。胸部X线透视：双肺透明度增强（肺气肿）。

西医之肺心病心力衰竭，中医辨证多属脾土虚衰，不能制水，痰饮上凌心肺所致。常常并发外邪入里而化热，出现痰热互结的证候。在此情况下，若用西药抗生素，中药就不必用清热解毒药，只有培土生金，与西药配合，才能取得满意疗效。因为脾健痰自消，痰消病自愈。

（《中国现代百名中医临床家丛书·邵念方》）

冉雪峰

肺痿本痼疾，樟木效堪夸

冉雪峰（1877~1962），著名中医学家

杨某 湖北武昌人，年四十。久咳，遂成肺痿。来我处诊时，病已造极，潮热盗汗，脉虚数，肌肉消脱，皮肤甲错，面目黧黑，稍动即息贲，气不接续，浊痰胶结，浓于结糊，不能平卧，亦不能仰靠，须两手撑床，曲背如虾状，以头向下，如小儿游戏翻筋斗然，不能寐，万分疲极时，作此状稍安。所以然者，浊痰堵塞，无力搏出，必曲背头向下，痰方稍松，气方稍平。予多方以求，清肺热，化肺痰，理肺气，润肺燥，补肺虚，遵依古方，与病消息，似效不效。一日，杨与友人闲谈，闻某病肺痿，系服樟木刨叶治愈，适邻舍木工，有用樟木者，拾其刨叶煎水服一盅，是夜小安，深信樟木之效；翌日，拾一大包约斤许，用大罐煎之，满饮两大碗，逾时腹痛泻利不已，脉弱气微，不能动弹，困憋不支，奄奄一息。急请予诊，至则现证虚败欲脱，以止泻固脱救治。方用：

苡仁 芡实各 15g 石莲肉 山药各 12g 人参 4.5g 粟壳 9g 干姜炒半黑，3g 甘草 3g

2 剂泻止，勉进薄粥。自此，年余未平卧者居然平卧。

续用五白宁肺散、紫菀汤、百部散出入加减，热潮渐退，痰滞渐豁，约一月病大转好。后以延年贝母煎、崔氏苏子煎调摄痊愈。予因

此有感于中，樟木水何以能疗肺痿？盖樟木香臭甚烈，有毒，滑泻力强，能稀释胶结，搜剔幽隐，涤荡潴秽，与葶苈大枣泻肺汤类似，但葶苈大枣泻肺汤是治肺痈实证，此是肺痿虚证，何以亦能治？且前次我按法用药，何以不救？自服樟木水后，何以服用前药又有效？盖前药未达有效量耳。浊痰随来随积，去少积多，如何能效服樟木水后，浊痰老巢已破，半疏半调足矣，所以得愈，惟杨某服樟木水过量，是以变生险象，但病反因而速愈，亦未始不由于此。或见大病须用大药，不得先将一个“虚”字横在胸中。如虚劳门诸虚百不足，用大黄䗪虫丸，水气门胸满惊烦，不卒死，用十枣汤，诸可推证。后友人何镜澄室及王惠桥张姓病，痿象已成，均仿此案意治愈。

（《冉雪峰医案》）

许勉斋

痰饮胁痛说约

许勉斋（1900~1982），现代医家

刘右 年逾古稀，戊辰腊月，初则伤风咳嗽，继因挫闪，难于转侧，偶成咳嗽，牵动胁肋，其痛更剧。予旋覆花汤加三七、归尾，胁痛立止；乃误将驴胶调补，致胃纳式微，酿成痰饮。余曰：脾为生痰之源，胃为贮痰之器，肺为出痰之窍。脾肺亏虚，为痰为饮；津不上乘，有时口燥；肾阴不足，兼挟肝郁，气火郁阻，有时腹热；足痿不良于行者，以久卧床榻，经络不舒故也。脉右尺带弦，寸、关未起，症情复杂，颇费踌躇。兹拟补脾为主，脾健则痰饮自化，而浊自降，上下拜受其赐，四旁咸蒙其益。予六君汤加牡蛎、泽泻、川贝、杏仁、霍斛。隔数日，伊复函恳往诊，并详述前药服后，纳增气平，经过良好。余曰：服补剂而纳增气平，的系中亏之候。盖脾气上归于肺，中气下根于肾，建其中气，则肺肾出纳有权。效不更方，仍守原意扩充，以党参易吉林参须，冬术易江西术，去牡蛎、泽泻、霍斛，加茯神、益智、冬虫草、广橘白之属。

（《勉斋医话》）

许玉山

痰饮长沙思奥旨，著效尚需固本方

许玉山（1914~1985），山西省著名中医临床大家

痰饮者，水湿为病也，当责之中阳素虚，复感外邪，饥饱劳役所致。如饮在胃肠者为痰饮，宜用苓桂术甘汤加味；水湿聚于胸胁，谓之悬饮，宜十枣汤加味（元气未衰宜此）；流溢四肢肌肉为溢饮，麻黄汤、杏苏散加减，但禁用消导之品，以防引邪入里；支撑胸肺为支饮，宜小青龙汤加减，此方姜、辛、味一起烹，乃长沙奥旨，表之、温之、散之、敛之，剂量上变化无穷，有运用无尽之妙。

饮邪之病，湿邪所致，其本属脾胃阳虚，而标乃水饮停蓄，总为阳虚阴盛之患。本虚标实之证，以温药和之为治疗总则，寒凉之品尤当慎用。健脾温胃、温肾助阳方为正治，行水、攻逐、发汗皆权宜之法，待水饮渐平，仍当扶正固本为要。

周某 男，56岁，厨师。

病痰饮3年。症见心悸、气短、咳嗽、胸胁胀满、头晕目眩。值今年秋令肃杀之季，诸症加重，背寒咳喘，形体消瘦，饮食减少，胃中有振水声，饮入易吐涎沫，肠鸣辘辘，大便稀溏，舌淡苔白，脉弦滑。证属脾阳不运，饮阻中焦。治以健脾利水、温化痰饮之剂。

白术12g 茯苓12g 桂枝9g 半夏9g 橘红12g 杏仁炒，10g 泽泻10g 猪苓10g 炮姜8g 生姜4片 甘草5g

白术、茯苓健脾除湿；桂枝、炮姜以温阳行气，配猪苓、泽泻以利湿化饮；橘红、炒杏仁、半夏为治痰饮有效之良药；生姜散表寒，与术、苓、甘草同为和中而设。

二诊：服药4剂后，症减大半，气短、心悸、咳嗽减轻，略恶心，背恶寒、眩晕、便溏均有好转。但病程日久，宿饮难化。仍依前方加薏苡仁15g以利水渗湿，健脾止泻。服5剂诸症悉除。饮停胸胁涤痰化饮。

冯某　男，30岁，技术员。

胸胁胀痛1周，咳嗽、转侧、呼吸时疼痛加重，近两天又感时邪，恶寒发热，咳嗽，咯痰不爽，气短，胸闷，舌淡，苔白腻，脉细滑。证属饮停胸胁，兼有外感。治当先解表，兼以宣肺化痰之剂。

荆芥9g　防风10g　前胡10g　桔梗10g　杏仁炒，10g　半夏9g　茯苓12g　橘红10g　生姜3片

荆、防解表散寒；桔梗、杏仁宣肺止咳；前胡、橘红、半夏、茯苓祛痰化饮；生姜散寒，合半夏行水降逆。

二诊：服药后，恶寒发热均见好转，咳嗽、吐痰、气急减轻，胸胁时痛，纳少，苔白，脉细滑。脾为生痰之源，肺为贮痰之器，故拟理肺健脾、涤痰化饮之剂治之。

瓜蒌15g　炒杏仁10g　白术10g　茯苓12g　枳壳10g　橘红12g　苏子炒，9g　白芥子炒，5g　冬花12g　半夏9g　生姜4片

三诊：服药5剂，胸胁疼痛向愈，余症皆可，食欲增加，但病后正气虚弱，精神倦怠，痰饮犹存。再拟健脾除湿、理肺化痰之剂，调理善后。

白术12g　茯苓12g　半夏9g　杏仁12g　苏子炒，9g　冬花12g　白芥子炒，8g　枳壳10g　生姜4片

《素问·至真要大论》云："诸病水液，澄澈清冷皆属于寒。"《金

匮要略》立痰饮为专篇，根据水饮停聚的部位不同，分为痰饮、悬饮、溢饮、支饮等类。《素问·经脉别论》云："饮入于胃，游溢精气，上输于脾，脾气散精，上归于肺，通调水道，下输膀胱，水精四布，五经并行。"这是人体水液流行的正常情况。今脾胃运化失常，阳气不振，以致水停为饮，随其所在而为患：流走胃肠，则为痰饮；入于胁下，则为悬饮；上迫胸肺，则为支饮；外溢肌表，则为溢饮。本案证似支饮，"咳逆倚息，短气不得卧"，因寒邪客而病此也。初用辛温，宣散表邪，继以实脾土、导水邪之剂而向愈。

（《中国百年百名中医临床家丛书·许玉山》）

张梦侬

诸般痼疾因痰饮，辨证应机病始安

张梦侬，湖北著名老中医

痰饮不寐

入夜张目不瞑，因而经常失眠，形体一般较胖，脉多弦滑寸大。虽常服安神镇静之剂，效均不显。阳入于阴则寐，阳出于阴则寤。今者痰饮中阻，致阳气不得入于阴，所以张目不眠。化痰饮，决壅塞，通经络，和阴阳。

法半夏　陈皮　炙甘草　炒枳壳　瓜蒌皮　炒蕤仁　竹茹各10g　茯苓10g　苡仁15g　高粱米（秫米）60g　生姜3片

水煎，分3次服，5剂为1个疗程。如病未痊愈，可续服5剂。

不寐原因非一，本节为痰饮所致的不寐，故用除湿化痰。下气止呕之半夏；调中快膈，燥湿理气之陈皮；渗湿健脾，宁心益气之茯苓；补益脾胃，协和诸药之甘草；散脾消胀，破气化痰之枳实；清热解郁，涤饮散结之瓜蒌；除热破结，行气除痰，能治不眠之炒蕤仁；健脾益胃，祛风胜湿之薏苡仁；治阳盛阴虚，夜不得眠之秫米（高粱米）；加竹茹、生姜清热滑窍，降逆止呕。以上系《内经》之半夏秫米汤合《千金方》之温胆汤二方另加炒蕤仁、薏苡仁、瓜蒌皮三味为剂。惜今日医人不知秫米是高粱米，以致用之者少，特附记于此。

魏某 女，35岁，1974年秋诊。经常失眠，彻夜不寐。自觉皮肤上有蚁行或虫咬感，有时心慌、惊恐。诊脉弦滑，舌苔白滑。印象为痰饮内扰，心神不藏，投以上方加炒酸枣仁10g，龙牡粉各25g，3剂，分3日6次服。服后入夜能寐。惟带下较多，续服上方去枳壳、蕤仁、苡仁，再加黄芪25g，白术10g。

痰饮久泻

大便不实，经常溏泻，每日4~8次，甚则10余次，肠间辘辘作响，腹中不痛。其人素胖今瘦，饮食日少，口干不欲饮，神倦体乏，甚至病经数年不愈。

肾命火衰，不能蒸发脾阳，脾虚阳弱，不能运化精微而成痰饮，故久泻不愈。

温补脾肾，健运中阳，化痰涤饮。六君子汤合四神丸加减。

米炒党参15g 炒白术15g 茯苓15g 半夏10g 陈皮10g 甘草10g 扁豆15g 罂粟壳10g 诃子10g 豆蔻10g 姜10g 骨脂10g 禹余粮30g

浓煎，分3次温服，10剂为1个疗程。病愈即停药，务不必尽剂。

泻利日久不愈，累治不效。从素胖今瘦，腹中作响，知为痰饮；从神倦体乏，知为气虚；从经常大便不实，知为火衰脾弱。故用参、术、苓、草、陈、夏（六君子汤）、白扁豆以补气健脾祛痰；肉豆蔻、补骨脂温脾补肾，止泻祛痰；干姜温中消痰，补脾止利；禹余粮涩以固下而治痢；诃子化痰，罂粟壳固肾，均有涩肠止泻之功。组合成剂，以温补脾肾、和中祛痰，则泻自止。

艾某 男，50岁，1968年冬诊。大便经常溏泻，每日7~8次至

10余次，午前泻次较多，每夜子丑之交，肠中辘辘作响，不痛。病起于1964年夏，在某使馆工作，素无他病。至1967年夏，发生泻利，初起每日3~4次，渐增至每日1~8次。在当地治疗无效。回国住某医院，经过2个月检查治疗，未发现病因。泻利反增至日10余次。形体由胖转瘦，本年元月返汉，经中药治疗病减，但每日仍泻7~8次，形体更瘦，神倦乏力，曾发生眩晕，昏倒数次。诊脉弦滑无力，舌苔白薄，口中干苦不欲饮。臆断为痰饮素质，泻久气虚脾弱火衰。投以上方10剂，病减过半，饮食精神好转，大便成形。仍宗原方加五味子。续服7剂，大便完全正常，后改此方为丸以巩固疗效。数次走访，病未再发。

停饮腹痛

本病以酒客为多，病发则脘腹剧痛，二便秘，不欲食，饮食即吐，脘中痞硬拒按，日夜痛无休止，痛甚则手捶足蹬，床榻为折。每年周期性发作。

水气痰饮停积于胃，尤以好饮冷酒冷食之人多见，常反复发作。多以受寒为诱因。

逐痰涤饮，降逆通便。

控涎丹（成药）（煨甘遂、去心大戟，白芥子三味各等份，共炒研细末，蒸枣去核及皮，取枣肉捣和为丸，小豆大，晒干）。

每次服7粒，开水送下。服后3小时左右如腹中嘈杂作响，必泻下水样便而愈。亦有先呕水液后作泻者。如病重者，服一次不应，6小时后再服10粒。在2~3小时内，或吐或泻，其痛自缓，后用汤药调理善后（2次不应，可服3次）。但孕妇、有吐血史及体虚人禁用。

痰饮水气为病，在人体无处不到。本病以顽痰水饮凝结于中，气机升降，脾胃运行，均被阻滞。上则饮食不能入，下则泻便不能通，中则胃脘剧痛欲死。故以《三因方》之控涎丹治痰饮之本，痰饮之本为水湿，受热煎熬则成痰饮。故用辛温通络之白芥子，散寒利气以祛皮里膜外之痰；苦寒有毒之甘遂、大戟，逐经隧脏腑之水饮。服后如痰饮在上则水从呕出，在中下则水从泻走。痰饮去则气机畅达而脘痛自止。后用汤剂健脾涤饮解酒以善后。

张某 男，40岁，1938年春诊。素喜饮冷酒，经常发胃痛。受寒则痛发，寒甚则痛剧。已经多年，每年必有几次剧痛。今脘中痞硬如石，绞痛欲死，手捶足蹬，床板为折。视面容痛苦，呕吐，便闭，舌苔白厚，脉象弦滑，右甚。诊断为痰饮水气挟食滞搏结于中，中焦阻滞，上下不通，投以控涎丹，痰饮从吐泻而出，气通痛止，再与汤剂而安。

善后方：藿香、葛花、法半夏、厚朴、白茯苓、陈皮、枳椇子、神曲、泽泻各10g，炒黄连、吴萸各5g，炙甘草6g，生姜3片。

用法：水煎，分3次服。

方义：本方系二陈汤、左金丸、解酲汤加减而成，能化痰涤饮，温中健脾，安胃解酒。

停饮胁下痛

胁下痛数日不愈，后连背脊，前及胸胁，卧床不能动，动则呕逆，转侧皆废，呼吸引痛。知饥不欲食，口干不欲饮，大便数日不通。

停饮挟湿热，阻遏少阳厥阴之络，气机痹滞所致。宣湿清热，涤饮化气，通络止痛。

柴胡　旋覆花布包　法半夏　乌药　桃仁　枳壳炒　瓜蒌皮　赤

茯苓　石菖蒲各10g　赭石粉　冬瓜子　丝瓜络各15g　薏苡仁25g

水煎，1剂分3次服。可连服3剂。病愈可停药，未痊愈可续服2剂。

胁下为少阳厥阴二经所过之处，故首用入少阳厥阴经散结行气治胸痞胁痛之柴胡；次用消痰结坚痞、下气行水之旋覆花，镇逆止呕之代赭石，缓肝泄滞之桃仁，破痰气、除胁胀之枳实，止呕降逆、化痰下气之半夏，疏胸腹逆气之乌药，治热痰消胸痹之瓜蒌子，除风湿兼止痛之石菖蒲，化痰通络之丝瓜络，化饮除湿之茯苓，清热清湿之苡仁，消水散热之冬瓜子等以清湿热，祛痰饮，行气通络止痛。

刘某　男，37岁，1964年春诊。左胁下痛已3周，证如上述，既往患过本病，经治2个月方安。素喜饮酒。臆断为痰饮挟湿热着于足少阳厥阴之络，故用小柴胡汤，旋覆代赭汤加减成上方，如法连服3剂，病即基本痊愈。嘱照方续服1剂，以后禁酒为好。

悬饮胁痛

前胸连胁肋胀痛，或左或右，呼吸急迫，畏寒发热，咳嗽不利。经检查为胸腔积液，虽经多次抽水，但过数日胀痛又发，屡抽屡发，经月不愈。

湿热挟水邪阻碍上焦气机，古称悬饮，法当以十枣汤攻下，由于体弱气虚，当须审慎。

病已日久，又经数次抽水，形体已虚，攻下恐非所宜，当宜清分利法，使渗入胸膜内之积液由分利疏泄而排出。

冬瓜仁30g　苡仁30g　白茅根30g　丝瓜络15g　旋覆花布包，15g　赤茯苓15g　飞滑石15g　桔梗10g　枳壳10g　柴胡10g　杏仁泥10g　通草10g　苇根60g

用法：上药加水浓煎。5剂。

方义：饮邪蕴结胸腔周围肋膜间作痛，故用冬瓜仁、薏苡仁、鲜苇根、白茅根、通草、滑石、杏仁、桔梗、枳壳、丝瓜络、赤茯苓、柴胡、旋覆花等化气行水通络、轻清甘淡之品，以宣通分利之。常以此方用于临床颇有疗效。

张某 男，41岁，1969年冬诊。胸腔左侧连胁及背肋引痛。经某医院诊为胸膜积液。住院23日，经3次抽水共1400ml，病尚不愈，因此出院来诊。脉弦滑数，苔白腻滑，舌红。询知有嗜酒癖。臆断为湿热阻遏上焦，属于悬饮。投上方5剂而愈。后经追访再未复发。

痰饮内盛眩晕

常发头目晕眩，血压时高时平，其症状轻重，多随血压波动而改变，甚者血压高时可达200/100mmHg以上，多发生于形体肥胖、喜食滋补品和脂肪过多及黏腻食物之人。

痰饮素质，逸多劳少，气血运行缓慢，一经滋腻补涩，则痰饮阻滞。祛痰涤饮，宣通经络，消滞行气。方药：

旋覆花布包，15g　赭石粉25g　法半夏10g　陈皮10g　枳实炒，10g　白术10g　莱菔子10g　神曲炒，10g　白茯苓10g　焦山楂15g　龙牡粉各15g　竹茹10g　生姜3片

用法：水煎，分3次温服，5剂为1个疗程。

一般高血压病，多由痰饮阻遏或肝阳上犯所致。本节一是肝阳亢盛型之血压增高，故用磁石、赭石、龙骨、牡蛎、龟甲、鳖甲大量金石介类以镇肝降逆；首乌、女贞子、决明子、白芍、牛膝以养血柔肝，育阴潜阳；仅一味旋覆花以消痰结，散坚痞，下气行水为剂以治之。二是痰饮内盛型之血压增高，则用半夏、陈皮、枳实、白术、茯

苓、旋覆、生姜、竹茹等以健脾、利水、化湿热蕴结之痰；神曲、山楂、莱菔子等以消油腻米面饮食凝聚之痰；仅用赭石、龙骨、牡蛎以平肝降逆而治痰饮内盛型之高血压。

高某 女，37 岁，1969 年春诊。头目经常晕眩，甚则不可以动，动则痰涎上涌，呕逆不已。血压经常在 190/110mmHg 左右。原有脑震荡史。形体肥胖，四肢常冷。脉象沉滑，舌苔白滑。印象为痰饮内盛，气机升降失常。投以痰饮内盛型方数剂，血压下降至 90/60mmHg，因而停药。至本年六月，眩晕复发，血压升高，询以饮食药物近况。述自停药后，一切正常，现因有人言人胖体虚，可服白木耳保养身体，服后病又复发。仍投上方而安。

肝阳痰饮眩晕

经常头如裹，目如蒙，甚则眩晕不能动，觉天旋地转，目闭不敢开，怕见光亮，恶闻人声，不饥、不食、不便，略一转侧，则呕逆不止，始则呕出饮食、痰涎，继则呕出苦绿涩水，经过数日，呕止、便通，眩晕始逐渐缓解，一年数次发作，每次总在气恼大怒之后。

素体肝阳亢盛兼挟痰饮,《素问·举痛论》谓：“怒则气上。”气有余便是火，火动风生，则挟痰饮上涌，清窍蒙蔽，浊气不降则清气不升，所以目眩头晕，天旋地转，必将痰涎呕出，其病方平。平肝降逆，涤痰逐饮，和胃止呕。方药：

代赭石粉　海蛤粉　石决明粉　磁石粉煅　淡竹茹各 15g　白茯苓　法半夏　陈皮　炙甘草　枳实炒　旋覆花布包　胆南星　瓜蒌子　杏仁炒，各 10g　生姜 3 片

加水 3 磅，熬成 1 磅，1 日分 3 次服完。另服礞石滚痰丸，每次 10g，每日 3 次，饭后开水送下。

本病以痰饮为内因，怒恼为外因。故用半夏、陈皮、茯苓、甘草、枳实、竹茹、胆南星、旋覆花、生姜等味化痰涤饮、降逆止呕以治痰饮之本；赭石、磁石、石决明、海蛤粉等味镇逆、平肝、清热、化痰以制肝阳之妄动；瓜蒌子、杏仁荡涤郁热浊痰、上利肺气、下通大肠。加礞石滚痰丸使实热老痰积饮逐渐消除。本方系二陈汤、涤痰汤、温胆汤、旋覆代赭石汤加减组成，用治肝阳挟痰饮眩晕之症。

张某 女，57 岁，1927 年春诊。形体稍胖，性情急躁，经常头目晕眩，发作剧烈时，则闭目静卧。病将愈前必断续呕吐黏痰胶涎数碗，后则大便通利，眩晕渐平。此次正值病发之际。即用以上汤药、丸剂。服一昼夜，诸症皆平。此后有人劝以戒荤食素。再未发生晕眩之疾，身体反较以前健康，寿至 80，无疾而终。

（《中国百年百名中医临床家丛书·张梦侬》）

衣震寰

愈久泻甘遂半夏

衣震寰（1913~？），黑龙江省鸡西市中医院主任医师

泄泻日久，缠绵难愈。论其病因有脾虚、肝郁、湿胜阳衰、痼冷、滑脱诸说，而参苓、痛泻、胃苓、四神、温脾、养脏诸方用之久矣。又有痰泻、瘀泻之说，故丹溪有蠲痰之剂，清任有活血之方。早年我效法诸家，亦常取效。其顽重者，虽辗转于健脾、疏肝、利湿、温阳、固涩、祛痰、化瘀诸法，往往无功，病未愈而法已穷矣。于是再求于仲景，见《金匮要略》“痰饮咳嗽病篇”载甘遂甘草相反之药同用，似较十枣、陷胸诸剂尤峻，后世殊难学步，遍考诸家，应用者鲜。我反复研讨，未敢措手。

后于1971年遇一高姓女患，久泻3年，初因产体弱缺乳，自伊民间方红糖、蜂蜜、猪脂各125g左右合温顿服，嗣后即患腹泻。3年之间，中西医药多法治疗无效。面色苍白无华，消瘦羸弱，轻度浮肿，晨兴即泻，日三五行。心下满痛，辘辘有声，短气，口干不饮，恶心不吐。上半身自汗，头部尤甚。脉沉伏，右微细左兼细滑，苔白滑，或进健脾益气更剧。斟其脉证，断其为留饮致泻。依据有五：

一则其正固虚，内必伏饮，故补反助邪，所谓大实者有羸状而虚不受补者也；二则心下满痛拒按，泻后反觉轻松，满痛亦得略减，继则复满如故，如此反复作病，与《金匮要略》“利反快，虽利，心下续

坚满”之留饮下利证合；三则口干不欲饮，属饮阻气化津不上潮；四则身半以上有汗，属蓄饮阻隔，阳不下通而上蒸；五则脉沉伏而左兼滑象，是伏为饮阻滑有余，主里当有所除。故据“有故无殒”“有是证用是药”的原则，峻下留饮，予甘遂半夏汤：

甘草 10g　半夏 10g　白芍 15g　甘遂 3.5g　蜂蜜 150g

先煎甘草、半夏、白芍，取汤 100ml，合蜜，将甘遂研末兑入，再微火煎沸，空腹顿服。药后腹微痛，心下鸣响加剧，两小时后连泻七八次，排出脓水样便，泻后痛楚悉去，自觉 3 年来从未如此轻松，后竟不泻，调养 1 个月即康复，后未再发。

或赞仲景方善治大症重症，于斯尤信。其后我用此方，屡起沉痼之久泻。

运用是方之辨证要点：久泻，多晨兴即泻，脘腹或胀或痛，泻后即减，减而腹痛，脉沉，或伏或弦或细或滑。临床见此脉症，悉投此方，不必虑。一般药后泻下脓痰水液样便，常使多年夙疾顿除，或见转机，稍事调理即痊。有时遇有诸法遍试不效之久泻，临床虽未见甘遂半夏汤证，亦可相机投予。待泻下后再投先前不效之方，反收速效。如一久泻 7 年之患，诸药备尝，证属寒湿，服理苓汤 20 余剂，效不显。乃予此方先行攻下，泻下后反复投理苓，竟收速效。其后凡遇顽固难愈之久泻，可任攻下者，悉以此方先行取泻，泻后随证治之，每每事半功倍，疗程缩短。盖痰饮留结于胃肠回薄曲折之处，则对胃肠形成顽固之刺激，故久而难愈。先行攻泻，去其陈莝，推陈致新，实为治疗久泻之秘钥要着。

考后世泄泻一门，于仲景水饮致泻之义略而未及。仲景云：“水渍入胃，必作利也。”除甘遂半夏汤证外，《伤寒论》157 条十枣汤证有“下利”证，小青龙汤加减法有“若微利者，去麻黄加荛花”例皆主此义。本病之机制，喻嘉言认为是“有形之饮，留结于胃肠之间”，且提出“窠穴”说，均属卓识。饮结胃肠，下迫作泻，泻后饮热稍减，阳气略通，证似稍减，所谓“病者脉伏，其人欲自利，利反快”；而窠穴未除，水饮复聚，故满痛如旧，所谓“虽利，心下续坚满”，知非仲景之峻剂，无以摧其窠穴。即使久泻正虚，亦不可畏虚贻患，当先行攻逐，必邪去而正始复。

又此类久泻多发作于清晨，似与命门火衰之五更泻相类，我从《金匮》“此为留饮欲去故也”一句，悟出此为正邪相争之机。盖饮为阴邪，当寅卯阳气升发之时，则气动饮行，故泻而症减一时。随其实而攻之，因其势而导之，此乃仲景立方之旨。

本方甘遂甘草反药同用，尤在泾“盖欲一战而留饮尽去，因相激而相成也”所释精当。是医亦有激将之术矣。因其相激，遂使峻毒之品，深入水饮窠穴而溃决之。故仲景立此方独取甘草之反甘遂者，以相激为用，相反适以相成；半夏之燥，和胃蠲饮；白芍之柔，缓中止痛；蜂蜜调和诸药，既缓药力，且护胃而使相反激争之药免入无过之地。据现代研究，甘遂、大戟、芫花等与甘草同用，确使毒性增加。本方用甘草，显然不仅仅是出任“国老”，从方后注明的煎服法来看，调和诸药之任，在蜂蜜而非甘草，尤注较正确地理解了仲景原义。据临床实践来看，我曾为求无过而将方中甘草去掉，结果药后不效，再加甘草方速效。用蜜亦属重要，日人汤本求真《皇汉医学》曾记吉益东洞之弟子二宫桃亭，在临床上遇此证，用本方就忽略了这点，结果药后造成事故，足以借鉴。

洪哲明

痰饮久泻，方取控涎

洪哲明（1903~1990），吉林省名老中医

洪老对子和“夫病之一物，非人身素有之也，或自外而入，或由内而生，皆邪气……邪气加诸身，速攻之可也，速去之可也”之论十分赞服。临证主张攻逐，以使邪气速溃。经过多年体验，认为疾病可攻者多，可补者少，故主张攻邪以愈疾厄，治疗久泻亦如此，虽见有虚象，但多由痰饮瘀血内结，脏腑气化失常而致。即使是脾肾虚衰气化不及，痰饮不除，旋即内停，如果由虚致实，虚实夹杂，补则留寇助邪，攻补兼施亦有掣肘之弊。尝谓：九补不如一消，实为经验砺炼之谈，凡久泻痼疾，疏其气滞，逐其痰饮，利其水湿，决其血瘀，俾阳气畅达，阴精敷布，中焦气化自趋于常。

于某　男，36岁。腹泻时作时止，已及半载。每日腹泻六七次，量不多，势不急。泻时腹中隐痛。日益消瘦，四肢不温，畏寒脉细，舌淡苔白滑。曾服多种抗菌药、收敛药以及理中丸、参苓白术散等不效。中焦阳气虚馁，水湿不运，下趋大肠而作泻，水湿不除，泻终难止。先予控涎丹荡涤，水饮得逐后，再议健运中州。

服控涎丹1丸（5g），腹痛大泻。次日腹泻大减，每日排便两次，微溏。嘱服理中丸以善其后。

控涎丹确可荡涤内外宿痰积饮、水毒垢浊，推陈致新，间接地起

到健脾、扶阳、疏达气机的作用，寓补于攻逐之中。

脾为阴土，喜燥恶湿，痰饮水湿留滞，脾阳被困，运化愈加呆滞。攻逐痰饮水湿，则可解脾阳之困而健脾。确有很多久泻，中阳虚衰，水饮停滞，虽久用补阳温运而效亦不显。攻逐痰饮后非但阳衰易扶，更有不少患者不扶阳而阳气自振，以其水饮被逐，阳气有通畅之机也。

控涎丹方出陈无择《三因极一病证方论》，又名妙应丸，乃十枣汤衍化而来。李时珍在《本草纲目》中指出：控涎丹乃治痰之本，惟善用者能建奇功也。清代医家王洪绪用其治疗多种外科疾病，誉之为子龙丸。临床体会本方配伍十分严谨。大戟，《本经》云主治“十二水，肿满急痛，积聚”。甘遂，《本经》谓：“主大腹疝瘕，腹满，面目浮肿，留饮宿食，破癥坚积聚，利水谷道。”遂、戟配伍，峻逐痰饮水湿，兼入血分，破癥消瘀。尤妙伍用白芥子，利气豁痰，温中开胃，通络行滞，相得益彰。

每用上三味等量研细，炼蜜为丸，每丸重 5g。晨起空腹服一丸。服后勿进食水，得泻后，略进糜粥。一丸不瘥可再服，或减量连续服用，治久泻一般不超过三四次。

关于控涎丹治疗久泻的指征，只要是温补不效，有痰饮见症，苔滑腻者，若正气尚支，均可。

（徐杰　整理）

刘渡舟

渗利水饮泽泻方

刘渡舟（1917~2001），北京中医药大学教授，著名经方大家

泽泻汤一方见于《金匮要略·痰饮咳嗽病脉证并治第十二》。这个方子以治疗心下有支饮、头目苦于冒眩为其特长。“支饮”为四饮中的一种。顾名思义，它好像水之有源，木之有枝，邻于心下，而偏结不散，故名曰支饮。

支饮的治法很多，就泽泻汤证言，是支饮之邪上犯头目，故出现冒眩的症状。冒，指目眩而见黑花撩扰。除此之外，“支饮”本身也有独自的证候。据《金匮》记载“咳逆倚息，气短不得卧，其形如肿”，是支饮的证候。

由此可见，辨认泽泻汤证时，应抓住两方面的证候：一应抓住支饮本身的证候，二应抓住泽泻汤的“苦冒眩”证候，然后才能确定用泽泻汤治疗。但是，令人遗憾的是，“咳逆倚息，气短不得卧”的支饮主症，在临床不一定同时出现，这时只凭一个“苦冒眩”症而肯定泽泻汤的治疗范围，就带来了一定的困难。

因此，对于泽泻汤的发病规律，就有一个重新观察和加以补充的问题。

泽泻汤证的“苦冒眩”，言其头目冒眩之苦，有莫可言状之意。它异于普通的头目眩晕症状。另外，这种冒眩的脉象或弦或沉，或者沉

弦共见。这是因为弦脉主饮，而沉脉主水，方与水饮病机相适应。至于它的色诊，或见黧黑，或呈黑暗，或色黄而晦暗，因人而异，不能一致。例如单纯水饮，而不兼他因的，则见黧黑之色，因黑为水色，合于证情而然；若支饮而夹有肝气，则色青而暗，因青为肝色，而暗则为饮；若黄晦不明，则反映了饮夹脾湿，以困阳气，因脾之色黄，故知有湿。

一般认为水饮病舌色必淡，因其寒也；苔多水滑，津液凝也；如果水湿合邪，则又出现白腻之苔，而且厚也。故泽泻汤证应以上述的舌脉作为诊断依据。然而泽泻汤证的舌体，则是特别肥大而异于寻常。它有质厚而宽，占满口腔而使人望之骇然。以证推理，我认为可能由于心脾气虚，又加水饮为患，浸膈渍胃之所致。因心开窍于舌，脾脉散于舌本，今心脾气虚，水饮上渍，所以形成舌体肥大。这是辨认心下支饮的一个有力根据。此外，泽泻汤证，尚不止于冒眩一症，据余临床所见还有头痛、头重、耳鸣、鼻塞等症。

为了理论结合实践起见，兹举泽泻汤证治验 3 例，借以推广泽泻汤临床应用。

1967 年在湖北潜江县，治一朱姓患者，男，50 岁，因病退休在家，患病已两载，百般治疗无效。其所患之病，为头目冒眩，终日昏昏沉沉，如在云雾之中。且两眼懒睁，两手发颤，不能握笔写字，颇以为苦，切其脉弦而软，视其舌肥大异常，苔呈白滑，而根部略腻。辨证为泽泻汤的冒眩症。因心下有支饮，则心阳被遏，不能上煦于头，故见头目冒眩；正虚有饮，阳不充于筋脉，则两手发颤；阳气被遏，饮邪上冒，所以精神不振，懒睁眼。至于舌大脉弦，无非是支饮之象。

渗利饮邪，兼崇脾气。

泽泻 24g　白术 12g

此方即泽泻汤。药仅 2 味，而功效甚捷。清人林礼丰认为：“心者阳中之阳，头者诸阳之会。人之有阳气，犹天之有日也。天以日而光明，犹人之阳气会于头，而目能明视也。夫心下有支饮，则饮邪上蒙于心，心阳被遏，不能上会于颠，故有头目冒眩之病。故主以泽泻汤。盖泽泻气味甘寒，生于水中，得水阴之气，而能制水；一茎直上，能从下而上，同气相求，领水饮之气以下走。然犹恐水气下而复上，故用白术之甘温，崇土制水者以堵之，犹治水者之必筑堤防也。”他的话反映了泽泻汤证的病机和治疗意义。或问，此证为何不用苓桂术甘之温药以化饮？盖泽泻汤乃单刀直入之法，务使饮去而阳气自达；若苓桂术甘汤，嫌其甘缓而恋湿，对舌体硕大，而苔又白腻，则又实非所宜，此故仲景之所不取。若服泽泻汤后，水湿之邪已减，而苓桂术甘之法，犹未可全废，而亦意在言外矣。

患者服药后的情况，说来亦颇耐人寻味。他服第一煎，因未见任何反应，乃语其家属曰：此方药仅 2 味，吾早已虑其无效，今果然矣。孰料第二煎服后，覆杯未久，顿觉周身与前胸后背漐漐汗出，出手拭汗而有黏感，此时身体变爽，如释重负，头清目亮，冒眩立减。又服 2 剂，继续又出些小汗，其病从此而告愈。

1973 年曾治一黄姓妇女，32 岁。患头痛兼发重，如同铁箍裹勒于头上，其病 1 年有余，而治疗无效。切其脉则沉缓无力，视其舌体则硕大异常，苔则白而且腻。

辨证：此证为水饮夹湿，上冒清阳，所谓“因于湿，首如裹”。

治法：渗利水湿，助脾化饮。

泽泻 18g　白术 10g　天麻 6g

照此方共服 4 剂，1 年之病，竟渐获愈。

魏某　男，60 岁，河南人。患头晕目眩，兼有耳鸣，鼻亦发塞，嗅觉不佳。病有数载，屡治不效，颇以为苦。切其脉弦，视其舌则胖大无伦，苔则水滑而白。

此证心下有饮，上冒清阳，是以头目冒眩；其耳鸣、鼻塞则为浊阴踞上，清窍不利之所致。拟法渗利水饮。

泽泻 24g　白术 10g

此方服 1 剂而有效，不改方，共服 5 剂，则头晕、目眩、耳鸣、鼻塞等症愈其大半，转方用五苓散温阳行水而收全功。

或问："朱案服泽泻汤后，为何汗出，殊令费解。"答曰："此证为水湿之邪郁遏阳气而不得伸，今用泽泻汤药量大而力专，利水行饮，下走水道为捷。叶香岩说：'通阳不在温，而在利小便'，今小便一利，水湿有路可去，而三焦阳气同时得达，故表里通畅出微汗使病得解。"

通过临床事实，不但证实了泽泻汤证的客观存在，而且也证明了该汤的效验确实。

周仲瑛

疑难病症痰瘀同治

周仲瑛（1928~　），南京中医药大学教授，国医大师

痰、瘀虽然各具特有的征象，但因均为津血不归正化的产物，同源异物，故在病理状态下，又有内在的联系，往往互为因果，胶结难解。一方面可在同一病因作用下，同时影响津血的正常输化导致痰瘀同生。如热邪可以炼液成痰，而血液受热煎熬，又可结而成瘀；寒邪客于络脉，寒凝血滞而瘀，寒邪最易损伤人体阳气，阳虚气弱，不能输化津液，则聚而成痰。另一方面，亦可表现为痰瘀互生。痰浊阻滞脉道，妨碍血液循行，则血滞成瘀；瘀血阻滞，脉络不通，影响津液正常输布，或离经之血瘀于脉外，气化失于宣通，以致津液停积而成痰。致瘀痰互结同病。明·罗赤诚《医宗粹言》指出痰瘀两者在病理表现和治疗上还有先后主次之异，“先因伤血，血逆则气滞，气滞则生痰，痰与血相聚，名曰瘀血夹痰……治宜导痰消血；若素有郁痰所积，后因伤血，故血随蓄滞，与痰相聚，名曰痰挟瘀血……治宜破血消痰”。进而言之，痰与瘀之间还会互相转化，唐容川在《血证论》中即明言：“痰亦可化为瘀”“血积既久，亦能化为痰水”，故可认为，痰阻则血难行，血凝则痰易生；痰停体内，久必化瘀，瘀血内阻，久必生痰。在病变过程中可以互相因果为病。

由于脏腑与五体、七窍之间是一个统一的有机整体，故脏腑肢

体骨节经络皆可见痰瘀同病证候。但因诸脏各有其独特的生理功能和病理变化，故痰瘀同病的具体表现尚有多端，当针对病位病证特点辨治。

心病痰瘀，痹阻胸阳，可致胸痹、心痛、心悸、怔忡；闭塞神窍，可见神昏、癫狂、痫病、痴呆、健忘等病。肺病痰瘀，壅遏肺气，则病肺胀、肺痿、肺痈、喘证、哮证等；他如久病痨瘵，阴虚火炎，灼津炼液，损伤肺体，病久入络，又可因虚致实，兼夹痰瘀为患。脾胃痰瘀，互结于中，清浊升降失常，可以形成胃痞、胃痛、胃缓、噎膈、反胃等病。肝病痰瘀，疏泄失司，或肝风夹痰，瘀阻清窍，可以变生胁痛、积聚、黄疸、眩晕、头痛、中风诸多病症。肾病痰瘀，常属虚中夹实，因肾阳不振，水泛为痰；阳虚生寒，血涩为瘀，或肾阴亏损，虚火灼炼津血成痰成瘀，可见水肿、关格、癃闭、腰痛、结石、尿浊、淋证等病。四肢骨节经络痰瘀，若深入骨骱，可成顽痹，凝聚于肢体、肌肤，则见肿块、结节。临证当依肿块的软硬度，区别痰瘀的主次，质软者以痰为主，质硬者以瘀为主。

痰瘀同病辨识要领

痰瘀同病的临床表现，不仅是痰、瘀的各自证候，而应是两者在病机上互为因果所致的综合征象。

目光呆滞，目睛转动不灵，表情淡漠，精神困顿，反应迟钝；或躁扰不宁，甚则精神错乱，惊狂，谵语，昏迷。

肥胖颈短，体态臃肿，掌厚指短；或形体瘦削；或素盛今瘦，或素瘦今肥。

面色晦暗、青、紫、黧黑，或面色油光多脂。

发枯黄憔悴、稀疏、干枯不荣，或多油脂、皮屑，毛发易脱落。

白睛可见瘀点、瘀斑，曲张、增粗之细脉、赤丝；眼睑呈烟灰黑色，目胞浮，睑下如卧蚕，似绵软包块；睑皮内有硬结；内目此上方有黄显大小突块，左右各一；目角多眦易糜烂；眼珠生翳、胬肉。

耳轮焦枯色灰黑；耳轮甲错；耳轮脏腑相应部位出现小结节。

鼻头色青、灰黑；鼻头肥大；鼻头周围充血，或生红色丘疹（酒糟鼻）。

口唇青、紫；唇部黑斑，唇肥厚，口歪；齿龈暗红、发紫。

爪甲青，甚则紫而带弯（杵状指），甲床下多瘀点、瘀丝；指甲菲薄，翻甲。

皮肤：明显油垢，色素沉着，皮肤甲错，多青、紫斑，可触及大小不等、软硬不一肿块、结节；颜面、上胸部蛛纹赤缕，两手鱼际殷红；腹部、下肢、颈部青筋显露，皮肤肥厚。

舌胖大有齿印，或短缩、痿小有裂纹；舌色暗红、青、紫，有瘀点、瘀斑、瘀丝；舌下脉络发青、紫暗，增粗、迂曲；舌下黏膜暗红、有瘀点、瘀斑；舌苔腻、厚腻、浊腻、水滑；舌体运转不灵活，或向一侧歪斜。

痰多、质稠，或白，或黄，或痰血相兼。

大便色黑如漆，质溏垢，或脓血混杂；小便浑浊，血尿。

语声如瓮中出，语言謇涩，或妄言乱语，或语言重复，或喃喃自语，或有呻吟、惊呼；喘咳，喉中如水鸡声等。

口中臭秽；痰、涕、带下、二便腥臭味重。

凡年龄在中年以上，特别是老年人，女性体肥而月经失调、不孕者，性格常易郁闷者，久坐少动者，嗜好烟酒、茶及辛辣、酸、咸、甜味者，表现痰瘀同病的可能性大。

病久，长期反复不愈，如喘、哮、胸痹、心悸、胃痞、胃痛、胁痛、水肿及奇难怪症等。

如癫、狂、痫、中风、瘫痪、肢体运动及感觉障碍、善忘；强烈的精神刺激史，长期过度悲哀、忧愁、惊恐、忿闷；家族有精神病史。

跌打损伤，挫伤，挤压伤，用力不当及手术史。

各种失血，如咯、吐、便、尿血，鼻衄、齿衄、肌衄等。

可有畏寒肢冷，背后冷，或烦热，潮热，发热夜甚。

痛位固定，可有胀、重、刺、绞、灼、冷、隐、掣痛之别，而以重、刺痛为主；头、身、四肢发麻或木而不仁。

口不渴，或渴而饮水不多，或渴不欲饮，或但漱水而不欲咽。

厌油腻厚味、冷食，喜素食、淡食，或焦香干燥食物。

失眠，甚至彻夜不寐，多噩梦，或嗜睡。

黄汗，或少汗、无汗或手足心、腋窝、前阴潮湿多汗。

大便色黑如漆而反易，或大便黏滞排出不爽，或大便外裹黏液，或混有暗红血液；小便浑浊或夹血块，尿出不畅，或茎中刺痛。

月经量少或多，经行不畅，痛经，经期超前，或错后，或闭；带下多，或白带、黄带、赤白带等。

脉见滑、涩、沉、弦、结代、伏、无脉。

腹诊：肌表及腹内可触及实质性肿块、结节；或有按压痛；或皮肤温度偏低、偏高。

血海、丰隆穴有压痛。

攻邪治标，化痰祛瘀

见痰治痰、见瘀治瘀，痰化瘀散则病自已。这是无可非议的对应性治疗，虽属治标之计，实寓治本之道。因“邪去则正安”，既有利于脏腑气血功能的恢复，且可阻断痰瘀所致的多种病症：由于痰瘀的相伴为患，在具体治疗时尚需分清二者先后及主次关系，抑是痰瘀并重，确定化痰与祛瘀的主从或是痰瘀并治。治痰治瘀虽然主次有别，但痰化则气机调畅，有利于活血；瘀去则脉道通畅，而有助于痰清。此即所谓“痰化瘀消，瘀去痰散”之意。若痰瘀并重则当兼顾合治，分消其势，使其不致互相狼狈为患。同时应注意不可孟浪过剂，宜“中病即止”，以免耗伤气血阴阳，变生坏病。选药以平稳有效为原则，慎用毒猛辛烈之品。

从本图治，调补五脏

此即见痰休治痰，见血休治血之理。因痰瘀的生成，实缘五脏功能之失调、津血不归正化变异而成。故调整五脏功能，扶正补虚，则痰瘀自消，所谓“不治痰而痰化、不治瘀而瘀去”是也。因气血冲和，百脉流畅，自无生痰停瘀之患，故景岳谓：“治痰当知治本，则痰无不清，若但知治痰，其谬甚矣”，王肯堂亦曰：“虚证有痰，勿治其痰，但治其虚，虚者既复，则气血健畅，津液流通，何痰之有？”提示了治本的重要性。但另一方面“标本同治”、消补兼施，有机综合应用于临床，又可有助于邪正合治，提高疗效。

疏利气机，助消痰瘀

痰瘀是津血停聚所成，津血赖气化以宣通，故痰瘀病变与气滞密切有关，此即“气滞则血瘀痰结”。因“气行则痰行”“气行则血行”，所以治疗痰瘀同病一般应配理气药，行滞开郁，条达气机，以助化痰祛瘀药发挥效应。这就是“善治痰者，不治痰而治气，气顺则一身津液亦随之而顺矣”（《丹溪心法·痰》）、“凡治血者必调气”（《血证论》）

之意。另一方面，痰瘀既停又复阻碍气化功能，导致气滞加重，因此，化痰祛瘀尤为针对性措施，痰瘀去则气自顺。诚如《医碥》所说："气本清，滞而痰凝血瘀则浊矣，不治其痰血则气不行。"

求因定位，辨证分治

由于痰瘀的生成既可因于邪实，亦可缘于正虚，病变涉及脏腑肢体骨节经络九窍。故对痰瘀的治疗不仅有轻重缓峻之分，还应审证求因，在化痰祛瘀的基础上，配合相应治法。因邪实所致的"寒痰瘀阻"当温通祛寒；"痰热瘀阻"者当清热凉血；"风痰瘀阻"者当祛风和络；"燥痰瘀结"者当润燥滋液；"湿痰瘀阻"者当苦温燥湿；"痰气瘀阻"者当理气解郁；因正虚所致的又当据证配合益气、养血、滋阴、助阳等法。同时必须区别脏腑病位治疗，"痰瘀阻肺"者当宣利肺气，"痰瘀心脉"者当养心通脉，"脾胃痰瘀"当健脾和胃，"肝胆痰瘀"当疏肝利胆，"肾虚痰瘀"当补肾培元，"痰瘀阻窍"者当开窍醒脑，"痰瘀络脉"当宣痹通络，"痰瘀结聚"当软坚散结。

一、肺胀（慢阻肺并发急性感染）

牛某 女，72 岁，家庭妇女。

初诊（1993 年 3 月 6 日）：有老年性慢性支气管炎、肺气肿、肺心病史。春节前左侧颊黏膜红肿疼痛，妨于饮食，用消炎药有所控制，但未消失。2 周前因感冒而咳嗽、气喘，胸闷，呼吸不畅，咯痰质黏色稍黄，量多，口干多饮，纳差，唇甲淡紫，左颊肿胀、颊黏膜暗红，有数个火柴头大小溃疡，舌质暗红，苔黄腻，脉弦滑数。听诊两下肺均可闻及干、湿啰音。经用抗菌消炎、化痰止咳药效果不著。痰热蕴肺，肺络瘀阻，阴津耗伤，肺失清肃。清热化痰，活血和络，滋养肺阴，止咳平喘。

南北沙参各10g　麦冬10g　天花粉12g　知母10g　竹沥半夏10g　鱼腥草15g　射干炙，6g　广地龙10g　半边莲15g　生甘草3g　桃仁10g

7剂。

复诊（1993年3月17日）：咳减痰少，气喘显平，颊黏膜溃疡痊愈，纳增，听诊肺啰音明显好转。辨证为肺心同病，痰热久郁，心血瘀阻，气阴两伤，治予原法加减。

原方去北沙参、半边莲，加太子参10g、丹参12g，继服7剂。

三诊（1993年3月31日）：药后咳喘已平，咯痰少许，胸闷不著，但时有心慌，腿足肿胀，舌紫尖红，苔薄黄，脉弦滑不静、时有歇止；听诊左下肺可闻及少量湿啰音。痰热虽减不净，心肺气阴两虚，治节无权，肺络瘀阻。治守原意转以补益气阴、化痰祛瘀为主。

党参12g　太子参12g　炒玉竹10g　麦冬10g　北沙参12g　桑皮炙，12g　葶苈子10g　竹沥半夏10g　苏木10g　桃仁10g　丹参12g

7剂。

四诊（1993年4月7日）：药后心悸好转，浮肿消退，咳喘未作，咯痰不多；听诊肺部啰音消失，治守前法巩固。原方加知母10g、鱼腥草12g，7剂。

肺胀病理性质多属标实本虚，外邪痰瘀阻肺，气阴耗伤，治疗既应遵守发时祛邪治标的原则，辨其病性的寒热施治，又不能忽视扶正治本的要求。本例肺胀乃属阴虚痰热瘀阻证，因此治本以滋养肺阴为主，治标则清化痰热，和络化瘀；标本兼顾，咳、痰、喘得平。同时肺经虚火上炎所致的口腔溃疡亦随药而愈。继因心肺气阴虚象明显，痰瘀阻塞肺气，转以补益气阴，化痰祛瘀竟功。方中所用苏木、桃仁、丹参及葶苈子、半夏、射干、地龙等药，临证当衡量痰与瘀的主次配伍。

二、胃痞（慢性萎缩性胃炎）

张某 女，50岁，炊事员。

初诊（1993年8月11日）：胃痞三载，多次胃镜查为慢性萎缩性浅表性胃炎、十二指肠球部溃疡、幽门息肉，服多种中、西药物效均不显。现脘痞发胀，怕冷喜温，阻塞不舒，按压不适，食后加重，嗳气不畅，舌边尖红，舌下青筋明显，苔黄薄腻，脉细弦。胃虚气滞，湿阻热郁，肝气乘侮，和降失司，痰瘀中阻。清中化湿，苦辛通降，佐以泄肝和胃，化痰祛瘀。连苏饮、连朴饮、小陷胸汤与戊己丸合方加减。

黄连3g 苏梗10g 法半夏10 厚朴花3g 全瓜蒌15g 莪术10g 炒枳实10g 吴茱萸3g 炒白芍10g 制香附10g 佛手5g 太子参10g 鸡内金炙，6g

7剂。

药后脘痞减轻，胀感消失，腹诊正常，原方加生炒薏苡仁各10g继进。以后有时据症选配乌梅肉、冬瓜子、炙鸡内金、煅瓦楞子、失笑散、石斛、麦冬等。断续服药5个月，其间除偶因饮食不当，触冒风冷略有脘部不适外，余无特殊。随访3个月，一切如常。

本例胃痞中医辨证肝胃同病，湿热痰瘀互阻，治疗揉苦降辛通、清热化痰、泄肝和胃、活血祛瘀于一方，适应了病机的复杂性，因而取效满意。莪术与半夏是治胃病痰瘀对药，前者行气破血，消积除癥，后者燥湿化痰，宽中消痞，下气散结，同用则可增强化痰祛瘀之力。

三、胁痛（肝管结石、胆囊大）

王某 男，27岁，农民。

初诊（1993年10月9日）：2个月前因食油腻食物突发寒热、胁痛、黄疸，经查B超确诊为：①左右肝管结石伴肝内胆管扩张及肝内胆管结石；②胆囊体积增大，胆总管梭形增粗。顷诊胁痛隐隐，纳谷欠佳，口苦，大便有时色白，舌质红有紫气，苔黄腻，脉小弦。肝胆湿热，痰瘀互结，疏泄失司。疏利肝胆，清化湿热，消痰祛瘀。四逆散合胆道排石汤加减。

柴胡 10g　炒枳实 12g　赤白芍各 10g　金钱草 25g　海金沙包煎，10g　败酱草 15g　莪术 10g　水蛭炙，5g　陈胆星 10g　青皮 10g　风化硝分冲，5g　矾郁金 10g　制大黄 6g

复诊（1993年12月18日）：肝胆多发结石，服中药50余剂，临床症状稳定，虽食油脂亦未见疼痛发作，口不苦，服药期间大便质溏，日行2次，舌暗红，苔薄黄腻，脉小弦滑。仍当疏利肝胆，前方加乌梅肉5g、炙鸡内金10g，去败酱草、莪术。

三诊（1994年2月16日）：继服中药近2个月，诸症皆平，偶在进食油腻后胁部稍有不适，余无所苦。复查B超：胆囊大小正常，边缘毛糙，余无特殊发现。原方7剂巩固治疗。

本案除用常规利胆排石类药，如金钱草、海金沙、败酱草等以外，重用行气类药，如柴胡、枳壳、青皮，意在疏利肝胆；选用破瘀猛剂，如水蛭、莪术、制大黄等，以求能消有形之结；采用化痰类药，如胆星、风化硝、矾郁金等，取其软坚作用；配伍消导类药，如山楂、鸡内金，化其瘀积；酌投通腑类药，如大黄、枳实、芒硝等，取腑以通为用之意，因势利导。

四、眩晕（颅内血肿）

李某　男，55岁，干部。

初诊（1993年11月3日）：眩晕50天。病前因车祸昏迷40分钟，

CT、核磁共振查见两额颞部慢性硬膜下积液及血肿，外科认为惟有手术清除，因患者畏惧而求诊于中医。顷诊头昏、头胀、有晕感、左下肢间或发麻，舌质紫，边有齿印，苔淡黄薄腻，脉细。外伤脑络，痰瘀痹阻，清阳失用。通窍活血汤合当归养血汤出入。

生黄芪 30g　当归 10g　川芎 10g　葛根 12g　桃仁 10g　红花 10g　山甲炮，10g　天花粉 10g　土鳖虫 10g　泽泻 10g　僵蚕炙，10g　石菖蒲 10g

另，三七粉、人参粉各 1.5g，麝香 0.03g 冲服，每日 2 次；苏合香丸 1 粒，每日 1 次。

复诊（1993 年 12 月 1 日）：服上药 1 个月，昨日 CT 复查脑部血肿明显吸收，患者仍觉头额昏胀发木，后脑亦有胀感，夜卧烦热多汗，烦渴欲饮，左下肢发麻并有凉感，舌紫，苔淡黄薄腻，脉细滑，辨证为瘀热夹痰阻窍，清阳不展。

熟大黄 9g　水蛭炙，5g　桃仁 10g　山甲炮，10g　白薇 12g　生地 12g　红花 10g　泽兰　泽泻各 10g　怀牛膝 10g　天花粉 12g　生黄芪 30g　天麻 10g　陈胆星 10g　川芎 10g

三诊（1994 年 1 月 12 日）：服前药月余，CT 复查血肿又较前进一步吸收好转，头昏虽能控制，但不耐用脑，用脑后头额两侧昏胀，夜寐出汗减少。治守原法，伍入滋阴之品。

天麻 10g　川芎 10g　潼白蒺藜各 10g　桑叶 10g　功劳叶 10g　太子参 15g　天麦冬各 10g　生地 15g　制军 10g　水蛭炙，5g　桃仁 10g　龙骨煅，先煎 20g　牡蛎煅，先煎，25g　陈胆星 10g　生黄芪 15g

上药续服 3 周，头昏诸症基本痊愈，再次核磁共振检查，脑部血肿全部吸收，嘱隔日服前方以资巩固。随访半年，一切正常。

外伤血瘀治用活血化瘀乃属常法，但本例则从瘀能化为痰水，瘀郁生热立论，用僵蚕、胆星、泽泻、泽兰、天花粉、白薇、制大黄、桃仁等化痰清泄瘀热；并选祛瘀力强的虫类攻逐搜剔之品，如水蛭、土鳖虫、穿山甲等以增效；再加辛香走窜之石菖蒲、麝香及苏合香丸，助诸药通窍消瘀、上达病所；由于病久正气多虚，故用人参、黄芪、当归、生地益气养血滋阴，使气能运血，血能充脉，气充血足可有利于瘀血的消散、痰水的祛除。制方攻补兼施，相辅相成，病获告瘥，突破了非手术不可的判断，证明化痰祛瘀法治疗外伤颅脑血肿具有良好的效果。

久痹痰瘀阻滞，肝肾气血亏虚

久痹不仅指风寒湿热诸邪痹阻经络，气血运行不畅，且因留邪与气血相搏，津液不得随经运行，凝聚成痰，血脉涩滞不通，着而成瘀；或因气血不足，不能运行布散津血，导致痰瘀的生成。痰与瘀又可因果为患，至痰瘀痹阻，成为尪痹的特异性证候。表现为关节肿大畸形，僵硬不利，活动障碍，尤以侵犯多个小关节呈对称性肿痛为特点，舌质紫暗而有瘀斑紫点、苔腻。

另一方面由于邪伤气血阴阳，病及脏腑而致虚，轻则气血不足，重则损及阴阳，脏腑之虚重点又在肝肾，肝主筋、肾主骨，筋脉拘急，僵直不利，骨节硬肿变形，未有不涉及肝肾者，故临证当辨病损性质，针对病变主脏，治以扶正补虚，五脏之伤以肾为本，因而益肾每为尪痹治本原则。

顽痹化痰祛瘀，当用虫类搜剔

顽痹虽属久病，但未必皆虚，反因三气与痰瘀互相搏结为患，外内合邪，愈益深伏骨骱，缠绵难愈。

痰瘀痹阻者，当审两者的偏胜配药。痰甚则肢节肿胀僵硬，重滞麻木；瘀甚则骨节刺痛，强直畸形。祛瘀活血可取桃红饮加穿山甲、土鳖虫、姜黄、乳香、没药；化痰通络用青州白丸子。风痰加僵蚕，寒痰加白芥子，热痰改天南星为胆南星。如关节漫肿而有积液，可加用小量控涎丹祛痰消肿，日服1.5g，连服7~10日为1个疗程。

痰瘀痼结，深伏血络，非借虫类药不足以走窜入络，搜剔逐邪。前人所谓："风邪深入骨骱，如油入面，非用虫蚁搜剔不克为功"即是此意。但虫类药功用同中有异，活血行瘀用炮穿山甲、土鳖虫，其中穿山甲"走窜之性无微不至"，尤善疗痹；搜风剔络，用全蝎、蜈蚣，其中蜈蚣对僵挛肿痛又胜一筹；祛风除湿用乌梢蛇、白花蛇，乌梢蛇效虽略逊，而性平无毒；此外僵蚕之祛风痰，地龙之清络热，露蜂房之祛风毒，单味蚂蚁之温补强壮，均各有所长，应予辨证选择。临证应用虫类药必须谨慎掌握，密切观察，切忌孟浪，以知为度，中病即止。因虫类药毕竟大都有毒，有破气耗血伤阴之嫌，故量不宜重，一般不宜于持续久服，可间歇给药或数药交替选用，体虚者应与扶正药配合使用。亦有体虚患者或产后得病用之而痛反剧者。

（周宁　整理）

朱曾柏

痰瘀同治，痼疾大法

朱曾柏（1931～　），湖北中医药大学教授

1. 左腿低热 8 年

齐某　女，50 岁，农民。左腿低热如火燎，腹部胀满 8 年。1958 年春，自觉左下肢发热，其时热势尚轻微，未加注意，嗣后不久，左下肢发热日甚，约半年后自觉夜间低热，每晚 10 时至次晨 5 时，左腿低热如火燎，即使在严寒季节，低热也丝毫不减，如此 8 年，无一日间歇。腹部常胀满，尿短赤，口干，饮水不多，舌苔薄黄，舌质紫色，脉沉滑有力。治宜清化顽痰，兼以活血通络。方药：

薏苡仁　海蛤粉各 30g　旋覆花　赤芍　木瓜各 15g　天花粉　川牛膝　茯苓各 18g　甘草 6g

3 剂，温服。

复诊：夜间发热之症大减，上方加姜竹茹、海藻各 30g，柴胡、象贝各 9g，并送服礞石滚痰丸 9g，6 剂。药后，8 年低热之腿，豁然告愈，观察数月，亦未复发。

本症左腿低热如火燎，为痰瘀阻滞经络所致。血与津液同为一体，合而一，分而二，本症低热长达数载，不仅痰气郁滞，而血因热结，血液亦黏稠内结，痰瘀胶着是本症发热经久不愈之又一病机。口干不欲饮，为阴津阻滞，舌色紫，为瘀血之象，腹部胀满，为气郁痰

结、瘀血内滞、痰瘀胶着之症，宜痰瘀同治之。方中薏苡仁、茯苓性味平和，健脾渗湿，和胃化痰，以资运化，对老年人痰积发热颇相宜。薏苡仁配伍姜竹茹，有较好的通络化热痰作用。旋覆花、海蛤壳、天花粉行气散结，清热化痰，海藻软坚化痰，与甘草为伍，相反相成，增强其清热化痰之功效。痰瘀胶着之证，仅化痰，不活血化瘀，则病难彻底治愈，故用牛膝、赤芍活血化瘀，凉血破结，木瓜舒通经络，除湿走下，促使其药归病所，因痰瘀结痼太久，故用贝母、礞石滚痰丸径化顽痰瘀热。

2. 遗精

王某 男，25岁，干部。梦幻怪异，迷离昏聩，遗精3年。近半年来病情加重，每一入寐，则梦中有异性或自称鬼魅者与之求欢。不得已暗求游医，希图幸中，服药数月，破费殊甚，未见寸效。以至发展为白天迷梦滑泄，心烦益甚，身体虚弱，疑虑莫展，痛苦不堪，始有友人介绍来诊。诊其脉滑大有力，舌质紫暗，苔黄腻而浊，闻其语声高昂，视其面色潮红，问其饮食素健，小便短赤，尿时灼热作痛。治宜消瘀化痰，柔肝潜阳，并配合饮食与精神调摄。方药：

桃仁15g 莪术20g 三棱20g 益母草30g 王不留行30g 通草8g 淡竹叶30g 石菖蒲15g 远志15g 茵陈30g 贝母15g 杏仁15g 生龙牡打碎先煎，各30g

服5剂。

服后复诊，说服药期间仅梦遗一两次，诸症亦减七八。方药中鹄，毋须更张，继进15剂，稍事增减，如加五味子、柏子仁等柔肝养心。病豁然而愈，随访5年，安然无恙。

本案患者正当韶华之年，情思不免时有萌动，心中君火摇曳于上，肝肾相火必翕然从之于下，故虽不交会，闭藏也开，故阴精暗流走泄矣。又因其隐情讳疾，羞于言人，遂令肝气郁滞，一经郁菀化火如焚，相火旺而神魄外扬，故噩梦纷沓，遗泄无度。患者苦病急而情怀郁抑，肝失疏泄，不只内藏之血结而成瘀，而津液也转随之为痰。《红炉点雪》中有痰壅、痰火扰动精室而遗泄的论述，可以借鉴。舌紫暗，苔黄腻，小便短少而不爽，皆为痰瘀交阻，化火化浊，扰动精室使然。瘀血可使人喜忘，痰浊上扰可使人神志恍惚迷离。张锡纯用清带汤治妇人带下时说："滑脱之中，实兼有瘀滞，故用龙骨、茜草之类为治"（《医学衷中参西录》）。张氏是晚清一位临床上颇有创见的医家，治带可分痰瘀，治遗泄亦然。虽其身体困倦，颇似精气衰败，然而语声高昂，食欲健旺，故综合病机为痰火瘀血交阻为患。方中重用桃仁、莪术、三棱、益母草活血化瘀。痰瘀交阻，狼狈为奸，故用菖蒲、远志化痰开窍，并加杏仁、浙贝化痰解肝郁，竹叶、通草清心火并导小肠热结，茵陈清肝胆湿热，生龙牡潜肝阳、化痰宁神以止遗泄。故全方以痰瘀同治之法愈遗泄之症。

3. 泌尿系结石中运用痰瘀同治

多年来治疗久治无效或常年服各类排石汤无效者，观察到结石的成因与精神情绪有一定关系，而精神情绪的改变又易于导致血液瘀滞和痰浊聚结，因而采取化痰行瘀散结为主治疗各种结石，收效甚速。

高某 男，32岁，干部。患右肾结石近1年。拍片示，右肾盂有黄豆大小，边缘不整齐之结石3粒。腰间常胀痛不适，尿常规检查，有红细胞。形体壮实，食欲尚佳，精力旺盛，脉实大有力，苔黄白相兼而腻，舌质紫暗，余无所苦，诸治无效。治宜重剂活血化痰，清泄相火之法。方药：

莪术　川牛膝　赤芍　郁金　浙贝　山甲片先煎，各15g　蜈蚣1条　通草　知母各20g　车前子30g　金钱草100g

服20剂再诊。

患者体盛病实，食欲旺盛，故嘱其在不影响饮食情况下尽量多服药，甚至可一日再剂，4个月后，因结石排出前来道谢。

本证以瘀血为主复因痰瘀凝结成石。患者下焦相火亢炎，灼炼津液，致使血液黏稠而成瘀。相火亢盛，炼灼败精，津液成痰，瘀血、败精、痰浊胶结成肾结石，故结石为痰瘀凝结而成，所以徒执利尿排石之剂，自无效验。因其体盛病实，故用痰瘀同治之重剂治之，方中莪术、川牛膝、赤芍活血破瘀，浙贝、车前子利痰散结，穿山甲、蜈蚣、郁金为祛痰化瘀之品，通草、知母清利下焦湿热，合而成为痰瘀同治之峻剂。朱氏还强调指出，“百病皆生于气”，情绪抑郁，紧张或喜怒哀乐过度，均可导致气乱、气郁，从而使血液瘀滞成瘀血，津液凝聚而为痰，或败精不能施泄，日久凝结成结石。中医尝谓下焦湿热或肾虚湿热下注，是导致结石的病机，一般来说也无错，但进一步认识，湿热之气炼灼津液成石，用清化湿热，利尿排石，只要坚持长期服药，也能取效。更深一层看形成湿热和湿热结石者，特别是那些久服各种排石汤无效者，莫不是与气机郁滞、痰瘀胶结有关。可以这样认为：不少结石的形成，气机郁滞，痰瘀聚结为本，继而化生湿热，出现湿热之证为标。若果如斯言，则分化痰瘀，舒畅气机之治，自比径用利尿排石高出一着。朱氏还说：体质强悍之辈，证属痰瘀凝结之结石，蜈蚣乃必用之品，蜈蚣不仅能通络破血散结，而且有涤痰化涎的作用。

4. 聚结癥块

小腹内癥块日久不消，时而腹满胀痛，癥块有形不移，面色黑滞无华。女性多月经量少而迟后，白带恒多，口中黏腻，舌质紫暗，苔腻，舌根复白腻苔而不化，脉沉或沉弦。单纯用活血化瘀之剂无效，治宜活血化瘀、祛痰行气之法。

方药：桂枝、香附、枳实、莪术、䗪虫、蜈蚣、焦山楂、白芷、白芥子、海藻、浙贝、甘草。

结合外敷：白芷、蜈蚣、莪术、䗪虫、麝香，共研末，加醋或酒调和敷患处。其中用量按男女、体质、病程等决定。

本证不可囿于气病血病之说。癥块之成可单见于瘀血，亦可由痰瘀交结为患，特别是长期服活血化瘀、行气散结之剂无效者，更应考虑痰湿聚结之因。在《灵枢·百病始生》中说："积之始生……汁沫与血相搏，则并合凝聚不得散，而积成矣。"还说："凝血蕴裹而不散，津液涩渗，着而不去，而积皆成矣。"这里所谓的津液不归正化之汁沫即成痰浊，凝血即瘀血，痰瘀交阻即成癥块，在2000多年前有如此深刻认识，实为难能可贵！面色黑滞无华，为痰瘀聚结于内之症；经少带多，乃阴精化失其正，不为气血，而是津化为痰，血滞为瘀，成为痰瘀；口中黏腻、苔腻等，皆为痰湿内遏之象。本证缘起于气滞血瘀，气血阻滞，渐成癥块，然"血积既久，也可化为痰水"（唐容川语），"痰夹瘀血，遂成窠囊"（朱丹溪语），故腹中癥块日久不愈，势必形成痰瘀交阻之证。方中桂枝、香附、枳实通阳疏肝行气以化痰，莪术、山楂、土鳖虫、白芷活血化瘀助化痰，蜈蚣为痰瘀同治之品，白芥子、海藻、浙贝径直化散痰结，故本方为痰瘀同治之重剂。朱曾柏还说："白芥子辛温利气，不仅善化皮里肉间之痰，也是化散腹中结块之良药，然欲破痰瘀之结，须重用方可见功，杯水车薪，反误病机，对体质壮实、食欲尚好、寒性癥块，常可用之30g。上述药物，实系平稳之剂，可不受'大积大聚，衰其大半而止'之禁。久服无碍。"

5. 癌症

杨某 男，32岁，会计。左下颌处有一约10cm×10cm硬块高出皮肤，推之不移，约1个月后，肿块逐渐增大，突出表皮约25cm×25cm，质地坚硬如岩，遂致呼吸受阻，头脑胀痛。经某医院肿瘤科病理切片检查，诊断为：左下颌恶性肿瘤。行手术治疗，因手术十分困难，并术中出现危险症状，故未能摘除，并告知患者单位治疗不易，建议出院。

出院后，除一般对症治疗外未用化疗、放疗，但体重减轻，由62kg减至44kg，自觉肿块增大，精神欠佳，其他如前。来诊时肿块坚硬如石，伤口愈合良好，未见淋巴结转移。自觉口舌干燥，饮水较多，精神尚可，情绪乐观，毫无恐惧心理，面色晦暗，舌质暗滞，脉沉滑有力。患者又经病理切片检查，诊断为恶性肿瘤。患者虽手术未成，但术后半年病情未见恶化，体重虽减，但精神尚可，情绪乐观，说明气血、真气尚旺盛，有一定的御邪能力，中医认为“正气存内，邪不可干”“真气从之……病安从来”。尤其是恶性肿瘤患者，正气的强盛为用药攻邪奠定了良好的治疗基础，然癌肿昭然若揭，毕竟是病邪——下颌混合恶性肿瘤，是癌为顽痰、死血结聚，日久不散，遏而化毒。手术过程中和手术失败之后，津液外溢，离经之血再度瘀结，因而加重了顽痰、死血的聚结，致使癌肿增大。治以抑化顽痰死血，兼以解毒之法。方药：

夏枯草 90g　丹参 30g　黄芩 12g　白花蛇舌草 100g　三棱 15g　莪术 15g　生蒲黄 10g　钩藤 24g　玄参 15g　海藻 30g　甘草 10g

加蜂蜜 100g，送服六神丸 10~15 粒，服 10 剂。

进行精神疏导，嘱保持乐观心态，战胜病魔，禁食公鸡、海鲜、猪头肉等发物，禁烟、酒及刺激性食物。

调治 2 个月后，肿块略见缩小，病情日渐好转，情绪更为乐观，药既见效，当守原方，上方中加浙贝 15g，并用黄药子油外涂。经治半年后，肿块明显缩小，患者治疗信心大增。病退药减，嘱其 1 剂服 2 天，间隔 2 天服药 1 剂，以巩固善后治疗，嗣后，药物稍事增损。如精神佳，食欲旺，加穿山甲、土鳖虫、蜈蚣；食欲、精神欠佳时，加黄芪、鸡内金；心情烦躁、头脑晕胀时加蒲公英、野菊花、焦山栀。患者继续服药 3 年，体重基本恢复正常，并又介绍一些癌症患者前来治疗。

6. 老年性前列腺肥大

老年性前列腺肥大是常见的老年性疾病，是以排尿点滴难下，或余沥不尽，甚至尿闭不通为主症的泌尿生殖系统疾病。其肥大腺体与前列腺包膜压迫尿道，引起排尿不利或不通，这种病理变化与中医痰浊血瘀聚结之病机颇为一致。年老之人，肾气亏损，阴阳失和，经脉不利，相火妄动，煎熬津血，致使津熬为痰，血滞为瘀。痰瘀交结为患，阻塞经隧，使三焦气化不利，州都气化失司，则溺不能出，癃闭生矣。治以化痰散结降浊，化瘀活血消积，常用：昆布、海藻、车前子、牡蛎、浮海石、贝母、杏仁、夏枯草、玄参、柴胡、青皮、牛膝、赤芍、当归、巴戟天、甘草。另配：贝母、牛膝、鸡内金、生穿山甲，研细，随药吞服。方中昆布、海藻、生牡蛎、浮海石、夏枯草、玄参、贝母、杏仁、车前子化痰降浊、清热利湿、软坚散结，牛膝、赤芍活血化瘀，合而成为痰瘀同治之剂。痰瘀阻结阴器，与肝经经气不舒有关，故用柴胡、青皮疏肝行气以助散结，年老肾虚，故加巴戟天、当归温肾散浊。其中另配散剂，贝母、鸡内金磨积化痰，牛膝活血化瘀，直趋下焦，穿山甲为痰瘀同治之品。综观全方，治痰化瘀以散结，清热利湿以化浊，调和肝肾治下焦。

（《中医痰病学》）

董汉良

痰瘀同病发微

董汉良（1943~　），绍兴名医，上海市闵行区中医医院主任医师

《内经》血枯证中痰瘀同病的辨证论治

近世所用《内经》血枯方，往往舍雀卵与鲍汁实属不妥，有失本义。但从痰瘀同治角度来说，乌贼骨与茜草之组方实是典型痰瘀同治方，后世可以效法。近年来复方海贝片和后世创立丹参饮及李东垣的通幽汤，实际上取法于《内经》血枯方中乌贼骨与茜草之义。用乌贼骨、茜草治崩漏带下，古今医案屡见不鲜，近年亦有报道。所以，分析《内经》血枯方证的辨证论治，是有一定临床意义的。说明从《内经》开始，已对痰瘀同病、同治，有一定认识和治疗经验，它为我们痰瘀同病的辨证施治，作了示范性的记载。血枯方证的分析，四乌贼骨一藘茹丸的组方意义，按"异病同治"的辨证施治精神,《内经》中此方的应用范围大有扩展的可能，除治疗崩漏带下、癥瘕积聚外，目前治疗胃脘痛、喘咳证也有很好疗效。因此，只要辨证确切，从痰瘀同治角度认识此方、应用此方，这个痰瘀同治的祖方，将会起很好的治疗作用，切不可忽视！《内经》所载十三方，笔者认为此方应用最多、最广，疗效最可靠。

《金匮要略》中痰瘀同病的辨证论治

1. 津熬为痰，干血内结

《金匮要略·血痹虚劳病脉证并治》载有八味肾气丸、酸枣仁汤、薯蓣丸和大黄䗪虫丸方证，这四方有一个共同组方原则：祛邪扶正，以治本虚标实之证。津血枯涸为本虚，痰瘀内结为标实。尤以大黄䗪虫丸和薯蓣丸为最典型。大黄䗪虫丸为仲景治五劳虚极羸瘦而设，以缓中补虚之法立方。然方中除大队活血化瘀之品外，尚用杏仁、甘草，以化痰散结，大黄涤痰化瘀为痰瘀同治之品，此方以治虚劳之证，实是仲景一大创见，此乃是补法之正鹄也！此方用地黄、芍药养血滋阴，以补其精血、津液，但津血之变，乃为痰瘀，故仲景不但补其不足之虚，也顾其不足之变，知其不足当补之，补其不足防变之，这是补法之真谛也！世人不可不知！近贤论补，总说不能蛮补、呆补，要清补、疏补等，这固然亦为上策，然较仲景之补法，其亦逊色。前贤论述六味丸，按脏腑学说谓其三补三泻，从一定角度说是对的，然仲景将八味肾气丸与四方一起同篇讨论，明其大黄䗪虫丸之义即亦可推知八味肾气丸组方之意义。六味丸为八味肾气丸减桂附脱胎而出。六味丸三补为补津血之品，三泻乃为祛瘀化痰之剂，苓、泽化湿治痰，丹皮凉血活血。三补加桂附，阴阳并补，使阴生阳长，生化不息。

薯蓣丸主治"虚劳诸不足，风气百疾"，组方同出一辙。以芎、归、桂、姜温通血脉以祛瘀；茯苓、白术、杏仁、桔梗、甘草、门冬、豆卷化湿利水以治痰，此为治其津血之变；又以人参、熟地、阿胶、山药、大枣补其虚；因治"风气百疾"故方中加柴胡、防风、白蔹以祛风。此方立法同肾气丸，然同中有异，肾气丸补阳以主治内虚，薯蓣丸补阴以兼治外风。

酸枣仁汤主治“虚劳虚烦不得眠”，不得眠之因是“虚劳”，所以知母、酸枣仁滋阴清热、养血安神，为治病之本。茯苓、甘草以治痰，川芎以化瘀。此方药简方明，而选药别有妙境。酸枣仁为标本同治之品，既养血又安神，知母清热除烦，后世加黄柏以清相火，针对“虚烦”选药。川芎取其走窜，直趋元神之府。因此，用药简练，相互兼顾，茯苓、甘草治痰，有人将茯苓易为茯神，或释“茯苓”为宁心安神之品，实失仲景本义。仲景在《金匮要略·痰饮咳嗽病脉证并治》中所用茯苓之多，很清楚是为治痰化饮之主药。

从上四方分析，津血枯涸则痰瘀内结，表现为本虚标实之证，治当以祛邪补正，补其津血又化其痰瘀，使虚者受补，邪者去之。后世张锡纯立补剂多仿仲景此法，如十全育真汤方：党参、黄芪、山药、知母、玄参益气养阴，龙骨、牡蛎理痰。有关龙、牡之理痰，他在龙蚝理痰汤中说：“龙骨、牡蛎，陈修园又称‘为治痰之神品’，诚为见道之言。”三棱、莪术、丹参活血化瘀，故法崇仲景大黄䗪虫丸。四方虽所主证各异，然虚损其本则一，痰瘀内结则同，而同中有异，所虚之部位、程度不同，表现症状则异。痰瘀内结之证有轻重，则用药亦有侧重，或重于祛瘀而轻于治痰，或重于治痰轻于祛瘀，或二者并重，因此临床要权衡痰瘀之侧重，灵活运用。

2. 脓血夹杂，治痰化瘀

仲景于肺痈、肠痈、疮痈之治法，论述甚详，其所立方药一直沿用至今，而收效可靠。如外台桔梗白散、桔梗汤、千金苇茎汤治肺痈，大黄牡丹汤治肠痈，均被历代医家所推崇。仲景治脓立有“排脓散”和“排脓汤”，二方言明排脓，虽组方有异，然异中有同。二方中均用桔梗，可知桔梗为排脓之主药。桔梗之功化痰散结，故脓从痰治，此从仲景开始。脓血夹杂之证，既要治脓又要治血，此血当是败血而按瘀治。故后世唐容川说：“脓者血之变……消瘀则脓自不生。”其实，仲景在临床上早已广为应用，唐氏无非点明其实质而已。仲景千金苇茎汤，桃仁化瘀，冬瓜仁、米仁治痰，痰瘀同治，脓血自消。大黄牡丹汤治肠痈，桃仁、丹皮化瘀，冬瓜仁治痰，大黄、芒硝涤痰化瘀又通腑散结，亦是痰瘀并驱之剂。因此，脓血夹杂，治痰化瘀，此仲景治一切痈疡之大法。后世仙方活命饮为治疮痈之名方，法同仲景。仙方活命饮中之象贝其用意昭然若揭。近人考证仲景书中瓜瓣，否认为冬瓜仁，而认为是瓜蒌仁，但无论冬瓜仁、瓜蒌仁均为化痰利水之品，冬瓜仁胜于利水排脓，瓜蒌仁优于化痰排脓，其实无可争议，可按症选用。

3. 胸阳痹阻，痰滞血瘀

《金匮要略·胸痹心痛短气病脉证治》中胸痹心痛短气之证，仲景多责之阳虚阴盛，他说：“阳微阴弦即胸痹而痛，所以然者，责其极虚也，今阳虚，知在上焦，所以胸痹心痛者，以其阴弦故也”，故在治疗上活血通络、豁痰下气以祛“痰浊血瘀”之阴寒之邪，在选药上用瓜蒌薤白白酒汤方。瓜蒌、薤白通阳散结以豁痰下气，白酒温通血脉，以活血化瘀。此方历来被认为是治胸痹之主方，的确如此，然后世医家多不解仲景立方之意，强调治痰而忽略化瘀，方中白酒多不加用，而仲景于治胸痹诸方中均注意活血化瘀，如瓜蒌薤白半夏汤方中用白酒一斗，枳实薤白桂枝汤中用桂枝“通血脉，消瘀血”。因此，化瘀在治疗胸痹证中是与治痰相辅又相成的。对仲景用白酒之义，从其用酒煎药或浸泡药物来看，均借酒之流通血脉、散瘀活血之功。如仲景的下瘀血汤、红蓝花酒均是以酒入药，胶艾汤以酒、水合煎，防己地黄汤以酒浸泡防己、防风、桂枝等，由此可见，仲景用酒，多以活血祛瘀为用。因此，后世用治胸痹之方而不加白酒，实有失其组方之本义。近年来，活血化瘀法在治疗心血管系统疾病中的地位日益显著，如冠心病、心绞痛，其症状颇同胸痛，所见心痛、短气之症，用活血化瘀之剂治疗收效显著，其实源于仲景用白酒之义。但重视了活血化瘀又忽视了治痰的一面，因此有人用莱菔子、瓜蒌片治疗心血管系统疾病也收到一定效果，所以至今多强调痰瘀同治，如河南开封市中医院冠心病小组所订冠心病Ⅱ方及天津南开医院治疗心肌梗死所订南心 1、2 号方，就是典型痰瘀同治方。其实追其本溯其源，还其仲景瓜蒌薤白白酒汤的真面目，笔者认为：诸如冠心病、心绞痛一类心血管系统疾病，应当以治痰化瘀为基本治则，这也是祛除病邪的重要手段。本病多为本虚标实，所以仲景也提出用“人参汤”或“薏苡附子散”缓一时之急迫，因此，《金匮要略 · 胸痹心痛短气病脉证治》指导西医学治疗心血管系统疾病，其治则是较全面的，值得中西医界重视和研究。

痰滞体内，积饮于中。仲景在《金匮要略 · 痰饮咳嗽病脉证并治》中论述颇详，并立治痰饮之大法为“病痰饮者，当以温药和之”，主方为“苓桂术甘汤”。其方法中心是“温”。《素问 · 举痛论》说“寒气入经而稽迟，泣而不行，客于脉外则血少，客于脉中则气不通”，《金匮要略 · 脏腑经络先后病脉证》亦说“极寒伤经”，《金匮要略 · 妇人杂病脉证并治》说“血寒积结”。由此，说明经脉气血受寒则凝闭阻滞，故需用温通血脉之品，才能气血流通，方中桂枝即此义也，使血行气畅，祛瘀消痰。桂枝为仲景善用之品，桂枝汤方为群方之冠，故桂枝功效不可胜述，在痰饮方中用桂枝之义，笔者认为：一是取其温阳化气以利水，二是取其温通血脉以化瘀。桂枝温阳化气在治痰饮中固然重要，然而温通血脉，活血化瘀，亦应重视。消瘀活血可以治痰，如《圣济总录》之双仁丸（桃仁、杏仁）治上气喘急之证。近人湖北中医药大学教授朱曾柏用双仁丸加地龙，治疗顽固性哮喘一案（《中医杂志》1980 年 8 期），即是实践的明证。上海有人研究活血化瘀法对慢性支气管炎血液流变学影响时，引述唐容川之论说：“须知痰水之壅，由瘀血使然，但去瘀血则痰水自消”，可知活血化瘀在治疗痰饮中的地位。所以，痰饮中阻或痰浊上壅，佐以活血之品，收效会更显著。笔者曾治小儿百日咳，在百日咳验方天门冬合剂基础上加水蛭，治疗效果甚好。

4. 汁沫与血，相搏成积

癥瘕积聚为人体中积结，《内经》论“积”之生为：“汁沫与血相搏”而成。《难经》将积聚加以区分，认为：“积者，五脏所生，聚者，六腑所成。”仲景遵《内经》《难经》之说，谓“积者脏病也，聚者腑病也”，其治“啄”之法，根据《内经》《难经》对积聚病机论述而立法处方，即祛其汁沫（痰），化其留血（瘀）。在旋覆花汤治“肝着”证条中，“其人常欲蹈其胸上”之证，颇同西医学中肝区胀痛，肝脏肿大不适之证，用旋覆花汤治之。方中旋覆花化痰下气，新绛、葱管活血通络，《叶天士医案》中常以此为基本方加重活血养血之品，以治胸胁板着胀痛而收效良好。北京中医医院关幼波先生，治疗慢性肝炎尤其在肝硬化期强调化痰活血，以痰瘀同治之法，收效满意，并积有丰富经验，他的这种治疗思想，实渊源于仲景旋覆花汤治肝着的学术思想和临床经验。

对肝着的治法如此，对其他“积”的治法仲景指出“各以其部处之”，就是根据积的不同性质和病位分别处理，如大黄䗪虫丸治干血内结之积，桂枝茯苓丸治妊娠“癥痼害”，鳖甲煎丸治疟母，这些方药均以痰瘀同治立方，只是根据不同性质和病位选方加味有异。

《金匮要略·疟病脉证并治》中说：“结为癥瘕，名曰疟母，急治之，宜鳖甲煎丸。”姜春华先生对此“癥瘕”谓“疟不愈则邪假血依痰，结为癥瘕”（《浙江中医学院学报》1980 年 4 期）。说明疟母为痰瘀相搏互结而成。疟母即是西医学所指脾脏肿大，故此方泛治一切脾脏肿大之证，其组方法则同大黄䗪虫丸，标本兼治，祛邪扶正，补虚扶正以治本，祛邪消积以治标。方中用人参、阿胶等药补虚扶正以固本，治痰化瘀以祛邪。治痰：鳖甲、半夏、射干、蜂巢、川朴、葶苈子、石韦等；化瘀：桃仁、丹皮、干姜等。因病在胁肋故加柴胡，黄芩入少阳肝胆胁肋之域。药虽二十几味，然组方井然。这样标本兼顾使积自消而正不伤，制成丸剂，长期调治以潜移默化，此治积之活法和大法也。

桂枝茯苓丸在《金匮要略·妇人妊娠病脉证并治》中去宿瘕而养血安胎，方中桂枝、丹皮、桃仁活血化瘀，茯苓健脾化痰，芍药滋阴养血，配桂枝调营和血，亦为扶正之品。丸者缓也，以丸药调治，其法规同一。故仲景治癥瘕积聚之证，均以扶正祛邪为法，痰瘀同治立方。近贤蒲辅周先生治疗胃肠之积时指出："脾胃以膜相连，久痛不移，多属于积"（《蒲辅周医案》），在治疗上亦以痰瘀同治之，从案中所见用阿魏、草果、陈皮等治痰，桃仁、大黄、三棱、莪术以化瘀。再随证加减，收效卓著。

5. 活血通络，痰水自消

"痰亦水也"，水气内结，小便不利，血结为水，则水（痰）血（瘀）同治。《金匮要略·水气病脉证并治》说："少阳脉卑，少阴脉细，男子则小便不利，妇人则经水不通，经为血，血不利则为水。"这说明了：水病可累及血病，治当活血利水。《金匮要略·消渴小便不利淋病脉证并治》所列蒲灰散，主治"小便不利"，在治疗上用蒲黄活血，滑石利水。又有"滑石白鱼散，茯苓戎盐汤并主之"，此二方白鱼即《本经》所载鱼衣，能利小便，乱发，能消瘀，共奏利水消瘀之功。戎盐即青盐，有活血利水之功，合茯苓、白术奏化湿利尿、活血化瘀之效。由此，后世在仲景活血利水治则的启示下，用益母草治疗急性肾炎收效甚著。山西省中医研究所内科肾炎组自订益肾汤（活血化瘀与补肾利水组方）即宗此法，有效率达93.7%。

仲景在《金匮要略·水气病脉证并治》中说："经水前断，后病水名曰血分，先病水，后经水断名曰水分……去水，其经自下。"这里说明了经水互结的治法。《金匮要略·妇人杂病脉证并治》中曰："水与血俱结在血室，大黄甘遂汤主之"，方中大黄、甘遂除痰逐水，破血散瘀，阿胶以扶正固本，使邪去而正不伤。抵当汤方是以祛瘀为主的痰瘀同治方，亦可治"男子膀胱满急，有瘀血者"。"膀胱者，州都之官，津液藏焉"，说明膀胱有贮尿和排尿之功，"膀胱满急"虽以瘀血为患，然必有积水留潴，但去瘀血则膀胱满急自愈，说明积水与瘀血俱去，虽《伤寒论·太阳篇》中以小便利与不利来分辨蓄血与蓄水，其实这种辨证是分辨水、血为患的侧重面不同。笔者认为，往往是同病，而小便自利以蓄血为主，小便不利以蓄水为主。治疗上应二者同治。但根据水血互结程度不同分别运用，如以水结为主而兼血瘀的用大黄甘遂汤，以血瘀为主而兼水结的用抵当汤。

6. 祛瘀化湿，治疸之要

《伤寒论·阳明篇》中说："瘀热在里，身必发黄，茵陈蒿汤主之"，又说："伤寒瘀热在里，身必发黄，麻黄连翘赤小豆汤主之"。在《伤寒论·太阳篇》中说："太阳病六七日……其人发狂，以热在下焦，少腹当硬满，小便自利者，下血乃愈，所以然者，以太阳随经，瘀热在里故也，抵当汤主之。"前两条说明黄疸与瘀热有关，后一条佐证仲景"瘀热"之义，"瘀"当为瘀血之瘀。故黄疸之开门见山，瘀、热、湿三者为病，仲景立方即从此三字，其主方茵陈蒿汤，茵陈治湿（痰），山栀清热，大黄痰瘀同治。因此，黄疸一证至今仍以茵陈蒿汤为首选方剂。《金匮要略·黄疸病脉证并治》列了一些治黄之方，有的属黄疸病，有的属萎黄证，从治黄疸的几方来看，仲景组方同出一法，其立硝石矾石散，"硝石入血以消坚，矾石入血以利湿"，二药同用则消瘀利湿。大黄硝石汤治黄疸"表和里实"之证，组方取法"瘀、湿、热、大黄、硝石以祛瘀涤痰，清热化湿；黄柏、栀子以清热解毒，利湿退黄。

对于萎黄证，仲景亦重视祛瘀养血，其方“猪膏发煎”主治“诸黄”，其实指“萎黄证”。方中猪膏润燥，乱发消瘀，祛瘀则生新，润燥则津生。津血得补则“诸黄”自退。在临床上笔者曾用当归芍药散治疗贫血性萎黄证，症见面色萎黄而浮肿，四肢无力而酸软，俗称“黄胖”，在治疗上除养血活血外，尚需健脾利湿以消肿，方中当归、白芍、川芎养血活血，茯苓、白术、泽泻健脾利湿，收效甚著。

近年来治疗黄疸型肝炎，有人主张在利湿退黄药中加活血化瘀之品，诸如丹参、当归之类，这对于加速退黄是有一定作用的，而且也合仲景治黄疸之旨。黄疸型肝炎其发病症状和发病部位与中医所说的“肝”有许多一致的地方，因此，按中医肝脏论治，肝藏血，从这个生理角度来说，治肝之病也当注意活血养血，则肝得柔养而肝气自平。肝藏血，具有贮藏血液和调节血量的功能，王冰又说：“肝主血海”，所以肝血不足则多见萎黄（贫血）之证，在治疗上养肝血、健脾胃为治之之法。因此，前述用当归芍药散即是此义，而从痰瘀同治角度分析此方，即是典型的痰瘀同治方，川芎、当归、白芍养肝活血以祛瘀，茯苓、白术、泽泻健脾利湿以治痰。

7. 痢下赤白，当治痰瘀

下利之证，仲景言明“便脓血”，对脓血论治前已有述，对下脓血之痢疾，仲景按虚、实、寒、热论治，实热毒痢用白头翁汤外亦用小承气汤治之。前贤所谓“痢无止法”系指实证之痢疾，故不可用兜涩之品。仲景用小承气汤为后世治痢立了一个通治方，方中大黄合枳实、厚朴涤痰化瘀，清热通腑，如后世陈士铎的“痢下通用方”是典型的痰瘀同治的治痢方。近贤范文虎先生认为此方“治重症下痢，腹痛后重，红白相间，确有临床价值”（《近代中医流派经验选集》上海中医学院编）。下利的另一种表现，在《金匮要略·惊悸吐血下血胸满瘀血病脉证治》有谓：“下血，先血后便，此近血也，赤小豆当归散主之”赤小豆当归散在《金匮要略·百合狐惑阴阳毒病证治》治狐惑病蚀肛成脓之证时，其云“脓已成，赤小豆当归散主之”。二病合参可知赤小豆当归散为治脓血下痢赤白之方。其所言“近血”说明以血为主，其所说“脓已成”是说明以脓为主，然脓血均为相兼之证，如“近血”颇同于痔漏出血，可见脓血点漏而下，但初起以血为主，日久必脓血淋漓，故本方赤小豆解毒利湿以治痰，当归养血活血以祛瘀。因此，从赤小豆当归散仲景所用两处对勘，其法规是一致的，即痢下赤白，脓血相兼，当治痰瘀。

8. 经带同病，痰瘀同治

《金匮要略·妇人杂病脉证并治》中张仲景明白地说出了“经带同病”的关系，他说：“带下，经水不利，少腹满痛，经一月再见者，土瓜根散主之”。又说：“妇人经水闭不利，脏坚癖不止中有干血，下白物，矾石丸主之。”经水不利为经病，下白物为带病，月经病多从瘀治，带下病多从痰治。土瓜根散为活血祛瘀之剂，矾石丸为燥湿化痰之方，一从祛瘀以治带，一从治痰以调经。“带下，经水不利”，通过活血化瘀以调经，则带下自止。“经水闭不利……下白物”，通过燥湿以化痰、以治带，则经水自下。经带同病当需痰瘀同治，仲景此说，对后世治带调经影响颇大，带下白多，多从痰治，组方偏于健脾化湿以治痰止带，如傅氏完带汤，带下赤白，多从瘀治，偏于活血养血以调经止带之方有《饲鹤亭集方》中的愈带丸。其实，“内有干血”（瘀）、“下白物”（带，即按痰论治）当以治痰化瘀。笔者按此立方，自拟萆薢归芍固精汤（龙骨、牡蛎、芡实、金樱子、川萆薢以治痰，当归、芍药养血活血以化瘀），临床观察 34 例，收效达 90% 以上。

《金匮要略·妇人杂病脉证并治》第 11 条“妇人则半产漏下，旋覆花汤主之”,《医宗金鉴》认为：“必有错简”，笔者反复推敲，认为不然，又参照《金匮要略·血痹虚劳病脉证并治》中第12条，在“妇人则半产漏下”后加“男子则亡血失精”句（前面文字两条均同）更寓有深义，而且有一定临床指导意义。“妇人半产漏下”多见本虚标实之证，此证即是小产或堕胎之后带浊败血，淋漓不断之证，从西医学来说，颇同于不全性流产或流产后子宫炎性症状的临床反应，常见带下赤白如脓如血，初期当以利湿化浊，活血化瘀，痰瘀同治之。旋覆花汤本是痰瘀同治之剂，故半产漏下取用此方本无错简，此是异病同治之义也。然而日久体虚，当以补虚固涩，这时旋覆花汤就不可用了，而应遵“虚劳”论治。所以，仲景在《金匮要略·血痹虚劳病脉证并治》第12条中，在“妇人则半产漏下”下未列出“旋覆花汤主之”之句，而加“男子则亡血失精”。亡血即失血也，与妇人流产堕胎出血同义，漏下即带下，日久带下与男子失精治同。因此，在临床上许多固精之品具有止带之效，笔者用固精丸、金樱子膏、补虚威喜丸等治男子失精之剂，治妇人肾虚带下，收效甚著，而妇人止带之品，如乌鸡白凤丸亦可治男子失精，前述萆薢归芎固精汤，治带下证，实也寓有此意也。故仲景此论，至今有着一定临床指导意义。

9. 湿阻血滞，理痰化瘀

《金匮要略·妇人妊娠病脉证并治》所列诸方多具有理痰化瘀之功。当归芍药散和当归贝母苦参丸最为典型，其后如葵子茯苓散、当归散、白术散等均为利湿化痰与养血活血并治之剂，只是所治侧重面不同而已。当归芍药散，其组方分析，前已所述，临床见“腹中㽲痛”之血瘀证外，常见面浮肿又伴发痛经者用之颇宜，以对肥人室女之痛经，笔者曾治数例收效甚好。

当归贝母苦参丸，此方有认为“错简”,“小便难”应改为“大便难”，其实不然。笔者治老年性前列腺肥大之证，其证颇同本条主证，用本方试治，实遵仲景之言“男子加滑石半两”，故非为妇人独设，此方当归养血活血，苦参苦寒燥湿，滑石淡渗利湿，共佐贝母以化痰湿，因此是痰瘀同治典型方。凡痰瘀内结之证均可试用，如胸痹短气，赤白痢下，赤白带下，癥瘕积聚等等均可用之。

葵子茯苓丸是利水渗湿以治痰为主，兼能祛瘀之剂，方中冬葵子通经活血以滑胎，茯苓健脾化湿以治痰，故为治痰水为主的痰瘀同治之剂。

当归散、白术散，前者以养血活血为主佐以健脾利湿化痰，后者以健脾化湿利痰为主兼以养血活血。前者兼治湿热，后者兼治寒湿，虽同为痰瘀同治之剂，然同中有异，这亦是仲景辨证论治的精神所在。

综观全书，仲景对痰瘀同治的运用，有着丰富的实践经验，这些痰瘀方证的论述对临床有一定指导意义。再进一步探索其对痰瘀同病的辨证论治的经验和思路，还有许多待我们去思考和研究。如在桔梗汤方中注明“亦治血痹”，血痹之证，黄坤载、张路玉认为是“血凝不流，闭痹不行”之证。故血痹当以养血活血，而桔梗汤亦治血痹说明了仲景治痰可祛瘀之法。土瓜根散为活血化瘀之剂，仲景治“带下经水不利”之证，白带为津液所化，如量多质异见带下即多按痰治，经为血化，“离经之血为瘀血”，故月经病多按瘀治，此仲景以祛瘀调经达到治痰止带的目的。此即是祛瘀可治痰之例。因此，仲景于痰瘀之间的相关，在临床应用变法无穷，有待再进一步探求。

《金匮要略·惊悸吐血下血胸满瘀血病脉证治》中仲景较详细地描述了“瘀血”的脉证，如本篇第 10、11 条，但细细推敲此二条脉证的描述非全然为瘀血之征象，而也描述了瘀血内结化成痰水，血结为水的证候。如“口燥，但欲漱水不欲咽”，虽口干燥而渴，但不欲饮，此为水湿痰浊阻于中焦，津不上承之故，而津血留滞成痰瘀，痰瘀内结也致津血亏耗，故亦可致“口燥”“唇痿”“烦满”“如有热状”，至于“舌青”一证，虽为瘀血见证，然痰浊内阻也可见之。明代张石顽有此经验，他说：“若舌质青紫……此结痰与瘀血相夹”，因此青紫舌非纯责之于瘀而当责之痰瘀。这些问题纯系探索而已，现举其一二，以抛砖引玉。

从以上九个方面的探讨可以知道，在临床各科中，尤其是内科杂证，强调痰瘀同治是很重要的，有时我们在遇到辨证束手，治效不佳，或疑难怪症时，多从痰瘀胶结为患去考虑，或许对辨证治疗有所帮助。但由于痰瘀致病变化莫测，有时显而易见，有时却难以捉摸，这时我们要从痰瘀的内在关系，结合发病机制，进行治疗，“不能见是证，用是药”，而需透过种种现象，抓住病变实质进行辨证分析。因此，我们通过《金匮要略》中张仲景对痰瘀同病、同治的辨证论治分析，进一步认识痰瘀同病的辨证施治问题，并作为临床范本进行对照和示范。

痰瘀同病的临床辨证特点

根据《素问·腹中论》血枯方证的辨证分析，张仲景《金匮要略》中所列九方面痰瘀同病、同治的辨证论治，结合历来医家的辨证经验及笔者临证体会，认为：痰瘀既然是同源、同病、同治，在临床表现上必然有其特殊的症状和证候特征。为此，以常见的证候为主，列出痰瘀同病中临床常见的证候或症状，概括起来有异常分泌物、疼痛、肿块、精神症状等几个方面。

1. 异常分泌物

多为炎性渗出物，痰饮水湿，咳痰咯血，赤白痢下，赤白带下，白浊尿血，脓肿积液等，这些症状虽然临床表现有异，但按中医传统说法，一般红色或紫黑色分泌物多为血化，以瘀论治，黄色或黄白色分泌物多为津液所化，从痰论治。这种朴素唯物论的见解，在清代王清任《医林改错》“论痘浆不是血化”一篇中，可见一斑。

慢性咳嗽、肺胀、哮喘等呼吸系统疾病，病至顽固不愈反复发作，不仅肺有顽痰伏饮，而且常伴气滞血瘀，痰瘀胶结为患，故咳、喘、痰、炎、瘀缠绵难消，尤其病至后期，多夹瘀血内结，痰瘀互结，故病情复加。如《丹溪心法·咳嗽》中说：“肺胀而咳，或左或右，不得眠，此痰夹瘀血，碍气而病。”此所言肺胀，近似西医学所指的肺气肿一类病证。此病多为慢性支气管炎或哮喘性气管炎久治不愈之转归，临床上除痰证明显外，瘀证也很突出，如唇舌紫绀，面色瘀滞，甚至发黑，舌下青筋暴露，并见舌有瘀斑，四肢末梢厥冷而青紫等。至唐容川在《血证论》中更有明确的说明：“瘀血乘肺，咳逆喘促”“须知痰水之壅，由瘀血使然”。由此可见，治疗肺系咳喘病证，如老年性慢性支气管炎、顽固性哮喘、阻塞性肺气肿，甚至肺源性心脏病、心力衰竭等，除化痰止咳、消炎平喘外，活血化痰也很必要，有时会比单纯治痰效果更好。

2. 疼痛难愈

痰瘀阻滞经络，气血运行受阻，“不通则痛”，故常见疼痛，疼痛常呈刺痛，固定不移，经久不愈，遇寒尤甚，得温则舒。“血受寒则泣而不行”“病痰饮当以温药和之”，得温则痛止，寒凝则痛生。痰浊、瘀血为有形之物，痰瘀胶结为患，阻于脉中则血流不通，阻于经络则经气不行，故不通则痛，通则不痛。

胸闷心悸，心前区刺痛，或突发心绞痛等心血管疾病，这类病证临床多以疼痛难忍、反复不愈为多见，其病机常为痰瘀阻络，导致心络阻塞不通，故猝然作痛。若不迅速救治，常常危及生命，若及时抢救，常能转危为安，但日后若不祛痰化瘀、补养心气，仍可反复发作。故前人早有指出："胸痛彻背，是名胸痹，此病不惟痰浊，且有瘀血交阻膈间"（《继志堂医案》）。所谓胸痹，即胸前区闭塞不通之病证，自古以来，强调痰瘀同治，在前面已有论述（见前"《金匮要略》中痰瘀同病的辨证论治之胸阳痹阻，痰滞血瘀"）。当今治疗冠心病、肺心病、高血压性心脏病、慢性心力衰竭、心绞痛、心肌梗死等心血管疾病，一般按中医胸痹论治。其治疗大法即祛痰化瘀，用痰瘀同治之法。临床痰瘀症状十分明显，如面浮肢肿、咳唾痰涎等，为痰证之象，舌紫瘀有斑点，四末清冷发紫，胸前刺痛不移等，为瘀证之征。

长期胃痛，久治不愈，面色黑滞，大便色黑，人体羸瘦，多为痰瘀凝结成块之象，治疗当以治痰化瘀为基本大法，以消融已成之积。清代临床大家叶天士，在长期的临床实践中，对久治不愈的胃痛，提出"痰凝血瘀"的病机，善于运用痰瘀同治之法，收效甚佳。此为当今治疗胃病的癌前病变及消化系统肿瘤提供了新的方法。笔者40多年来以治痰化瘀为主，配合理气健脾、解毒利湿、和胃止痛之法，治疗胃癌前病变、重度萎缩性胃炎、胃肠化等，经实验室检查，如胃镜、病理切片证实，服药前后对照，收到确凿、可信的疗效，深得患者的信赖（见《琐琐药话》）。所以，凡疼痛难愈，多要从痰瘀同治入手，考虑选方用药，此还包括久痛入络的各类痹痛、胸痹、胁肋疼痛、顽固性头痛等。

3. 肿块癥瘕

《内经》谓："汁沫与血搏，则并合凝聚不得散，而积成矣。"肿块为通俗之称，中医药书中常言癥瘕，又称为"积"。《内经》所言汁沫即是痰之所成，与败血搏结为患即成肿块癥瘕，故体内外出现的肿块癥瘕多由痰瘀凝滞而成，一般有形之积为癥，无形之聚为瘕，癥为血病，瘕为气病。临床所见，轻者如外伤血肿，关节、筋骨、韧带、胸腹膜及鞘膜积液，体表的良性肿瘤，赘肉、胬肉等，皆可从治痰化瘀入手，使之潜移默化，慢慢消融。在治疗上，需内外合治，用痰瘀同治方药，既可外用，又可内服，如前述治疗外伤瘀肿的化瘀止痛散，既可外用研粉调敷，又可配方内服。但有的只能外用，不能内服，不可不知，否则可引起中毒等不良反应和毒副作用，甚至危及生命。重者可见癥瘕积聚，瘰疬瘿瘤。这些病证一般均通过涤痰化瘀而取效，如小活络丸、小金丸、《疡医大全》之内消瘰疬丸、《医宗金鉴》之海藻玉壶汤。许多体内肿块多为重症肿块，因非一日而成，多由其他病证变化而致，一般病程长，发现迟，又不易早期发现，待其临床症状明显时，往往肿块明显增大、增多，而目前都要借助现代科学仪器或实验才能明确诊断，所以一旦发现体内肿块多为重症、难症，如常见的胃癌、肠癌、肺癌、肝癌、乳腺癌、子宫癌等。对于良性的肿块可以用痰瘀同治为主方，配伍软坚化积、理气化浊、消肿解毒之品，长期服用，或调配成丸剂，久服之自能见效。

体内重症肿块，首先是明确诊断，在此基础上进行中西医配合治疗，若非良性肿块，疑为恶性肿瘤，在诊断明确的情况下，若是癌肿，首先直捣病巢，再乘胜追击，然后养正扶虚。在此过程中必须要视人体的正气强弱进行处理，在正虚邪盛，不胜攻伐的情况下，不可盲目攻邪消块。西医的一系列常规治疗，如手术清扫、术后放射性治疗、化学药物杀灭癌细胞，以及中草药的所谓抗癌散结、以毒攻毒、清热解毒等祛邪为主的方药，不可盲目使用，而应扶正固本，先安未受邪之地。否则，得不偿失，与癌同归于尽。若正气尚存，则可祛邪扶正，或扶正祛邪，在此当中，时时运用祛痰化瘀、痰瘀同治之法，使肿块消散于无形之中，所以肿块癥瘕为痰瘀同病的重要临床表现和特点。

4. 精神、神经异常

痰瘀所致的精神异常，常与经络阻滞有关，还有痰瘀代谢所产生的病理产物的中毒所致。按中医传统的说法，是“痰蒙心窍”或“瘀血冲心”，或谓“蓄血发狂”“热入血室”之谵妄等，以及痰瘀所致的癫狂证。诸如此类的精神症状，王清任用癫狂梦醒汤以痰瘀同治之，《伤寒论》中用桃仁承气汤治之，后世用礞石滚痰丸治之。这些方药皆为痰瘀并驱之剂，故临床用之多效。

痰瘀互结证是机体在某种病理变化情况下，表现出来的一种证候，临床表现既广泛又复杂，在痰瘀异源分治的情况下，前人已总结出两句话，一是“怪病属痰”“怪症属瘀”，二是“气血不和，百病乃变化而生”“百病皆生于痰”。前者说明辨证之难，后者说明致病之广，在痰瘀同源的指导下，来分析观察痰瘀同病之证，亦很适用这两句经验总结。有些精神或神经症状，古人在不解其病理机制的情况下，往往以怪病或怪症予以概略之，虽然如此，但对临床辨证亦有所启迪。而从临床实践证明，用豁痰开窍，攻逐痰涎，或破瘀下血等攻邪方法，治疗精神或神经性疾病确实收到一定效果。

心主神明，主宰着人的精神活动，心主血，统率人体一身之血，故中医所谓的“心”，包括神明之心与血肉之心。自清代开始，医家提出了“脑为元神之府”，认为人的精神思维活动出自大脑。现代研究发现，心与脑都参与人的精神活动，如人紧张、惊恐等强烈的精神刺激可引起心悸、怔忡，若有心脏病者也可引发心脏病的发作，严重者可致心源性猝死。所以，精神异常的发生不仅是大脑的病变，也常伴随着心脏的病变。若痰瘀阻滞或互结于心与大脑，使心脉与脑络阻滞，则心与大脑失其所养，神明由此失常，出现精神神志和思维活动的异常。轻则精神忧郁，时时悲怆，表情淡漠，寡言少语，自言自语；重则喜怒无常，胡言乱语，语言善恶不避亲疏，或登高詈骂，高歌而走；更有甚者突然昏厥，不省人事，牙关紧闭，四肢抽搐，口吐白沫，或高热神昏，谵语喃喃。这些精神异常，大多与痰瘀阻结心、脑有关。《丹溪心法》中说:“狂属阳,大率多因痰结于心胸间,治当镇心神,开痰结。”而《血证论》说:“凡心有瘀血,亦令健忘。”在《通俗伤寒论》中则谓:“热陷包络,夹痰瘀互结清窍,症必痉厥并发,终日昏睡不醒,或错语呻吟,或独语如见鬼状。”诸家认识,逐步深入,最后绍兴俞根初在《通俗伤寒论》中道出了痰瘀互结的病理机制。

神经系统异常,主要表现在人体的局部感觉异常,如肌肤麻木不仁,局部皮肤刺痛,或各种难以言表的不适,如局部肌肤烧灼作痛,或如虫蚁爬行等。笔者曾遇一中年女患者,因头部不适,经针灸治疗后,突然出现左下肢麻木不仁,深部酸痛难忍,痛苦不可言状,难忍时要用重刺激来冲击痛处,或转移痛处,如扭捏肌肉、用钢丝打击皮肤,甚至用火灸局部等,然而终难痊愈。后来我处中医内科求治,配合温灸治疗的同时,用大剂量土鳖虫、白芥子痰瘀同治为主,经半年调治终于治愈。在这里说明,有些神经系统的顽固性疾病,只要正确辨证,坚持不懈,不是不可治疗的。国医大师朱良春先生说:“只有不知之症,没有不治之症。”就是说我们治病当中没有不治之症,只有不知道这种病、不了解这种病,才不能治疗,才致不治。94岁高龄的中医大家出自肺腑的告诫,值得我们铭记和深思!

对于肌肤麻木不仁之证,其实多由“顽痰死血”阻滞肌肤经络所致。在中医古籍中早有记载,如《杂病源流犀烛》里有关麻木篇章中就有治疗的方药——双合汤(当归、川芎、白芍、生地、桃仁、红花、白芥子、茯苓、姜半夏、陈皮、甘草、竹沥、姜汁),此方对于痰浊血瘀阻滞肌肤经络所致的肌肤麻木不仁之证为的治之剂(即专方)。此方由二陈汤合桃红四物汤化裁而成,组方理路清楚,用二陈汤理气化痰,复加竹沥、姜汁荡涤通体之痰浊,桃红四物汤滋阴养血,活血化瘀。故凡一切痰瘀阻滞(经络、肌肤、脏腑、筋骨等)之证皆可运用。笔者治疗痰瘀阻络所致的肺气肿收效甚佳,症见痰多胸闷,动则气喘，面唇紫绀，舌苔浊腻，舌质紫瘀等。用本方再加莱菔子、炙苏子、葶苈子、水蛭等，则药专效宏。若肌肤麻木不仁，则多用虫蚁剔邪之品，如蜈蚣、全蝎、蚂蚁、僵蚕、地龙之属。

5. 络病多痰瘀

久病入络，络病多痰瘀内结所致，此清代叶天士早有提出，并积累了丰富的治疗经验。所谓久病入络，一是指血络，邪入血分，造成瘀血内滞；二是为痰气入络，致痰浊内阻，因此久病入络之证，多为痰瘀同病的常见证候。络病范围较广，它包括脏腑络脉及筋骨经络的各种痰瘀互结之病证。如当今的心、脑血管疾病，从中医辨证论治的角度，多从络病论治，以通络化瘀、理气化痰为基本方法，选择方药，并研制开发了专治心、脑血管病的中成药，在临床上收到了满意的效果，并编著了有关络病的专著。所以，凡血络之病，其基本病理变化多是痰瘀为患，在痰瘀同治的基础上，配伍其他方药，如补益心气、心阳、心血、心阴，或理气化浊、利水消肿等。

络病在筋骨经络的病变，主要反映在病情的顽固、病变的深沉，如痹证中的历节病，在《金匮要略·中风历节病脉证并治》中记载："历节痛，不可屈伸""疼痛如掣""诸肢节疼痛，身体尫羸，脚肿如脱"为主要临床特点，似与当今类风湿关节炎和顽固性风湿性关节炎相一致。其病理变化在《灵枢·贼风》中早有记载："此皆尝有所伤于湿，气藏于血脉之中，分肉之间，久留而不去，若有所堕坠，恶血在内而不去……其开而遇风寒，则血气凝结，与故邪相袭，则为寒痹。"在《灵枢·周痹》中说："风寒湿气，客于外分肉之间，迫切而为沫，沫得寒则聚，聚则排分肉而分裂也，分裂则痛。"这里说明风寒湿邪侵犯人体之后，导致气血痰湿凝滞，而变生痰瘀，痰瘀阻滞经络，络脉阻滞，不通则痛，故痹证凡久治不愈或疼痛难忍，或侵入筋骨关节者，多从络病辨治，以祛除络中痰浊血瘀为基本治疗方法，也就是在痰瘀同治的基本大法上，随证加减，如祛风止痛、养血滋阴、温经通络、补益肝肾等。

6. 肥人多痰瘀

肥胖之人，多气虚，由于气虚，胸阳痹阻，痰浊、血瘀内生，造成痰瘀为患的种种病证，如胸痹心痛、痰瘀眩晕，包括中风、高血压、冠心病及高脂血症等所表现的一系列症状或证候。

痰为百病之源，“肥人多痰湿”是导致各种肥人多发病的主要原因，“肥人多气虚”，气虚血行无力，导致血瘀，瘀血也是导致肥人多发病的另一致病因素。其实，肥人多发病中“痰瘀”是基本的致病因子，如眩晕头痛是高血压、高脂血症的主要症状，也是肥胖症的常见伴发症状，它们可以单独出现，也可同时出现，可以是一个症状，也可以是一种病。眩晕与头痛皆为头部病变，头为元神之府，清虚之地，为人之髓海，时时需气血津液的濡养，不容痰浊血瘀侵犯和留滞，若痰瘀扰乱清虚之地，轻者眩晕，重则头痛，甚者昏厥。自古以来有许多医家认为眩晕头痛与痰瘀有关，如《丹溪心法》中记载：“无痰不作眩”“头痛多主于痰”，《杂病广要》也说：“瘀血停留，上冲作逆，亦作眩晕。”《张氏医通》中也提出了：“中有死血，作痛而眩。”专于补气活血化瘀的清代王清任在《医林改错》中说：“查患头痛者，忽犯忽好，百方不效，用此方（血府逐瘀汤）一剂而愈。”由此可见，痰瘀上扰是造成眩晕头痛的主要原因，所以用痰瘀同治之法，可达到止眩晕、除头痛的目的。实践证明，高血压、高脂血症、高胆固醇引起的诸多疾病，如脑动脉硬化、脑梗死、高血压、偏正头痛、颈椎病等，用祛痰化瘀之剂能收到很好疗效，这些病证多见于肥胖之人。同时，用此治法也能起到减肥效果，如山楂，能消食化痰，又能活血化瘀，为痰瘀同治之品，长期服用能消脂减肥，也能活血止痛。

7. 瘦人多痰瘀

瘦人多火，津血常亏，津熬为痰，血结为瘀，故常津血熬结为痰瘀。老年人体弱消瘦，或中年阴虚火旺，妇人血枯经闭，或漏下赤白，男子败精浊瘀，或干咳痰血，小儿疳积羸弱，或食积便溏等，也包括常见的老年性慢性支气管炎、肺心病、慢性迁延性肝炎后期、肝硬化等病所表现的症状或证候。如老年性慢性支气管炎气管炎，症见晨起咳嗽多痰，痰稠如蛋清，黏稠而透明，此为人体津液所化，日久体弱羸瘦，水谷不养肌肤，出现皮肤甲错、黑滞，津亏血燥，血枯成瘀，而成痰瘀互结之证。肺主气，司呼吸，肺虚气弱，脉行不畅，痰气交阻，阻塞肺道，出现阻塞性肺气不通，气血因此而不行，瘀血与痰浊胶着为患，而致痰瘀内阻，日久形成肺胀。肺胀之证，多见面色黧黑，唇舌发紫或紫绀，一派气虚血瘀、痰浊壅盛之象。此种病证，俗称痰火病，以瘦人多火而多患也。西医学所谓的慢性阻塞性肺气肿，多见此证。

妇人血枯证，用《内经》血枯方治之，在滋阴养血、温经通阳的同时，祛其痰瘀。临床上常见血枯证，多属妇人劳损证。症见月经闭止，面色暗黑，尤其两目有黑圈如熊猫，肌肤甲错如鱼鳞，人体羸弱，骨瘦如柴，时时潮热，或干咳痰血，脉弦细，舌红少苔或舌如镜面。

慢性迁延性肝炎，久病不愈，出现早期肝硬化或肝硬化，甚至转变成肝癌者，中医辨证多为肝脾血瘀、痰瘀互结之证，或见肿块癥瘕，即常伴见腹胀如鼓，下肢水肿，面色黑滞，大肉常脱，皮包骨立，内火炽盛，舌红少苔或无苔，手掌色赤，面鼻红丝赤缕，心烦易怒，甚者腹壁青筋暴露，或脐外突，下身前阴水肿。所见一派痰水瘀血阻滞，泛滥成灾的病象。此时在急则治标的原则下，应逐水通腑，温阳化气，利水消肿，在此时时顾及祛痰化瘀，常可加痰瘀同治之方药，如冬葵子、益母草、琥珀、蒲黄、急性子、半边莲之属。

8. 内、外伤后遗症

人体受外界撞击或自然损坏引起筋骨、皮肉、内脏及器官的损伤，一般属于中医伤科的范畴，伤及筋骨皮肉俗称外伤，伤及脏腑组织称为内伤。其实，无所谓内伤、外伤之分，除了皮肤上损伤外（属外科或皮肤科）均可称为内伤。人体受伤之后，气血津液受损，血脉因损伤常为“离经之血”，离经之血为瘀血，或受伤之后，血行受阻，而成瘀血。体内除血液外，津液濡养着全身并不断补充血液，所以人体受伤之后津液也因此留滞而成痰浊，或为积水。故人体受伤之后血与津液皆受损伤，血滞为瘀，津凝成痰，而成痰瘀互结之变，所以在人体受伤之后，既要治瘀，也需治痰。然而，历代从事伤科的医家，因为他们首先看到的是血或瘀血，故多注重于“瘀血”，强调活血化瘀，消肿止痛，而忽略祛痰利水。正是因为没有从痰瘀同治去认识、去治疗，带来了诸多内、外伤后遗症。如伤虽愈了，但局部有酸胀、麻木、疼痛、肿胀等瘀血化水成痰结的症状；若头部外伤（脑震荡之类，或颅内手术后），虽然头部受伤得愈，但留下的后遗症却非常之多，症见头晕、头昏、头痛、头胀，随气候变化特别明显。此皆由痰瘀作祟。外伤之后多有后遗症，俗称陈伤。常见伤愈之后遇气候变化，或过劳，或其他疾病引发等，出现伤处种种不适，如酸痛、麻木、疼痛，或出现精神症状等。所以，笔者在30多年前就提出：伤科医生在治疗外伤或内伤时，一定要注意痰瘀同治，以防止外伤后遗症的发生。实践证明：在治伤过程中强调痰瘀同治，能防治外伤后遗症。曾总结多例外伤患者，进行分组对照及追踪观察，证明在治伤中使用活血化瘀方药时必须注意治痰，不仅能提高疗效，而且能防止外伤后遗症的发生。最常用的是白芥子、象贝、杏仁，以及二陈汤、导痰汤、指迷茯苓丸等。

9. 老年人多痰瘀

老年人是常见疾病多发人群，老年人常患的疾病称为老年病。主要的老年病是指糖尿病、高血压、高脂血症、肿瘤、脑血管病、心血管病、老年性痴呆等，这些病证，在治疗上和辨证上要多从“痰瘀”二字上探索和研究，如果说为了老年保健，从祛邪扶正角度来说，祛痰化瘀显得非常重要，切不可忽视！在一定程度上较之运用补齐更为重要。

三高症（高血压、高血糖、高脂血症）是当今多见的老年病，也是其他老年性疾病的致病因子，如老年性痴呆、心脑血管病、中风、老年性脑梗死等。这些病证皆为血中痰浊阻塞络脉所致，即痰瘀阻络。若脑络阻滞，血运不畅，轻者脑失所养，出现头晕目眩，神明失常，痴呆或狂妄，重者出现突然昏厥，半身不遂，语言不清，甚者也可危及生命，出现昏迷不醒，或猝死。老年性疾病，多因代谢障碍所引发，人体中的代谢产物即人体中的“垃圾”，具体说，就是痰浊与瘀血，所以在老年病中“痰瘀”致病非常广泛，如中风，突然昏厥、抽搐，或醒后半身不遂，或夜半突发半身不遂，失语昏睡，或语言不清，口角流涎，手足不用，四肢厥冷，脉弦涩，舌苔水滑，色紫瘀。此多由痰瘀阻塞脑络所致，所现症状也是痰瘀同病之症。故前人，明代秦景明在《症因脉治·中风总论》中说：“半身不遂之因，或气凝血滞，脉痹不行；或胃热生痰，流入经隧，踞绝道路，气血不得往还。”明代吴崑在《医方考·中风门第一》中也认为：“中风手足不用，日久不愈者，经络中有湿痰死血也，活络丹主之。”二氏之论，前者导出了痰瘀阻塞脑络的病变，后者说明了痰瘀阻滞经络的病理，故在治疗上必须痰瘀同治，吴氏所举活络丹即是一张痰瘀同治方。治疗中风的过程中不能不用痰瘀同治之法，急性期表现为风火痰瘀壅盛之象，在祛痰化瘀的同时，配合通腑泄浊，泻火开窍。缓解期表现为痰瘀泛滥成灾之象，出现一系列的后遗症。痰瘀阻于清空，语言謇涩，头晕目眩，面部痉挛，口眼㖞斜；痰瘀阻滞经络，四肢不用，或半身不遂，肢体麻木；痰瘀互结脏腑，大便秘结或溏泄，小便不畅或不禁。故中风多系痰瘀作祟之证，也是老年人多发病证。

老年性癃闭证，也是常见老年性疾病，以小便点滴难下为癃，小便闭止不通为闭，轻则为癃，重则为闭，二者往往同时存在，故常称癃闭。水道不利，尿液难下，多因尿道有形之物的阻塞，这种有形之物多由痰瘀互结而成，或在尿路，或在孔窍，在尿路诸如尿路结石、膀胱结石等泌尿系结石或肿瘤，在孔窍一般为前列腺肥大，由于肥大的前列腺使尿道受阻变窄，故出现癃闭。这些结石、肿瘤、肿大的组织，在治疗上以治痰化瘀之法，潜移默化以消融其积。药如穿山甲、留行子、山慈菇、冬葵子、琥珀、益母草等痰瘀同治之品。方如当归贝母苦参丸、小金丹，或六味地黄丸之属。

老年性水肿，其成因较多，有肾病、肝病、心脏病、高血压，或气血亏损（贫血），气虚血少，津血瘀阻，泛溢肌肤而致水液潴留，发为水肿，这种病理状态的水，从广义之痰的角度来说属痰的范畴，所以利水消肿，实是治痰，在治痰利水之中，顽固难愈之水肿，合用活血化瘀之法，即痰瘀同治之，则效果大大提高。笔者在治疗肾源性、肝源性、肺源性、心源性水肿时，在利水消肿的方药中，必加活血化瘀之品，或利水活血之品，如丹参、桃仁、红花、三七、水蛭、土鳖虫，以及益母草、茺蔚子、琥珀、虎杖、刘寄奴、泽兰等。

10. 经带同病多痰瘀

“经病多从瘀治，带病多从痰治，经带同病，痰瘀同治”。妇人之病，经带为先，月经不调，治血为主，带下不止，勿忘治痰。妇人之月经不调，多夹带下之症，妇人带下不止，常致月经不调。临床常见月经过少或闭止者，常带下绵绵，质稀而清，或阴道干涩，失其濡润。带下赤白，腥臭浊腻者，经来量多，色瘀紫，伴腹痛，一派湿热痰瘀阻滞之象。

妇人肥胖，痰湿内阻，脾失健运，脾主运化水湿和水谷，脾又统血，肥胖妇人，脾胃多弱，水湿停滞而为痰，脾不统血而致瘀，故多见痰瘀阻滞经隧，甚者阻塞胞宫，导致月经不调，带下不止，不孕无子。此多由痰瘀所致，明代万密斋《万氏妇人科·调经》中说："盖妇人之身，内在脏腑开通，无所阻塞，外而经隧流利，无所碍滞，则气血和畅，经水应期。惟彼肥硕者，膏脂充满，脂痰凝塞，元室之户不开，夹痰者痰涎壅滞，血海之波不流，故有过期而经始行，或数月而经一行，乃为浊，为带，为经闭，为无子之病。"万氏之论，把"痰瘀"导致经、带、孕、产之病的机制说得明白，所以在治疗上必须治痰化瘀，才能调经止带，启宫种子。笔者在治疗肥胖妇人婚后不孕时常用痰瘀同治之法，选用顺气导痰汤（《类证治裁》：姜半夏、茯苓、陈皮、甘草、胆星、枳实、木香、香附）合四物汤（《和剂局方》：熟地、当归、白芍、川芎）加减，能达到调经种子、减肥助孕的效果。

11. 痈肿溃疡多痰瘀

痈肿、溃疡有内、外之分，在内，主要指脏腑的痈肿与溃疡，如常见的肺痈、肠痈、肝痈、肾囊肿等，似及胃溃疡、直肠溃疡、赤白痢下、子宫内膜炎、赤白带下等；在外，主要指皮肤肌肉及筋骨的痈肿与溃疡，如常见的痈、疽、疔、疖、瘤肿、痔疮、漏管等。在前面"异常分泌物"一节中，把炎性分泌物列为痰瘀同病的临床辨证特点之一，这里再把"痈肿溃疡"单独列为痰瘀同病的临床辨证特点，目的是说明在外科、皮肤科、肛肠科等各科各类疾病中，痰瘀导致的疾病是非常广泛的，在临床中适时运用痰瘀同治之法，可以收到很好的效果。如仙方活命饮（《校注妇人良方》：穿山甲、白芷、天花粉、皂角刺、当归、甘草、赤芍、乳香、没药、防风、象贝母、陈皮、金银花），此方为历代医家所推崇的、疗效很好的、专疗痈肿疮毒的名方，“脓未成者，服之可使消散；脓已成者，服之可使外溃”。分析其组方法则：即为清热解毒与治痰化瘀组合成方。方中金银花为清热解毒之品，其他诸药为痰瘀同治之品，穿山甲、白芷、皂角刺本身具有祛痰化瘀的作用，赤芍、当归、乳香、没药为活血化瘀之品，象贝母、陈皮、天花粉、甘草为理痰治痰之品。其中防风配白芷祛风利湿，湿去则痰消，故本方为痰瘀同治之剂。

肺痈，即泛指西医学所谓的肺脓肿，治疗上，张仲景在《金匮要略》中选用千金苇茎汤，此方由苇茎、薏苡仁、冬瓜仁、桃仁组成。原出《备急千金要方》，又名苇茎汤，齐方原书无方名，方名来自《外台秘要》。方中苇茎、薏苡仁、冬瓜仁清肺化痰，桃仁逐瘀排脓，为治疗肺痈之专方，并沿用至今，屡见不鲜，历验不爽。方中苇茎为清肺泄热之品，是治肺痈专品，冬瓜仁、薏苡仁化痰利湿，桃仁活血化瘀，合用之以排脓逐瘀。

肠痈，即泛指西医学所谓的急、慢性阑尾炎，治疗上，张仲景在《金匮要略》中用大黄牡丹皮汤，此方由大黄、芒硝、牡丹皮、桃仁、冬瓜仁组成。方中大黄为治痰化瘀之品，配以芒硝，通腑泄浊；牡丹皮凉血活血，配以桃仁逐瘀排脓；冬瓜仁清肺化痰，以开上启下，表里同治（肺与大肠相表里）。此方不仅痰瘀同治，而且组方简洁、巧思，有清热破瘀、散结消肿之功，故成为治疗急性阑尾炎的专方，并在此方的基础上衍生出诸多专治急、慢性阑尾炎的名方，如红藤败酱汤、大黄红藤煎等。

从上可见，无论内外，一切痈肿溃疡皆可从治痰化瘀入手治疗，在此基础上再配合其他方药，如清热解毒、消肿止痛、祛风利湿，或正气不足者，根据阴、阳、气、血及脏腑之虚，配合运用，如治疗阴疽的阳和汤（《外科全生集》：熟地、鹿角胶、麻黄、白芥子、肉桂、姜炭、生甘草）。本方为温阳补血、散寒通滞的痰瘀同治剂，方中白芥子治痰排脓，肉桂、姜炭、麻黄散寒通瘀，熟地、鹿角胶温阳补血。常用于一切阴疽，如贴骨疽、流注、鹤膝风等。现代常用于骨结核、血栓闭塞性脉管炎、慢性深部脓肿、淋巴结核等阴凝之证。本方笔者常加穿山甲、土鳖虫等虫蚁之品，则祛痰化瘀、扶正托毒之功更好。

（《痰瘀相关论》）

胡希恕

痰瘀哮喘径用大柴胡

胡希恕（1899~1984），著名经方家

治哮喘不用麻黄，却独崇大柴胡汤

刚跟随胡老学习，常感到其治病用药新奇。一天，遇到一位久治不愈的哮喘患者，处方中既无补肾纳气的白果、五味子、肉桂、山萸肉、熟地等，亦无宣肺定喘的杏仁、麻黄，而用了大柴胡汤加味，因而问之："治喘为何不用麻黄？"胡老答曰："因无麻黄证。"又问："何为麻黄证？"胡老笑而答曰："这不是一句话能讲清楚的，待有时间再详细讲吧。"当时急待获得答案的学生，不免感到遗憾，但庆幸的是，自此每逢星期天，胡老就给我讲授他对经方的研究和临床经验，治疗哮喘不用麻黄，而常用大柴胡汤的道理也就迎刃而解了。

从六经辨证来看，哮喘常表现为太阳病或少阳病，尤以太阳少阳并病、少阳阳明并病和三阳并病为最多见，而且以实证为多见。中医所说的哮喘，一般多是指临床上的一个症状，以邪气实多见。有人观察了哮喘患者，除了给对证的方药外，同时采用了控制饮食、通腑涤肠等方法以消里实，使临床治愈率从20%~30%提高到70%~80%。元代的朱丹溪提出："哮主于痰。"明代的张景岳提出："喘有宿根，遇

寒即发或遇劳即发，亦名哮喘。”都在说哮喘以实证多见。又据患者平时无咳喘、吐痰、头痛、身疼等症，知不在太阳；哮喘发作时有胸满、胁痛、汗出、咽干、便干等，多属少阳阳明合病；又据哮喘多发于夜晚，发作时及不发作时皆无咯痰，可排除痰饮为患，这样引起此类哮喘的主要原因当属瘀血阻滞。因此，此类哮喘多呈现少阳阳明合病兼挟瘀血，为大柴胡汤合桂枝茯苓丸方证。这便是胡老在治疗哮喘时，往往不用麻黄，而常用大柴胡汤加减的主要原因。这里必须强调一下，当然不是说，对所有的哮喘都不用麻黄，当病证在太阳有麻黄的适应证时也必用麻黄，这里仍是强调必须辨方证。

哮喘病发虽在肺，痰饮瘀血为主因

元代的朱丹溪提出：“哮主于痰”，明确指出了痰阻气机、肺气不降是哮喘的主要病因病机，后世在这点上认识颇为一致。明代张景岳提出的“喘有宿根”这一观点也为后世所接受。值得注意的是：有的哮喘患者在非发作期或长期发作后出现了一些虚损现象，可以说是久病伤肾，有的人就把此当作形成哮喘的根本，这是很片面的。《证治准绳》说：“其元耗损，喘生于肾气上奔。”多是指肺气肿之属的气短、喘息，少见于喉中有痰鸣的哮喘。肾气上奔的哮喘，从理论上讲是有道理的，应予注意，但临床上这种哮喘是少见的，如果过于强调这一理论，就会造成对哮喘的成因及治疗的偏差。应明了哮喘以实证多见，也要注意虚证哮喘的存在。一般认为，实证哮喘的“宿根”多是指痰饮实邪，胡老通过长期临床观察、实践，认为瘀血是引起哮喘的重要因素之一。历代医家尚未明确提出瘀血能致哮喘，但《内经》有过类似的描述。如《素问·脉要精微论》曰：“肝脉搏坚而长……当病坠若搏，因血在胁下，令人喘逆。”有似因瘀血在胸胁引发喘证。

现代病理研究也说明：在慢性气管炎（包括哮喘性支气管炎）末梢细支气管及肺泡间隔的超微结构的改变，可看到小血管内有血栓形成，与中医的肺有瘀血、血在胁下是相吻合的。

更能说明问题的是，临床上用活血祛瘀的方法治疗哮喘多有良效。近代临床报道用地龙、瓦松、蛞蝓等治疗哮喘收到明显的疗效。这些单味药具有解痉、抗过敏作用，从中医药性来分析，这些药物都有活血祛瘀的作用，从而也可说明哮喘患者有瘀血里实的存在。

基于以上说明，胡老认为，哮喘的主因是痰饮、瘀血（所谓宿根），诱因是外感、伤食、物理、化学、七情等其他刺激。即当外邪侵袭人体及外在或内在的因素刺激人体后，与体内的痰饮、瘀血相互搏结，阻塞肺气，使肺气上逆而产生哮喘。这就是外邪引动内邪，也即外因引动内因而发病。当然也有单是瘀血，或单是痰饮阻肺而发病的情况。认识到这一病因病理，对于指导辨证治疗有重要意义。因此，以痰饮、瘀血为纲，则哮喘证治了如指掌，今简述于下：

以痰饮为主因的哮喘证治外邪内饮，为常见的一种证。即是说，其人素有水饮、痰浊潜伏于体内，一旦遭受外邪侵袭，外邪激动里饮，壅逆于肺，则发为哮喘。

原有瘀血潜伏于体内，一旦外感或伤食或七情变化，诱使瘀血变化，上犯肝肺而发哮喘。若不驱瘀，则哮喘经久不愈，故凡哮喘不论寒暑经年不已者，多属瘀血为患。具体常见方证如下：

大柴胡汤合桂枝茯苓丸方证主症见：胸胁苦满，呼吸困难，心下急，口苦咽干，大便干燥。

大柴胡汤合桃核承气汤方证主症见：除上症外，又见腹胀满，大便难通者。

以上二方证，若见口干舌燥或烦渴者，均宜加生石膏；若上证复有外感，发热恶寒而无汗者，则宜葛根汤，依证选用大柴胡汤、桂枝茯苓丸，或大柴胡汤合桃核承气汤三方合主之，见咽干烦躁者，亦宜加生石膏；若上证见汗出而喘明显者，则宜麻杏石甘汤，依证选用大柴胡汤合桂枝茯苓丸，或大柴胡汤合桃核承气汤三方合方主之。

既有外邪内饮，复有瘀血在里的哮喘也屡有所见。如常见有小青龙汤方证，复见大柴胡汤合桂枝茯苓丸合方证者（证见前），即以小青龙汤、大柴胡汤、桂枝茯苓丸三方合方主之。大便难通者，可易桂枝茯苓丸为桃核承气汤；若现射干麻黄汤方证者，即以射干麻黄汤为主，依证选用大柴胡汤、桂枝茯苓丸，或大柴胡汤、桃核承气汤三方合方主之。

以上各方证，若见口舌干燥或烦躁者，均宜加生石膏。

哮喘治疗效卓著，辨方证上下功夫

胡老非常强调，方证之学为医者的基本功。六经之分，只概括了为病的表里（赅半表半里在内）阴阳，当然还须进行寒热虚实的分析，则六经八纲俱无隐情，辨证至此，已可制定施治的准则。但是胡老特别强调，在临床应用上，这还是远远不够的。所谓准则，亦只是可汗、可下、可补等等法则而已，究竟宜用什么方药，还应进行方证之辨。方证者，即方剂的适应证，如《伤寒论》所载桂枝汤证、柴胡汤证、白虎汤证等等皆是也。辨方证为六经八纲辨证的继续，亦即辨证的尖端。中医治病有无疗效，其主要关键就在于辨方证是否正确。所以，医者必须对各种重要方剂要熟悉，无论是药物组成，还是药理作用，尤其具体的适应证，均须心中有数。今谨按病例分析于下：

康某 男，36 岁，中学教师，病案号 143153。

初诊（1964 年 4 月 29 日）：3 年前因食青辣椒而引发哮喘，始终未离西药治疗，迄今未愈，冬夏无休，每次发作，常因偶尔咳嗽或喷嚏引发。自觉消化不好、大便干燥即为将发之预兆。发作时喘满胸闷，倚息不得卧。曾在长春、沈阳、哈尔滨等各大医院治疗均不见效而来北京治疗。来京亦多处求医，曾用割治疗法、两侧颈动脉体手术等疗法，皆毫无效果。又多处找名中医诊治，一名中医以宣肺定喘、补肾纳气等方药治疗 7 个多月，症有增无减，并告之："伤色太甚，虚不受补。"颇感精神痛苦，以至绝望。计返故里等死，后听别人介绍，到胡老这里最后一试。现在症状：喘闷，胸腹胀满，昼轻夜重，晚上哮喘发作，倚息不得卧，大汗淋漓，口干，便秘，心中悸烦，眠差易醒，舌苔薄白，脉沉缓。据证与大柴胡合桂枝茯苓丸加生石膏汤：

柴胡四钱　黄芩三钱　半夏三钱　生姜三钱　枳实三钱　炙甘草二钱　白芍三钱　大枣四枚　大黄二钱　桂枝三钱　桃仁三钱　茯苓三钱　丹皮三钱　生石膏一两半

二诊（1964 年 5 月 3 日）：上药服第 2 剂后，症状减轻，服第 3 剂时，大便通畅，哮喘已，胸胁满、腹胀、心中悸烦均不明显，已不用西药氨茶碱等，上方继服 3 剂。

三诊（1966 年 9 月 25 日）：出差来京，告知病情，2 年来曾数次感冒咳嗽，但未出现哮喘。

本患者为支气管哮喘，3 年来用中西药及手术治疗无效，关键是辨证不确，实用补治，方不对证，致使病长久不愈。初诊时证的特点：胸胁满闷、心中悸烦、汗出口干、大便秘结等，为少阳阳明合病证。发病既不为外感所诱发，又无痰饮证候，尤其昼轻夜重，多属瘀血为害。综合以上分析，为大柴胡合桂枝茯苓丸加生石膏汤方证，故予两解二阳合病，兼以祛瘀活血，因方药对证，故服之而收捷效。徐灵胎说："用药如用兵，实邪之伤，攻不可缓，用峻厉之药，而以常药和之。"本患者为瘀血实邪所致的哮喘，治疗应急速攻逐瘀血里实之邪，故用大黄、枳实、桃仁等峻厉之药，而以大枣、甘草、茯苓、生姜等常药和之。故大柴胡合桂枝茯苓丸加生石膏汤治疗瘀血里实证属少阳阳明合病之哮端，其攻邪速捷，但不伤正。临床屡用此方药皆不用麻黄，而治疗哮喘屡见显效。

田某 女，20岁，本院学生，住院病案号129。

初诊（1959年1月15日）：哮喘、咳嗽5天。自1956年冬受风寒后，常发作哮喘、咳嗽，本次发作重而住院治疗，诊断为支气管哮喘。已服中药3剂未见效而请会诊。现在症状：哮喘咳嗽，端坐抬肩，不能平卧，喉中痰鸣，住病房楼三层，在一层即能闻其声，哮喘多由一阵咳嗽后加重，自感胸闷憋气，呼气易而吸气难，声音嘶哑，咳嗽吐白泡沫痰，鼻塞流清涕，喷嚏，胃口不好，厌食油腻，大便干少，膝肘关节痛，舌苔薄黄，脉细数，两肺满哮鸣音。证属太阳阳明合病，与大柴胡汤、葛根汤、大青龙汤三方合方治之：

柴胡四钱　枳实三钱　白芍三钱　黄芩三钱　酒军三钱　生姜三钱　大枣四枚　半夏三钱　麻黄三钱　葛根三钱　杏仁三钱　桂枝三钱　炙甘草一钱　生石膏一两半

二诊（1月16日）：上药服1剂，哮喘平，声音嘶哑也减，仍感胸闷气憋，咳吐白痰。易医开方：

旋覆花三钱　苏子三钱　半夏二钱　橘红一钱　杏仁三钱　紫菀二钱　桑白皮三钱　炙甘草一钱

三诊（1月17日）：哮喘又作，喉中痰鸣，咳嗽吐白泡沫痰，声音嘶哑，自觉胸胁疼痛，喉中发紧，舌苔薄黄，脉小数。证仍属太阳阳明合病未解，与大柴胡合大青龙汤加减：

柴胡四钱　枳实三钱　白芍三钱　半夏三钱　生姜三钱　大枣四枚　麻黄三钱　桂枝三钱　杏仁三钱　炙甘草一钱　生石膏一两半　山栀三钱　厚朴三钱

四诊（1月21日）：上药服3剂，喘平。昨天感受风寒，今早又感喉部发紧，轻度作喘，咳嗽吐白痰，两下肢起荨麻疹作痒，小便短赤，大便干，纳差，舌苔薄黄腻，脉细数。刻下外邪盛，里热轻，故重在解表化饮，佐清里热，与小青龙汤加生石膏：

麻黄三钱　白芍三钱　桂枝二钱　半夏三钱　细辛二钱　炮姜二钱　五味子三钱　炙甘草一钱　生石膏一两半

五诊（1月22日）：上药服1剂，咳喘皆平。改专方治荨麻疹，调理胃口，两日出院。

此患者始终有里实证，治疗只宣其肺，必引里邪上犯于肺加重喘逆。即使注意到泻里实，但用何种方药合适，还要进一步分辨。同时因不同时期出现不同的变证、兼证，对此也必须选用相对应的方药，才能使药到病除，克期不衍。分析本例，初见哮喘、胸满、不能平卧、大便干少等，此为里实热证。鼻塞声嘶、关节疼痛等为外寒在表，属太阳阳明合病，为大柴胡汤、大青龙汤、葛根汤三方合方的适应证，故用1剂，哮即平。二诊时，他医开方，虽用宣肺化痰平喘之剂，因未治其里实，故哮喘发作又重。三诊时，虽仍有外寒，但因关节疼痛等症已不明显，而以咳喘吐痰等痰饮证及里实证明显，为大柴胡合大青龙汤的适应证，故加减服用3剂又使喘平。四诊时，因新受风寒，尚挟里热，为小青龙汤加生石膏的适应证，故进1剂哮即平。从其治疗兼证来看，三次处方都有兼治表证的方药，但有关节痛者，合用葛根汤；无关节痛而痰饮盛者合用大青龙汤加厚朴；有小便不利者，用小青龙汤。总之，治疗哮喘，表现的证不同，所用方药也就不同，方证对应，是见效的关键。由此也说明：进行辨证论治时，如能继承、掌握前人对方证的研究经验，再根据患者证的特点，选一相对应的方药，不但能确保疗效，而且能加深方证的认识及对中医理论的认识。

许某　女，30岁，住院病案号3965。

初诊（1964年6月29日）：咳喘气短已10余年，每至冬季病剧。近两年来因爱人病故，心情不好，发病加重，曾两次吐血。今年春节后病情逐渐加重，至今未曾缓解，于今年5月26日住院治疗，诊断为哮喘性支气管炎合并肺气肿。经治疗1个多月，前后用苏子降气汤合定喘汤、麻杏石甘汤、桑杏汤等加减治疗皆不效。自6月19日至6月29日加服蛤蚧尾一对、西洋参60多克，病情越来越重，请胡老会诊。现在症状：喘息抬肩，心悸气短，汗出淋漓，因咳喘而不能平卧，吐白泡沫痰，时夹有黄痰，面部潮红，形体疲惫，难以行动，语言无力，饮食减少，二便尚调，时腰背疼痛，心情抑郁，时常泣下，舌苔白腻，脉细微数。此属二阳合病，为大柴胡合桃核承气汤方证，与：

柴胡四钱　半夏三钱　黄芩三钱　白芍三钱　枳实三钱　大黄二钱　生姜三钱　大枣三枚　桃仁三钱　桂枝二钱　丹皮三钱　炙甘草二钱　冬瓜子三钱　生石膏一两半

二诊（7月1日）：上药服1剂，喘小平，汗大减，已能平卧。昨夜微冒风寒，晨起头痛，仍宗上方加减：上方去冬瓜子，加瓜蒌八钱。

三诊（7月2日）：精神转佳，能慢步行走，自理生活，面部潮红之象略减，昨晚月经来潮，本次提前15日，量多色淡，无瘀血块，大便微溏，仍宗前法加减：

柴胡四钱　白芍三钱　枳实三钱　半夏三钱　黄芩三钱　生姜三钱　大枣三枚　大黄二钱　炙甘草二钱　生地五钱　麦冬三钱　瓜蒌一两　生石膏二两

四诊（7月4日）：病情渐平稳，纳食稍香，喉中微有痰鸣，胸中时痛热，舌苔薄黄腻根厚，脉细滑，仍宗前法加减：

柴胡四钱　白芍四钱　半夏三钱　黄芩三钱　生姜三钱　大枣三

枚　枳实三钱　麦冬四钱　瓜蒌一两　大黄二钱　炙甘草二钱　竹茹二钱　茯苓三钱　桂枝三钱　生牡蛎八钱　生石膏二两

五诊（7月11日）：病情稳定，夜得安眠，纳食亦增，惟每早微喘、气短，继以上方加减，回家调养。

此哮喘患者，正气虚衰确实存在，但因同时有里实和外感表证，前医未先解表和治里实，而反用人参、蛤蚧先补其虚，故使哮喘越来越重，以至大汗淋漓，卧床不起。表里皆实反补其里，犹如开门揖寇，正如徐灵胎所说："虽甘草、人参，误用致害，皆毒药之类也。"初诊时，表证已渐消，而以里有痰热挟瘀血为主，为大柴胡合桃核承气汤的适应证，故进1剂而喘小平，大汗亦减。三诊时，里实去其大半，因大汗伤津、伤血，致使月经前期色淡，故加入生地、麦冬养血清热。此时扶正也不能忘祛邪。由此可知，哮喘有邪实者，务必先予祛邪为要。

王某　53岁，中学教师，病案号11188。

初诊（1978年11月24日）：哮喘3年。1976年夏天因闻敌敌畏后患哮喘，伴咳嗽吐白痰，经治疗2个多月缓解。今年8月地上撒了大量敌敌畏又引发哮喘。曾两次住院治疗，用抗生素、激素等，症状暂时缓解，但出院后不久又发如初。常服西药马来酸氯苯那敏、氨茶碱等，效果不理想。又服中药汤剂及胎盘、黄芩、紫花杜鹃片等，效果也不明显。现在症状：哮喘不能平卧，喉中痰鸣，咳嗽吐白痰，量多，咳嗽则遗尿，口苦咽干，思饮，心下满闷，每天服紫花杜鹃9片、氨茶碱3片，晚上可以平卧，大便如常，舌苔白根厚腻，脉沉细弦，右寸浮。心律齐，心率96次/分，血压150/100mmHg，末梢血象检查：白细胞10.4×10^9/L，嗜酸粒细胞1122×10^6/L，两肺满哮鸣音，西医诊断：支气管哮喘合并慢性支气管炎。中医辨证：痰热挟瘀，与大柴胡汤合桂枝茯苓丸加减：

柴胡四钱　黄芩三钱　半夏三钱　枳实三钱　石韦五钱　白芍三

钱　大黄一钱半　生姜三钱　桂枝二钱　桃仁三钱　大枣四枚　茯苓四钱　丹皮三钱

二诊（11 月 28 日）：服第 1 剂咳嗽减轻，服第 2 剂痰消尽，遗尿已，喘已不明显，上二层楼亦不感喘，但每天仍服氨茶碱 3 片。心下满消，仍口苦咽干，思饮，身冷，纳差，大便日 2~4 行，舌苔白，脉弦细，右寸浮。坐位听诊：两肺未闻及哮鸣音，卧位可闻及哮鸣音。血压 150/100mmHg，末梢血象检查：白细胞 7.8×10^9/L，嗜酸粒细胞 440×10^6/L。上方加焦三仙各三钱。

三诊（12 月 8 日）：喘平，大便日 3~4 行，上四层楼不感喘，但昨天又感胸闷，早起口苦，舌苔白腻根厚，脉弦细。卧位听诊两肺散在哮鸣音。血压 150/100mmHg。上方去大黄，加熟大黄二钱。

四诊（1979 年 4 月 12 日）：追访患者，自觉良好，与学生一起跑步也不喘，两肺听诊（–），卧位也未闻及干、湿性啰音及哮鸣音。血压 140/100mmHg，血象检查：白细胞 0.77×10^9/L，嗜酸粒细胞 154×10^6/L。

一般认为，支气管哮喘患者，约半数有轻度或中度嗜酸粒细胞升高，其升高可反映人体的过敏状态，本患者是过敏性支气管哮喘，前医试图从中西医结合抗过敏（用马来酸氯苯那敏、黄芩、胎盘等）治疗未见效，而胡老用大柴胡汤合桂枝茯苓丸加减收捷效，不但喘平，且见嗜酸粒细胞恢复正常。因此，可以说该方药有抗过敏作用。但应说明的是，这一疗效的取得，是建立在辨证施治基础上的，是方证对应的结果。据此，可以认为，在治疗哮喘上，中医的辨证施治，方证对应，目前确实比西医的脱敏疗法及其他疗法有优越之处。因此，在中西医结合治疗哮喘时，有必要重视辨方证，以利于疗效的提高和中西医理论的阐明及发展。

（冯世纶主编《中国百年百名中医临床家丛书·胡希恕》）

洪广祥

哮证重痰瘀，固本效远期

洪广祥（1938～　），江西中医药大学教授

后世对哮证“夙根”的认识，多推崇朱丹溪“哮喘……专主于痰”之说，在治法上主张“专以祛痰为先”。个人认为，痰饮内伏并不是孤立存在的，它与气郁、血瘀往往互为因果，关系非常密切。因为宿痰伏肺，气机郁滞，升降失常，不仅会导致津液凝聚生痰，同时又因气郁痰滞，影响血液运行，出现痰瘀胶结不解的复杂局面。从痰与瘀的关系来说，痰可酿瘀，痰为瘀的基础，而瘀亦能变生痰水，形成因果循环。痰夹瘀血，结成窠臼，潜伏于肺，遂成哮证的“夙根”。如遇气候突变、饮食不当、情志失调及劳累等多种诱因，均可导致肺气宣降失常而引起哮证发作。临床呈现痰鸣如吼，气息喘促，甚则颜面、口唇、肢末青紫等痰瘀气阻症状。若哮证持续不解，呼吸加快，痰液变稠，又易形成“痰栓”，从而进一步加重痰瘀气阻的病理变化，出现以肺气上逆为标、痰瘀胶结为本的证候特点。经验证明，在利气祛痰之品中，加用活血化瘀药，常可提高平喘效果。这是因为活血药可助利气祛痰药以达气血畅行、肺络宣通的目的。

此外，痰瘀伏肺不仅是哮证反复发作的“夙根”，而且也是哮证迁延不愈继发肺气肿，甚至是肺心病的重要病理基础。因此，确立痰瘀伏肺为哮证“夙根”的观点，对提高哮证的治疗效果很有临床意义。

余认为，哮证发作时，一般多表现为肺实证。反复发作，迁延日久，正气受伤后，常表现为邪实正虚证。但在发作期仍以肺实为主要矛盾，因此主张发作期重在治痰治瘀以平哮。个人经验，治痰治瘀要以治气为先，因为气顺痰易消，气行血亦活，从而达到痰消瘀散的目的。在方药：组合上，根据《内经》“肺苦气上逆，急食苦以泻之”的理论，制“蠲哮汤”一方，具有较好的治疗效果。该方组成：

葶苈子 10g　青皮 10g　陈皮 10g　槟榔 10g　大黄 10g　生姜 10g　牡荆子 15g　鬼箭羽 15g

幼儿剂量酌减。水煎服，每日 1 剂，每剂煎 3 次，分上、下午及临睡前服用，连服 7 天。重症哮喘或哮喘持续状态，且体质尚好者，可日服 2 剂，水煎分 4 次服。哮喘基本缓解后，改为常规服药法。药后 1~3 日内，若解痰涎状黏液便，为疗效最佳的标志。哮喘症状完全缓解后，大便自然恢复常态。此方在一般情况下不必加减，如他症明显，可根据辨证酌情加药，如寒痰哮可加干姜、细辛；兼表寒加生麻黄、苏叶；热痰哮加黄芩、鱼腥草；有过敏性鼻炎或其他过敏症状者，加蝉衣、辛夷或白鲜皮、地肤子；大便不畅者，大黄宜生用后下；稀溏者，大黄宜熟用同煎，剂量不减。

个人经验，哮证发作期即使有虚象，亦不宜急加参、芪或熟地之类补益药，谨防气机壅塞，使哮喘证候加重。此方适用于支气管哮喘急性发作或哮喘持续状态，亦可用于喘息型支气管炎急性发作期。凡哮喘痰鸣辘辘，或喘咳胸满，痰多不利等肺气壅实为主要表现者，均可适用。全方着眼于疏利气机，故用葶苈子、青皮、陈皮、槟榔、牡荆子泻肺除壅，俾气顺则痰降，气行则痰消。肺与大肠相表里，哮证病作，多因肺气壅滞而致腑气不通，以致浊气不降而上逆，又加重肺气之壅滞，而使哮喘难以缓解，故方中伍大黄以通腑气，腑气通则肺气自降。鬼箭羽活血祛瘀，且具抗过敏作用，与逐瘀除壅之大黄相配，更能增强行瘀之力。哮证之作，多为外感诱发，伍生姜既可外散表寒，又可内散水饮，且能防葶苈子、大黄苦寒伤胃之弊。全方合用，共奏泻肺除壅、涤痰祛瘀、利气平喘之功。

哮证初发，以脾弱者多见，少年儿童及病后续发者尤为突出。因此，哮证扶正应以扶脾为先，脾气健则肺气充，卫气固则抗御外邪能力增强；脾主运化，脾虚则湿从内生，聚为痰浊，上渍于肺，故实脾又是杜绝生痰之源的关键。哮证未发时强调扶脾，当然不排斥补肾的重要作用，如哮证患者肾虚证候明显，在治疗上又应注意补肾，通过补肾以实脾益肺。哮证肾虚以久哮不愈，反复发作或合并肺气肿者居多。其缓解期亦多为虚中有实，则既有肾失摄纳，又痰瘀伏肺等虚肺实证候。因此，在扶正过程中，要注意补虚不忘实，扶正不碍邪。力求补而不壅，滋而不腻，寒温适当，药源方便，易于坚持。在反复实践的基础上，制定出“食疗”与“药疗”并重的方法，运用于哮证缓解期的扶正固本，取得了较好的远期疗效。

1. 截哮蛋

制法：备瓦罐或瓷盆一个，留置健康人或患者自身的 24 小时尿液，取新鲜鸡蛋 7~10 枚，先在蛋壳上按顺序编号，然后浸入盛有尿液的容器内，尿液应高出蛋面约半寸左右，每天换新鲜尿液 1 次，连浸 3~5 天（夏季 3 天，冬季 5 天）即可食用。截哮蛋无特殊异味，患者乐于接受。

用法：每天早晨按编号顺序，依次取出截哮蛋 1~2 枚，洗净连壳煮熟，然后去壳空腹食用。每次取出鸡蛋后，应及时补充，并与原序号的尾数相连接。1 个月为 1 个疗程，连食 3 个疗程。

适应范围：用于哮证服蠲哮汤缓解后的患者。食蛋期间如遇哮证发作，可同时配合蠲哮汤治疗，毋须停食截哮蛋。平时对蛋类有过敏者忌服。

明·龚廷贤《万病回春·哮吼》记载：“用鸡子（即鸡蛋）一个，略敲碎损，膜不损，浸尿缸内三四日，夜取出煮熟，食之神效。”余认为，鸡蛋经尿液浸泡后，不仅能扶正补益，且有活血祛瘀，治嗽疗喘之功能，实属哮证扶正固本的妙方。经临床验证，对青少年哮喘患者的远期疗效较好。

2. 截哮汤方药组成

生黄芪 10~15g　白术 6~10g　防风 10~15g　怀山药 15~30g　胡颓子叶 10~15g　牡荆子 10~15g　鬼箭羽 10~15g

水煎服，每日 1 剂。或研末制成蜜丸，每次 10g，日服 3 次。连服 3~6 个月。

一般不作加减，坚持服用全方，必要时可根据辨证酌情加药。如肾气虚者加菟丝子、山萸肉；肾阴虚者加女贞子、胡桃肉；肾阳虚者加巴戟天、补骨脂；瘀血证重者加土鳖虫、丹参。

用于哮证服鬫哮汤缓解后的患者，尤其对中、老年体虚气衰，反复易感者适用。亦可用于喘息型支气管炎缓解期患者。

本方为玉屏风散的变通方剂。针对哮证患者体虚气衰，易感外邪而设。方中用黄芪补气固表，白术健脾，补中焦以助肺气；防风助黄芪益气御风；怀山药益气补中，滋养肺肾，且有定喘宁嗽之功，与白术相配，增强实脾之力。哮证缓解期，虽虚多实少，但毕竟虚中夹实，痰瘀余邪未尽，遇气候骤变，极易引起病情反复。故伍牡荆子、鬼箭羽、胡颓子叶利气祛痰行瘀，补中兼疏，以防气机壅滞，有利于提高扶正固本方药的效果。

吴某　女，6 岁，1977 年 10 月 26 日初诊。

患儿 4 岁时因外感咳嗽，未彻底治愈而继发哮喘，每遇气候突变、感冒或活动增加均可诱发。发作时以夜间为甚，用氨茶碱、盐酸异丙嗪之类药可收暂效。近 1 年来发作更加频繁，每月数次，常持续数天，并须加服泼尼松后方能缓解。本次发作已持续5天，中西药均难奏效。症见哮喘持续不解，胸满气急，昼夜不能平卧，喉中痰鸣辘辘，汗出透衣，颜面及口唇发绀，肢凉，大便不畅且少，不欲饮食，舌质偏暗，舌苔白黄而腻，脉沉细滑数，两肺满布哮鸣音。西医诊断为支气管哮喘急性发作，中医辨证为痰哮。给予蠲哮汤3剂，每日1剂，水煎服。药后当日哮喘缓解，并解稀便3次，夹有多量痰涎状黏液便。3剂服毕，哮喘未作，听诊两肺哮鸣音消失，大便日解3次，色黄，未见痰状黏液便。继服蠲哮汤3剂。然后每天早晨空腹食截哮蛋2枚，连续食用3个月，其间每月加服蠲哮汤3剂，并嘱注意适寒温及饮食调理。经追踪观察10年，疗效巩固，发育如常。

董廷瑶

涤痰化瘀治脑瘫

董廷瑶（1903~2002），上海中医文献馆主任医师，儿科大家

脑瘫是因脑功能障碍引起肢体瘫痪，大多患儿于出生后数月或1年内出现症状，严重病例除瘫痪外还有智力不足、抽搐及视听或言语功能异常，是为疑难顽症，此类病儿为数却不少。董氏谓此属“五软”范畴，常以痰瘀阻络、肝风内扰论治。

曾治患儿朱某 男，6岁，1991年2月21日初诊。生后手足痿软，不能握物，步履不稳，经常抽搐，时时摇头，尚能自觉预知，语言正常，舌红苔薄而腻，脉细带滑，头部CT检查示左顶叶脑血管畸形。董氏曰：先天疾患，“五软”之症，血运失常，瘀阻脑窍，兼夹痰浊，筋纵不收，先拟活血行瘀、涤痰通络、息风安脑，方选桃红四物汤去熟地，加半夏、陈皮、天浆壳、天麻、全蝎、钩藤。加减化裁，服用1个月，摇头、肢搐均停，神志已清。尚诉头昏，右手握力较振，足软步行转稳，苔化薄净，口渴喜饮。瘀痰渐化，肾精本亏，虚风内动，次用六味丸加杜仲、川断、天麻、杭菊滋水涵木，补肾强脊。最后以三甲复脉汤增损，滋养阴血，通脉填髓补脑，调治10个月，病情全面向愈，手足活动自如，只是常觉软弱少力。

先天痿软，脑病顽症，获此显效，实乃巧思灵变，自出机杼。

关幼波

治黄要治痰，痰化黄易散

关幼波（1913~2005），北京中医药大学教授，著名中医学家

痰阻血络，湿热瘀阻，则黄疸胶固难化，不易消退。所谓治痰，也就是化痰散结，祛除胶结凝滞的湿热。痰滞得通则瘀热易清，黄疸必然易于退散。化痰法多与行气、活血、化瘀诸法配合使用。常用的药物有：杏仁、橘红、莱菔子、瓜蒌等。杏仁更能利肺气以通调水道，配合橘红，行气化痰，除痰湿，和脾胃。另外，山楂消食化痰，草决明清肝热化痰，半夏燥湿化痰，焦白术健脾化痰，麦冬、川贝母清热养阴化痰，海浮石清热化痰，郁金活血化痰，旋覆花清上中焦之顽痰，白矾入血分，清血中之顽痰，均为临证常用药物。

治痰之法用于治疗黄疸，是临证多年的体会。通过实践充分证明，重视化痰可以加速利湿退黄。特别是对于长期黄疸不退的患者。脾为生痰之源，治痰实为治脾，脾主运化，又易被湿所困，故治痰之法实为治本之策。根据临床体验，西医所谓血中胆固醇增高，中医则多从化痰论治。

徐景藩

痰饮中阻小半夏，苓桂术甘亦良方

徐景藩（1927~2015），南京中医药大学教授

胃病患者常伴有呕吐症状，其中属于痰饮中阻者，因饮停于胃，胃气不和，上逆为呕，该类患者常自觉胃脘部痞胀不适，畏寒喜暖，胃中辘辘有声，头目昏眩，吐出多量液体，兼有未消化的食物，轻则数日一呕，重者每日呕吐。徐老认为此由中焦阳气不振，水谷不归正化，水反为湿，湿停成饮。加以胃中津液与饮食之物俱合，不易顺利排入十二指肠，至一定容量即随胃气上逆而呕出。不少患者小溲渐少，形体逐渐消瘦，气血亦随之而不足。此证常见于胃、十二指肠球部溃疡而伴有幽门不完全性梗阻。凡有胃下垂者，尤易并发此疾。

徐老根据张仲景《金匮要略》中所述“诸呕吐，谷不得下者，小半夏汤主之”“胃反而渴欲饮水者，茯苓泽泻汤主之”等方论，把小半夏汤作为诸种呕吐的通用方。茯苓泽泻汤由茯苓、泽泻、白术、桂枝、甘草、生姜组成，包含苓桂术甘汤方，又是五苓汤的类似方，功用为祛饮止呕而利小便，也是常用之方。临床表明，运用上述两方为主，治疗溃疡病合并幽门不完全梗阻而呕吐的病例，颇有效果。其中茯苓和泽泻各用20~30g。配加通草增强通利之功，加蜣螂以祛瘀通络，或再加红花活血以助其药力。一般服药数剂后，呕吐止而小溲增多，诸症亦随之而改善。

药物的煎服方法亦很重要。根据徐老经验，汤剂要浓煎，最好每剂药煎 2 次，合并浓缩成 150~200ml。待患者在吐后 20~30 分钟温服，半小时内勿进食、勿饮水。服药后取右侧卧位，腰臀部稍垫高，这样可以使药液充分作用于幽门部位。或先插入胃管，将胃中留液抽出后，旋即注入药液，然后拔出胃管，体位同上所述。

如患者胃气上逆不和，呕吐较频，可令其在服药前先嚼生姜片，舌上知辛辣后吐出姜渣，随即服药半匙，可防其吐出药液。或令患者嚼生姜，同时针刺内关穴，平补平泻，频频捻针，服药后仍行捻针。如有恶心欲吐之状，再加针刺天突穴，能控制其呕吐，有利于药物停留体内发挥作用。

若幽门部位梗阻较甚，可另加云南白药，每日 1~2g，与汤药一起调匀服下。饮食以半流质少量多次为宜。一般服药 5~7 剂，呕吐可渐控制或改善。若效果不著，仍然呕吐，提示幽门病变较重，梗阻难通，则应考虑手术治疗。所以在运用以上方药时，也寓有诊断性治疗之意。

徐老认为《金匮》茯苓泽泻汤，立方之意旨在利小便祛饮而止呕吐。从服药后取得止呕的效果分析，似由药物作用于幽门部位，消除梗阻病变组织中的水肿，使幽门管得以通畅，胃内容物包括潴留的液体下入十二指肠、小肠，运化随之而改善，才使小便量增多。所以，其机制可能由于茯苓泽泻汤首先消除幽门组织的水肿，然后达到利小便的作用。其中的原理，值得进一步研究。

关于半夏与生姜二药，半夏性味辛温，燥湿化痰祛饮，降逆止吐，仲景治呕吐每以半夏为主要药物。生姜辛温，入脾、肺、胃经，《千金方》誉之为治呕吐的“圣药”。生姜止吐的机制大致有三：一是由于生姜所含主要成分姜辣素等，刺激舌上味蕾及胃黏膜的神经感受器，反射性地抑制视丘下的呕吐中枢；二是具有调整食管和胃的蠕动及胃的分泌、消化功能；三是具有解毒作用，能消除胃中有害因素的刺激。因此，生姜止呕具有较广泛的适应证和良好的效果。半夏与生姜的药量多寡需根据病情，并参考配用药物的作用而确定。

小半夏汤原文“水七升，煮取一升半”，说明煎煮时间宜长些。用生姜汁之方，先煎半夏，后入生姜汁，煮取量为水的 1/2。根据徐老的经验，治呕吐用生姜，一般为 10g，吐甚而胃寒盛者用 20~30g，处方勿写“片”，因为“片”的大小厚薄不一，不如计量为好。煮时不宜过久，沸后 20 分钟即可。一般宜温服，如用量较大者，药宜稍冷服下。

余国俊

胁痛 3 年，悬饮阻塞肝络

余国俊（1947~　），四川乐山市人民医院主任医师

患者　女，35 岁。

患慢性肝炎 3 年，经常胁肋掣痛、刺痛，伴胸闷腹胀、呕恶、嗳气。迭用中、西药物，症状改善不明显，舌质偏红，边尖满布紫暗小点，苔薄黄微腻，脉弦细。体检：肝肋下 3cm，谷丙转氨酶 60U/L，麝香草酚浊度试验 9U。

本例慢性肝炎胁痛，长期使用疏肝理气、清热利湿、活血化瘀、养阴柔肝等治法而症状改善不明显。肝居胁下，经脉布于胁肋，故胁痛为肝病之确证。

《灵枢·五邪》说："邪在肝，则两胁中痛。"此"邪"字当包括饮邪在内，前贤早有明训。如《金匮要略》说："饮后水流在胁下，咳唾引痛，谓之悬饮。"《温病条辨》下焦篇第 41 条说："伏暑、湿温胁痛，或咳或不咳，无寒但潮热，或竟寒热如疟状，不可误认柴胡证，香附旋覆花汤主之。"吴鞠通认为此种胁痛，即《金匮》水在肝而用十枣汤之证。因其为患尚轻，仅用香附旋覆花汤涤饮通络即可。

投以香附旋覆花汤加减：

香附醋制，10g　旋覆花包煎，10g　法夏 10g　茯苓 15g　陈皮 10g　杏仁 10g　薏苡仁 20g　瓜蒌仁 10g　降香 15g　桔梗 10g

2日1剂。

患者服至15剂，胁肋掣痛消失，刺痛及其余诸症亦减轻。乃守前方，去法夏、陈皮，加丹参15g、丹皮10g、茜草15g、赤芍10g、䗪虫3g（炙，轧细吞服）、葱茎9根。

患者又服15剂，胁肋刺痛消失，舌质转淡红，边尖已无紫暗小点，苔薄白，脉弦缓。遂疏柴芍六君子汤加味以善后。

前后服药3月余，除偶感纳差、乏力、易疲劳外，一如常人。经复查，肝肋下1.5cm，肝功能正常。

临床治疗胁痛，确有忽视涤饮通络，转用涤饮通络的香附旋覆花汤加减治愈。据临床观察，饮邪胁痛来路多端，非仅限于饮后、伏暑、湿温等，但饮邪阻塞肝络、不通则痛的病机则一。

准确无误地使用本方，最关键的是要掌握这种胁痛的特征性症状——掣痛。而不是胀痛、刺痛或隐痛。即体位固定时不痛或仅微痛，一旦移动体位，如翻身、转侧、俯仰、走路等，便牵掣疼痛不已。此皆得之于问诊，故疏于问诊者戒之！而此证初起，易被误诊为柴胡证者，亦缘于未尝掌握其特征性症状之故。

江老20岁时，仲秋月，偶感寒，咳嗽，胁肋掣痛，寒热如疟。自书小柴胡汤加减不效，其业师笑曰，“此非柴胡证，乃香附旋覆花汤证也”。即书原方（生香附、旋覆花、苏子、广陈皮、茯苓各9g，法夏、苡仁各15g）。江老颇恶药味之苦涩难咽，咽下便呕，半日许，断续呕出黏涎碗许，不意胁痛、寒热竟完全消失。

江老暗喜本方之妙，乃请教先师。先师出示《温病条辨》下焦篇第41条时，江老才茅塞顿开：原来是误认了柴胡证！但既非柴胡证，其胁痛、寒热又当作何解？吴鞠通自注，“此因时令之邪，与里水新抟……”真是一语破的！

待到江老阅历渐多，乃复取柴胡证与香附旋覆花汤证对照合勘，益知二证之寒热虽相似，而胸胁之症状却大异之。

柴胡证为胸胁苦满，或兼痛，但绝非牵掣作痛，乃无形邪气郁于少阳，偏于半表；香附旋覆花汤证为胸胁牵掣作痛，而非苦满，乃有形水饮停聚胸胁，偏于半里。二证之鉴别诊断，关键即在于此。

江老认为，柴胡证与香附旋覆花汤证是临床上少阳病最为常见的两大证型。

而确定少阳病位，归根到底就是确定腠理与胸胁归属于哪一个脏腑的问题。《金匮要略》说："腠者，是三焦通会元真之处，为血气所注；理者，是皮肤脏腑之纹理也。"可见腠理是归属于三焦的。而胸胁既是胸腹腔，处于躯壳之里，脏腑之外，亦是三焦部位。所以修园说："少阳内主三焦，外主腠理。"这就是少阳病的病位。

或问：本例慢性肝炎胁痛，并无寒热往来或寒热如疟等外证，若严格遵守"方证对应"的原则，就不应使用香附旋覆花汤。

答曰：不一定要有外证才可使用本方，这一点也是江老从自身体验中总结出来的。用他的话说，叫作"如鱼饮水，冷暖自知"。他年届六旬时，患面神经炎初愈，亦在仲秋，偶着凉，外证不显，惟右胁掣痛，未介意。至夜，胁掣痛加重，牵引肾区。夜半，胁痛增剧，不敢翻身和深呼吸。家人扶坐，亦难支持。

次晨，西医诊为"小叶性肺炎"，欲用抗生素。江老自书本方加降香、白芥子、瓜蒌仁，服1剂，至傍晚，胁痛大减；又服1剂痛止。

数十年来，江老曾用本方治愈过不少胸膜炎、胸腔积液患者，亦大多无外症。一般用2~4剂，便可止住胸胁掣痛。而将本方扩大运用于治疗慢性肝炎、慢性胆囊炎、哮喘等属于饮邪阻滞肝络者，亦大多无外症。而在守法守方的基础上随症加减，坚持服用，亦可默收敏效。

所以江老提倡读古书时，一不要以文害辞，以辞害意；二不要脱离临床，死于句下。

或问：本方药物较为平淡，而疗效却不同凡响，其中必有加减秘诀，才能化平淡为神奇，是这样的吗？

答曰：大多数经方或著名的时方，其药物组成都较为平淡。只要准确地针对病因病机，疗效显著且经得起重复，“平淡”又何妨！吴鞠通自注本方：“香附、旋覆，善通肝络而逐胁下之饮；苏子、杏仁（原方无杏仁——笔者注），降肺气而化饮，所谓建金以平木；广皮、半夏，消痰饮之正；茯苓、苡仁，开太阳而合阳明，所谓治水者必实土，中流涨者开支河也。”以临床效验视之，吴氏自注毫无溢美之词。

香附主入肝经，可以引领旋覆花入肝通络。若伴邪阻腠理，乍寒乍热，可加青蒿、柴胡开腠透邪；伴饮邪上逆，眩冒，可合苓桂术甘汤化饮降逆；伴脾虚失运，脘痞腹胀，可合香砂六君子汤健脾助运；伴湿浊困脾，舌苔厚腻，纳呆，可重加石菖蒲、佩兰、广藿香化浊醒脾；伴瘀血凝络，胁肋刺痛，可加降香、丹参、茜草、䗪虫等祛瘀通络。

此非秘诀，观其脉证，详察兼夹，随证化裁而已。

女患　56岁，1990年3月18日初诊。

患者从北方迁居四川不久，即感肩背酸痛，纳差体倦，自忖为“水土不服”而就医。医曰：“蜀多雨湿，夹风寒而成痹，所以肩背酸痛；纳差体倦者，脾为湿困也。”

初用羌活胜湿汤、五积散等，肩背酸痛如故。继投以加减正气散、五苓散、推气散、小陷胸汤加郁金、降香等，纳差体倦依然。近2年间断服药百余剂而乏效，已失去治疗信心。

刻诊：面色青黄带晦暗（山根之下两侧尤显），神倦乏力，短气懒言；肩背酸痛，右侧为甚；右胁隐痛，胃脘满闷，小腹䐜胀，纳差，厌油腻，口干苦，大便微溏；舌质稍红，苔薄黄微腻，脉弦濡。

本例患者后来经西医确诊为慢性胆囊炎、胆囊萎缩、胆囊息肉，因其自觉症状较多，难分主次，不容易抓住主症，从而给诊断、治疗带来很大困难。

前医先以肩背酸痛为主症，诊为风寒湿痹，用疏风散寒除湿之方；复以纳差体倦为主症，诊为“脾为湿困”，投醒脾利湿、行气化痰之剂，间断服药近 2 年，均乏效验。

患者面色青黄带晦暗这一显著体征便隐含着“木土失和”的基本病机。再参酌其右胁隐痛、小腹䐜胀、厌油腻、口干苦等肝郁胆热之症，以及神倦乏力、短气懒言、纳差、胃脘满闷、大便微溏等脾虚胃寒、气滞湿阻之象，便不难从整体上诊断出“肝郁胆热，脾虚胃寒，夹气滞湿阻”。木病乘土，土虚则聚液成痰，痰湿流窜肩背经络，障碍气机、气化，不通则痛。

《内经》上多处强调“知其要者，一言而终；不知其要，流散无穷”，深刻地揭示了“一”与“多”的辩证关系，其精神实质就是强调要从整体上高屋建瓴地掌握病机。

如本例之自觉症状看似杂乱无章，却有“木土失和”这样一根主线贯穿其间。而从宏观整体的高度紧紧抓住这根主线，就容易理清头绪，就不会陷入“流散无穷”的窘境。

我早年工作的地区，慢性胆囊炎发病率颇高。因初涉医林，缺乏临床经验，又无法与书本上的知识“对号入座”，只能在实践中慢慢摸索，教训倒是积累得不少。

所幸临证既久，亦渐有会悟：慢性胆囊炎患者，无论是否存在结石，其自觉症状均不少。有的患者就诊时不擅表述，听之既多且乱，茫无头绪。医者如不善于归纳概括，便不得其要领，抓不住主要矛盾，见症治症，方药漫投，收效甚微。

据临床体察，此病所涉及的脏腑，主要是肝胆脾胃。其肝胆症状，多为右上腹反复疼痛，或放射至肩背，长期口苦，属于肝郁胆热，疏泄失职；脾胃症状，多为胃脘满闷，纳呆食少，嗳气，嘈杂，短气乏力，属于脾胃虚弱，升降失调。此外，患者忧思恼怒，或啖油腻及生冷食物之后，以上症状往往加重。其舌边多偏红，苔薄白或微黄薄腻，脉多弦弱带滑。

治宜疏肝清胆，健脾和胃，升清降浊。我常用简裕光老中医“柴胆牡蛎汤”合张锡纯“培脾舒肝汤”取效。

柴胡 10g　生牡蛎 30g　胆草 3~6g　白术 10g　黄芪 10g　陈皮 10g　厚朴 6g　生麦芽 10g　炒谷芽 10g　鸡内金 6g　白芍 12g　生姜 6g　生甘草 5g

方中柴胡、生麦芽疏肝达郁；胆草、生牡蛎、白芍清敛胆火；黄芪、白术、甘草健脾升清；陈皮、厚朴、炒谷芽、生姜和胃降浊。

加减法：口苦甚者，胆草加至 10g；胸膈满闷甚者，去白术、白芍，加薤白 10g；大便长期偏稀者，加黄连 3g，山药 15g，仙鹤草 30g；肩背板滞掣痛者，加姜黄 10g。

如 1972 年曾治某女，32 岁，患慢性胆囊炎 8 年（无结石），经常纳呆，口苦，右胁隐痛，肩背酸痛，胃脘满闷，大便微溏，舌苔白腻，脉濡滑。先用柴胆牡蛎汤合三仁汤加藿香、佩兰、桔梗、仙鹤草，连服 10 剂，口苦消失；右胁隐痛、胃脘满闷减轻，大便成形。继用柴胆牡蛎汤合培脾舒肝汤 16 剂，诸症基本消失。尔后偶有复发，辄以本方化裁，连服 3~4 剂，便可安然。

本例病症考虑为肝郁胆热，脾虚胃寒，夹气滞湿阻。

治宜疏肝清胆，健脾温胃，行气化湿。

予柴胡桂枝汤合柴胡桂枝干姜汤化裁：

柴胡 15g　黄芩 6g　法夏 10g　党参 12g　甘草 3g　生姜 5g　桂枝 10g　白芍 12g　干姜 5g　生牡蛎 30g　天花粉 12g　姜黄 10g

2剂。

嘱其戒除忧思恼怒，勿食油腻、生冷食物；并告曰：以西医辨病论之，其病灶可能在胆囊，建议做胆囊造影以确诊。

二诊：服药后右胁隐痛、胃脘满闷、小腹䐜胀、纳差等症稍有减轻。旋即做胆囊造影。诊断为：慢性胆囊炎，胆囊萎缩，胆囊息肉。因叹服诊断正确，治疗信心陡增。

续上方加乌梅20g，威灵仙10g，僵蚕6g，地龙6g（后2味烘熟轧细吞服）。

三诊：服药6剂，右胁隐痛、胃脘满闷、小腹䐜胀基本消失，肩背酸痛显著减轻，纳开，大便成形，舌象正常，脉弦缓。

上方去桂枝、干姜、生牡蛎、天花粉，加黄芪30g，陈皮10g。

效果：服三诊方45剂，一切症状消失，面色较红润，若无病之象。随访1年未复发。

选用《伤寒论·太阳病篇》的柴胡桂枝汤合柴胡桂枝干姜汤，前者为太阳、少阳表里双解之轻剂，后者则为和解少阳、温化寒饮之方，似乎均与脾胃无明显关涉，不意竟获良效，是何道理？

本方是小柴胡汤与桂枝汤之合方。

若以六经辨证及治法观之，小柴胡汤可以从少阳之枢，达太阳之气，而领邪外出，故可通治"血弱气尽，腠理开，邪气因入，与正气相搏"的诸般病证；而以脏腑辨证及治法观之，则小柴胡汤以柴胡、黄芩疏肝清胆，人参、甘草、半夏、生姜、大枣健脾和胃，实为从整体上调理肝胆脾胃之妙方。

桂枝汤，前贤有"外证得之解肌和营卫，内证得之化气调阴阳"之美誉。

所谓"化气"，就是化生水谷之精气，亦即恢复或重建中焦脾胃的功能，俾其源源不绝地化生气血，以灌注、洒陈于五脏六腑、四肢百骸。其与脾胃之关涉，可谓大矣。

至于柴胡桂枝干姜汤，则源于《伤寒论》47条："伤寒五六日，已发汗而复下之，胸胁满微结，小便不利，渴而不呕，但头汗出，往来寒热，心烦者，此为未解也。柴胡桂枝干姜汤主之。"

此为少阳病兼水饮内结，故用本方和解少阳，逐饮散结。而本例借用之者，则是取方中之柴胡、黄芩疏肝清胆，桂枝、干姜、甘草温化脾胃之寒饮，生牡蛎、天花粉逐饮散结。可见本方亦属于肝胆脾胃同治之方，而与柴胡桂枝汤合用，则更能充分地发挥其疏肝清胆、健脾和胃、行气化湿之综合功效。

或问：患者经胆囊造影确诊之后，二诊方中加用了乌梅、威灵仙、僵蚕、地龙，用意何在？

答曰：希冀消除胆囊息肉。大家知道，中医视息肉为痰凝瘀积之赘生物，但近人治息肉却首选乌梅，值得玩味。这可能是从《济生方》一书所载之"乌梅丸"（乌梅、醋）悟出。近年来时贤用本方加穿山甲、三七、僵蚕等化瘀通络、磨坚散结之品治疗直肠息肉、十二指肠息肉、声带息肉、宫颈息肉等，屡获效验。

前年我曾治一媪，年五旬，患颈椎骨质增生。在治疗期间，其人舌下静脉处长一息肉如玉米粒大，西医动员其手术切除，其人惧，要求中药治疗。我即在原方中加入乌梅20g，僵蚕6g（轧细吞服），连服8剂，息肉消无芥蒂。

近年来治疗胆囊息肉，则必用乌梅、威灵仙、僵蚕、地龙4味药。经曰"木曲直作酸"，乌梅极酸而得木气极厚，故于酸敛之中，大具疏通之力；威灵仙辛香走窜，专以攻削消伐为能事。且据药理研究，乌梅、威灵仙均有较强的利胆作用；而僵蚕、地龙则长于化痰通络，磨坚散结。可惜验案不多，还望大家进一步开展临床验证。

临证时注意三个关键，则颇有助于较快地减轻症状并改善体质。

一是疏清要适度。此病患者体质较差，病程较长，虚实夹杂——虚在脾胃，实在肝胆。肝郁胆热，应予疏清；但若惟事疏清，或疏清过度，往往戕贼脾胃元气，患者必更廉于饮食，短气乏力益甚。所以疏清要适度，尤其要将疏肝清胆与健脾和胃有机地结合起来，并贯彻始终。

二是慎用苦寒药。此病患者脾胃素弱，纳与运均差，一般受不得苦寒药。然因其存在胆热，又非用苦寒药不可。这实在是两难之事。

反复体验，深知清降胆火之药，有利于胆腑，而不利于脾胃，故用量宜轻，“少少益善”。若大便偏稀者，尤当慎用。惟胆草、黄连 2 味，少少用之（1.5~3g），既善清胆热，又能厚肠胃，大便偏稀者亦可用之（若长期便溏，只宜用黄连）。

三是为配合药物治疗，亟宜劝导患者陶冶情操，乐观开朗，并节制油腻、生冷食物。不少患者服药效差，或易反易复，多因有忽于此，值得引起重视。

白长川

水气病案疏

白长川（1944~　），大连市中医院首席主任医师

人体内存在水气互化，水气通利善则“水精四布、五经并行”、即津液也，病则聚湿成水，水停为饮，水流为澹（痰）饮。人体水气互化之代谢仰赖于三焦、膀胱、玄府。《素问》曰：“水火者，阴阳之道路也。”气机之升降出入，莫不根源于此。

人体中的“水”与“气”上下通行于三焦之中。《素问・灵兰秘典论》：“三焦者，决渎之官，水道出焉”。《难经・三十一难》：“三焦者，气之所终始也”，人体一切正常“水液”，随着全身“气机”的升降出入在“三焦”这个“小天地”内生成，输布排泄，肺脾肾等诸脏腑，共同调节着全身“水液”与“气机”。正如《灵枢・营卫生会》所云：“上焦如雾”“中焦如沤”“下焦如渎”。在整个“三焦气化”的过程中“气为水帅，水可载气，气行则水行，气升则水升，气降则水降，气化则水化”。《素问・经脉别论》：“饮入于胃，游溢精气，上输于脾，脾气散精，上归于肺，通调水道，下输膀胱，水精四布，五经并行。”论述的就是人体水液代谢平衡的机制，若人体肺脾肾三焦阳气不足，气化失常，水不化气，气不化水则可使正常水液在体内“散而为湿，凝而为痰，聚而为水，留而为饮”，因而人体诸证丛生。

“水气”一词所揭示的是一个中医病机病理学规律。我们认为“水

气”的定义就是“人体内水不化气，气不化水，水气互化不利的病理状态”。这个病理状态在体内具有普遍性和广泛性。正是因为“水气互化失常”这个病理机制才产生了人体上下左右，表里内外不同部位、不同质态量的“痰，湿，水，饮”等“水性病理产物”，腠理脏腑，筋肉均有玄府（气液流行之腠道也）。

中医之论水气者，总体上将其定义为一种水液代谢失常的病理产物、病理状态。水气又有广、狭二义。其狭义者，水肿也；其广义者，内脏之水气也。本文所述的水气，乃“广义水气”——痰，湿，水，饮等病理产物皆涵盖。

一、胸膜炎案（肺气不宣，痰瘀互结，正虚邪恋）

姚某 女性，33 岁。

初诊：2003 年 6 月 15 日。2003 年 4 月 2 日，因咽痛发热入住医科大学第一附属医院，诊为肺炎、渗出性胸膜炎，4 月 12 日复查 CT：疑肺结核，抗结核、胸穿抽液后，胸膜渗出包裹形成多个分隔，无法治疗，转请中医诊治。现右胁下痛、胸闷汗出，心悸乏力，下肢肿胀，偶咳嗽，少黄痰，面部痤疮，纳少便溏，月经正常，舌淡红脉细。诊断为结核性渗出性胸膜炎。现抗结核药已停。处方：

葶苈子 15g　桔梗 15g　木香 5g　郁金 15g　枳实 15g　陈皮 25g　炙百部 15g　炙桑皮 15g　花粉 15g　苏木 10g　党参 25g　炒白术 15g　黄芪 50g　炙甘草 15g

10 剂，日 1 剂，水煎，日 3 次，饭后口服。

二诊：药后痛减，胸闷汗少、心悸乏力，下肢肿胀，末次月经：6 月 22 日，纳少便干，舌淡脉细。上方加土茯苓 50g、冬瓜皮 50g、炒莱菔子 50g、蜂房 10g、酒军 3g、生白术 25g，易炒白术。

三诊：上方服用 1 个月后，复查 B 超：胸水明显吸收。下肢肿胀消，时咳少量痰，胸闷气短，右胁痛减，痤疮好转，便稍干，1次/日，舌淡脉细。效不更方，继服2周。

四诊：胸痛无，时闷，服药便稀，停药便秘，舌淡脉细。

复查B超：胸水全部吸收。处方：

葶苈子15g　木香7.5g　郁金15g　枳壳20g　陈皮25g　黄芪50g　生白术25g　炒莱菔子50g　炙甘草15g

徐某　男性，58岁。

初诊：1997年4月11日，半个月前因感风寒而致咳嗽，发热，胸闷，于大连铁路医院诊为右下肺炎、反应性胸膜炎、陈旧性肺结核，静脉滴注抗生素无效。转来中医求诊，诊见胸闷气短，咯黄黏痰，时喉中哮鸣音，口干，便溏，舌淡苔薄黄，脉弦。诊为反应性渗出性胸膜炎。处方：

葶苈子15g　厚朴15g　炙麻黄5g　生石膏先煎，50g　杏仁15g　姜半夏15g　炙桑皮15g　陈皮20g　茯苓50g　木香10g　郁金15g　炙甘草15g

4剂，日1剂，水煎，日3次，饭后口服。

二诊：咽喉不利，咳嗽，少量白痰，汗出，舌淡苔薄黄，脉弦细。处方：

葶苈子15g　桔梗15g　厚朴15g　杏仁15g　姜半夏15g　炙杷叶10g　郁金15g　射干5g　淡豆豉10g　炙桑皮15g　陈皮20g　炙甘草15g

7剂，日1剂，水煎，日3次，饭后口服。

三诊：上症均减，偶有黄痰，胸闷隐痛，动则乏力，汗出减，舌淡苔薄黄，脉弦细。处方：

葶苈子20g　瓜蒌25g　黄芩15g　炙桑皮15g　车前子包煎，15g　泽兰15g　苏木10g　党参25g　茯苓50g　白术15g　黄芪50g　炙甘草15g

7剂，日1剂，水煎，日3次，饭后口服。

四诊：咳嗽、咯痰均无，胸闷隐痛消失，舌淡苔薄，脉弦细。

处方：上方配丸药服用1个月。虫草1g/d，代茶饮。复查胸片：右下肺炎及反应性胸膜炎消失，陈旧性肺结核。

二、头部水气（交通性脑积水）

某男 28岁。

1993年脑外伤，当时头颅CT检查为颅骨粉碎凹陷性骨折、脑挫裂伤、颅内血肿，西医手术治疗后，右半身不遂至今。2004年1月13日行脑脊液鼻漏修补术，术后出现颅内感染，高热（39.3~39.8℃）1个月余，腰穿20余次，出现眩晕甚则仆倒。2月4日MRI发现脑积水，诊为交通性脑积水，经西医治疗2个月余，收效甚微，医生建议做脑脊液分流术。家属恐惧手术治疗，于6月25日转来中医求治。诊见：头晕耳鸣，转头加重，甚则恶心欲仆，入夏以来症状尤重。伴体胖大汗，面色不华，右半身活动不利，周身困重，倦怠乏力，嗜卧懒言，夜寐胸闷，纳食不佳，二便正常，口渴欲饮，舌淡紫胖有齿痕，苔白腻，舌下络脉紫暗颗粒，脉细滑无力。中医诊断：眩晕（颅脑水瘀证）；西医诊断：交通性脑积水。治法：益气升清，利水止眩。方药：

黄芪50g　白术15g　党参25g　升麻10g　柴胡10g　陈皮20g　当归15g　姜半夏15g　天麻10g　茯苓35g　泽泻20g　葶苈子15g　炙甘草10g

日1剂，常规水煎服。医嘱：低盐饮食，加强肢体活动锻炼。

二诊：服上方14剂后，症状明显好转，头晕耳鸣减，身轻体力增，自汗大减，动仍汗出，口渴多饮，舌暗红苔薄白，齿痕变浅，脉细滑。益气利水之法已奏效，当酌加活血通络药，以治其瘀。上方黄芪加至75g，加全蝎5g、川芎15g，继服14剂。

三诊：服上方后，转头不晕，汗再减，口渴消失，舌暗红苔白，脉细滑。气虚诸症渐消失，宗前法，大方以制之。方药：

黄芪 100g　桃仁 15g　红花 10g　当归 15g　川芎 15g　地龙 10g　全蝎 5g　葛根 35g　白术 15g　茯苓 35g　陈皮 20g　泽泻 20g　葶苈子 15g　泽兰 15g　炙甘草 10g

继服 14 剂。

四诊：诸症悉除，惟右侧肢体活动稍有不利，经 MRI 复查，脑积水消失。上方去泽泻、葶苈子、泽兰，余药制成丸剂，继续治其半身不遂。随访至今，眩晕未发作。

按语：从临床症状看，该患者虽有半身不遂、血脉瘀阻、颅脑积水之实证，但大汗淋漓等一派气虚之象非常明显。为防气脱，亦应急固其无形之气。且气为血帅，亦为水帅，气足则水瘀更易祛除。气虚未补足，贸然投以逐水活血之剂，必犯“虚虚之戒”。本案不同于单纯的水瘀互阻证，不应见水治水，见瘀治瘀，而应先治水之本、瘀之因，以补气扶正为首务。益气利水实为“扶正不留邪、祛邪不伤正”之法。

再从病机析之，该患者脑外伤后右半身不遂已 11 年，本为气虚血瘀之体；气血久伤，体胖面白，气虚尤甚；其二，脑脊液鼻漏修补术后感染，反复腰穿，更伤脑中元气，虚其所虚；其三，复因夏月之时，天暑地热，迫人汗出，而益耗气伤津。虽虚实夹杂，但气虚既是病之本，亦是病之标，且标本俱急。益气利水实为标本兼治之法。

首选补中益气汤加味，方中重用黄芪益气以行水。现代药理研究证明，黄芪皂苷甲对组胺引起的脑软膜微血管通透性增加有抑制作用。配伍党参补中益气；升麻、柴胡升清以降浊；半夏、陈皮理气化痰，使参、芪补而不滞；半夏、白术、天麻配伍，祛湿化痰止眩之功益佳；佐以茯苓、泽泻健脾渗湿；葶苈子利水消肿；一味当归和血通络，调和气血。现代药理研究证明补中益气汤具有增加心脑血流量的作用，半夏白术天麻汤能改善脑缺血状态，故二方合用对脑积水之眩晕有较好疗效。

二诊时，该患者气虚症状已有减轻，故效不更方，仍以补中益气汤加味扶正培本，少佐利水活血通络药物标本兼顾。至三诊时，患者气虚症状已渐消失，而水瘀犹存。此时当用活血利水法，以桃红四物汤合补阳还五汤化裁治之。

桃仁破血逐瘀；红花活血通络；当归补血活血；川芎行气活血，上达颠顶,《本草汇言》曰："川芎，……血中气药，尝为当归所使，非第治血有功，而治气亦神效也"；黄芪益气行水；地龙化痰通络；泽泻利水渗湿；泽兰活血祛瘀、利水消肿，对瘀血阻滞、水瘀互结之证尤为适合；葛根扩张脑血管，增加脑血流量，使外周阻力下降；全蝎入脑络搜剔久瘀；白术、茯苓、陈皮健脾祛湿。诸药合伍，瘀化水自利，水去血自清，共奏益气活血、祛瘀利水之功效。现代药理研究证明，活血化瘀药物能增强血液循环动力，改善微循环，降低毛细血管的通透性，促进脑脊液的吸收，并对外伤受损的血－脑屏障有恢复作用。

三、心源性水肿

季某 女性，75岁

初诊：2005年4月29日。水肿多年，近1个月加重。周身肿胀，下肢按之凹陷，时心悸气短胸闷，体胖220斤，夜寐不得平卧，口干多饮，多汗，头汗尤甚，倦怠乏力，头晕嗜睡，纳差，便秘，每周1次。舌淡胖、苔薄黄、多齿痕，脉沉细。既往肥胖、高血压（160/90mmHg）、高心病、糖尿病（空腹血糖11.2mmol/L），西医诊断为心源性水肿。处方：

陈皮25g 生姜皮5g 大腹皮15g 茯苓50g 炙桑皮15g 猪

苓 15g　泽泻 25g　生白术 50　桂枝 15g　麦冬 15g　五味子 10g　党参 25g　杏仁 15g　莱菔子 50g　牛膝 15g　枳壳 15g　当归 15g

姜枣引，7 剂，水煎服。

二诊：2005 年 5 月 6 日。水肿减轻，余症同前，舌淡胖、苔薄黄、多齿痕，脉沉细。处方：

陈皮 25g　生姜皮 5g　大腹皮 15g　茯苓 50g　炙桑皮 15g　猪苓 15g　泽泻 25g　生白术 50g　桂枝 15g　麦冬 15g　五味子 10g　党参 25g　杏仁 15g　莱菔子 50g　牛膝 15g　枳壳 15g　当归 15g　升麻 5g　黄芪 50g　车前子 15g　炙甘草 15g

姜枣引，7 剂，水煎服。

三诊：2005 年 5 月 13 日。水肿又减，体重减轻 2 斤，心悸气短胸闷有所缓解，余症同前，舌淡胖、苔薄黄、多齿痕，脉沉细。处方：

陈皮 25g　生姜皮 5g　大腹皮 15g　茯苓 50g　炙桑皮 15g　猪苓 15g　泽泻 25g　生白术 50g　桂枝 15g　麦冬 15g　五味子 10g　党参 25g　杏仁 15g　莱菔子 50g　牛膝 15g　枳壳 15g　升麻 5g　黄芪 50g　车前子 15g　炙甘草 15

姜枣引，7 剂，水煎服。

四诊：2005 年 5 月 20 日。纳稍增，体力增，汗出减，余症同前，舌淡胖、苔薄黄、多齿痕，脉沉细。处方：

陈皮 25g　生姜皮 5g　大腹皮 15g　茯苓 50g　炙桑皮 15g　猪苓 15g　泽泻 25g　生白术 50g　桂枝 15g　麦冬 15g　五味子 10g　党参 25g　莱菔子 50g　牛膝 15g　枳壳 15g　当归 15g　升麻 5g　黄芪 50g　车前子 15g　炙甘草 15g　冬瓜皮 25g

姜枣引，7 剂，水煎服。

五诊：2005 年 5 月 27 日。水肿又减，体重又减轻 2 斤，腹胀便秘，每日1次，舌淡胖、苔薄白、多齿痕，脉沉细。处方：

青陈皮各25g 茯苓50g 生姜皮5g 炙桑皮15g 大腹皮15g 猪苓15g 泽泻25g 生白术50g 桂枝15g 冬瓜皮50g 麦冬15g 五味子5g 杏仁15g 厚朴20g 枳壳20g 制大黄5g 莱菔子50g 当归25g 牛膝15g 肉苁蓉7.5g 槟榔5g

姜枣引，14剂，水煎服。

六诊：2005年6月10日。服上方2周后，腹胀便秘减，心悸也好转，已能平卧，余症同前，舌淡胖、苔薄白、多齿痕，脉沉细。处方：

青陈皮各25g 茯苓50g 生姜皮5g 炙桑皮15g 大腹皮15g 猪苓15g 泽泻25g 生白术50g 桂枝15g 冬瓜皮50g 麦冬15g 五味子5g 杏仁15g 厚朴20g 枳壳20g 制大黄7.5g 莱菔子50g 当归25g 牛膝15g 肉苁蓉7.5g

姜枣引，7剂，水煎服。

七诊：2005年6月18日。前症平稳。处方：

青陈皮各25g 茯苓50g 炙桑皮15g 生姜皮3g 大腹皮15g 猪苓15g 泽泻25g 生白术50g 桂枝15g 冬瓜皮50g 麦冬15g 五味子5g 杏仁15g 厚朴20g 枳壳20g 制大黄7.5g 莱菔子50g 当归25g 牛膝15g 肉苁蓉7.5g 升麻5g 黄芪50g 槟榔15g

姜枣引，7剂，水煎服。

八诊：2005年6月24日。腹胀消失，便干，3日1次，余症同前，舌淡胖、苔薄白、多齿痕，脉沉细。处方：

青陈皮各25g 茯苓50g 炙桑皮15g 生姜皮3g 大腹皮15g 猪苓15g 泽泻25g 生白术50g 桂枝15g 冬瓜皮50g 麦冬15g 五味子5g 杏仁15g 厚朴20g 枳壳20g 肉苁蓉5g 当归25g 牛膝15g 莱菔子75g 瓜蒌35g 升麻5g 黄芪50g 槟榔15g 制大黄10g 党参

20g　炒白芍 15g　白茅根 25g　桃仁 15　姜半夏 15g　竹茹 15g

九诊：2005 年 7 月 22 日。服上方 1 个月，便渐通畅，2 日 1 次，体重减轻 4 斤，水肿也好转，心悸偶作，体力可，仍时汗出，余症同前，舌淡胖、苔薄白、多齿痕，脉沉细。处方：

知母 15g　生地 25g　郁李仁 10g　制大黄 15g　瓜蒌 35g　青陈皮各 20g　槟榔 15g　姜半夏 15g　竹茹 15g　桃仁 15g　莱菔子 75g　赤芍 15g　大腹皮 15g　党参 20g　枳壳 20g　升麻 5g　黄芪 50g　茯苓 50g　桂枝 15g　生白术 50g　冬瓜皮 50g　麦冬 15g　五味子 5g　杏仁 15g　牛膝 15g　当归 15g　泽泻 25g

十诊：2005 年 8 月 12 日。守方治疗 20 余日后，体重又减，排便尚可。处方：

陈皮 25g　茯苓 50g　炙桑皮 15g　大腹皮 15g　猪苓 15g　泽泻 25g　生白术 50g　冬瓜皮 50g　制大黄 20g　知母 15g　生地 25g　枳壳 20g　莱菔子 75g　郁李仁 15g　赤芍 15g　槟榔 15g　火麻仁 15g　瓜蒌 20g　当归 15g　牛膝 15g　生甘草 15g

十一诊：2005 年 9 月 2 日。又服上方 20 剂，诸症均有所缓解。处方：

陈皮 25g　茯苓 50g　炙桑皮 15g　大腹皮 15g　猪苓 15g　泽泻 25g　生白术 50g　冬瓜皮 50g　制大黄 20g　知母 15g　生地 25g　枳壳 20g　莱菔子 75g　赤芍 15g　郁李仁 25g　槟榔 15g　火麻仁 15g　瓜蒌 20g　当归 15g　牛膝 15g　生甘草 15　天麻 10g　桂枝 15g　黄芪 75g　火麻仁 25g　鸡血藤 15g　厚朴 15g

守方治疗月余，体重又减，共减 20 斤余，水肿消失，心悸消失，夜寐能平卧，已能从事轻体力劳动，头晕渐无，纳可，大便 2 日 1 次，睡眠可，舌淡胖、苔薄白、齿痕减，脉沉细。

四、肝硬化腹水

丛某 男，30 岁。

于 2008 年 12 月 1 日，因“腹胀 3 个月”为主诉入住医科大学第一附属医院，3 个月前曾因腹水、腹胀入院，利尿、抽水对症治疗不效。入院期间曾 3 次行腹水常规检查：渗出液、腹水脱落细胞均未找到肿瘤细胞，行胃镜、上腹 CT、肿瘤标志物等检查未发现腹水原因，因该患者不能完全排除结核性腹膜炎致腹水病因，故于结核病医院试验性抗结核治疗，也未见腹水好转。病程中无发热、无胸闷、鼻出血、呕血、黑便、肝掌、蜘蛛痣、下肢无浮肿。为求进一步诊治再次入住普外科。ANA 8U/L，LDH 103IU/L，Pro 4.48g/dl，两次腹水常规均为漏出液。上腹 CT：肝硬化、脾大、多发肝囊肿、胆囊小结石，腹腔镜下肝脏病理显示：大网膜炎症改变，肝脏符合早期肝硬化表现。2008 年 12 月 3 日全麻下行腹腔镜探察术，大网膜、肝脏活检术。镜下见腹腔大量淡草绿色透明腹水，吸出 3000ml。直乙交界 0.7cm×0.7cm×0.5cm 肿物（考虑良性），肝脏呈结节样肝硬化表现，脾大。病理回报：大网膜炎症改变，肝脏符合早期肝硬化表现。

西医诊断肝硬化，腹水。腹水西医治疗不效，2008 年 12 月 13 日转来门诊求治疗。食欲不振，烦躁易怒，便通畅，1 日 1 次，伴胸闷气短，消瘦乏力，排尿正常，舌暗红、苔黄厚腻、有齿痕，脉弦。处方：

五皮饮　五苓散　木瓜各 5g　木香 5g　草豆蔻 5g　厚朴 15g　枳实 15g　黄芪 50g　人参 10g　苡仁 50g　炒山药 25g　砂仁 5g　半夏 15g　杏仁 10g

2008 年 12 月 20 日，使用利尿剂，尿量 1500ml/d，腹胀减轻，胸闷气短消失，仍烦躁易怒，食欲不振，头昏乏力，舌暗红、苔黄、有齿痕，脉弦。处方：

五皮饮　五苓散　木瓜各 5g　木香 5g　草豆蔻 5g　厚朴 15g　枳实 15g　黄芪 100g　人参 15g　苡仁 50g　炒山药 25g　砂仁 5g　半夏 15g　杏仁 10g　车前子 15g

2008 年 12 月 28 日，腹胀消失，头昏乏力减轻，纳多善饥，烦躁易怒，舌暗红、苔黄、有齿痕，脉弦。处方：

五皮饮　五苓散　木瓜各 5g　木香 5g　草豆蔻 5g　厚朴 15g　枳实 15g　黄芪 100g　人参 15g　苡仁 50g　炒山药 25g　砂仁 5g　半夏 15g　杏仁 10g　车前子 15g　葶苈子 10g　蚕沙 5g

2009 年 1 月 3 日，脉证平平无不适。处方：

五皮饮　五苓散　木瓜各 5g　木香 5g　草豆蔻 5g　厚朴 15g　枳实 15g　黄芪 100g　人参 15g　苡仁 50g　炒山药 25g　砂仁 5g　半夏 15g　杏仁 10g　车前子 15g　葶苈子 10g　蚕沙 5g　大腹皮 25g　柴胡 10g

2009 年 1 月 18 日，复查 B 超：右上腹腹水深 0.2cm。处方：

猪苓 15g　泽泻 25g　滑石 15g　五味子 5g　莪术 15g　人参 5g　黄芪 50g

2009 年 2 月 1 日，脉证平平无不适。遇事易烦躁发怒。处方：

猪苓 15g　泽泻 25g　滑石 15g　五味子 5g　莪术 15g　人参 5g　黄芪 50g　川楝子 10g　车前子 15g　葶苈子 5g　柴胡 10g　炒白芍 15g　枳实 15g

2009 年 2 月 15 日，复查 B 超：未发现腹水，但见大量气体。效不更方，守方治疗 1 个月巩固疗效。随诊至今未复发。

石志超

滋阴轻身扶正气，祛痰化浊治脂肝

石志超（1954~　），大连大学医学院教授，主任医师

脂肪肝是指肝内脂肪沉积过多的病症。正常成年人摄入成分良好的膳食时，其肝脏脂肪含量约占肝重的5%，在某些反常的情况下，脂肪的含量可达40%~50%，这种反常的现象亦即脂肪肝。据统计，50%的肥胖者之肝脏有脂肪变性，慢性感染者之肝脏亦有50%发生脂肪变性。脂肪肝在临床上表现极不一致，轻的常无明显症状，重者并发肝硬化则可影响寿命。因为许多患者的症状轻微而被原来疾病所掩盖，常见脂肪肝的典型症状有食欲不振，食后腹部饱胀，右上腹疼痛不适，体重减轻，疲乏感，偶可见肝硬化及腹水。

中医古籍无脂肪肝的病名，但结合临床表现，本病应属于“胁痛”“积聚”“痰浊”“瘀血”“肥胖”等病证范畴。其中对导致脂肪肝的最主要因素高脂血症及肥胖更是立论颇多。古人虽然尚不知血脂增高，但已注意到它的存在与危害，尤其对过食肥甘厚味引起高脂血症的危害早有认识。如《素问·生气通天论》：“高粱之变，足生大丁”；《证治汇补》：“饮食劳倦，酒色无节，营卫不调，气血败浊，熏蒸津液，痰乃生焉。”认为高血脂为血中痰浊，并有导致脂肪肝的描述，如《三因方》：“饮食饥饱，生冷甜腻聚结不散，或作痞块，膨胀满闷。”中医对导致脂肪肝的肥胖也早有认识,《素问·奇病论》：“夫五味入

口，藏于胃，脾为之行其精气，津液在脾，故令人口甘，此肥美之所发也，此人必数食甘美而多肥。”《灵枢·卫气失常》：“人有肥、有膏、有肉，”这些论述，将人分为肥、膏、肉三类，并认识到肥人血液浑浊，并流通缓慢。论其发病原因多为饮食不节，入多于出，导致脂肪在体内堆积。但是，直至近代，中医对脂肪肝仍缺乏完整而系统的理论认识，亦从无权威医籍有“脂肪肝”的系统中医理论阐述。但对导致脂肪肝的高脂血症论述颇多，并明确提出了血脂是痰浊，是浊质，而来源于水谷精微，浊脂由痰所化，脂混血中，清从浊化，并提出痰浊凝聚是高脂血症的关键病机，认为脾虚不运，导致痰浊脂质不断凝聚，血脂增高；或由肾虚，气化失常，水谷精微等体内流动物质代谢障碍，形成痰浊，导致痰浊脂质沉积，血脂增高。

病因病机方面，我认为脂肪肝、高脂血症为本虚标实证。本，主要指脾、肾、肝三脏虚损；标，主要指痰浊和瘀血。五脏失调，津液凝痰，从浊而化，酿成脂膏；或因气滞、气虚、痰浊引起瘀血，使营血变为污秽之血，脂质留而为弊。提出了痰瘀脂浊这种病理产物名词，痰瘀脂浊既是病理产物又是致病因素，从病因上更加明确了脂肪肝病邪致病的特殊性，从病机更有针对性地提出肝脾肾虚损、痰瘀脂浊内生、瘀滞肝脉这一特点，使其病机病位分析更加准确。更提出本类疾病在辨治之时，病之标实反而是论治的病机关键所在。

在固护正气（或者说在不损伤正气）的前提下，治法方药重点选用疏肝运脾、祛痰化浊、攻散瘀血、磨消肉积之类治疗标实药物。治疗脂肪肝、高脂血症的常用药物有：①泻利清下类：大黄、草决明、茵陈、泽泻、番泻叶；②祛痰化浊类：山楂、荷叶、葛根、瓜蒌、昆布、海藻、薤白；③化瘀泻浊类：丹参、郁金、三七、蒲黄、水蛭；④补益轻身类：黄精、女贞子、何首乌、生地、枸杞子、灵芝、玉竹、鸡血藤、黄芪、明党参、绞股蓝等。我以健脾补肾养肝、祛痰化瘀降浊为法。组方用药方面，我将传统减肥降脂药分为上、中、下三品。认为下品以泻利清下类药物为主；中品以活血化瘀、祛痰化浊类药物为主；上品以轻身益气、滋阴生精类药物为主。纵观现今治疗脂肪肝、高脂血症的常用药物多为中、下之品，而其中又以下品者居多；似乎是为了追求速效，而选择此类药力峻猛者有关。如是治法，乃业医者只见病而不见人，只见标而不见本，只治标而反伤本。更有以此谋利之辈，见利忘义之心时时可见。至于用药者正气是否戕伤，肝肾功能是否损害，肠道黏膜是否黑变，皆不在考虑之中。

我据此理法开发的科研方“祛脂化瘀丸（片）”系大连市政府1995年重点科研项目，并获大连市及辽宁省卫生厅药政处批号，功能祛脂化瘀，疏肝通络；适用于脂肪肝、高脂血症、高凝血症、肥胖症（辽药制字Z05020074号），广泛用于临床，疗效满意。完成的科研成果“祛脂化瘀丸治疗脂肪肝的临床与实验研究”获2000年大连市科技进步一等奖，2001年辽宁省科技进步三等奖。科研方“祛脂化瘀丸”正在进行国家级准字号三类药物的开发。

“祛脂化瘀丸”主要针对“精气俱伤，痰浊瘀血，阻滞肝脉”而设，为纯中药制剂，在组方用药上更有其独到之处，主要由黄精、灵芝、何首乌、生地、玉竹、葛根、水蛭、山楂、胆星、柴胡等药物组成。方中黄精甘平，补气益阴，“宽中益气，使五脏调和”（《本经逢原》），“为滋腻之品，久服令人不饥”（《本经便读》）；灵芝甘平，有补益强壮、轻身之功，又可祛痰浊，平喘咳，“疗虚劳”（《本草纲目》），“保神，益精气”（《神农本草经》），可轻身益气，共为方中主药。首乌、生地、玉竹，同助主药补益精气、轻身化浊之力，同为方中辅药。山楂“酸甘，微温”（《本草纲目》），入脾、胃、肝经，“山楂，消油垢之积”（《本草通玄》），“若以甘药佐之，化瘀血不伤新血，开郁气而不伤正气”（《医学衷中参西录》）；水蛭，味咸平，功能逐恶血、瘀血，“性迟缓善入，迟缓则生血不伤，善入则坚积易破，借其力以攻积久之滞，自有利而无害也”（《本草经百种录》）。可见方中山楂针对本病证的痰浊脂质壅盛（高脂血症）而设，水蛭针对瘀血阻滞（高脂血症、高凝血症）而设，二者共为方中治疗痰浊脂质壅盛（高脂血症）和瘀血阻滞（高脂血症、高凝血症）的代表药物。丹参，味苦微温，“善治血分，去滞生新，调经顺脉之药也”；胆星，味苦性凉，“善解风痰热滞”（《本草正》），“大能益肝”（《药品化义》），助诸药以化痰结；葛根甘辛平，“主解酒毒，止烦渴”（《药性论》），“治胃虚热渴，酒毒呕吐，有醒脾之力”，既可助诸药祛痰，又可解酒毒，以养肝祛脂，诸药共为方中辅药。柴胡少阳厥阴引经药也，可引诸药直达肝脉，为方中使药。诸药合用，相辅相成，共奏轻身益气、滋阴生精、化瘀祛浊之功，俾精气康复，痰瘀脂浊得去，肝脉得养，高脂血症、脂肪肝顽疾可愈。

科研结论：①祛脂化瘀丸对脂肪肝具有确切的疗效，临床症状改善有效率达 97.14%；②祛脂化瘀丸对脂肪肝患者的高血脂具有显著改善作用；③祛脂化瘀丸具有改善肝组织脂肪样变性的作用；④祛脂化瘀丸对脂肪肝的 B 超病理改变有显著改善作用；⑤实验证明祛脂化瘀丸具有活血化瘀作用，可有效改善高黏滞血症；⑥实验证明祛脂化瘀丸毒性极低，可长期服用。

王某　男性，48 岁，企业中层干部。

患者平素饮食不节，嗜食肥甘厚味，形体肥胖，10 年前出现脂肪肝，多处求医，疗效不显，1 周前于门诊化验甘油三酯 12.1mmol/L，总胆固醇 9.8mmol/L，全血黏度增高。腹部彩超提示重度脂肪肝。为求进一步治疗而求诊于中医，来诊时患者肥胖，食欲旺盛，嗜酒，多食易饥，时有腹胀，右胁部不适，口苦，倦怠乏力，大便略溏，舌淡紫体胖大，舌苔白腻，脉沉滑。诊断为重度脂肪肝、高脂血症、肥胖病。辨证：气阴两虚，兼夹痰瘀脂浊。治法：轻身益气，滋阴生精，祛脂化浊。方药：

黄精 30g　灵芝 20g　首乌 15g　生地 20g　玉竹 15g　葛根 15g　水蛭 6g　胆星 6g　焦山楂 30g　山药 3g　柴胡 6g　丹参 15g　红花 10g

日 1 剂，水煎服，嘱清淡饮食，加强运动。

1 个月后复诊，化验甘油三酯 7.6mmol/L，总胆固醇 7.8mmol/L，体力明显好转，口干渴亦不甚明显，大便次数减少，但食欲仍然比较亢进，多食而易饥。改黄精为 40g。

2个月后第2次复诊，化验甘油三酯5.8mmol/L，总胆固醇5.8mmol/L，腹部彩超提示轻度脂肪肝。自觉身体轻快许多，体力增强，饥饿感明显缓解，胃脘时觉饱胀。以前方为基础，加减治疗 3 个月后临床症状缓解，而且体重也下降了 5kg。化验甘油三酯 2.5mmol/L，总胆固醇 4.2mmol/L。腹部彩超提示轻度脂肪肝。继以“祛脂化瘀丸”口服巩固治疗。

按语：此例患者为中年男性，年近半百，平素嗜食肥甘厚味，致脾肾两虚兼夹痰瘀脂浊。治疗上予以补益脾肾、祛脂化浊、活血通络之法。方中山楂、内金化饮食，消积滞。水蛭逐瘀血、祛旧邪。山药健脾，牛膝补肾，葛根解酒醒脾。黄精、灵芝有补益强壮、轻身之功，助主药清身养正益气。而此类药物性质呆滞、黏腻，容易产生饱胀感，又恰好可以起到抑制患者食欲的作用。丹参、红花活血通络祛脂。柴胡可引诸药直达肝脉，为方中使药。诸药合用，相辅相成，痰瘀脂浊得去，正气康复，肝脉得养，高脂血症、脂肪肝顽疾可愈。

跋

余有幸受教于经方家洪哲明先生，耳提面命，启迪良多。并常向陈玉峰、马志诸先生请益，始悟及古今临床家经验乃中医学术之精粹，舍此实难登堂入室。

自1979年滥竽编辑之职，一直致力于老中医经验之研究整理。以编纂出版《吉林省名老中医经验选编》为开端，继之编纂出版《当代名医临证精华》丛书，并对整理方法进行总结，撰写出版了《老中医经验整理方法的探讨》一书。1999年编纂出版《古今名医临证金鉴》，寝馈于斯，孜孜以求，已30余年矣……登门请益，开我茅塞；鱼素往复，亦如亲炙，展阅名师佳构：一花一世界，千叶千如来；真知灼见，振聋发聩；灵机妙绪，启人心扉……确不乏枕中之秘，囊底之珍，快何如之！

《古今名医临证金鉴》出版后为诸多中医前辈所嘉许垂青，得到了临床界朋友们的肯定和关爱，一些朋友说：真的是与丛书相伴，步入临床的，对于提高临床功力，功莫大焉！其中的不少人已成为医坛翘楚，中流砥柱，得到他们的高度评价，于心甚慰！

《古今名医临证金鉴》出版已16年了，一直无暇修订。且古代医家经验之选辑，乃仓促之举，疏欠砥砺，故作重订以臻于完善，方不负同道之厚望。这次修订，由原来22卷重订至39卷（33种），妇、儿、外、五官科等卷，重订均以病名为卷，新增之内容，以古代、近代医家经验为主。囿于篇幅之限，现代医家经验增补尚少。

蒙国内名宿鼎力支持，惠赐大作，直令丛书琳琅满目，美不胜收。重订之际，一些老先生已仙逝，音容宛在，手泽犹存，不尽萦思，心香一瓣，遥祭诸老。

感谢老先生的高足们，探蠡得珠，筚路蓝缕，传承衣钵，弘扬法乳，诸君奠基，于丛书篇成厥功伟矣！

著名中医学家国医大师朱良春先生为丛书作序，奖掖有加，惓惓于中医事业之振兴，意切情殷，余五内俱感！

《古今名医临证金鉴》丛书是1998年应余之挚友吴少祯先生之嘱编纂完成的，八年前少祯社长即要求我尽快修订，出版家之高屋建瓴，选题谋划，构架设计，功不可没。中国医药科技出版社范志霞主任，主持丛书之编辑加工，核正疏漏，指摘瑕疵，并鼓励我把自己对中医学术发展的一些思考，写成长序，于兹谨致谢忱！

我的夫人徐杰编审，抄校核勘，工作繁巨，感谢她帮助我完成重订工作！

尝见一联“徐灵胎目尽五千年，叶天士学经十七师”，与杜甫诗句“别裁伪体亲风雅，转益多师是汝师”异曲同工，指导中医治学切中肯綮。

文章千古事，得失寸心知。相信《重订古今名医临证金鉴》不会辜负朋友们的厚望。

单书健

二〇一六年孟夏于不悔书屋